# À vos marques, prêts, santé!

## prêts,

# santé!

**5e ÉDITION**

Samuel

# À vos marques, prêts, santé!

5e ÉDITION

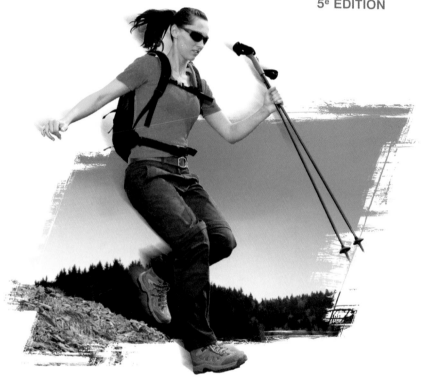

Richard Chevalier

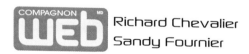
COMPAGNON WEB MD

Richard Chevalier
Sandy Fournier

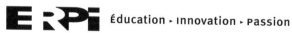
E RPI   Éducation ▸ Innovation ▸ Passion

5757, rue Cypihot, Saint-Laurent (Québec) H4S 1R3 ▸ erpi.com
TÉLÉPHONE : 514 334-2690 TÉLÉCOPIEUR : 514 334-4720 ▸ erpidlm@erpi.com

**Développement de produits**

Micheline Laurin

**Supervision éditoriale**

Sylvie Chapleau

**Révision linguistique**

Hélène Matteau

**Correction d'épreuves**

Hélène Lecaudey

**Recherche iconographique et demandes de droits**

Chantal Bordeleau

**Direction artistique**

Hélene Cousineau

**Supervision de la production**

Muriel Normand

**Conception graphique et infographie**

Accent tonique

**Conception et réalisation de la couverture**

Martin Tremblay

Dans cet ouvrage, le générique masculin est utilisé sans aucune discrimination et uniquement pour alléger le texte.

Dépôt légal : 2010
Bibliothèque et Archives nationales du Québec
Bibliothèque et Archives Canada
Imprimé au Canada

34567890    NB 15 14 13 12

20511   ABCD         SM9

ISBN 978-2-7613-2713-8

# Les gros cailloux
## de la vie !

Un jour, un vieux professeur de l'École nationale d'administration publique (ENAP) fut engagé pour donner une formation sur la planification efficace de son temps à un groupe d'une quinzaine de dirigeants de grandes entreprises nord-américaines. Ce cours constituait l'un des cinq ateliers de leur journée de formation. Le vieux prof n'avait donc qu'une heure pour «passer sa matière».

Debout devant ce groupe d'élite (qui était prêt à noter tout ce que l'expert allait enseigner), le vieux prof les regarda un par un, lentement, puis leur dit : «Nous allons réaliser une expérience.»

De sous la table qui le séparait de ses élèves, le vieux prof sortit un gros pot Mason de quatre litres qu'il posa délicatement devant lui. Ensuite, il prit une douzaine de cailloux à peu près gros comme des balles de tennis et les plaça lentement, un par un, dans le pot. Lorsque le pot fut rempli jusqu'au bord et qu'il fut impossible d'y ajouter un caillou de plus, il leva lentement les yeux vers ses élèves et leur demanda : «Est-ce que ce pot est plein?»

Tous répondirent : «Oui.»

Il attendit quelques secondes et ajouta : «Vraiment?»

Alors, il se pencha de nouveau et sortit de sous la table un récipient rempli de gravier. Avec minutie, il versa ce gravier sur les gros cailloux puis secoua légèrement le pot. Le gravier s'infiltra entre les cailloux… jusqu'au fond du pot.

Le vieux prof leva à nouveau les yeux vers son auditoire et redemanda :

«Est-ce que ce pot est plein?» Cette fois, ses brillants élèves commençaient à comprendre son manège.

L'un d'eux répondit : «Probablement pas!»

«Bien!» lança le vieux prof.

Il se pencha de nouveau et, cette fois, sortit de sous la table un seau rempli de sable. Avec précaution, il versa le sable dans le pot. Le sable alla remplir les espaces entre les gros cailloux et le gravier. Encore une fois, il demanda : «Est-ce que ce pot est plein?»

Cette fois, sans hésiter et en chœur, les brillants élèves répondirent : «Non!»

«Bien!» lança de nouveau le vieux prof.

Et, comme s'y attendaient ses prestigieux élèves, il prit le pichet d'eau qui était sur la table et remplit le pot jusqu'à ras bord. Le vieux prof leva alors les yeux vers son groupe et demanda : «Quelle grande vérité nous démontre cette expérience?»

Le plus audacieux des élèves, songeant au sujet du cours, répondit : « Cela démontre que même lorsque nous croyons que notre agenda est complètement rempli, on peut si on le veut vraiment y ajouter plus de rendez-vous, plus de choses à faire. »

« Non, répondit le vieux prof. Ce n'est pas cela. La grande vérité que nous démontre cette expérience est la suivante : si on ne met pas les gros cailloux en premier dans le pot, on ne pourra jamais les faire entrer tous ensuite. » Il y eut un profond silence, chacun prenant conscience de l'évidence de ces propos.

Le vieux prof leur dit alors : « Quels sont les gros cailloux dans votre vie ? Votre santé ? Votre famille ? Vos ami(e)s ? Réaliser vos rêves ? Faire ce que vous aimez ? Apprendre ? Défendre une cause ? Relaxer ? Prendre le temps… ? Ou… tout autre chose ?

Ce qu'il faut retenir, c'est l'importance de mettre ses GROS CAILLOUX en premier dans sa vie, sinon on risque de ne pas réussir… sa vie. Si on donne priorité aux peccadilles (le gravier, le sable), on remplira sa vie de peccadilles et on n'aura plus suffisamment de temps — ce temps si précieux — à consacrer aux éléments importants de sa vie.

Alors, n'oubliez pas de vous poser à vous-même la question :

"Quels sont les GROS CAILLOUX dans ma vie ?"

Ensuite, mettez-les en premier dans votre pot (vie)." »

D'un geste amical de la main, le vieux professeur salua son auditoire et quitta lentement la salle.

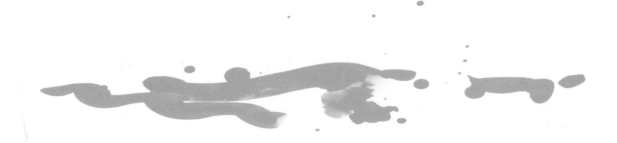

# Avant-propos

Ça y est ; vous voilà au cégep et, on peut le dire, dans un autre monde ! Désormais, c'est vous qui prenez en charge l'organisation de vos études et de votre cheminement scolaire. Vous êtes en mode autonome, quoi ! Cette autonomie constitue d'ailleurs la pierre angulaire de votre cours d'éducation physique, orienté désormais vers la prise en charge de votre santé à travers vos habitudes de vie. Pourquoi les habitudes de vie ? Parce qu'elles sont déterminantes pour la santé. De fait, certaines habitudes de vie sont la principale cause de l'explosion des maladies non transmissibles (maladies cardiovasculaires, cancer, emphysème, diabète de type 2, etc.) qu'on observe un peu partout sur la planète. Or, nous sommes en grande partie responsables de nos habitudes de vie : nous en prenons nous-mêmes de bonnes ou de mauvaises et nous les entretenons. Dès que nous parvenons à améliorer un tant soit peu une seule habitude, il est indéniable que notre santé et notre qualité de vie en bénéficient.

Ce manuel vous propose donc une démarche pour faire le « ménage » dans vos habitudes de vie. Nous vous conseillons d'amorcer ce changement par la pratique régulière de l'activité physique. En effet, en plus d'améliorer directement la santé physique et mentale, cette pratique provoque une réaction en chaîne sur les autres habitudes de vie. C'est pour cette raison que ce manuel donne à l'activité physique la place qui lui revient quand il est question de qualité de vie et de santé, c'est-à-dire la première.

Nous avons enrichi cette cinquième édition de plusieurs façons :

- une deuxième partie remaniée afin de regrouper dans chacun des chapitres tous les éléments relatifs à un même déterminant (chapitres 6 à 12) ;
- de nouveaux plans d'action en trois étapes pour améliorer ses habitudes de vie (chapitres 1 à 5) ;
- de nouveaux tests pour évaluer sa condition physique (step-test de 3 minutes, test de l'aine, test de l'endurance statique des abdominaux, test de la souplesse des fléchisseurs des hanches, etc.) ;
- de nouvelles rubriques (*En action, Point de vue*), qui font parler des cégépiens et des experts ;
- de nouveaux bilans sur la cyberdépendance, la dépense énergétique quotidienne, les facteurs de motivation, etc. ;
- une mise à jour des données scientifiques ;
- de nouvelles figures, de nouveaux tableaux ainsi que de nouvelles rubriques *Zoom* ;
- de nouvelles questions *À vos méninges* ;
- de nouveaux sujets qui concernent directement les cégépiens (conciliation travail-études, facteurs sociétaux et culturels liés à la pratique de l'activité physique ; cyber-dépendance ; consommation de boissons hypercaféinées, etc.) ;
- des pages détachables ;
- un **Compagnon Web** enrichi de plusieurs nouveautés : des fiches complémentaires et téléchargeables ; un nouveau calculateur inédit (dépense énergétique quotidienne) ; de nouveaux textes complémentaires sur les drogues, le dopage, la périodisation, etc. ; des examens en mode sommatif et formatif ; un profil personnalisé de sa condition physique qui estime votre âge physiologique ; les bilans du manuel qu'on peut faire en ligne ; des mini-vidéos sur les bonnes postures ainsi que sur les exercices des divers tests d'évaluation de la condition physique, etc.

# Remerciements

Je suis reconnaissant aux très nombreuses personnes qui m'ont aidé et soutenu au cours de la rédaction de cette nouvelle édition.

J'aimerais tout d'abord exprimer mes remerciements aux proches collaborateurs et experts suivants :

- **Julien Carrières,** enseignant en éducation physique au Collège de Bois-de-Boulogne, pour sa collaboration dynamique et soutenue tout au long de la rédaction de cet ouvrage ainsi que pour ses suggestions dans l'élaboration de la rubrique *Je me demande* ;

- **Sandy Fournier,** enseignant en éducation physique au Cégep de Saint-Laurent pour sa participation à l'élaboration des *À vos méninges*, au profil d'activité physique et à la plateforme Internet de l'ouvrage ;

- **Jean Lemoyne,** enseignant en éducation physique au Collège Shawinigan pour sa participation à l'élaboration d'une démarche de modification d'un comportement ;

- **Gaston Godin**, Ph.D., Chaire de recherche du Canada sur les comportements et la santé, Université Laval ;

- **Luc Léger**, Ph.D., physiologie de l'exercice, professeur émérite (retraité) et concepteur du test navette, Département de Kinésiologie, Université de Montréal ;

- **Marielle Ledoux**, Ph.D., professeure titulaire à la Faculté de médecine et directrice du Département de nutrition, Université de Montréal ;

- **Paul Boisvert**, Ph.D., physiologie de l'exercice, Chaire de recherche sur l'obésité, Université de Laval ;

- **Pierre Gauthier**, Ph.D., physiologie de l'exercice, professeur titulaire, Faculté d'éducation physique et sportive, Université de Sherbrooke ;

- **Pierre Lavoie,** créateur du Grand défi au profit de la recherche sur les maladies orphelines, président de l'Association de l'acidose lactique ;

- **Sonia Lupien**, Ph.D., directrice scientifique, Centre d'études sur le stress humain, Hôpital Louis-Hippolyte Lafontaine, Université de Montréal.

Merci également aux collaborateurs et collaboratrices de divers établissements d'enseignement pour leurs conseils judicieux et leur aide dans la recherche de témoignages :

- Claude Ménard, enseignante en éducation physique au Cégep Marie-Victorin ;

- Claudine Portelance, enseignante en éducation physique au Cégep régional de Lanaudière à l'Assomption ;

- Guylaine Carmichael, enseignante en éducation physique au Cégep Limoilou ;

- Hélène Morin, enseignante et coordonatrice du département d'éducation physique au Collège Édouard-Montpetit ;

- Monique Messier, enseignante en éducation physique au Cégep régional de Lanaudière à l'Assomption ;

- Richard Hinse, enseignant en éducation physique au Cégep de Sherbrooke.

Je désire aussi remercier les participants et participantes aux tables de discussion pour leurs commentaires enrichissants :

- Annie Côté, enseignante en éducation physique au Collège Édouard-Montpetit ;
- Geneviève Bélanger, enseignante en éducation physique au Cégep de Saint-Jérôme ;
- Guylaine Emhoff, Nancy Lavoie et David Chéron, enseignants en éducation physique au Cégep de Jonquière ;
- Michèle Bonmati, enseignante en éducation physique au Collège Montmorency ;
- Ruth Hamel, enseignante en éducation physique au Cégep Limoilou ;
- Serge Lacroix, enseignant en éducation physique au Collège Ahuntsic.

J'aimerais féliciter et remercier ces étudiants pour leurs témoignages inspirants :

- Albert-Dominic Larouche et Marie-Laurence Paré, Collège de Maisonneuve ;
- Anne Léger, Fanny Ranger, David Rhéaume et Isabelle St-Germain, Cégep Marie-Victorin ;
- Avril Bissonnette et Virgine Coulombe, Collège Édouard-Montpetit ;
- Josué Coudé, Cégep Limoilou ;
- Marc-André Daoust et Véronique T. Pedneault, Cégep régional de Lanaudière ;
- Mathieu Hains et Jean-Christophe Lacasse, Cégep de Sherbrooke ;
- Polina Prokopieva, Collège de Bois-de-Boulogne ;

ainsi que les sportifs « modèles », qui n'ont pas hésité à braver les intempéries pour les séances d'exercice :

- Alexandre Brassard, étudiant au Collège Montmorency ;
- Marie-Laurence Paré, étudiante au Collège de Maisonneuve.

Enfin, je tiens à remercier l'équipe d'ERPI : Jean-Pierre Albert, vice-président à l'édition, pour sa confiance et son appui indéfectible à mon égard ; Micheline Laurin, directrice Développement de produits, qui a piloté les diverses contributions d'enseignants et d'experts ainsi que les témoignages des étudiants avec enthousiasme et efficacité, pour son soutien et ses encouragements tout au long du projet. Un merci particulier à Sylvie Chapleau à la supervision éditoriale pour sa patience et son professionnalisme ainsi qu'à Muriel Normand et son équipe graphique à la production pour leur créativité dans la nouvelle maquette de cette édition. Merci à Martin Tremblay pour les vidéos.

En dernier lieu, je remercie les photographes Guy Arsenault de Tango Photographie et Émilie Summermatter du Cégep Marie-Victorin.

RICHARD CHEVALIER

**Zoom.** Des textes en encadré qui approfondissent certains éléments du texte principal ou qui viennent l'appuyer par des études, des enquêtes, des statistiques.

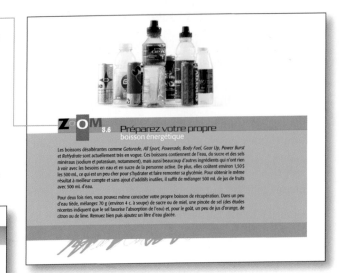

## Z·OM 3.6 Préparez votre propre boisson énergétique

Les boissons désaltérantes comme *Gatorade*, *All Sport*, *Powerade*, *Body Fuel*, *Gear Up*, *Power Burst* et *ReHydrate* sont actuellement très en vogue. Ces boissons contiennent de l'eau, du sucre et des sels minéraux (sodium et potassium, notamment), mais aussi beaucoup d'autres ingrédients qui n'ont rien à voir avec les besoins en eau et en sucre de la personne active. De plus, elles coûtent environ 1,50 $ les 500 mL, ce qui est un peu cher pour s'hydrater et faire remonter sa glycémie. Pour obtenir le même résultat à meilleur compte et sans ajout d'additifs inutiles, il suffit de mélanger 500 mL de jus de fruits avec 500 mL d'eau.

Pour deux fois rien, vous pouvez même concocter votre propre boisson de récupération. Dans un peu d'eau tiède, mélangez 70 g (environ 4 c. à soupe) de sucre ou de miel, une pincée de sel (des études récentes indiquent que le sel favorise l'absorption de l'eau) et, pour le goût, un peu de jus d'orange, de citron ou de lime. Remuez bien puis ajoutez un litre d'eau glacée.

---

**En action.** Une nouvelle rubrique qui permet à des cégépiens et à des cégépiennes de témoigner de leur pratique de l'activité physique et de leur mode en vie.

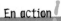

## En action

David Rhéaume
Collège Édouard-Montpetit

Âgé de 19 ans, David étudie en gestion de commerce. Grand adepte de la musculation, il explique comment il accorde son alimentation avec sa passion.

J'ai commencé à m'intéresser au conditionnement physique en 3ᵉ secondaire. Depuis, je n'ai pas cessé de progresser, sur le plan de la performance, sur le plan physique et même sur le plan alimentaire ! En 5ᵉ secondaire, après avoir fait de la musculation de façon légère et sans résultats époustouflants, j'ai décidé de me prendre en main et de monter la barre. J'ai donc travaillé avec un entraîneur privé. C'est bien beau de suivre un programme sérieux et intense, mais pour bien performer on doit s'ajuster à tous les niveaux. Au départ, je voulais absolument perdre mon excès de poids. J'ai donc simplement éliminé les boissons gazeuses et d'autres choses du même genre ; aussi l'alcool, qui nuit à la récupération des muscles pendant le sommeil. J'ai mis de côté les gâteries, puis les repas congelés à cause de leur taux de sodium. Ces changements ont donné des résultats : je suis passé de 170 à 150 lb (77,3 à 68,2 kg) en 4 mois, un temps raisonnable. C'est connu, plus les résultats sont convaincants, plus on veut garder ses bonnes habitudes... À force de m'entraîner ferme, de bien manger et de bien dormir, je me suis habitué à ce mode de vie. Donc pas question d'arrêter là ! Au cours des années suivantes, j'ai travaillé mon découpage, ma force ainsi que ma masse musculaire. C'est important d'ajuster son alimentation en fonction de la qualité musculaire travaillée. Par exemple, pendant mes entraînements en hypertrophie ou en force, je consomme plus de glucides, comme des pâtes ou du riz. Je m'assure aussi d'ingérer la quantité de calories nécessaires à mon entraînement. Il faut du temps et de la volonté pour adopter un nouveau mode de vie. Impossible de changer du jour au lendemain : on y arrive petit à petit, par étapes. En travaillant dur, je me suis découvert une passion et c'est elle qui fait de moi ce que je suis. Je n'y serais pas parvenu sans adapter mon mode de vie.

---

**Je me demande.** Des réponses à certaines questions que l'on se pose souvent en rapport avec la santé et l'exercice.

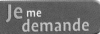

## Je me demande

**Est-ce vrai que je vais perdre de la masse musculaire si je fais du cardio en même temps que de la musculation ?** Non. En pratiquant simultanément ces deux formes d'entraînement, vous améliorez votre endurance cardiovasculaire, tout en conservant, voire en augmentant, votre masse musculaire, si votre volume d'entraînement musculaire est élevé et orienté vers la force et l'hypertrophie.

**Est-ce que le bicarbonate de soude est efficace pour réduire la quantité d'acide lactique dans les muscles ?** Oui et non, les études sur le sujet n'étant pas concluantes. Selon la nutritionniste Marielle Ledoux, le bicarbonate de soude (ou bicarbonate de sodium) est un sel alcalin qui agit comme substance tampon pour l'acide lactique qui s'accumule dans les muscles à la suite d'un exercice intense. La consommation de bicarbonate (avec beaucoup d'eau) dans les deux heures précédant l'exercice anaérobique améliorerait donc la performance en retardant l'apparition de la fatigue due à une surproduction d'acide lactique. Certaines études ont, en effet, démontré cela, mais d'autres pas. Cependant, selon la nutritionniste, la prise de bicarbonate (pas plus de 280 à 300 mg/kg) peut provoquer des effets secondaires parfois majeurs. L'alcalose associée à l'hyperventilation ou un épisode de diarrhée spontanée, chez 50 % des utilisateurs.

**Est-ce vrai que si je cesse de m'entraîner, je peux perdre presque tous mes acquis en quelques semaines ?** Malheureusement, oui. C'est que les effets de l'entraînement physique ne sont pas durables. Si l'entraînement cesse, le niveau de condition physique va baisser petit à petit jusqu'à atteindre le niveau d'avant l'entraînement. Ce phénomène peut s'étaler sur 8 à 12 semaines. Voilà pourquoi on dit que la pratique de l'activité physique doit être une habitude de vie, qu'on adopte pour la vie.

Consultez le Compagnon Web à la rubrique « Pour en savoir plus ». Vous y trouverez des suggestions de lecture et des sites Internet à visiter.

---

**Point de vue.** Une nouvelle rubrique qui permet à des experts (nutritionniste, physiologiste, chercheure, etc.) de donner leur avis sur un sujet précis.

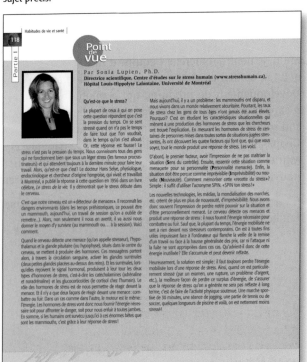

Habitudes de vie et santé

118

Partie 1

## Point de vue

Par Sonia Lupien, Ph.D.
Directrice scientifique, Centre d'études sur le stress humain (www.stresshumain.ca),
Hôpital Louis-Hippolyte Lafontaine, Université de Montréal

**Qu'est-ce que le stress ?**

La plupart de ceux à qui on pose cette question répondent que c'est la pression du temps. On se sent stressé quand on n'a pas le temps de faire tout que l'on voudrait, dans le temps qu'on s'est alloué. Or, cette réponse est fausse ! Le stress n'est pas la pression du temps. Nous connaissons tous des gens qui ne fonctionnent bien que sous un léger stress (les fameux procrastinateurs) et qui attendent toujours à la dernière minute pour faire leur travail. Alors, qu'est-ce que c'est ? Le docteur Hans Selye, physiologue, endocrinologue et chercheur d'origine hongroise, qui vivait et travaillait à Montréal, a publié la réponse à cette question en 1956 dans un livre célèbre, *Le stress de la vie*. Il y démontrait que le stress débute dans le cerveau.

C'est que notre cerveau est un « détecteur de menaces ». Il reconnaît les dangers environnants (dans les temps préhistoriques, ce pouvait être un mammouth, aujourd'hui, un travail de session qu'on a oublié de remettre...). Alors, non seulement il nous en avertit, il va aussi nous donner le moyen d'y survivre (au mammouth ou... à la session). Voici comment.

Quand le cerveau détecte une menace (qu'on appelle stresseur), l'hypothalamus et la glande pituitaire (ou hypophyse), situés dans le centre du cerveau, se mettent à produire des hormones. Ces messagères partent alors, à travers la circulation sanguine, activer les glandes surrénales (deux petites glandes placées au-dessus des reins). Et les surrénales, lorsqu'elles reçoivent le signal hormonal, produisent à leur tour les deux types d'hormones de stress, c'est-à-dire les catécholamines (adrénaline et noradrénaline) et les glucocorticoïdes (le cortisol chez l'humain). Le rôle des hormones de stress est de nous permettre de réagir devant la menace. Et il n'y a que deux façons de réagir devant une menace : combattre ou fuir. Dans un cas comme dans l'autre, le moteur est le même : l'énergie. Les hormones de stress vont donc nous fournir l'énergie nécessaire soit pour affronter le danger, soit pour nous enfuir à toutes jambes. En somme, si les humains ont survécu jusqu'à ce que d'énormes bêtes que sont les mammouths, c'est grâce à leur réponse au stress !

Mais aujourd'hui, il y a un problème : les mammouths ont disparu, et nous vivons dans un monde relativement sécuritaire. Pourtant, les taux de stress chez les gens de tous âges n'ont jamais été aussi élevés. Pourquoi ? C'est en étudiant les caractéristiques situationnelles qui mènent à une production des hormones de stress que les chercheurs ont trouvé l'explication. En mesurant les hormones de stress de centaines de personnes mises dans toutes sortes de situations jugées stressantes, ils ont découvert les quatre facteurs qui font que, qui que vous soyez, tout le monde produit une réponse de stress. Les voici.

D'abord, le premier facteur, avoir l'impression de ne pas maîtriser la situation (**S**ens du contrôle). Ensuite, ressentir cette situation comme menaçante pour sa personnalité (**P**ersonnalité menacée). Enfin, la situation doit être perçue comme imprévisible (**I**mprévisibilité) ou nouvelle (**N**ouveauté). Comment mémoriser cette « recette du stress » ? Simple : il suffit d'utiliser l'acronyme SPIN. « SPIN ton stress ! »

Les nouvelles technologies, les médias, la mondialisation des marchés, etc. créent de plus en plus de nouveauté, d'imprévisibilité. Nous avons donc souvent l'impression de perdre notre pouvoir sur la situation et d'être personnellement menacé. Le cerveau détecte ces menaces et produit une réponse de stress : il nous fournit l'énergie nécessaire pour combattre ou fuir. Sauf que, la plupart du temps, l'énergie mobilisée ne sert à rien devant les stresseurs contemporains. On est à toutes fins utiles impuissant face à l'ordinateur qui flanche la veille de la remise d'un travail ou face à la hausse généralisée des prix, car ni l'attaque ni la fuite ne sont appropriées dans ces cas. Qu'advient-il donc de cette énergie inutilisée ? Elle s'accumule et peut devenir néfaste.

Heureusement, la solution est simple : il faut toujours perdre l'énergie de stress. Ainsi, quand on est particulièrement stressé (par un examen, une rupture, un problème d'argent, etc.), la meilleure façon de perdre ce surplus d'énergie, de s'assurer que la réponse de stress qu'on a générée ne sera pas néfaste à long terme, c'est de faire de l'activité physique soutenue. Une marche sportive de 30 minutes, une séance de jogging, une partie de tennis ou de soccer, quelques longueurs de piscine et voilà, on est nettement moins stressé !

**À vos méninges.** Des questions, pour la plupart à réponses courtes, qu'on retrouve à la fin de chacun des chapitres et qui visent à vérifier votre niveau de compréhension des connaissances véhiculées dans le manuel.

## Chapitre 8

## À vos méninges 8

Viser l'équilibre énergétique  275

Nom : _____ Groupe : _____ Date : _____

1  Quelle source d'énergie utilise-t-on à mesure qu'on augmente l'intensité de l'exercice aérobique ?
- [ ] **a)** Les graisses.
- [ ] **b)** Les glucides.
- [ ] **c)** Les protéines.
- [ ] **d)** Les graisses et les sucres.
- [ ] **e)** Les protéines et les lipides.

2  Pourquoi est-ce important d'évaluer les réserves de graisse abdominale ?
- [ ] **a)** Parce qu'on accumule plus facilement ce type de graisse.
- [ ] **b)** Parce que la graisse abdominale est dangereuse pour la santé.
- [ ] **c)** Parce que la graisse abdominale est difficile à éliminer.
- [ ] **d)** Parce que la graisse abdominale favorise les maux de dos.
- [ ] **e)** Aucune des réponses précédentes.

3  Indiquez deux mesures utilisées pour déterminer son poids santé.
1. _____
2. _____

4  Pour réduire ses réserves de graisse, combien de fois par semaine, idéalement, devrait-on faire de l'exercice ?
- [ ] **a)** Deux fois.
- [ ] **b)** Trois fois.
- [ ] **c)** Quatre fois.
- [ ] **d)** Cinq fois.
- [ ] **e)** Tous les jours.

5  Pourquoi un muscle inactif ne se transforme-t-il pas en graisse ?
- [ ] **a)** Parce que les cellules musculaires ne peuvent pas se transformer en cellules adipeuses.
- [ ] **b)** Parce que les glucides en réserve dans le muscle sont éliminés par la voie urinaire.
- [ ] **c)** Parce que les protéines se dégradent et sont éliminées par la voie urinaire.
- [ ] **d)** Parce que les lipides en réserve dans le muscle sont métabolisés dans le foie.
- [ ] **e)** Pour aucune des raisons précédentes.

---

## Chapitre 9

## Bilan 9.1

Améliorer sa vigueur musculaire  331

Ces bilans vous aideront à cerner vos capacités et vos besoins sur le plan de la vigueur musculaire. Ils vous aideront aussi à concevoir dans ses grandes lignes un programme personnel d'entraînement adapté à ces capacités et à ces besoins. L'annexe 3 comprend d'autres fiches, qui vous permettront de compléter ce programme si nécessaire. **Dans votre cours de l'ensemble 3**, vous pourrez raffiner ce programme, l'appliquer et en assurer le suivi sur une période de plusieurs semaines puis évaluer, après coup, sa mise en pratique.

Nom : _____ Groupe : _____ Date : _____

### Concevez votre programme personnel de force musculaire

**Étape A**  Vos capacités physiques et vos besoins sur le plan de la force musculaire

(encerclez la lettre correspondant au niveau obtenu)

**Test 1 (dynamomètre)**

Résultat : _____ kg
Votre besoin : ◯ améliorer  ◯ maintenir[b]
TE[a]   E   M   F   TF

**Test 2 :** _____

Résultat : _____ kg
Votre besoin : ◯ améliorer  ◯ maintenir
TE   E   M   F   TF

**Test 3 :** _____

Résultat : _____ kg
Votre besoin : ◯ améliorer  ◯ maintenir
TE   E   M   F   TF

a. TE : très élevé ; E : élevé ; M : moyen ; F : faible ; TF : très faible
b. Seulement si votre niveau est élevé ou très élevé.

**Bilans.** Des formulaires à remplir à la fin de chaque chapitre et qui permettent de faire le point sur ses habitudes de vie, de dresser des plans d'action pour modifier un comportement ou de concevoir des programmes pour améliorer les déterminants de la condition physique.

---

## Mythe ou Réalité ?

**Prendre un peu d'alcool permet de se réchauffer.** **Vrai**, mais…

Certes, l'alcool réchauffe dans un premier temps en dilatant les vaisseaux sanguins. Mais l'effet ne dure pas. Au contraire, en ouvrant les capillaires situés sous la peau, l'alcool laisse filer la chaleur du corps. On finit par geler !

**Le café, ça dégrise !** **Faux**

Le café n'a aucun effet sur l'élimination de l'alcool dans le sang. Il peut seulement aider à rester éveillé. En réalité, il masque l'effet d'ébriété, mais sans modifier la perte de jugement et de coordination associée à l'alcool.

**Danser et transpirer permet d'éliminer l'alcool.** **Faux**

La danse, aussi endiablée soit-elle, ne vous fera perdre que 3 % d'alcool par la transpiration. Si vous avez pris quelques bières, vous devrez danser toute la nuit pour vous dégriser !

**On peut conduire une heure après la dernière consommation.** **Faux**

En une heure, le corps a le temps d'éliminer uniquement l'alcool contenu dans une seule consommation (15 mg).

**Quand on est habitué, l'alcool fait moins d'effet.** **Vrai**

Une personne habituée à boire ressent moins les effets de l'alcool. Mais cela n'affecte en rien le taux d'alcool dans son sang : il reste le même. L'alcootest peut le confirmer !

**Fumer un joint est moins nocif que fumer une cigarette.** **Faux**

À poids égal, la fumée de la marijuana contient 50 % plus de goudron que celle de la cigarette. De plus, ce goudron est plus concentré en substances cancérogènes que celui du tabac. À cela, il faut ajouter le fait qu'on inhale plus profondément et plus longtemps la fumée de la mari, ce qui fait dire aux spécialistes qu'un joint peut causer, en théorie, autant de tort aux poumons que la consommation de 4 à 8 cigarettes.

**Mythe ou réalité ?** Une rubrique qui tire au clair des rumeurs courantes sur toutes sortes de sujets relatifs à la santé et à l'activité physique.

---

La respiration abdominale. Si le stress vous gagne, votre respiration risque de devenir brève et superficielle, voire de se bloquer. Pour y remédier, faites l'exercice suivant.

**Exercice**

Prenez une inspiration profonde en gonflant d'abord le ventre, puis la cage thoracique. Ensuite, expirez lentement, lèvres pincées. Répétez trois ou quatre fois ce petit exercice respiratoire, après quoi vous serez déjà plus détendu.

respiration abdominale

**Compagnon Web.** Une icône signale qu'il y a un supplément d'information en ligne, dans le Compagnon Web. Elle est accompagnée d'un ou deux mots clés qui renvoient au sujet traité dans le Compagnon Web. Une fois dans le site www.erpi.com/chevalier.cw, cliquez sur le chapitre, puis sur l'élément de contenu désiré en vous référant au mot clé. Voilà ! Le tour est joué.

# Table des matières

## Chapitre 5

## Chapitre 8

## Chapitre 9

Table des matières

## Bilans

## Chapitre 1

# Pour une vie
## saine et active

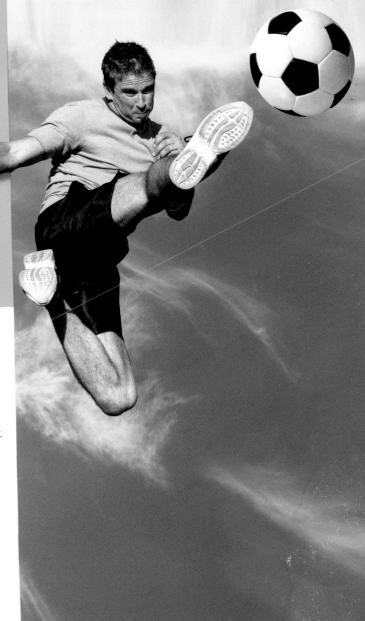

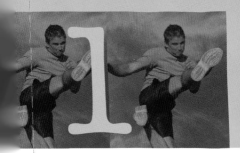

## Objectifs

- Définir ce qu'est la santé.
- Déterminer les habitudes de vie les plus nuisibles.
- Apprendre comment on peut modifier une habitude de vie.
- Faire le bilan sommaire de votre mode de vie et l'interpréter.

Nous avons tendance à résister au changement. Comme le dit avec humour Richard Earle, directeur de l'Institut canadien du stress et de la Fondation Hans Selye : « En fin de compte, le seul être humain en faveur du changement, c'est le bébé dont la couche est souillée. »

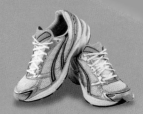

Ça y est ; vous voilà au cégep et, on peut le dire, dans un autre monde ! Tout est différent comparé au secondaire, à commencer par l'absence de sonneries. Quel repos pour les oreilles ! En revanche, vous ne devez compter que sur vous-même pour être à l'heure aux cours. Pas d'interphone dans les classes non plus. Les messages de la direction vous sont acheminés via Internet ou affichés sur les babillards. À vous de les lire. L'année scolaire n'est plus découpée en étapes mais en sessions, l'une à l'automne, l'autre à l'hiver. Deux fois par année, donc, vous avez un choix de cours à faire en fonction de votre programme d'études. C'est pourquoi les horaires sont individualisés. Certains d'entre vous suivent 35 heures de cours par semaine, d'autres 28, d'autres encore 22 heures seulement.

Désormais, c'est vous qui prenez en charge l'organisation de vos études et de votre cheminement scolaire, tout comme, au départ, vous avez vous-même décidé d'entrer au cégep. Assister à vos cours, remettre vos travaux à temps, abandonner un cours pour alléger votre horaire, tout cela relève de vous et ne regarde que vous. Ce nouvel environnement vous offre donc plus d'autonomie et une liberté d'action que vous n'aviez pas au secondaire. D'ailleurs, ce sera là votre objectif dès à présent : apprivoiser puis assumer cette nouvelle liberté pour qu'elle soit utile et non pas nuisible à vos études. Bref, dans les mois qui viennent, vous ferez concrètement l'apprentissage de ce que signifie être responsable de ses choix et de ses actes.

# Prendre
## sa santé en charge

Cet apprentissage est aussi la pierre angulaire de votre cours d'éducation physique, orienté désormais vers la prise en charge de votre santé à travers vos habitudes de vie, c'est-à-dire vos comportements de tous les jours. Pourquoi les habitudes de vie ? Parce qu'elles sont déterminantes pour votre santé. Si, jadis, les microbes étaient l'ennemi numéro un, on estime aujourd'hui que les maladies dues à nos propres comportements sont responsables de près de 75 % des décès prématurés dans les pays industrialisés (figure 1.1). Sans compter qu'elles affectent sérieusement notre espérance de vie en bonne santé.

On doit distinguer ici l'espérance de vie totale et l'espérance de vie en bonne santé. **L'espérance de vie totale** correspond au nombre d'années qu'une personne peut espérer vivre à compter de sa naissance. Au Québec, elle est de 83 ans pour les femmes et de 79 ans pour les hommes, pour une moyenne, tous sexes confondus, de 81 ans. **L'espérance de vie en bonne santé**, quant à elle, correspond au nombre d'années en bonne santé et sans limitation d'activité qu'une personne peut espérer vivre à compter de sa naissance. Elle est de 67 ans au Québec (figure 1.2). Cela signifie qu'à partir de cet âge, la qualité de vie d'un grand nombre de personnes diminue en raison de maladie ou de limitation physique.

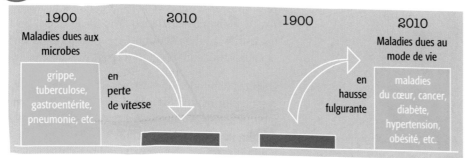

figure 1.1
Les causes de décès prématurés : hier les microbes, aujourd'hui le mode de vie

figure 1.2
L'espérance de vie en bonne santé et l'espérance de vie totale au Québec : un écart de 14 ans !

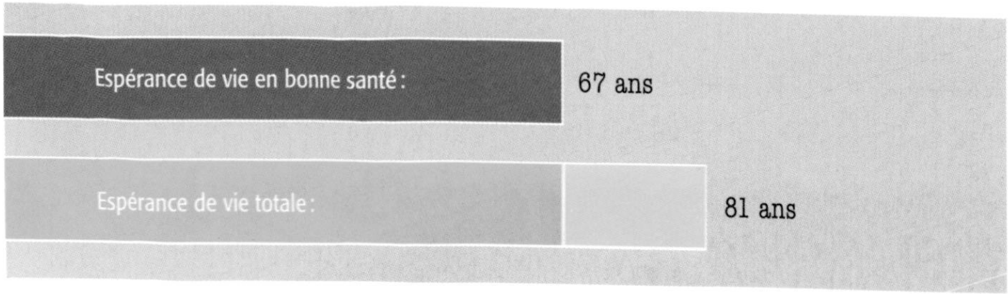

Espérance de vie en bonne santé : 67 ans

Espérance de vie totale : 81 ans

En fait, les mauvaises habitudes de vie (on verra plus loin lesquelles) sont devenues les facteurs de maladies les plus importants. Nous disposons toutefois de deux avantages par rapport à l'époque où les infections dues aux microbes étaient la principale cause de décès. **Premier avantage** : on peut agir sur chacune de ces habitudes de vie. Par exemple, si on est sédentaire, on peut devenir physiquement plus actif, ou si on fume, on peut décider d'arrêter. Lutter contre les microbes est plus compliqué. Ils annoncent rarement leur visite, et on peut seulement se protéger pour les empêcher de nous envahir, ce qui ne fonctionne pas toujours ! **Second avantage** : les habitudes de vie qui nuisent le plus à la santé se comptent sur les doigts de la main, contrairement aux microorganismes qui, eux, pullulent dans l'environnement. Il s'agit de l'**inactivité physique**, de la **malbouffe**, des **dépendances nuisibles** (tabac, alcool, drogues, cyberdépendance, etc.), de l'**excès de stress** et, ce qui est devenu une fort mauvaise habitude, de l'**insuffisance de sommeil** (figure 1.3).

Certaines de ces habitudes ou de ces comportements sont même très répandus aujourd'hui chez les jeunes adultes, comme en fait foi une analyse récente[1] : « Les jeunes commencent leur vie adulte avec plus d'un facteur de risque de maladies du cœur. Au cours des 15 dernières années, on a observé des augmentations importantes du surpoids, de l'obésité, de l'hypertension artérielle et du diabète. On croyait auparavant que le diabète de

---

1. Fondation des maladies du cœur. (2010). *Une tempête parfaite se profile à l'horizon : Bulletin de santé 2010 des Canadiens et des Canadiennes*. www.fmcoeur.ca.

figure
1.3
Cinq habitudes de vie sur la sellette

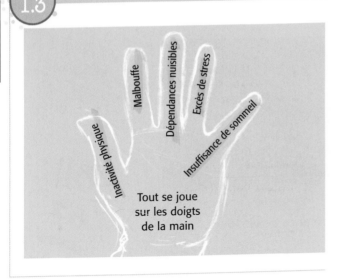

Inactivité physique

Malbouffe

Dépendances nuisibles

Excès de stress

Insuffisance de sommeil

Tout se joue
sur les doigts
de la main

type 2 et l'hypertension artérielle, comme les maladies du cœur et les accidents vasculaires cérébraux (AVC), étaient des maladies "de fin de vie" ». En fait, les jeunes adultes souffrent de plus en plus de ces maladies, qui sont en grande partie évitables.

D'autres habitudes nous exposent aussi à des risques certains en matière de santé, en particulier les relations sexuelles non protégées et l'abus de bronzage en cabine (zoom 1.1). Toutefois, les cinq premières habitudes sont celles qui ont le plus d'influence sur la santé parce qu'elles sont aussi les plus répandues. Les dépenses occasionnées par ces habitudes ne cessent de gonfler et grèvent de plus en plus le budget des soins de santé dans les principaux pays industrialisés (tableau 1.1).

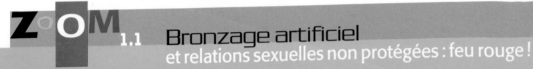

## ZOOM 1.1 Bronzage artificiel
### et relations sexuelles non protégées : feu rouge !

Bien qu'elles soient moins répandues que les cinq grandes habitudes que nous avons nommées à la figure 1.3, les habitudes qui suivent exposent, elles aussi, à des risques certains en matière de santé. Font-elles partie de votre mode de vie ?

### Le bronzage artificiel

Tout comme le soleil, les lits et lampes de bronzage artificiel dégagent des rayons ultraviolets (UV) qui déclenchent le processus de bronzage de la peau. Il peut en résulter des coups de soleil, le vieillissement cutané prématuré et, dans certains cas, des problèmes oculaires comme les cataractes. De plus, l'exposition à long terme au rayonnement UV et les coups de soleil, qu'ils soient causés par le soleil lui-même ou par la lumière provenant d'appareils de bronzage, peuvent accroître votre risque personnel de cancer de la peau, y compris le plus dangereux, le mélanome. L'Organisation mondiale de la santé (OMS) a même classé l'exposition aux UV qu'offrent les salons de bronzage dans la catégorie des cancérogènes les plus dangereux, au même titre que l'arsenic et le tabac. Cette classification signifie que les cabines de bronzage et l'exposition aux UV sont des causes certaines de cancer au même titre que le tabac, l'hépatite B ou le ramonage des cheminées. Jusqu'à maintenant, les cabines de bronzage et les UV étaient uniquement considérés comme des

cancérogènes probables par les scientifiques. Les experts de l'OMS fondent leur décision sur l'analyse d'une vingtaine d'études, selon lesquelles **le risque de cancer de la peau augmente de 75 % chez les personnes qui ont recours aux cabines de bronzage avant l'âge de 30 ans.**

### Les relations sexuelles non protégées

Tout a été dit sur le sujet, mais il faut rappeler que certaines infections transmissibles sexuellement (ITS), tels le VIH, le papillome humain (les petites verrues génitales, ou condylomes, en sont une manifestation), l'herpès génital, la gonorrhée, la syphilis et la chlamydia, peuvent entraîner de graves problèmes de santé (sida, stérilité, cancers génitaux). Ces infections sont toujours présentes dans notre population, bien qu'à des degrés divers. On observe même depuis quelques années un retour en force de la gonorrhée. Ainsi, selon les données de l'Institut national de santé publique du Québec, le nombre de nouveaux cas détectés annuellement au Québec a littéralement explosé depuis 10 ans avec une augmentation de près de 400 % des personnes touchées. En fait, c'est au sein de la population des jeunes de 15 à 24 ans qu'on observe les taux les plus élevés d'ITS. Or, il suffit d'utiliser un condom lors d'une relation sexuelle pour prévenir ces infections… et une grossesse non planifiée.

**tableau 1.1**

Des habitudes de vie qui nous coûtent cher : plus de 60 milliards par année !

| Rang | Maladies | Facture annuelle[a] | Habitudes de vie |
|:---:|---|:---:|---|
| **1** | Maladies du cœur et accident vasculaire cérébral (AVC) | 22,2 milliards | Malbouffe, excès de stress, manque de sommeil, inactivité physique, tabagisme, abus d'alcool et toxicomanies |
| **2** | Cancer | 18, 9 milliards | Malbouffe, inactivité physique, tabagisme, abus d'alcool et toxicomanies |
| **3** | Diabète (type 2) | 13,2 milliards | Malbouffe, inactivité physique |
| **4** | Maladies pulmonaires obstructives chroniques (emphysème, bronchite chronique, etc.) | 6,5 milliards | Tabagisme |

TOTAL : Plus de 60 milliards de dollars par année.

a. Données en dollars pour le Canada (2003 à 2009).

# La santé,
## c'est plus que ne pas être malade !

Prendre en charge sa santé suppose, bien entendu, de savoir ce que c'est. Autrefois, si le médecin ne détectait rien d'anormal chez une personne, il la déclarait en santé. Autrement dit, être en santé, c'était… ne pas être malade. Mais en 1946, l'Organisation mondiale de la santé a adopté une définition plus nuancée, et positive plutôt que négative : « La santé est un état de complet bien-être physique, mental et social, et ne consiste pas seulement en une absence de maladie ou d'infirmité. » Aujourd'hui, les organismes nationaux et internationaux de promotion de la santé s'entendent sur une définition encore plus précise : « La santé est un **état dynamique de bien-être physique, mental, émotif, spirituel, social et environnemental** » (zoom 1.2). Être en santé signifie donc être bien dans son corps, dans son esprit, mais également dans son milieu, son environnement et dans ses relations avec les autres. Cette définition implique aussi que même atteint d'une maladie ou d'un handicap, on est en santé si on arrive à maîtriser cette maladie ou surmonter ce handicap, comme en témoigne par ailleurs Josué Coudé, cégépien non voyant et grand sportif (page 7).

Comment atteint-on cet état de bien-être ? En agissant d'abord soi-même comme un acteur de sa santé plutôt que comme un simple observateur. Car la santé exige d'être bien entretenue, sinon elle périclite bien avant l'heure. Prendre en charge son bien-être, cela commence par l'autoévaluation de ses habitudes, suivie, s'il y a lieu, d'un remue-ménage dans son mode de vie. Sur une plus grande échelle, si de plus en plus de gens prenaient leur santé au sérieux et modifiaient en conséquence leur mode de vie, les dépenses de santé et le nombre de décès prématurés chuteraient, tandis que l'espérance de vie en bonne santé se rapprocherait d'autant de l'espérance de vie totale (figure 1.4).

# Z°OM 1.2  Les six dimensions
## de la santé

### La santé physique

C'est le bon fonctionnement du corps assuré par l'adoption d'un mode de vie énergisant.

### La santé mentale

C'est la capacité à apprendre, à s'émerveiller et à s'accomplir sur le plan intellectuel.

### La santé émotive

C'est la capacité à vivre ses émotions de façon à se sentir en accord avec soi-même la plupart du temps.

### La santé spirituelle

C'est la capacité à adopter un ensemble de valeurs et de principes qui donnent un sens et un but à sa vie.

### La santé sociale

C'est la capacité à avoir des relations interpersonnelles satisfaisantes.

### La santé environnementale

C'est la participation à l'effort collectif de dépollution de son environnement immédiat et de la planète.

Adapté de Robinault, P. G., et Harvey, G. (1996). *Santé et activité physique*. Montréal : UQAM, notes de cours KIN 2330.

**figure 1.4**  Ce qui pourrait arriver si nous changions nos habitudes de vie…

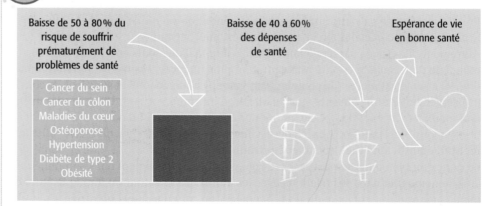

Baisse de 50 à 80 % du risque de souffrir prématurément de problèmes de santé

Cancer du sein
Cancer du côlon
Maladies du cœur
Ostéoporose
Hypertension
Diabète de type 2
Obésité

Baisse de 40 à 60 % des dépenses de santé

Espérance de vie en bonne santé

Pour l'heure, on n'en est pas encore là. Il semble, en effet, que modifier une habitude de vie ne soit pas chose facile (imaginez deux habitudes !). Au fait, pourquoi ? Parce qu'une habitude est une manière d'agir répétée jour après jour, souvent depuis des années : une routine, donc, bien ancrée dans le cerveau. La remplacer par une autre, même si on comprend parfaitement que ce changement améliorerait sa qualité de vie et sa santé, demande beaucoup de discipline. Il faut littéralement se reprogrammer !

Il y a aussi une autre raison. Si un microbe peut rapidement nous clouer au lit, les conséquences d'une mauvaise habitude de vie mettent bien plus de temps à se manifester.

# En action!

Josué Coudé
**Cégep Limoilou**

Cet entretien avec Josué Coudé, étudiant non voyant de 2ᵉ année en sciences humaines, a été réalisé par Guylaine Carmichael. Josué est déterminé et persévérant dans sa pratique régulière de l'activité physique.

### Quelle activité physique pratiques-tu régulièrement?

Je joue au goalball. Ce sport, conçu pour les non-voyants, se pratique en gymnase, à 3 contre 3, avec deux buts de soccer intérieur dont la barre transversale est un peu abaissée et un ballon de basketball. À l'intérieur de ce ballon se trouve un grelot, qui nous permet de le repérer. De plus, ce ballon est dégonflé. Le jeu consiste à se faire des passes roulées au sol et, évidemment, à marquer des buts. L'équipe adverse tente d'intercepter le ballon en faisant obstacle au sol avec tout le corps. Je pratique ce sport à raison de deux heures par semaine. De plus, je fais du jogging sur un tapis roulant chez moi, trois heures par semaine. Je dois également faire régulièrement des promenades avec mon chien-guide, Calin, qui en redemande! Puis, quand l'occasion se présente, je fais de la randonnée pédestre, du ski de fond et de la raquette avec ma famille et mes amis.

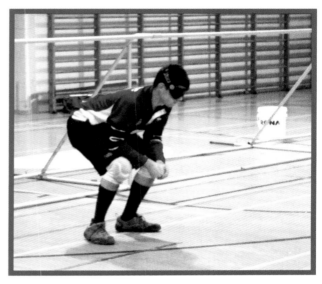

### Qu'est-ce qui t'a conduit à la pratique du goalball?

J'ai été initié dès l'école primaire et je suis même allé dans un camp d'été. Au fil des ans, j'ai continué. C'est un sport d'équipe, je m'y sens à ma place et j'apprécie l'esprit de compétition qu'il suscite. D'ailleurs, j'ai gagné la médaille d'argent au tournoi junior canadien de goalball en 2008, et la médaille d'or en 2009. Je participe aussi au Défi sportif, où je représente le Québec. La pratique régulière du jogging me permet de mieux jouer au goalball et m'incite à me dépasser.

### Qu'est-ce qui te motive et t'encourage à poursuivre?

C'est l'amélioration de ma condition physique – j'ai acquis une plus grande facilité à fournir un effort intense. J'ai développé aussi mon habileté: je joue de mieux en mieux au goalball.

### Comment réussis-tu à concilier tes études, tes activités physiques et tes autres activités?

À cause de mon handicap, chacun de mes déplacements doit être planifié. Alors je me suis fait un horaire préétabli, assez stable, qui me permet de réaliser ce qui me tient à cœur.

### Et qu'est-ce que cela t'apporte dans la vie?

Sans contredit, l'énergie, qui est un grand bénéfice sur tous les plans. Au collège, par exemple, je travaille mieux et plus vite, je suis plus efficace car plus concentré. Dans la vie en général, je suis plus détendu, moins stressé. Je ressens un grand bien-être, surtout après des efforts assez intenses.

Et puis l'activité physique me permet de rencontrer d'autres personnes, voyantes ou non, et de créer des liens d'amitié.

### Que dirais-tu à ceux qui disent «Je n'ai pas le temps»?

Je leur dirais de commencer tranquillement, de bien planifier leur horaire, afin de libérer des périodes pour l'activité physique. À la longue, ils auront envie d'y consacrer plus de temps, parce que l'activité physique leur donnera plus d'énergie pour profiter pleinement de la vie.

### Et quel est le meilleur conseil que tu peux donner?

Faire de l'activité physique pour le plaisir. À force, on devient meilleur et on se sent mieux. Alors, on a juste le goût de continuer!

Par exemple, chez une personne qui fume un paquet de cigarettes par jour, le cancer du poumon ou les problèmes cardiaques peuvent mettre de nombreuses années avant d'apparaître (**figure 1.5**). Difficile de sentir l'urgence d'agir, quand le tabagisme ne provoque ni fièvre, ni douleurs, ni fatigue qui pourraient entraver à moyen terme ses activités quotidiennes! Non seulement on ne se sent pas malade quand on grille une cigarette ou un cigarillo, mais on se détend, surtout si on l'accompagne d'un café ou d'une bière avec des amis. On trouve toujours une bonne raison pour justifier une habitude de vie, surtout une mauvaise : la nicotine stabilise mon poids, l'alcool me calme, marcher me fatigue trop, manger du *fast food* me fait gagner du temps. Hélas ! ce n'est que beaucoup plus tard que les symptômes apparaissent, et les dommages aux organes sont alors déjà très importants. Non seulement les traitements sont coûteux sur le plan socio-économique, mais ils risquent aussi de laisser des séquelles.

figure
1.5
Le microbe frappe tôt, la mauvaise habitude frappe tard !

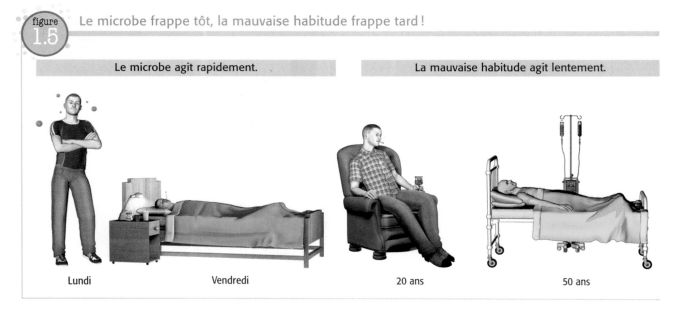

| Le microbe agit rapidement. | La mauvaise habitude agit lentement. |

Lundi            Vendredi            20 ans            50 ans

Pourtant, modifier un comportement est tout à fait faisable et bien des gens y parviennent. On en a pour preuve la diminution spectaculaire du nombre de fumeurs au Québec en quelques décennies seulement (figure 1.6).

figure
1.6
Baisse spectaculaire du nombre de fumeurs au Québec

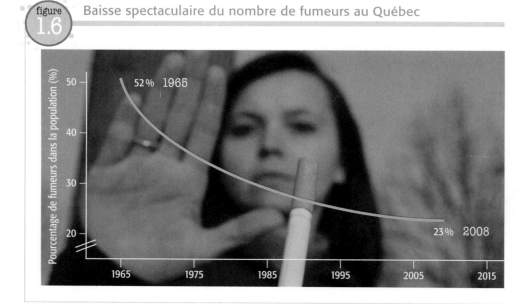

52% 1965

23% 2008

Pourcentage de fumeurs dans la population (%)

1965      1975      1985      1995      2005      2015

# Une approche simple
## pour changer un comportement

Et vous, si vous aviez à modifier un comportement, que feriez-vous ? Certains répondront : il suffit d'être décidé à changer. Mais s'il est vrai que prendre une telle décision est le premier pas à faire, les études sur le comportement humain ont montré que la plupart du temps cela ne suffit pas quand on veut améliorer son mode de vie. Une fois décidé à agir, il vaut mieux, en effet, adopter une stratégie qui augmente ses chances d'atteindre son objectif. C'est ce que nous vous proposons dans ce manuel : **une approche simple, inspirée des théories du comportement, qui se décline en trois mots : réflexion, action et résultat**.

## Réflexion

Faire une réflexion sur ses habitudes de vie. Voilà le premier objectif de votre cours d'éducation physique et à la santé. C'est une chance que vous avez, parce qu'autrement vous ne feriez peut-être pas cette démarche. À la fin de ce chapitre, vous aurez donc la possibilité de faire une première réflexion sur votre mode de vie (voir le bilan 1.1). Elle sera suivie d'une autre, plus approfondie, dans les bilans des chapitres 2 à 5. Vous pourrez alors vous interroger sur votre pratique de l'activité physique (chapitre 2), sur vos habitudes alimentaires (chapitre 3), sur votre niveau de stress (chapitre 4), sur votre sommeil (chapitre 4) et sur certaines dépendances nuisibles (tabagisme, alcool, drogues et cyberdépendance) qui font peut-être partie de votre mode de vie actuel (chapitre 5).

Après avoir passé à la loupe votre façon de vivre, vous n'aurez pas fini de réfléchir pour autant. Votre prochain pas sera de reconnaître et de classer, si possible par ordre d'importance, les facteurs qui vous ont amené à adopter vos comportements actuels, en particulier ceux qui peuvent nuire à votre santé. Ces facteurs peuvent être perçus comme des difficultés ou des obstacles à l'adoption de comportements plus sains. Par exemple, vous avez constaté que vous êtes très stressé (bilan 4.2, page 128) depuis votre arrivée au cégep. Pourquoi ? Cette question vous amènera à réfléchir sur les conditions qui ont changé dans votre vie depuis que vous avez terminé vos études secondaires. Nouveau travail à temps partiel ? Programme d'études trop chargé ? Vie en appartement avec des colocs ? Adaptation au milieu urbain ? Cette réflexion est importante dans la mesure où elle annonce les difficultés que vous pourriez rencontrer au cours de l'étape Action, qui suit.

## Action

Action rime avec mouvement et énergie. Et pour passer à l'action, il faut bien entendu de la motivation. À cet égard, une fois le bilan de vos habitudes de vie complété, trois scénarios émergeront.

- **Scénario 1**. Vous avez, globalement, de bonnes habitudes et vous êtes motivé à les préserver. C'est le scénario idéal.

- **Scénario 2**. Vous avez déterminé un ou plusieurs comportements nuisibles à votre santé et vous êtes motivé à changer cette situation. Votre défi sera d'abord d'avoir en tête les facteurs ou difficultés que vous avez déjà identifiés et qui vous empêchent d'adopter de meilleurs comportements. À partir de là, vous formulerez un plan d'action concret pour lever ces barrières et modifier un comportement pour l'améliorer.

- **Scénario 3**. Vous avez déterminé un ou plusieurs de vos comportements nuisibles, mais vous n'êtes pas motivé à changer cette situation. Ce scénario est le plus problématique, mais il n'est pas sans issue. Au contraire. Si c'est votre situation, rappelez-vous que vous aurez déjà fait deux pas importants vers un début de motivation. En effet, vous aurez pris conscience de vos mauvaises habitudes de vie, et vous saurez pourquoi vous les avez adoptées. Si vous décidez de poursuivre votre démarche, **nous vous proposons un troisième pas : concevoir vous aussi un plan d'action concret pour changer un comportement**. Ce processus ne suscitera peut-être pas chez vous une grande motivation, mais il ne vous nuira certainement pas.

En fin de compte, que vous vous retrouviez dans l'un ou l'autre des trois scénarios, ce plan d'action sera conçu par vous et pour vous. Il ne s'agit pas de planifier 5 ou 10 étapes, mais 2 seulement.

## Étape 1 : Se fixer un objectif.

Il doit être précis et réaliste, c'est-à-dire mesurable et limité dans le temps. Par exemple, si les bilans 2.1 et 2.2 du chapitre 2 confirment que vous ne faites pas assez d'exercice, ne dites pas : «Je vais en faire plus.» Cet objectif est général et trop vague ; vous risquez de ne jamais l'atteindre. Soyez plus précis. Dites plutôt : «Je veux, d'ici un mois, être capable de marcher à 125 pas par minute, 45 minutes par jour, 5 fois par semaine.» Cette ordonnance d'exercice augmentera de plus de 5000 pas par jour le nombre total de vos pas, ce qui vous mettra dans la catégorie des personnes physiquement actives. **Cet objectif est précis (125 pas par minute, 45 minutes, 5 fois par semaine) et réaliste** parce que marcher 45 minutes par jour est accessible à un grand nombre de sédentaires, d'autant plus qu'on peut fractionner ces 45 minutes en 2 blocs, de 20 et 25 minutes, par exemple (chapitre 2, page 33). **Cet objectif est aussi mesurable** parce qu'il vous est facile d'établir une progression au fil des jours et de valider ainsi vos progrès. Par exemple, le lundi de la deuxième semaine, vous avez marché 30 minutes à 115 pas par minute. Le mardi, vous vous dites : «Je vais répéter cette intensité et cette durée, mais mercredi je vise 30 minutes à 120 pas par minute», et ainsi de suite. Enfin, **cet objectif est limité dans le temps**. Vous prévoyez un mois pour l'atteindre, ce qui peut être une source de motivation supplémentaire, puisque la réalisation de votre plan n'est pas si loin.

Pour certaines habitudes de vie, les facteurs que vous avez reconnus comme étant défavorables à l'adoption de comportements plus sains peuvent être transformés en objectifs comportementaux. Supposons que lors de votre réflexion sur votre niveau de stress vous avez identifié la manie de «faire des montagnes avec des riens». Dans ce cas, le facteur de stress peut devenir l'objectif précis de votre plan d'action. Celui-ci pourrait être formulé de cette façon : «Avant de faire une montagne avec un rien, me demander s'il y a vraiment de quoi en faire une montagne. Je me donne un mois pour y arriver.» En somme, l'objectif visé peut être adapté à la nature du comportement à modifier.

Enfin, sachez que **les habitudes aiment la compagnie**. Par exemple, beaucoup de fumeurs allument une cigarette en prenant un café. Ces deux habitudes en arrivent à être quasiment indissociables. Une bonne stratégie consiste donc à rompre les liens entre ces deux habitudes. Souvenez-vous-en quand vous formulerez votre objectif. Une fois qu'il sera établi, écrivez-le et placez-le bien en vue (page d'accueil de votre portable, porte du frigo, écran de votre ordi, etc.). Bonne façon de ne pas l'oublier.

## Point de vue

Par Gaston Godin, Ph.D.
**Chaire de recherche du Canada sur les comportements et la santé, Université Laval**

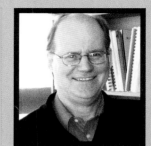

### Pourquoi est-il si difficile de changer un comportement?

Plusieurs causes pourraient être énumérées pour répondre à cette question, mais, de manière générale, on reconnaît que nos motivations chancelantes font partie du problème. Alors, quoi faire?

Pour commencer, ceux et celles qui voudraient changer un comportement devraient répondre sérieusement à trois questions: **Qu'est-ce que cela va me rapporter? Est-ce que mon entourage est favorable? Est-ce que j'en suis capable?**

La première question concerne votre **attitude** envers l'adoption du nouveau comportement. Avant d'y répondre, vous devrez considérer non seulement les avantages, mais aussi les désavantages qui y sont associés. Par exemple, faire de l'activité physique vous permettra d'être en meilleure forme, d'améliorer votre santé, etc. Par contre, cela vous obligera à réorganiser votre horaire et à sacrifier d'autres activités. En somme, il vous faut peser les répercussions positives et négatives du nouveau comportement. Si les secondes sont plus importantes que les premières, on peut penser que votre attitude ne sera pas favorable au changement.

La deuxième question concerne l'**entourage social**. Quelles sont les attentes des personnes qui comptent pour vous? Parents, amis et amies, camarades de classe ou de loisir sont autant de personnes qui jouent un rôle dans vos décisions. Il se peut, par exemple, que votre désir de changer certaines habitudes alimentaires se heurte à la résistance de personnes avec qui vous vivez. Ignorer cet aspect ne peut conduire qu'à un échec.

Pour répondre à la troisième question, il vous faut faire l'examen de vos aptitudes, c'est-à-dire des ressources et des habiletés dont vous disposez pour surmonter les obstacles qui vont invariablement surgir. Cela implique d'anticiper non seulement vos difficultés, mais également vos stratégies de gestion des problèmes. Par exemple, vous venez d'abandonner la cigarette et vous vous retrouvez dans une fête où des amis fumeurs vous offrent une cigarette. Comment réagirez-vous? L'anticipation de ce type de situations et des stratégies adéquates pour vous en sortir sont nécessaires au maintien de votre effort de changement.

Finalement, si vous décidez de changer un comportement, vous devriez formuler un plan d'action. Un tel plan consiste à préciser où, quand et comment vous adopterez la nouvelle habitude. Par exemple, vous vous dites: «Chaque mardi du trimestre, à la fin de mon dernier cours de la journée, je vais aller faire une heure de piscine.» Plus votre plan sera clairement formulé, meilleures seront vos chances de passer sérieusement à l'action. Évidemment, il faut vous fixer des objectifs réalistes et ne pas brûler les étapes. Il est de plus recommandé de vous former un réseau de soutien, d'en parler avec votre entourage, de rendre publique votre décision et de ne pas faire ce changement en cachette.

En résumé, modifier un comportement n'est pas une tâche facile et le succès n'arrive pas sans efforts. Seuls les charlatans proposent des recettes miracles. Il y aura certes des échecs dans vos tentatives de changement, mais vous tirerez la leçon de ces échecs. Ne désespérez jamais: la prochaine fois sera peut-être la bonne…

**Étape 2: Prendre les moyens.** Il s'agit de créer un environnement propice à l'atteinte de votre objectif. Au départ, cet environnement est forcément soumis à l'influence des facteurs ou des obstacles qui nuisent à l'adoption de comportements plus sains. **Votre premier moyen sera donc de prévoir les obstacles qui pourraient surgir et de trouver des solutions pour y faire face.** Vous avez déjà identifié et classé par ordre d'importance ces obstacles à l'adoption de comportements plus sains. Il s'agit à présent de prévoir des solutions pour atténuer l'influence non pas de tous les obstacles identifiés, ce qui ne serait pas réaliste s'il y en a 4, 5 ou 6, mais des deux plus importants. En somme, le premier moyen à prendre consiste à prévoir les difficultés qui pourraient nuire à l'atteinte de votre objectif (voir l'avis de Gaston Godin, p. 11). Reprenons l'exemple de l'objectif cité plus haut, à savoir « marcher à 125 pas par minute, 45 minutes par jour, 5 fois par semaine ». Supposons que vous avez déterminé que les deux facteurs suivants sont les plus défavorables à une pratique suffisante et régulière de l'activité physique :

> **L'important est d'associer le plaisir à votre nouvelle activité.**

1. Je suis peu à l'aise ou intimidé dans un environnement où l'on pratique des activités physiques.
2. Je manque d'habiletés et j'ai peu de plaisir à bouger.

Quelles solutions envisagez-vous pour lever ces deux obstacles ? Votre choix d'objectif répond en grande partie à la question. En choisissant la marche sportive, en effet, vous évitez les environnements où l'on pratique des activités physiques (gymnase, piscine, centre d'entraînement, salle de musculation, etc.) et vous n'avez pas besoin d'habiletés particulières pour marcher. Quant au plaisir de bouger, vous pourriez le ressentir si vous vous créez un environnement agréable pour vos séances de marche (voir le deuxième moyen).

Dans les bilans des chapitres 2 à 5, vous pourrez faire cet exercice, c'est-à-dire lever les obstacles qui vous empêchent de changer. Ce faisant, vous créerez de facto un environnement plus propice au changement.

**Le deuxième moyen consiste à rendre agréable l'environnement dans lequel baignera votre plan d'action.** Ainsi, pour reprendre l'exemple de la marche sportive, vous pourriez la faire avec quelqu'un, ou en écoutant la musique que vous aimez, ou sur les sentiers bucoliques d'un parc, ou même, et pourquoi pas, les trois à la fois ! L'important est d'associer le plaisir à votre nouvelle activité.

**Enfin, le troisième moyen est de consigner les actions réalisées dans un journal de bord.** Bref, il s'agit de **faire un suivi et de s'ajuster au besoin.** Vous noterez par exemple dans ce journal, pour chaque séance, le jour, l'heure, le nombre de pas à la minute et la durée de la séance. Si vous en avez envie, vous noterez aussi vos impressions (« Ça s'est bien passé », « Je me suis senti bien après ma marche », « J'ai eu un point de côté », « La pluie m'a fait accélérer le pas », etc.). Si après deux ou trois semaines, vous ne progressez pas vers votre objectif ou que vous commencez à sauter des séances, relevez tout de suite les obstacles qui vous ont ralenti dans votre démarche : « J'ai été plus occupé que prévu », « Il a plu souvent », « J'ai eu la grippe », etc. Au besoin, modifiez votre horaire ou ajustez votre objectif. **L'important, c'est ce que vous avez déjà accompli, même si tout ne se déroule pas comme prévu.**

## Résultat

Vient enfin le moment d'évaluer l'atteinte de votre objectif, c'est-à-dire votre résultat. Si vous avez touché au but, n'oubliez surtout pas de vous dire bravo ! Mais si vous avez atteint votre objectif en partie seulement ou ne l'avez pas atteint du tout, demandez-vous ce qui a nui au succès de votre plan. Qu'est-ce qui s'est passé en cours de route pour que vous perdiez votre motivation ? Cette réflexion est importante. Elle vous permettra de trouver le bobo et de vous sentir mentalement plus fort quand vous essayerez à nouveau de modifier le comportement en cause. Il faut vous dire qu'il est assez fréquent qu'on ne réussisse pas du premier coup. Ce qui compte, c'est de rester motivé et de détecter le moment propice pour faire une nouvelle tentative, en suivant un plan mieux approprié à vos contraintes personnelles. La **figure 1.7** résume les grandes lignes de l'approche proposée ici.

**figure 1.7** Les grandes lignes d'une approche simple pour changer un comportement

### Réflexion

**1.** Faire le bilan de vos habitudes de vie.

**2.** Trouver les conditions qui ont conduit à l'adoption de vos habitudes de vie actuelles, qu'elles soient favorables ou nuisibles à votre santé.

### Action

Plan d'action en deux étapes :

**1.** Vous fixer un objectif précis et réaliste.

**2.** Prendre les moyens :

    a) éliminer, s'il y a lieu, les deux conditions les plus défavorables à la modification du comportement ;

    b) créer un environnement favorable et agréable ;

    c) consigner dans un journal de bord ce que vous avez accompli et vous ajuster au besoin.

### Résultat

Évaluer l'atteinte de votre objectif et en tirer les conclusions qui s'imposent.

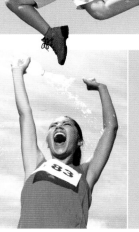

# À vos méninges 1

Nom : _____ Groupe : _____ Date : _____

**1** Quelle est l'espérance de vie en bonne santé dans les pays industrialisés ?

☐ **a)** 83 ans.      ☐ **d)** 67 ans.

☐ **b)** 78 ans.      ☐ **e)** Aucune des réponses précédentes.

☐ **c)** 80 ans.

**2** Complétez les phrases suivantes.

**a)** Au cégep, c'est vous qui prenez en charge l'_____ de vos études et de votre cheminement _____, tout comme, au départ, vous avez vous-même _____ d'aller au cégep.

**b)** Ce nouvel _____ vous offre donc plus d'_____ et une liberté d'action que vous n'aviez pas au _____.

**c)** La santé est un état _____ de _____ physique, _____, émotif, spirituel, social et environnemental.

**d)** Un objectif précis et réaliste doit être _____ et _____ dans le temps.

**3** Quel est l'écart, en années, entre l'espérance de vie totale et l'espérance de vie en bonne santé au Québec ?

☐ **a)** 0    ☐ **b)** 6    ☐ **c)** 9    ☐ **d)** 11    ☐ **e)** 14

**4** À part les cinq habitudes de vie identifiées par l'OMS, indiquez deux autres habitudes qui ont une influence certaine sur notre santé.

1. _____

2. _____

**5** Quelles sont les cinq habitudes de vie les plus nuisibles à la santé ?

1. _____

2. _____

3. _____

4. _____

5. _____

**6** À quoi sont dues les maladies qui grèvent le plus le budget de la santé ?

☐ **a)** À l'hérédité.      ☐ **d)** À certaines habitudes de vie.

☐ **b)** Aux dérèglements hormonaux.      ☐ **e)** Aux bactéries et aux virus.

☐ **c)** Au vieillissement de la population.

# À vos méninges

**Nom :** _____ **Groupe :** _____ **Date :** _____

**7** Dans la liste suivante, indiquez les deux maladies qui sont parmi les plus fréquentes aujourd'hui.

☐ **a)** La tuberculose.

☐ **b)** Les maladies du cœur.

☐ **c)** Le psoriasis.

☐ **d)** Le diabète de type 2.

☐ **e)** La pneumonie.

**8** Associez chacune des six dimensions de la santé à sa définition.

**Dimension**

**1.** Santé physique

**2.** Santé mentale

**3.** Santé émotive

**4.** Santé spirituelle

**5.** Santé sociale

**6.** Santé environnementale

**Définition**

**a)** Participation à l'effort collectif de dépollution de son environnement immédiat et de la planète.

**b)** Capacité à adopter un ensemble de valeurs et de principes qui donnent un sens et un but à sa vie.

**c)** Capacité à avoir des relations interpersonnelles satisfaisantes.

**d)** Capacité à vivre ses émotions de façon à se sentir en accord avec soi-même la plupart du temps.

**e)** Bon fonctionnement du corps assuré par l'adoption d'un mode de vie énergisant.

**f)** Capacité à apprendre, à s'émerveiller et à s'accomplir sur le plan intellectuel.

**9** Pourquoi l'approche préventive progresse-t-elle à petits pas dans notre société ? Donnez deux raisons.

**1.** _____

**2.** _____

**10** Nous proposons, dans ce chapitre, une approche pour changer un comportement qui se décline en trois mots. Quels sont ces mots ?

**1.** _____

**2.** _____

**3.** _____

**11** Expliquez brièvement ce qu'on entend par l'expression « les habitudes aiment la compagnie » ?

_____

_____

# Bilan

Nom : _____ Groupe : _____ Date : _____

# Prenez un instantané
## de votre mode de vie

Rester inactif, mal s'alimenter, fumer, abuser de l'alcool et des drogues, manquer de sommeil, passer des heures sur le web et vivre dans un état de stress constant, voilà des comportements qui affaiblissent à la longue la résistance du corps à la maladie. Sans compter que certains d'entre eux augmentent les risques d'accident mortel, sur la route ou au travail. Ces comportements comptent-ils parmi les vôtres ?

Les 15 situations décrites ci-après vous aideront à faire le point sur cette question. Pour chacune des cinq habitudes de vie, vous devrez choisir, parmi trois comportements, celui qui vous décrit le mieux actuellement. Ce bilan éclair et sommaire devrait vous sensibiliser à la relation qui existe entre vos habitudes de vie et votre santé. Dans les prochains chapitres, vous aurez l'occasion de faire un bilan plus détaillé de vos habitudes de vie.

Pour chacune des habitudes de vie suivantes, cochez la réponse correspondant à votre situation.

## Activité physique : sédentaire ou actif ?

○ **1.** Chaque jour ou presque, je fais au moins 30 minutes consécutives (ou par bloc d'au moins 10 minutes) d'activité physique d'intensité modérée[a] ou élevée[b] OU je pratique au moins 2 ou 3 fois par semaine, pendant au moins 30 minutes consécutives, une activité physique d'intensité modérée à élevée.

○ **2.** Je fais moins de 15 minutes d'activité physique modérée chaque jour.

○ **3.** Je me situe plutôt entre 1 et 2.

## Alimentation : malbouffe ou bonne bouffe ?

○ **4.** Chaque jour ou presque, je prends des repas équilibrés sans oublier le petit-déjeuner. Je mange régulièrement des fruits et des légumes frais, ainsi que des aliments riches en fibres (céréales, pain, riz, pâtes, légumineuses). J'essaie le plus possible d'éviter les aliments riches en gras saturés et en huiles hydrogénées.

○ **5.** Je saute régulièrement le petit-déjeuner. Je mange rarement des fruits et des légumes frais et je ne raffole pas des aliments riches en fibres (céréales à grains entiers et légumineuses notamment). De plus, je mange régulièrement (plus de trois fois par semaine) des repas préparés ou des repas-minute (*fast food*) sans me soucier de leur valeur nutritive. Il m'arrive aussi de sauter des repas et de manger à des heures irrégulières.

○ **6.** Je me situe plutôt entre 4 et 5.

a. Intensité modérée : activation des grandes masses musculaires, pouls nettement plus élevé qu'au repos, respiration plus rapide, sensation de chaleur corporelle.

b. Intensité élevée : activation des grandes masses musculaires, pouls très élevé, respiration très rapide (haletante), forte sensation de chaleur corporelle et transpiration.

Nom : _____ Groupe : _____ Date : _____

## Stress : tendu ou détendu ?

○ **7.** Je suis plutôt calme la plupart du temps et je ne panique pas facilement en cas de problème. Quand c'est nécessaire, je fais ce qu'il faut pour abaisser mon niveau de stress.

○ **8.** Je me sens souvent tendu et il m'arrive fréquemment de ressentir des raideurs dans la nuque et entre les omoplates, et il me semble que je m'en fais pour un rien.

○ **9.** Je me situe plutôt entre 7 et 8.

## Sommeil : suffisant ou insuffisant ?

○ **10.** Je dors suffisamment pour me sentir frais et dispos durant la journée.

○ **11.** Je ne dors pas suffisamment ou mal et je me sens souvent fatigué et endormi durant la journée.

○ **12.** Je me situe plutôt entre 10 et 11.

## Dépendances nuisibles (alcool, tabac, drogues, cyberdépendance) : accro ou pas ?

○ **13.** Je n'ai aucune de ces dépendances.

○ **14.** Je suis aux prises avec plusieurs de ces dépendances.

○ **15.** Je me situe plutôt entre 13 et 14.

## Ce que vos choix signifient…

**Vous avez coché 1, 4, 7, 10 et 13.** Bravo ! Vous avez déjà une ou plusieurs bonnes habitudes de vie inscrites à votre programme santé. Le défi que vous aurez à relever consistera à préserver ces acquis pour les années à venir.

**Vous avez coché 3, 6, 9, 12 et 15.** Vous manquez de constance dans l'habitude ou les habitudes de vie indiquées par ces choix. Par exemple, il y a des périodes où vous êtes physiquement actif et d'autres où vous êtes sédentaire; ou encore des périodes où vous mangez bien et d'autres où vous mangez mal. Pour vivre plus sainement, il suffirait que vous apportiez des changements à l'habitude ou aux habitudes de vie en cause. La lecture des chapitres 2 à 5 vous aidera à faire ces changements.

**Vous avez coché 2, 5, 8, 11 et 14.** Alerte rouge ! Vous avez déjà adopté une ou plusieurs mauvaises habitudes de vie parmi les plus nuisibles à la santé. Le hic, c'est qu'il n'existe pas de baguette magique pour transformer instantanément un mauvais pli en une habitude saine. Toutefois, l'approche proposée dans les bilans des chapitres 2 à 5 vous aidera à adopter un plan d'action qui peut vous mener vers une amélioration marquée de votre mode de vie.

Nom : _____ Groupe : _____ Date : _____

# Tirez les conclusions de ce premier bilan

**1.** Quels sont vos points forts et vos points faibles au regard de vos habitudes de vie ?

**Points forts :**

_____

_____

_____

_____

_____

_____

_____

**Points faibles :**

_____

_____

_____

_____

_____

_____

_____

**2.** Quels autres comportements potentiellement nuisibles à votre santé voudriez-vous changer ?

_____

_____

_____

_____

_____

_____

_____

## Chapitre 2

# Les bienfaits
## de l'activité physique

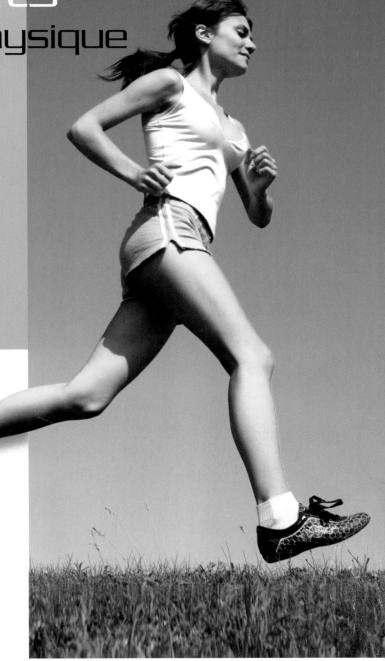

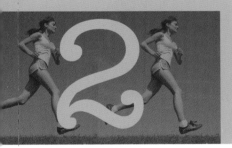

## Objectifs

- Reconnaître l'influence des facteurs sociétaux et culturels sur la pratique de l'activité physique.

- Connaître les conséquences de l'inactivité physique sur la santé.

- Connaître les bienfaits d'une activité physique régulière sur la santé.

- Déterminer votre niveau actuel d'activité physique.

- Appliquer un plan d'action pour être physiquement actif.

Si nous avons choisi de parler d'abord de l'inactivité physique, c'est pour une bonne raison : c'est la plus courante des cinq habitudes de vie les plus nuisibles à la santé. C'est aussi celle qui s'est le plus rapidement répandue sur la planète depuis un demi-siècle (**figure 2.1**).

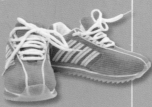

> « L'inactivité physique est devenue l'une des 10 principales causes de décès et d'incapacité dans le monde. Plus de deux millions de décès sont attribués chaque année au manque d'activité physique. »
>
> ORGANISATION MONDIALE DE LA SANTÉ

*Mais les situations ne sont jamais immuables… une pantoufle peut se transformer en une chaussure de sport si elle s'y met !*

---

**figure 2.1**  La progression du taux de sédentarité depuis 1950

Selon les données les plus récentes de l'Organisation mondiale de la santé, dans le monde, deux adultes sur trois n'ont pas un niveau d'activité physique suffisant pour protéger leur santé. Il s'agit, affirme l'OMS, d'une véritable épidémie d'inactivité physique ; et elle frappe non seulement les pays riches et industrialisés, mais aussi les pays en voie de développement.

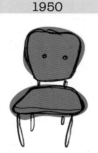

1950

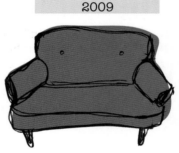

2009

Données de l'Organisation mondiale de la santé, publiées dans le document *Global Strategy on Diet, Physical Activity and Health* disponible sur le site Internet de l'Organisation mondiale de la santé : http://www.who.int/dietphysicalactivity/factsheet_inactivity/en/index.html

---

L'inactivité physique est le plus répandu de tous les facteurs de risque primaires (les plus nuisibles) et modifiables de la maladie coronarienne.

Les autorités médicales constatent que la vague mondiale d'inactivité physique a, sur notre santé, une incidence bien plus grande qu'on ne l'avait cru. Ainsi, l'inactivité physique est-elle le plus répandu de tous les facteurs de risque primaires (les plus nuisibles) et modifiables de la maladie coronarienne (inactivité physique, hypertension artérielle, taux élevé de mauvais cholestérol et de triglycérides dans le sang, ainsi que tabagisme). De fait, le nombre de sédentaires excède largement le nombre des individus qui cumulent les trois autres facteurs de risque primaires. Ces données amènent des organismes réputés comme l'American Heart Association à déclarer que l'inactivité physique est le facteur de risque le plus important de la maladie coronarienne[1]. De leur côté, d'autres chercheurs américains ont démontré qu'à elle seule l'inactivité physique augmente le risque de mourir des suites d'une maladie cardiaque de 50 %, du cancer du côlon de 32 % et du diabète de type 2 de 35 % (**figure 2.2**).

---

1. Wilmore, J. H., Costill, D. L., et Kenney, W. L. (2009). *Physiologie du sport et de l'exercice* (4e éd.). Bruxelles : De Boeck, p. 448.

**figure 2.2**

L'inactivité physique et les maladies chroniques

L'inactivité physique augmente le risque de mourir prématurément des suites…

| d'une maladie cardiaque : | de 50 % |
| du cancer du côlon : | de 32 % |
| du diabète de type 2 : | de 35 % |

# Mais pourquoi
## bouge-t-on si peu ?

**Plusieurs facteurs sociétaux et culturels sont en jeu ici**, à commencer par la technologie omniprésente qui, en automatisant les tâches au travail et à la maison, nous laisse le loisir de nous asseoir plusieurs heures par jour devant un des nombreux écrans qui meublent notre environnement (télé, ordinateur, baladeur numérique, console de jeux, etc.). Nous reviendrons plus loin dans ce chapitre sur le facteur technologie, parce qu'il joue un rôle important dans la réduction de l'effort physique. Il n'est pas le seul cependant. D'autres facteurs peuvent influer sur notre niveau d'activité physique : le statut socioéconomique, le milieu social environnant (famille, communauté, amis, entraîneurs), la conscience écologique ainsi que l'environnement physique et culturel dans lequel nous baignons depuis notre plus jeune âge. Voyons cela de plus près.

## Le profil socioéconomique

Les jeunes de moins de 25 ans, de poids normal, de scolarité avancée (souvent collégiale ou universitaire) et de revenu familial élevé pratiquent plus régulièrement des activités physiques dans leurs heures de loisir que les personnes de faible scolarité (secondaire non terminé) et de faible revenu familial. On peut penser que le facteur monétaire (coût de certaines activités) explique en partie cette différence dans le niveau de pratique. De plus, les jeunes hommes sont globalement plus actifs physiquement que les jeunes femmes, bien que l'écart entre les deux sexes ait rétréci ces dernières années. Il semble que la société n'encourage pas de la même façon et avec autant d'ardeur les filles à être physiquement actives. Pour en savoir plus sur les raisons de cette différence entre les sexes, consultez le Compagnon Web.

filles moins actives

## L'influence du milieu social

Ce milieu, c'est d'abord le cercle familial. Si vos parents sont physiquement actifs et croient en la valeur « activité physique », ils vous transmettront le goût de bouger tout en vous sensibilisant à la nécessité de garder votre corps en bonne santé pour une meilleure qualité de vie. Mais les membres de votre communauté peuvent aussi vous influencer… pour le meilleur ou pour le pire. Si, par exemple, votre cercle de copains et copines compte peu de sportifs ou sportives, cela ne vous encouragera pas à faire du sport !

Heureusement, l'inverse est vrai aussi. Enfin, le milieu environnant englobe les professionnels (médecins, entraîneurs, éducateurs physiques, kinésiologues, etc.) et les vedettes sportives et olympiques qui, par leurs conseils, leurs avis et leur exemple, peuvent vous inciter à bouger. Le soutien social fourni par vos proches produit donc un effet de renforcement sur votre rapport personnel à l'activité physique.

## La conscience écologique

Les jeunes d'aujourd'hui sont sensibilisés aux facteurs qui affectent la qualité de l'air ou de l'eau et l'équilibre des écosystèmes. Bref, penser et parler vert fait partie du discours ambiant. Ceux chez qui cette conscience écologique est bien ancrée peuvent être plus enclins à pratiquer régulièrement une activité physique. Par exemple, ils choisissent de se déplacer à vélo, en patins à roulettes ou à pied pour se rendre au cégep ou au travail ; ou encore, ils se tournent facilement vers des activités de plein air qui leur permettent de communier avec la nature. En somme, la prise de conscience de la fragilité de notre environnement extérieur peut nous faire réaliser davantage que notre « environnement intérieur » est lui aussi fragile. Vue sous cet angle, l'activité physique devient une façon écologique de le renforcer et de le protéger.

## L'environnement physique et culturel

L'accessibilité à des installations sportives ou facilitant la pratique de l'activité physique (pistes cyclables, passages piétonniers sécuritaires, espaces verts, parcs, etc.) est un facteur socioculturel essentiel pour donner le goût de bouger. En Suède, par exemple, le gouvernement a compris depuis longtemps l'importance de l'activité physique pour la qualité de vie de sa population. En fait, la société suédoise a été à l'avant-garde pour ce qui est d'aménager, dans les espaces verts urbains, des installations (pistes cyclables et de jogging, stations pour faire des exercices, piscines publiques facilement accessibles, etc.) qui incitent à bouger. Résultat de cette approche culturelle : la nation suédoise est une des plus en forme au monde. Au Québec, on a fait un énorme rattrapage de ce côté — il n'y a qu'à voir le nombre de pistes cyclables qu'on trouve aujourd'hui en milieu urbain. Ces installations expliquent d'ailleurs en grande partie la popularité grandissante du vélo et du patin à roulettes.

Une piste cyclable, un gym, une salle d'entraînement, des courts de tennis, des pistes de ski de fond, une piscine tout près de chez soi peuvent donc favoriser la pratique régulière de l'activité physique. Au contraire, en l'absence de telles installations près de l'endroit où vous habitez, vous pouvez en venir plus facilement à « oublier » de bouger.

Le climat est un facteur non négligeable. Comme il influe sur l'architecture de nos maisons, les vêtements que nous portons ou les aliments que nous mangeons, il intervient aussi dans le choix des activités physiques que nous pratiquons. Il est évident, par exemple, que le hockey, le patinage et le ski font partie, au Québec, de notre environnement culturel. Par contre, l'hiver est long chez nous… et pour qui supporte mal le froid, la sédentarité est bien tentante pendant la saison froide.

Par ailleurs, la culture de consommation qui caractérise les sociétés occidentales incite plus d'un cégépien à travailler pendant ses études afin de se procurer justement des biens de consommation. Pour d'autres, cependant, le travail à temps partiel est une nécessité, car ils doivent payer leurs études, leur loyer, leur nourriture, etc. Or, chez nombre d'étudiants, le combo travail-études laisse bien peu de temps et d'énergie à la pratique régulière d'une activité physique. Si vous avez délaissé l'habitude de bouger depuis quelque temps, c'est peut-être pour cette raison.

Pour en savoir plus sur les facteurs sociétaux et culturels qui influent sur la pratique de l'activité physique, consultez le Compagnon Web.

facteurs sociétaux

# L'ère
## du muscle électronique

À l'aube du XXIᵉ siècle, nous avons, sans vraiment nous en rendre compte, réussi l'exploit de pratiquement supprimer la nécessité de fournir un effort physique dans les gestes de tous les jours. Sous l'effet conjugué de la robotisation des tâches, de l'apparition de la télévision, de la création de mondes virtuels, de la généralisation de la télécommande et du développement accéléré du transport motorisé (qui rend caduque la marche), nos moindres activités sont maintenant effectuées par des «muscles électroniques». Ne peut-on pas déjà, du bout du doigt, déverrouiller les portières de sa voiture, la faire démarrer, ou encore mettre en marche une foule d'appareils électroniques (téléviseur, chaîne stéréo, thermostats, etc.)? Ne peut-on pas, sans quitter son siège et d'un clic de souris, obtenir son relevé de notes et son horaire de cours, joindre son professeur, mettre à jour son livret de banque, acheter en ligne une multitude de produits, visiter virtuellement une bibliothèque ou un pays, ou encore envoyer un message à l'autre bout du monde? Résultat : en moins d'un siècle, notre dépense énergétique quotidienne a fondu de presque 500 calories (figure 2.3).

Absorbé par des études à temps plein et peut-être aussi par un emploi à temps partiel, vous sentez-vous emporté par cette tendance au moindre effort physique? Trouver la réponse est simple : faites le compte, pour une journée type au cégep, du temps passé assis et du temps passé en mouvement. Vous serez peut-être surpris de constater que vous non plus, vous ne bougez pas beaucoup!

figure 2.3 La diminution de la dépense énergétique et la hausse du taux d'embonpoint et d'obésité en Amérique du Nord

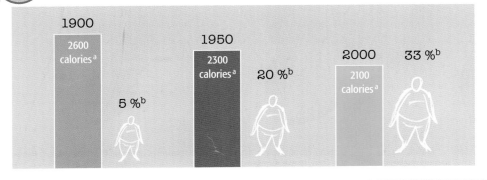

a. Dépense énergétique quotidienne (estimation)
b. Pourcentage d'obèses dans la population

Adapté de données provenant de l'Organisation mondiale de la santé ; de Bouchard, C., Shepard, R. J., et Stephen, T. (1990). *Physical activity, fitness, and health : consensus statement*. Champaign, Illinois : Human Kinetics Publishers, p. 34 ; et de Van Mechelen, W. (1997). A physical active lifestyle : public health's best buy? *British Journal of Sport Medicine, 31* : 264-265.

# Les effets secondaires
## d'une vie sédentaire

Bien sûr, on ne reviendra pas à l'époque de la chandelle et du transport à cheval. Et puis, il faut avouer que l'automatisation et la robotisation des tâches facilitent l'existence des êtres humains, entre autres en soulageant le labeur de millions de salariés qui devaient, jusqu'à récemment, trimer très dur pour gagner leur vie. En revanche, elles imposent un repos contre nature au corps qui, lui, n'a presque pas changé depuis des siècles. **Doté d'un squelette toujours garni de quelque 600 muscles dont la fonction première est de bouger, le corps se retrouve réduit au chômage musculaire.** Cette mise au repos

**figure 2.4** Les effets sur les muscles, les os et le cœur de la vie sédentaire comparés à ceux de la vie active

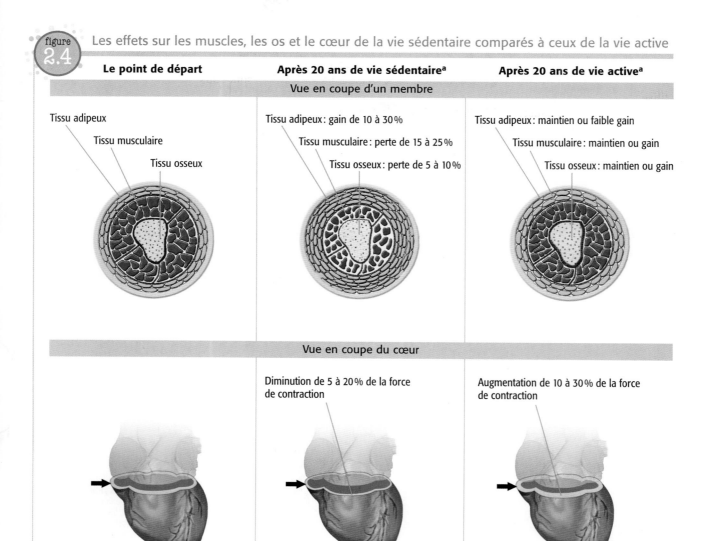

| Le point de départ | Après 20 ans de vie sédentaire[a] | Après 20 ans de vie active[a] |
|---|---|---|
| Vue en coupe d'un membre | | |
| Tissu adipeux<br>Tissu musculaire<br>Tissu osseux | Tissu adipeux : gain de 10 à 30 %<br>Tissu musculaire : perte de 15 à 25 %<br>Tissu osseux : perte de 5 à 10 % | Tissu adipeux : maintien ou faible gain<br>Tissu musculaire : maintien ou gain<br>Tissu osseux : maintien ou gain |
| Vue en coupe du cœur | | |
| | Diminution de 5 à 20 % de la force de contraction | Augmentation de 10 à 30 % de la force de contraction |

a. D'après des données provenant de Bouchard, C., Shepard, R. J., et Stephen, T. (1990). *Physical activity, fitness, and health : consensus statement.* Champaign, Illinois : Human Kinetics Publishers ; et de Sharkey, B. J. (1997). *Fitness and health.* Champaign, Illinois : Human Kinetics Publishers.

imposée à plus de 35 % de la masse corporelle, soit le poids des muscles, n'est pas sans conséquences pour notre organisme (figure 2.4). Elle favorise en effet l'apparition de ce que les chercheurs appellent les **maladies hypokinétiques** (ou malaises hypo-kinétiques), c'est-à-dire les problèmes de santé associés à un mode de vie sédentaire. Voici quelques-uns de ces problèmes.

## 1. Des muscles qui fondent comme neige au soleil

La fonte des muscles est la conséquence la plus visible de l'inactivité physique (figure 2.5). Par exemple, le fait de porter un plâtre pendant un mois ou de passer deux semaines au lit provoque une fonte des muscles, très perceptible d'ailleurs, de 20 à 30 % ! Certes, il s'agit là de situations extrêmes dont les effets sont impressionnants. Cependant, si vous êtes sédentaire, vos muscles connaîtront le même sort à long terme. Un individu séden-taire peut perdre jusqu'à 225 g (1/2 lb) de muscle par année, ce qui prouve bien que la masse musculaire dépend grandement de l'effort physique. Contrairement aux protéines du tissu nerveux, par exemple, celles des muscles se dégradent lorsqu'elles sont sous-utilisées. À terme, l'inactivité physique entraîne une diminution marquée de la force et de l'endurance des muscles. Résultat : le risque de fatigue musculaire précoce et de blessures en cas de chute ou de faux mouvement augmente considérablement chez les personnes sédentaires.

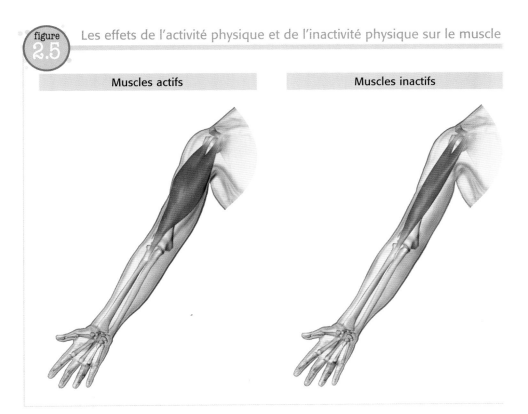

**figure 2.5** Les effets de l'activité physique et de l'inactivité physique sur le muscle

Muscles actifs

Muscles inactifs

Mais, surtout, des muscles affaiblis représentent une surcharge de travail pour le cœur. Citons à ce sujet les propos du D<sup>r</sup> Jean Jobin, chercheur à l'Hôpital Laval de Québec, recueillis par la journaliste Marie Caouette du *Soleil* (9 mai 2005) : « Le corps est une machine faite pour fonctionner. Quand elle s'arrête, elle s'autodétruit. Ainsi, les muscles sont les pistons du moteur de la "machine" corporelle qu'on peut comparer à une voiture ; le cœur et les poumons en sont les pompes à huile et à air. Le cœur et les poumons servent à faire fonctionner le corps, poursuit le D<sup>r</sup> Jobin. Ils ne vont nulle part tout seuls ! »

Heureusement, il suffit de quelques semaines d'activité physique pour revigorer les muscles, et ce même à 80 ans, ainsi que l'ont démontré les études effectuées auprès de personnes âgées soumises à un programme de musculation. Bref, il n'est jamais trop tard pour redonner de la vigueur à ses muscles !

## 2. Des os affaiblis

L'atrophie des muscles n'est que la pointe de l'iceberg : les os subissent le même sort, sans qu'on le remarque. Après sept jours d'inactivité physique totale, comme en cas de repos au lit, la perte de calcium dans les urines et les selles est multipliée par deux. En cinq mois d'alitement, on peut perdre plus de 5 % de son capital osseux. Les examens radiologiques révèlent que les os qui supportent le poids du corps (tibias, péronés, fémurs et vertèbres lombaires) sont, de loin, les plus affaiblis par ce genre de repos forcé. Pour rester solides, ces os ont besoin de la gravité et de la traction des muscles qui y sont attachés. Les contraintes mécaniques favorisent la rétention du calcium. À force d'accumuler les heures en position assise, vous ne préparez rien de bon pour les os de vos membres inférieurs.

**tableau 2.1** Les os de Boris

| Mesures radiologiques | Côté actif | Côté non actif |
|---|---|---|
| Largeur de la main | 8,54 cm | 8,30 cm |
| Largeur du poignet | 5,96 cm | 5,75 cm |
| Largeur du coude | 7,21 cm | 7,09 cm |
| Diamètre des épicondyles de l'humérus | 6,69 cm | 6,59 cm |
| Diamètre distal du radius | 3,70 cm | 3,62 cm |
| Diamètre distal de l'ulna (cubitus) | 1,86 cm | 1,79 cm |
| Longueur de l'ulna (cubitus) | 25,2 cm | 24,8 cm |
| Longueur du radius | 26,8 cm | 26,3 cm |

Boris Becker, ex-numéro un mondial du tennis, avait à 18 ans des os plus forts dans son bras frappeur (côté droit) que dans l'autre bras.

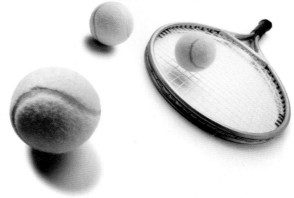

Tiré de Vrijens, J. (1992). *L'entraînement raisonné du sportif.* Bruxelles : De Boeck.

Le tissu osseux pouvant, à l'instar du tissu musculaire, se régénérer, il suffit le plus souvent de devenir actif pour interrompre sa dégradation. Par exemple, dès qu'on permet au patient alité de marcher ou de se tenir debout deux à trois heures par jour, la perte de calcium ralentit considérablement.

Mieux encore, l'exercice renforce les os comme le démontrent les études sur le bras dominant (le bras droit d'un droitier, le bras gauche d'un gaucher) des joueurs de tennis (tableau 2.1) et de balle molle : le radius, le cubitus et l'humérus du bras sollicité sont plus gros et plus denses que ceux de l'autre bras. Il en va de même pour la plupart des joueurs et joueuses de tennis professionnels, mais aussi des coureurs, des gymnastes, des joueurs de basketball et de volleyball, lesquels ont les os des jambes et du talon plus forts que ce que l'on observe dans la population en général. En fait, plusieurs études ont mis en évidence une densité osseuse accrue dans les os soumis à l'effort. Pour en savoir plus sur l'action de l'exercice sur les os, visitez le Compagnon Web.

os

## 3. La vie assise : un raccourci vers l'obésité

Nous sommes de plus en plus gras (figure 2.6). En fait, notre tour de taille, âges et sexes confondus, n'a cessé d'augmenter ces dernières années. Selon les experts qui ont rédigé l'avis de Kino-Québec, *L'activité physique déterminant de la santé des jeunes*, « en Amérique du Nord, par exemple, la proportion de jeunes ayant un poids excédentaire augmente depuis 20 ans et varie de 10 à 25 % selon les sources consultées ». Résultat de l'hérédité ? Non ! Conséquence d'une consommation excessive de glucides ou de lipides, ainsi que le laissent entendre certains gourous des diètes amaigrissantes ? Non plus ! Nous sommes devenus trop gras parce que nous sommes de plus en plus sédentaires et que nous dépensons moins de calories que nous n'en absorbons (zoom 2.1). Nous emmagasinons donc les calories avec une facilité déconcertante, et ce surplus de calories est transformé en graisse.

> Nous sommes devenus trop gras parce que nous sommes de plus en plus sédentaires et que nous dépensons moins de calories que nous n'en absorbons.

## ZOOM 2.1 Télé et ordi = tendance à l'obésité

« Selon une analyse publiée récemment sur les données fournies par les participants à l'Enquête sur la santé dans les collectivités canadiennes de 2007 de Statistique Canada, près du quart des Canadiens et Canadiennes qui regardaient 21 heures de télévision par semaine ou plus étaient obèses tandis que le taux d'obésité était considérablement plus bas chez ceux qui en regardaient 5 heures par semaine ou moins. On constate ces liens sans égard au niveau d'activité physique durant les loisirs ou à l'alimentation. Cette enquête a aussi permis de constater un certain lien entre l'obésité et l'utilisation de l'ordinateur. »

Tiré de *Dossier de recherche*, janvier 2009, publié par l'Institut canadien de la recherche sur la condition physique et le mode de vie en collaboration avec ParticipACTION,
http://www.cflri.ca/fra/dossier_recherche/documents/Research_file_fr.pdf.

À ce premier déséquilibre énergétique s'ajoute un deuxième, causé par le ralentissement du **métabolisme de base**, soit la vitesse à laquelle nous brûlons des calories au repos. Entre 25 et 55 ans, le métabolisme de base ralentit en moyenne de 1 % chez l'individu physiquement actif, alors qu'il chute de 15 % chez l'individu sédentaire. Ce large écart s'explique par le fait que le tissu musculaire a un rôle très actif dans le métabolisme. Comme l'adepte de la chaussure de sport conserve ou augmente sa masse musculaire au fil des ans, sa «fournaise métabolique» chauffe davantage, et ce, 24 heures sur 24. À l'inverse, l'accro de la pantoufle subit une baisse graduelle de sa masse musculaire : sa fournaise métabolique chauffe donc de moins en moins. Des chercheurs ont observé un ralentissement moyen de 5 % du métabolisme de base chez des individus physiquement actifs qui deviennent sédentaires. Ce ralentissement leur suffit pour emmagasiner quelque 75 calories supplémentaires par jour, même s'ils ne mangent pas davantage. Cela représente un surplus d'environ 500 calories par semaine, et de presque 7700 calories en 15 semaines ! À ce rythme, on gagne du poids à coup sûr si on ne réduit pas son apport énergétique ou si on n'augmente pas sa dépense : 7700 calories équivalent en effet à 1 kg de graisse.

L'effet combiné de ces deux déséquilibres énergétiques (métabolisme ralenti et faible dépense énergétique) explique bien des rondeurs. L'excédent de gras au niveau du ventre est particulièrement dangereux, parce que le **gras abdominal** est celui qui pénètre le plus facilement dans le sang, par l'intermédiaire de la veine porte. Après avoir examiné 10 054 hommes et femmes de 18 à 74 ans, des chercheurs de l'université de Saskatchewan ont constaté que les participants dont le tour de taille était compris entre 90 et 100 cm présentaient un risque élevé de maladie cardiaque. Quant à ceux dont le tour de taille

figure
**2.6** L'obésité est en forte hausse au Canada

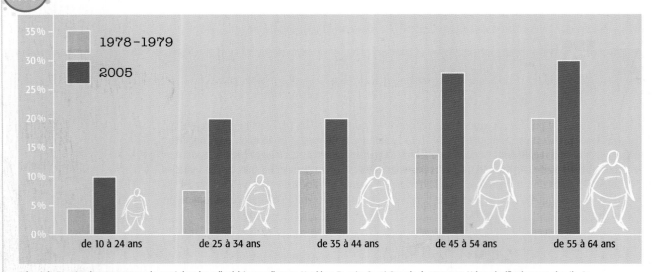

Adapté de *Enquête de 2004-2005 sur la santé dans les collectivités canadiennes : Nutrition ; Enquête Santé Canada de 1978-1979.* Valeur significativement plus élevée que l'estimation pour 1978-1979 (p. 0,05). Coefficient de variation compris entre 16,5 et 33,5 % (interpréter avec prudence). http://www.statcan.ca :80/francais/research/82-620-MIF/2005001/articles/adults/aobesity_f.htm#1.

dépassait 100 cm, ils étaient deux fois plus à risque de souffrir d'hypertension et de diabète de type 2 que ceux dont le **tour de taille** était inférieur à 90 cm. En fait, la relation étroite qu'on observe depuis quelques années entre la montée de l'obésité et celle du diabète de type 2, en particulier chez les jeunes, a donné naissance à un nouveau mal : la «diabésité» (zoom 2.2).

Faites une pause maintenant et demandez-vous si vous êtes concerné par ces déséquilibres énergétiques.

## Point de vue

### Le Grand défi de Pierre Lavoie, l'Homme de fer

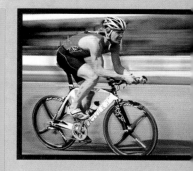

«Perdre son enfant, c'est comme tomber dans le vide sans jamais toucher le sol. On n'a plus de repères et on a mal partout», dit Pierre Lavoie qui a vécu, avec sa conjointe, ce drame deux fois. En 1998, ils perdaient Laurie, 4 ans, et en 2000, leur petit Raphaël de 20 mois, emportés par la même maladie héréditaire, l'acidose lactique, causée par une déficience en une enzyme, la COX. qui fournit l'énergie aux cellules. En conséquence, l'organisme s'affaiblit gravement, l'acide lactique s'accumule dans le sang, et l'enfant ne peut plus résister aux infections.

En 1999, un an après la disparition de sa fille et sachant son fils atteint, Pierre Lavoie lance la première édition du Défi qui porte son nom. Et c'est vraiment un défi! L'Homme de fer s'engage à parcourir, à travers sa région natale (le Saguenay–Lac-Saint-Jean), 650 km à vélo en 24 heures. Son objectif : faire connaître l'acidose lactique et amasser des fonds pour la recherche. Défi relevé. Répondant à son appel, des centaines d'adultes et d'enfants, postés sur son passage, ont recueilli quelque 25 000 $ pour l'Association de l'acidose lactique, dont il est président.

#### 1000 km en 40 heures!

Les exploits suivants de Pierre Lavoie connaissent tant de succès qu'en 2009 le Défi devient le Grand défi. Un véritable «happening santé», avec ses 500 cyclistes de bonne volonté qui se relaient pour accompagner Pierre de Saguenay à Montréal (1000 km en 40 heures consécutives). Ce n'est pas tout. Le Grand défi vise aussi à inciter les écoliers à bouger. En préparation à la manifestation, qui se déroule en juin

avant la fin des classes, une caravane aux couleurs de l'événement, équipée d'une vingtaine de vélos stationnaires destinés à ceux qui veulent mouliner, sillonne le Québec d'école en école pendant sept mois. Le bouquet : un Grand concours, en mai, met au défi les 6-12 ans d'accumuler plus de 15 minutes d'exercices vigoureux par jour pour leur santé. «Vélo, patin, marche en solo ou en famille (on vise aussi à faire bouger les parents et les grands-parents), tous les exercices sont permis, sauf se faire aller les pouces sur une manette de jeu vidéo!» explique Pierre Lavoie.

En plus de son Grand défi, l'athlète québécois participe depuis quelques années à l'Ironman d'Hawaï, la compétition d'endurance physique la plus éprouvante qui soit : 3,8 km de natation, suivis de 180 km de vélo et d'un marathon (42,2 km). En 2009, **Pierre Lavoie avait déjà remporté l'Ironman d'Hawaï à trois reprises**.

Voilà une courageuse initiative de la part d'un père de famille qui a su transcender son drame personnel et devenir un modèle pour des milliers de jeunes et leurs parents. Le sport a changé la vie de cet ex-fumeur. «Je suis devenu un autre homme, tenace, discipliné, organisé, respectueux, engagé, sensible aux autres. Sur la base de ces valeurs, tous les êtres humains peuvent réussir, peu importe ce qu'ils ont devant eux, épreuves ou défis. Je le dis aux jeunes : il n'est jamais trop tard pour commencer. Je me suis bien mis au sport à 21 ans, malgré un passé totalement sédentaire!»

# ZOOM 2.2 Un nouveau fléau guette les jeunes : la « diabésité » !

« Il y a 10 ans à peine, un enfant atteint du diabète de type 2 (page 38) était un cas si rare qu'il aurait fait la manchette d'une revue médicale. Aujourd'hui, de tels enfants remplissent ma clinique ! » martèle la pédiatre et endocrinologue américaine Francine R. Kaufman dans son livre-choc *Diabesity*.

Qu'est-ce donc que la « diabésité » ? C'est la contraction de deux mots (on aurait pu écrire aussi maux) : diabète et obésité. Selon la Dre Kaufman, de plus en plus de jeunes de moins de 20 ans souffrent de diabète de type 2 parce que de plus en plus de jeunes font de l'embonpoint ou sont même obèses. « S'il n'y avait pas d'obésité, écrit-elle, les cas de diabète de type 2, la forme la plus répandue de cette maladie, seraient beaucoup plus rares. Malheureusement ce n'est pas la situation qu'on observe. » Les statistiques donnent en partie raison à la Dre Kaufman. Au Québec, par exemple, la prévalence de l'obésité et de l'embonpoint chez les jeunes atteint aujourd'hui des proportions inquiétantes. Alors que l'embonpoint a doublé au cours des 20 dernières années, l'obésité infantile a plus que triplé pour toucher plus de 10 % des jeunes de 6 à 17 ans.

Que propose la pédiatre américaine pour freiner la montée de la « diabésité » ? Ni plus ni moins que de redéfinir la notion de progrès. « Nous voyons le progrès en termes de quantité plutôt qu'en termes de qualité de notre alimentation. On définit aussi le progrès comme étant l'élimination de tout effort physique dans notre travail et nos déplacements. Le résultat de ce type de progrès, c'est que beaucoup de jeunes mangent mal et bougent peu. » Il est difficile de contredire la Dre Kaufman, car nous faisons de ce côté-ci de la frontière le même constat depuis quelques années. Beaucoup de jeunes, en effet, ne dépensent même pas 150 calories par jour, soit l'équivalent de 15 minutes d'exercices vigoureux ou 30 minutes d'un exercice modéré comme la marche. En revanche, ils passent plusieurs heures par jour devant un écran de télé ou d'ordinateur. Avec des coûts de plus de 2 milliards de dollars par année, le diabète de type 2 est la maladie dont la prévalence augmente le plus rapidement au Québec. C'est pourtant une maladie qu'on peut prévenir à presque 100 % dans la plupart des cas en conservant un poids santé et en faisant de l'exercice régulièrement.

## 4. Des douleurs dans le bas du dos

Les statistiques le prouvent : environ 80 % des douleurs chroniques dans le bas du dos sont causées par le manque d'activité physique. Voici pourquoi. Le bassin est maintenu dans sa position normale grâce à la tension équilibrée entre deux groupes musculaires : ceux de l'abdomen et ceux du bas du dos (voir la figure 11.3). Or, le manque d'exercice diminue la vigueur des abdominaux ainsi que la flexibilité des muscles arrière des cuisses et du bas du dos, ce qui entraîne à la longue une inclinaison du bassin vers l'avant, mais aussi un plus grand effort de la colonne vertébrale lors des flexions avant en particulier. L'accumulation de tissu adipeux au niveau de l'abdomen ne fait qu'accentuer le processus. Le bas du dos se creuse alors de plus en plus, et la douleur chronique s'installe petit à petit. Il est révélateur que les gens physiquement actifs souffrent 10 fois moins souvent que les sédentaires de douleurs dans le bas du dos.

## 5. Anxiété, dépression et pensées suicidaires à la hausse

Comme vous le verrez en détail dans le chapitre 4, dès qu'on subit un stress, une alerte physiologique commande au corps une réaction physique immédiate, destinée à combattre ou à fuir l'agent stresseur. Cependant, en cas de stress émotionnel, donc qui perturbe nos émotions, l'énergie mobilisée reste souvent emprisonnée, sauf si on la libère en pratiquant une activité physique. L'activité physique remplace ici à merveille la réaction de fuite ou de défense qui libère les décharges hormonales. Ce n'est pas par hasard si, après une bonne séance d'activité physique, on se sent détendu et libéré de ses tensions.

La personne inactive se prive, au contraire, de cet exutoire; sa tension nerveuse, emprisonnée, ne fait alors que s'accroître au fil de la journée. À cinq heures de l'après-midi, elle est épuisée, même si elle n'a fait aucun exercice! N'est-ce pas ce que vous ressentez les jours de cours où vous ne faites aucune activité physique un peu vigoureuse?

En outre, le manque d'activité physique favoriserait à la longue les états dépressifs et les pensées suicidaires. Les données colligées à ce jour par l'Organisation mondiale de la santé sont sans équivoque: le taux de dépression et le taux de suicide sont nettement plus élevés chez les sédentaires que chez les personnes physiquement actives.

## 6. Un cœur fatigué à ne rien faire

Il est prouvé que le cœur des individus inactifs est plus petit, moins épais (on parle ici de l'épaisseur des parois du muscle cardiaque) et moins efficace que celui des individus actifs. Mais, surtout, la personne sédentaire court un risque de souffrir d'une maladie grave du cœur de deux à trois fois plus grand qu'une personne physiquement active. Certaines personnes sont à ce point sédentaires que des efforts habituellement sans danger, comme pelleter de la neige, faire du jogging ou jouer au tennis, deviennent dangereux pour leur cœur sous-entraîné. La sédentarité à long terme est désormais reconnue comme un facteur de risque de maladie cardiaque aussi important que le tabagisme, l'hypertension ou un taux élevé de mauvais cholestérol. Il est probable qu'à votre âge vous ne vous sentez pas concerné par ces problèmes de santé. Mais si vous vous essoufflez rapidement au moindre effort physique un tantinet vigoureux et si vous mettez du temps à reprendre votre souffle après, dites-vous que votre cœur, même s'il n'est pas malade pour autant, manque drôlement de vigueur; et que cela est probablement le résultat d'un manque d'exercice.

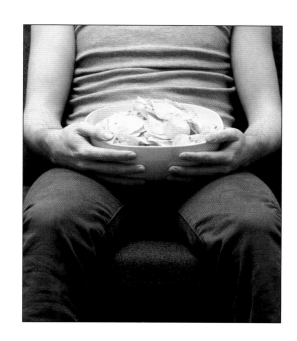

## 7. Une perte d'autonomie

Plus les années passent, plus on apprécie la chance de pouvoir continuer à pratiquer les activités physiques qu'on aime, de marcher sans l'aide d'une canne, de se pencher pour ramasser quelque chose ou d'étirer les bras pour saisir un objet perché sur une tablette. Une vie sédentaire risque de vous priver de cette autonomie de façon prématurée. Des muscles raides, des articulations au rayon d'action limité, des réflexes diminués et une mauvaise coordination entre la main et l'œil, voilà ce qui attend les pantouflards! Demandez-vous à présent si vous êtes toujours aussi souple qu'avant ou si vous êtes vous aussi atteint du syndrome des muscles raides.

# 8. Un risque plus élevé de décès prématuré

À ce moment-ci de votre vie, vous êtes sans doute davantage préoccupé par la réussite de vos études, une relation amoureuse cahoteuse ou l'état de vos finances personnelles que par votre risque de décès prématuré. C'est compréhensible. Sachez tout de même que si vous êtes devenu sédentaire et que vous persistez dans cet état au cours des prochaines années, vous risquez d'être plus souvent malade, de coûter plus cher à la société en frais médicaux (**figure 2.7**) et de vivre moins longtemps que les personnes physiquement actives. C'est en tout cas ce que révèlent les recherches. En fait, le risque de décès prématuré, toutes causes confondues, est plus élevé d'environ 40 % chez les sédentaires (figure 2.7). C'est ce qui a amené un chercheur américain à parler d'un nouveau syndrome : la mort sédentaire. À l'inverse, « les études en population générale, publiées ces dernières années et portant sur au moins 5000 personnes suivies pendant au moins 5 ans dans différents pays (États-Unis, Canada, Grande-Bretagne, Danemark, Finlande, Japon, Hong Kong, etc.), montrent de façon concordante un risque relatif de décès moindre chez les personnes physiquement actives que chez les personnes inactives. Ce résultat se répète quel que soit l'âge et quelle que soit la cause du décès[1]. »

**figure 2.7** Les personnes physiquement actives sont moins souvent malades et risquent moins de mourir tôt

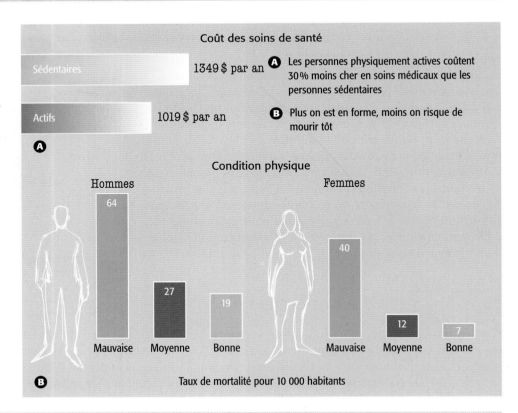

D'après des données provenant de Pratt, M., Macera, C. A., et Wang, G. (2000). Higher direct medical costs associated with physical inactivity. *The Physician and Sports Medicine*, 28(10) : 63-70.

D'après des données provenant de Blair, S. N., *et al.* (1989). Physical fitness and all-cause mortality : a prospective study of healthy men and women. *Journal of the American Medical Association*, 262(17) : 2395-2401.

---

1. Inserm. (2008). *Activité physique – Contextes et effets sur la santé*. Paris : Les éditions Inserm, p. 41, http://ist.inserm.fr/basisrapports/activite-physique/activite-physique_synthese.pdf.

# Quand l'exercice
## devient médicament

Si le manque d'exercice (tableau 2.2) nuit à la santé, l'exercice régulier l'améliore à coup sûr, la chose est connue depuis l'Antiquité. La première étude scientifique sur le sujet a été publiée à Londres en 1843. Dès cette époque, la recherche révélait que les taux de mortalité des sédentaires étaient plus élevés que ceux des travailleurs physiquement actifs. Aujourd'hui, on sait en plus que, indépendamment d'autres facteurs comme la cigarette, l'âge ou l'alimentation, l'exercice réduit substantiellement les risques de crise cardiaque, d'hypertension, de diabète de type 2, d'ostéoporose et de cancer (figure 2.8). L'exercice fait même partie du traitement médical d'individus déjà malades, comme ceux qui souffrent d'une maladie du cœur, d'emphysème, de diabète ou d'un cancer. En fait, si on pouvait mettre l'exercice en pilules, il deviendrait sûrement le médicament le plus vendu au monde et le seul à ne pas avoir d'effets secondaires, à part une courbature, un point de côté ou de la fatigue musculaire de temps à autre !

Quelle est donc la «posologie» de ce super-médicament ? Pour nous permettre de profiter physiquement et mentalement d'un minimum de bienfaits de l'exercice, les experts recommandent :

- d'accumuler au moins 30 minutes d'activité physique d'intensité modérée par jour, dont un minimum de 10 minutes en mode continu, c'est-à-dire sans arrêt. OU de faire de 20 à 25 minutes d'activité physique d'intensité élevée en mode continu, au moins trois fois par semaine. Cette quantité d'exercices représente, grosso modo, une dépense de 1000 calories par semaine.

Mais si on veut bénéficier de façon plus marquée des effets de l'exercice, les experts recommandent plutôt :

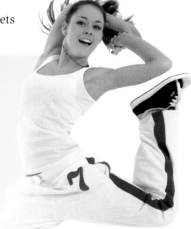

- d'accumuler au moins 60 minutes d'activité physique d'intensité modérée par jour, dont un minimum de 10 minutes en mode continu.

**ou**

- de faire de 40 à 45 minutes d'activité physique d'intensité élevée en mode continu, au moins trois fois par semaine.

Cette quantité d'exercices représente, grosso modo, une dépense de 2000 calories par semaine.

Voyons maintenant précisément comment la pratique régulière d'une activité physique permet de contrer certaines maladies.

### tableau 2.2 — Activité physique, exercice, sport et condition physique : nuance !

Dans ce manuel, le mot exercice est utilisé, pour des raisons pratiques, au sens large et englobe les notions d'activité physique et de sport. Pourtant, sur le plan scientifique, il suppose des domaines bien différents. Les termes les plus communément employés sont définis dans le tableau qui suit.

| | |
|---|---|
| Activité physique | Tous les mouvements du corps qui entraînent une dépense d'énergie. Cela inclut les activités quotidiennes comme l'entretien de la maison, les déplacements à bicyclette, le ramassage des feuilles à l'automne, mais aussi l'exercice et les sports. |
| Exercice | Mouvements structurés et planifiés destinés spécifiquement à améliorer la forme et la santé. |
| Sport | Activité physique qui implique des situations de compétition structurées, déterminées par des règles. |
| Condition physique | Une combinaison de déterminants comme l'endurance, la mobilité et la vigueur musculaire (chapitre 6) qui conditionne la capacité d'exécution de l'activité physique. |

Adapté d'un texte paru sur le site Eufic (Conseil européen de l'information sur l'alimentation), http://www.eufic.org/article/fr/page/BARCHIVE/expid/basics-activite-physique.

### figure 2.8 — L'exercice-médicament en un coup d'œil

**Effet préventif de l'exercice**

Maladies du cœur
Obésité
Diabète de type 2
Cancer du côlon
Cancer du sein

↓

Baisse très importante du risque
de l'ordre de 50 à 60 %[a]

Hypertension
Accident vasculaire cérébral
Ostéoporose
Cancer des ovaires
Cancer du poumon

↓

Baisse importante du risque
de l'ordre de 25 à 50 %[a]

a. Il s'agit de la baisse probable du risque de contracter prématurément une maladie chronique chez les individus physiquement actifs. Données cumulées provenant de plusieurs études publiées depuis 1968.

## Mythe ou Réalité ?

### Le muscle atrophié se transforme en graisse. Faux

Une cellule musculaire ne peut pas se transformer en cellule adipeuse, pas plus qu'une banane ne peut devenir un citron. En revanche, chez les personnes qui deviennent sédentaires, les protéines musculaires se dégradent et finissent par disparaître (catabolisme), d'où une diminution du volume des muscles. Comme l'inactivité physique entraîne une faible dépense énergétique, les stocks de graisse, eux, augmentent. La combinaison de ces deux facteurs peut donner l'impression que le muscle, devenu flasque, s'est transformé en graisse.

## L'exercice peut faire cesser les règles.

Si vous faites vraiment beaucoup d'exercice, vos règles risquent de devenir irrégulières. Elles pourraient même cesser pendant quelques mois (aménorrhée secondaire), ce qui arrive parfois aux femmes qui s'entraînent intensément plusieurs heures par jour. Une étude a montré que l'aménorrhée secondaire apparaissait chez seulement 2 % des joggeuses occasionnelles, alors qu'elle touchait 28 % des participantes à un marathon et 43 % des coureuses d'élite. Selon une autre étude, 57 % des skieuses de fond des équipes d'élite de niveau collégial (16-19 ans) ont des règles irrégulières ou font de l'aménorrhée secondaire.

Les chercheurs ne connaissent pas la cause exacte de l'aménorrhée secondaire, mais ils croient que la diminution de la masse corporelle et de la masse grasse, associée à l'exercice intensif, joue un rôle important. Ce phénomène n'est pas catastrophique, dans la mesure où il est réversible. Dès que l'entraînement diminue ou cesse, les règles réapparaissent. La fertilité future n'est donc pas compromise. Attention, toutefois: l'absence de règles ne signifie pas qu'il faut négliger la contraception. Ce serait une erreur, comme l'a constaté Ingrid Christiaensen. Cette coureuse d'élite avait l'habitude de ne pas avoir de règles pendant les mois où elle s'entraînait en vue d'un marathon. Un jour, elle nota une baisse de sa performance. Inquiète, elle consulta son médecin, qui lui apprit qu'elle était enceinte de 5 mois!

## Faire de l'activité physique coûte cher : matériel, chaussures, vêtements spéciaux… et il faut même parfois payer pour utiliser des installations sportives. Faux

On peut faire de l'exercice physique presque partout et sans matériel! Monter un escalier, porter un panier à provisions, du bois, des livres ou un enfant sont autant d'excellentes activités physiques d'appoint. La marche, sans doute l'exercice physique le plus pratiqué et le plus vivement recommandé, ne coûte absolument rien. On trouve dans la plupart des villes des parcs, des zones riveraines ou d'autres zones piétonnières idéales pour marcher, courir ou jouer. Il n'y a pas besoin d'aller dans un gymnase, une piscine ou une installation sportive particulière pour faire de l'exercice physique.

## Le manque d'activité physique est un problème propre aux pays industrialisés[a]. Faux

Le manque d'exercice physique est une cause importante de décès, de maladie et d'incapacité dans les pays industrialisés comme dans les pays en développement. Selon les données de l'Organisation mondiale de la santé sur les facteurs de risque de maladies chroniques, le manque d'exercice physique — ou une vie sédentaire — serait l'une des 10 principales causes de décès et d'incapacité, et ce, pour l'ensemble de la population mondiale. Plus de 2 millions de décès sont attribués chaque année au manque d'exercice physique. Dans le monde, entre 60 et 85 % des adultes n'ont pas une activité physique suffisante pour protéger leur santé. Mener une vie sédentaire accroît la mortalité, quelle qu'en soit la cause, double les risques de maladie cardiovasculaire, de diabète et d'obésité, et augmente sensiblement le risque de cancer du côlon, d'hypertension, d'ostéoporose, de dépression et d'anxiété.

---

a. D'après des données provenant de l'OMS, http://216.239.57.100/cobrand_univ?q = cache: eXjKk4_XXV0C: www.who.int/world-health day/brochure.fr.pdf + inactivit % C3 % A9 + physique&hl = fr&ie = UTF-8.

# 1. La maladie coronarienne

La maladie coronarienne est une des principales causes de décès dans les pays déve-loppés. Elle débute insidieusement par des dépôts de gras dans les artères coronaires (athérosclérose), lesquelles acheminent l'oxygène vers les cellules musculaires du cœur. Puis, un jour, un caillot de sang vagabond bouche l'artère. Le sang ne circule plus, ce qui prive d'oxygène la partie du cœur ainsi atteinte (ischémie) : c'est la crise cardiaque (infarctus). En combattant directement l'athérosclérose, en augmentant la force de con-traction du cœur (figure 2.4) et en rendant le sang plus liquide (ce qui réduit le risque de formation d'un caillot), la pratique régulière d'une activité physique diminue le risque de crise cardiaque autant que l'abandon de la cigarette. De fait, l'exercice s'attaque aux principaux facteurs de risque modifiables de la maladie coronarienne et, par ricochet, aux risques de crise cardiaque. L'effet de l'exercice sur ces facteurs de risque est résumé dans le tableau 2.3.

L'exercice permet aussi au patient qui a subi un infarctus de se remettre sur pied plus rapidement et même d'acquérir une meilleure forme physique qu'avant. Des études ont démontré que le traitement par l'exercice diminue de 20 % le risque de mortalité durant les trois années suivant un infarctus. Il est aussi reconnu que l'exercice retarde le moment où le cœur pourrait manquer d'oxygène (un atout pour les personnes angineuses), qu'il stabilise la pression artérielle et la masse corporelle, de même qu'il retarde ou élimine la nécessité de recourir à une deuxième angioplastie (désobstruc-tion d'une artère à l'aide d'une sonde à ballonnet). Associé à une alimentation faible en gras, l'exercice peut même réduire les plaques d'athérome dans les artères coro-naires (figure 2.9).

Par ailleurs, l'exercice permet au corps du patient de renouer avec une de ses princi-pales fonctions, le travail musculaire, ce qui contribue généralement à améliorer l'es-time de soi. Cet effet psychologique est important, car les patients souffrent souvent de dépression après un infarctus.

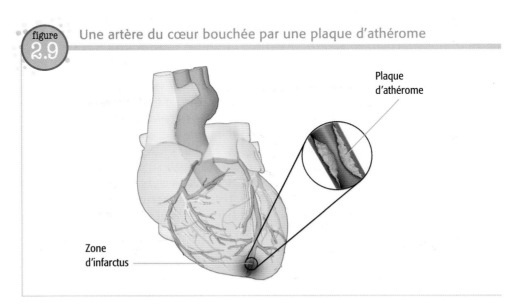

**figure 2.9** Une artère du cœur bouchée par une plaque d'athérome

Plaque d'athérome

Zone d'infarctus

**tableau 2.3** Les effets de l'exercice sur les principaux facteurs de risque de maladie coronarienne

| Facteurs de risque modifiables | Effets |
|---|---|
| Taux de mauvais cholestérol élevé | **Effet direct.** L'exercice élève le taux de bon cholestérol dans le sang, ce qui modifie le ratio entre le mauvais et le bon cholestérol en faveur de ce dernier. La pratique régulière d'exercices aérobiques modérés rend, en fait, le sang moins gras. |
| Tabagisme | **Effet indirect.** L'exercice est un excellent moyen de cesser de fumer (page 47) : plus de 80 % des fumeurs qui se mettent à faire de l'exercice abandonnent la cigarette. |
| Hypertension | **Effet direct et même immédiat.** De 15 à 20 minutes d'exercices aérobiques modérés diminuent immédiatement de 15 à 30 mm la pression artérielle au repos dans les heures qui suivent la séance. Après six mois d'exercice de type aérobique, on constate une baisse de 10 à 15 % de la pression artérielle au repos. La pression artérielle est également moins élevée pendant l'effort, une fois qu'on a amélioré son endurance cardiovasculaire. Cet effet antihypertenseur de l'exercice est encore plus marqué chez les personnes souffrant déjà d'hypertension artérielle. Selon l'avis scientifique de l'American College of Sports Medicine sur le sujet (*Exercise and Hypertension*), l'exercice est à ce point efficace qu'il peut éviter le recours à la médication chez les sujets légèrement hypertendus. |
| Diabète de type 2 | **Effet direct.** L'exercice prévient l'apparition du diabète de type 2 (page 38) en contrôlant le poids corporel et en améliorant la glycémie et l'efficacité de l'insuline. Pour tout dire, cette maladie est pratiquement inexistante chez les personnes physiquement actives. Chez les diabétiques, l'exercice aide à réduire les symptômes de la maladie en normalisant la glycémie, en améliorant le profil lipidique du sang, en réduisant le poids corporel et en favorisant une meilleure alimentation, comme on le verra plus loin. |
| Embonpoint et obésité | **Effet direct.** L'effet amaigrissant de l'exercice (de type aérobique) se fait d'abord ressentir au niveau de l'abdomen chez les hommes (au niveau des bras, puis du ventre, chez les femmes). Or, ce sont justement les hommes qui sont le plus fréquemment atteints d'obésité abdominale. En outre, les recherches montrent qu'après 12 mois d'exercices aérobiques, à raison de trois séances de 45 minutes par semaine, on observe une fonte de plus de 16 % du gras intra-abdominal, c'est-à-dire du gras logé autour des organes et des viscères de l'abdomen, le plus néfaste pour la santé des artères. **C'est mieux qu'une liposuccion, qui ne fait que siphonner le gras sous la peau.** |
| Stress | **Effet direct et même immédiat.** Dès la fin d'une séance d'exercice où on a eu un peu chaud, le symptôme le plus apparent du stress, la tension musculaire, a disparu. À plus long terme (de quatre à six mois), l'exercice améliore le sommeil et réduit l'anxiété. Au-delà de six mois, il réduit même les symptômes de la dépression. En fait, l'exercice est un remonte-humeur naturel qui vaut bien des psychotropes (pages 43 et suivantes). |
| Sédentarité | **Effet direct.** En devenant physiquement plus actif, vous éliminez de facto cet important facteur de risque. |

# 2. Le diabète

L'insuline est une hormone qui régularise le taux de sucre dans le sang (**glycémie**). Si elle vient à manquer ou si son efficacité diminue, le glucose reste dans le sang, privant ainsi de sucre les cellules qui en ont besoin. C'est là tout le drame du diabétique : il ne manque pas de sucre, mais son organisme est incapable de l'utiliser. En cas de déficit majeur — si le pancréas ne produit pas ou presque pas d'insuline —, on est en présence d'un diabète grave : il s'agit du **diabète de type 1**, appelé autrefois « diabète juvénile » parce qu'il touche surtout les jeunes de moins de 20 ans. Le diabète de type 1 représente moins de 10 % des cas de diabète, et sa cause peut être génétique ou **auto-immune** (quand le système immunitaire, dont le rôle est de défendre l'organisme, se dérègle et détruit l'organe cible, ici le pancréas, au lieu de le protéger). Dans le cas où le pancréas produit de l'insuline en quantité insuffisante, ou si l'insuline sécrétée devient à la longue moins efficace, ou encore si les deux facteurs sont présents, on parle d'un **diabète de type 2**. On le nommait jadis « diabète de l'adulte » parce qu'on le dépistait en général chez des personnes de 40 ans et plus. Mais cela est de moins en moins vrai, puisqu'un nombre grandissant de jeunes en sont atteints (voir le zoom 2.2).

> Il faut savoir que plus on est gras, plus l'efficacité de l'insuline diminue.

Le diabète de type 2 prend des proportions épidémiques sur la planète. Ses complications à long terme en font la quatrième cause de décès et la principale cause de cécité. Dans 85 % des cas, il est attribuable à un mode de vie malsain, et 80 % des personnes qui en souffrent sont obèses. Il faut savoir que plus on est gras, plus l'efficacité de l'insuline diminue.

L'exercice constitue un moyen efficace de se protéger contre cette maladie, parce qu'il permet justement de réduire la masse grasse ou du moins l'empêche d'augmenter. Autre effet de l'exercice, il facilite la pénétration du glucose dans les muscles, ce qui améliore l'efficacité de l'insuline disponible. L'organisme parvient ainsi à équilibrer son taux de sucre avec moins d'insuline. **Les athlètes qui participent à des épreuves de fond en font une démonstration éloquente : ils produisent jusqu'à deux fois moins d'insuline que les non-athlètes, tout en conservant un taux de sucre normal.** Toutefois, il n'est pas indispensable de s'entraîner cinq heures par jour pour expérimenter cet effet « insulinergique » de l'exercice. La pratique régulière de l'activité physique, même d'intensité légère comme la marche rapide ou le vélo de promenade, prévient l'**hyperglycémie** (taux de sucre élevé dans le sang), et ce, même à un âge avancé. Des chercheurs hollandais[1] sont arrivés à cette conclusion en comparant le niveau d'activité physique chez 424 habitants de plus de 70 ans d'un petit village des Pays-Bas. Selon un test de tolérance au glucose (test de la capacité de l'organisme à rétablir un taux de glucose normal dans le sang après ingestion d'une surdose de glucose), ceux et celles qui étaient physiquement actifs présentaient un taux de sucre normal, alors que les sédentaires faisaient de l'hyperglycémie.

Lorsque la maladie est déjà installée, l'effet positif de l'exercice sur la glycémie, jumelé à une alimentation appropriée, évite souvent aux diabétiques d'avoir à recourir aux injections d'insuline et même aux médicaments hypoglycémiants (qui

---

1. Van Dam, R. M., Schuit, A. J., Feskens, E. J., Seidell, J. C., et Kromhout, D. (2002). Physical activity and glucose tolerance in elderly men : the Zutphen Elderly study. *Medicine & Science in Sports & Exercise*, 34(7) : 1132-1136.

baissent la glycémie). À long terme, l'effet bénéfique de l'exercice sur la santé cardiovasculaire est particulièrement important pour le malade, puisque le diabète finit souvent par provoquer de l'athérosclérose. Si l'activité physique ne prévient pas l'apparition du diabète de type 1, elle fait néanmoins partie du traitement visant à stabiliser la glycémie, comme pour le diabète de type 2.

# En action!

## Avril Bissonnette et Virginie Coulombe
### Collège Édouard-Montpetit

### Avril Bissonnette

Il y a maintenant un peu plus de six ans, je tentais de trouver un nouveau sport d'été, car j'avais un peu trop de difficulté à manier un ballon de soccer! C'est alors, par l'entremise d'amis, que j'ai découvert l'aviron au Club d'aviron de Boucherville. Un sport inusité, trouvez-vous? Je concède que l'aviron est plutôt méconnu au Québec, mais il demeure néanmoins une force canadienne aux Jeux olympiques! Évidemment, ce fut le coup de foudre et depuis, je n'ai cessé de m'entraîner. Par chance, depuis le début de mes études en sciences de la santé, je réussis à combiner mes travaux scolaires avec l'aviron dans le cadre du programme sport-études. Ainsi, j'ai pu alléger mon horaire afin de pouvoir récolter quelques médailles à l'échelle nationale.

Depuis mon passage au niveau senior en aviron, je dois contrôler mon poids afin de ramer dans la catégorie poids léger. J'ai donc dû expérimenter les meilleurs moyens d'atteindre mon poids voulu tout en gardant un niveau optimal d'énergie à l'entraînement et en compétition. Évidemment, je dois souvent me rappeler que mon corps est en quelque sorte une machine demandant de l'énergie de qualité afin de performer. Néanmoins, je vous avoue que parfois, le chocolat et la crème glacée semblent très alléchants! Je me permets donc de temps en temps quelques écarts, car j'ai compris qu'une alimentation saine se devait d'être équilibrée et non parfaite! Aussi, je conseille d'expérimenter plusieurs types d'aliments sains afin de trouver ceux qui vous plaisent réellement au goût. Mes découvertes : le fromage cottage, les galettes de riz, les saucisses au soya, les mangues congelées, le saumon en croûte d'épices, les sautés de légumes, les mini-biscottis avec un bon café, et j'en passe!

Bon appétit!

### Virginie Coulombe

Durant mes études collégiales, beaucoup de mon temps était consacré à mon entraînement. J'ai alors compris l'importance du sommeil. Effectivement, à cause de mon entraînement matinal, le réveil se faisait tôt et était parfois pénible. Rapidement, j'ai fait le lien entre ma motivation et mon degré de fatigue. Selon moi, les habitudes de sommeil

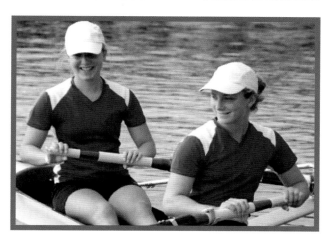

Toutes deux âgées de 19 ans, Avril et Virginie nous racontent comment la pratique de l'aviron les a amenées à modifier une habitude de vie.

sont la base d'une vie saine. La fatigue a des répercussions sur des sphères essentielles de nos vies, notamment la capacité de notre corps à se défendre contre les infections, notre capacité à nous concentrer, le maintien de notre poids santé et évidemment notre humeur. Il est évident que la quantité de sommeil nécessaire est propre à chacun et qu'il est important de la connaître pour la respecter.

Parfois, on voudrait bien dormir, mais c'est notre corps qui dit non. L'insomnie est un problème auquel beaucoup d'étudiants doivent faire face. Être insomniaque peut être angoissant. On se sent pris dans un cercle vicieux : moins on dort, plus on est stressé et plus on est stressé, moins on dort. Dans ce genre de situation, il importe de rester calme. Voici quelques trucs en cas d'insomnie : allumer une lampe et lire un peu, éviter de regarder l'heure, se lever et aller boire un verre d'eau ou même écouter sa respiration.

Bref, il ne faut pas sous-estimer le pouvoir d'une bonne nuit de sommeil!

## 3. Le cancer

À première vue, on comprend mal comment la danse aérobique ou le jogging pourraient prévenir le cancer. Pourtant, quelque 170 études à ce jour ont montré que les personnes physiquement actives étaient moins souvent atteintes de cancer que les personnes sédentaires (tableau 2.4). Et les cancers qui battent en retraite devant l'activité physique comptent parmi les plus dévastateurs : cancer du sein, des ovaires, de l'endomètre, de la prostate et du côlon. Plusieurs hypothèses ont été proposées pour expliquer l'effet préventif de l'exercice sur le cancer.

### tableau 2.4 — L'exercice combat efficacement le cancer

| Type de cancer | Baisse du niveau de risque chez les personnes actives par rapport aux sédentaires (%) |
|---|---|
| Tous types confondus | de 30 à 40 % |
| Sein, ovaires, endomètre | de 30 à 60 % |
| Côlon | de 40 à 70 % |
| Prostate | de 20 à 30 % |
| Poumons | de 30 à 40 % |

Les données de ce tableau proviennent d'une revue exhaustive de 170 études portant sur la relation entre le cancer et l'activité physique. Source : Friedenreich, C. M., et Orenstein, M. R. (2003). Physical activity and cancer prevention : etiologic evidence and biological mechanisms. *Journal of Nutrition, 132* : 3456-3464.

**L'hypothèse du pourcentage de gras.** On sait que l'obésité augmente le risque de souffrir d'un cancer. En diminuant le pourcentage de graisse ou en le maintenant à un niveau acceptable, l'exercice réduit de facto le risque de cancer.

**L'hypothèse mécanique.** En provoquant un brassage des intestins, l'exercice stimule le péristaltisme intestinal, ce qui facilite l'évacuation des selles. En somme, l'exercice agirait comme un laxatif et diminuerait ainsi le temps de contact entre la muqueuse des intestins et les substances cancérogènes contenues dans les matières fécales. *Résultat :* moins de cancers du côlon chez les gens physiquement actifs.

**L'hypothèse hormonale.** Selon cette hypothèse, l'exercice réduit le taux de certaines hormones dans le sang (notamment œstrogènes, testostérone, insuline et prostaglandines), lesquelles, si elles ne déclenchent pas le cancer, semblent du moins en accélérer le processus. *Résultat :* beaucoup moins de cancers du sein, des ovaires et de l'endomètre chez les femmes physiquement actives, et moins de cancers de la prostate chez les hommes physiquement actifs.

**L'hypothèse immunitaire.** L'exercice préviendrait également le cancer en stimulant le système immunitaire, en particulier la production d'interleukine, d'interférons et de certains types de lymphocytes qui s'attaquent directement aux cellules cancéreuses. *Résultat :* moins de cancers en général chez les gens physiquement actifs.

**L'hypothèse psychologique.** En combattant la dépression et l'anxiété, l'exercice contribue du même coup au maintien d'un système immunitaire efficace contre les cellules cancéreuses ou précancéreuses.

Les personnes soignées pour un cancer profitent aussi des effets de l'activité physique. Des études effectuées auprès de patients cancéreux ayant suivi un programme de conditionnement physique ont révélé qu'ils se sentaient beaucoup mieux physiquement et psychologiquement. Certains patients avaient même moins de nausées après la chimiothérapie. Mais, surtout, la plupart de ces patients ont retrouvé leur appétit et repris du poids. Il s'agit d'un effet essentiel, car de 20 à 40 % des personnes cancéreuses meurent des suites de complications reliées à la sous-alimentation et à l'inactivité physique. Enfin, des études récentes[1] rapportent une baisse de 40 à 50 % du taux de décès et de récidive un an après la fin des traitements chez les personnes, atteintes d'un cancer du sein ou du côlon, qui suivaient, en parallèle, un programme de mise en forme. Ce sont là des baisses significatives qui ont amené les dirigeants de l'American Cancer Society à exiger plus d'études afin de découvrir pourquoi l'exercice semble ralentir l'évolution de la tumeur maligne.

## 4. L'asthme

Il est important de dire que l'exercice peut déclencher une crise d'asthme. On peut néanmoins prévenir les crises causées par l'exercice en faisant un échauffement de 10 à 15 minutes, ainsi qu'en évitant les activités trop intenses et les températures très froides (ou alors en portant un masque couvrant la bouche et le nez). Lorsqu'un asthmatique prévoit faire un exercice plus vigoureux que d'habitude, il peut prendre une dose ou deux de son médicament habituel de 20 à 30 minutes avant le début de l'activité. À la longue, l'exercice amène l'asthmatique à respirer moins rapidement pendant un effort modéré. Par conséquent, l'assèchement des voies respiratoires (un facteur déclencheur de crises) est beaucoup moins prononcé, ce qui se traduit par une diminution de la fréquence et de la gravité des crises d'asthme et, par ricochet, de la dose de médicament administrée.

## 5. L'ostéoporose

En renforçant les os, l'exercice combat directement l'ostéoporose — une dégénérescence des os qui les rend aussi cassants qu'une branche morte. Mais comment l'exercice en vient-il à renforcer nos os ? Avant de répondre, plongeons à l'intérieur d'un os. Qu'y découvre-t-on ? Un lieu bourdonnant d'activité, une vraie ruche, ce qui étonne pour un tissu en apparence aussi immobile. Il reste que les os sont vivants et se renouvellent continuellement. Jour après jour, des cellules spécialisées, les ostéoclastes, détruisent le vieux tissu osseux (résorption) tandis que d'autres, les ostéoblastes, en construisent du nouveau (formation). Ce processus, appelé remodelage osseux, permet de fabriquer plus d'os que nous n'en détruisons, à tout le moins jusqu'au début de la trentaine. Notre capital osseux atteint alors un sommet que les experts appellent pic de masse osseuse (figure 2.10). Ce pic est un facteur déterminant de notre santé osseuse future. Plus il est élevé, plus notre capital osseux est important et plus nos os resteront solides, éloignant du coup le spectre de l'ostéoporose.

1. McTiernan A., *et al.* (2006). *Cancer prevention and management through exercise and weight control.* Londres : Taylor & Francis.

L'exercice physique devrait faire partie du traitement d'une personne atteinte d'ostéoporose. En effet, on a démontré que l'exercice, associé à une alimentation riche en calcium, peut freiner le processus de décalcification des os. En outre, l'effort physique améliore le tonus musculaire, la coordination, l'équilibre et les réflexes, ce qui réduit les risques de chute, cause première des fractures de la hanche chez les femmes de plus de 50 ans (les plus sujettes à l'ostéoporose). Enfin, l'exercice diminue la douleur dans le bas du dos, fréquente chez les personnes ostéoporotiques.

La pratique régulière d'une activité physique aide également à soulager les symptômes associés à la fibrose kystique, à la polyarthrite rhumatoïde, à la sclérose en plaques, à la dystrophie musculaire, à la maladie de Parkinson, à la fibromyalgie et à l'emphysème. Somme toute, il existe peu de médicaments dont les effets thérapeutiques sont aussi nombreux.

**figure 2.10** Évolution du pic de masse osseuse et exercice

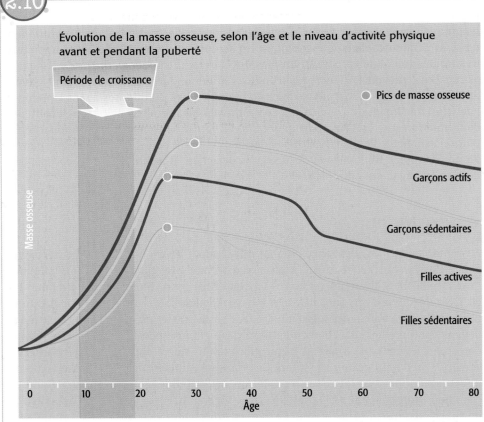

Kino-Québec. (2008). *Activité physique et santé osseuse – Avis du Comité scientifique de Kino-Québec.* Gouvernement du Québec, http://www.kino-quebec.qc.ca-publications-santeosseuse.pdf.

# Les bienfaits psychologiques
## de l'activité physique

Nous avons parlé des effets de l'exercice sur les muscles, les os et les organes. Mais, selon vous, que constate Julie, une cégépienne de 18 ans, après sa séance d'exercices ? Qu'elle a moins de gras dans le sang ? Que ses muscles utilisent mieux l'oxygène ? Que sa pression sanguine s'améliore ? Bien sûr que non ! Elle constate qu'elle est totalement détendue, alors qu'une heure plus tôt elle avait les épaules en pignon, les mâchoires serrées et la nuque raide. Le premier effet qu'elle perçoit est donc de nature psychologique. Les recherches ont d'ailleurs confirmé que l'exercice améliore nos états d'âme, et ce, de bien des façons.

## 1. Un relaxant aux effets immédiats et à long terme

Un exercice léger de quelques minutes, par exemple un peu de marche, entraîne une réduction marquée et quasi instantanée de l'activité électrique dans les muscles, ce qui fait immédiatement baisser la tension nerveuse. Les personnes crispées, dont les muscles sont pour ainsi dire sous haute tension électrique, sont celles qui profitent le plus de cette baisse de stress. Une séance de 30 minutes d'exercice modéré permet, quant à elle, de réduire l'anxiété pendant 2 à 4 heures. C'est ce qu'on appelle un bon rendement !

Si vous êtes une personne anxieuse, faites de 15 à 25 minutes d'exercice modéré en fin de journée ou en début de soirée. C'est en effet le soir que l'anxiété atteint son maximum. Les exercices de musculation (qui donnent une impression de vigueur retrouvée) et les activités physiques faisant appel à la fois au physique et au mental (taï-chi, Pilates, yoga, voile, escalade, etc.) sont particulièrement efficaces pour combattre l'anxiété. Ils occupent l'esprit, tout en libérant des tensions musculaires. En cas d'anxiété chronique, il faut prévoir au moins de 10 à 12 semaines d'exercices réguliers pour atténuer notablement les symptômes.

Des chercheurs ont constaté aussi que les gens physiquement actifs sont généralement plus détendus, moins anxieux et résistent mieux à une situation stressante que les sédentaires.

## 2. Une distraction utile

L'exercice peut vous distraire de vos tracas. Cet effet est particulièrement important pour les personnes submergées par des pensées négatives, ce qui arrive fréquemment dans les cas de dépression. L'exercice améliore également la confiance en soi en redonnant à la personne la maîtrise de son corps. En libérant le corps, l'activité physique libère en quelque sorte l'esprit.

L'exercice peut vous distraire de vos tracas.

## Je me demande

**Comment est-ce que je peux avoir le goût de faire de l'exercice si je suis déprimé ?**

C'est là que le thérapeute intervient ; il doit convaincre son patient que, même s'il n'a guère envie de bouger dans l'état d'esprit où il est, l'exercice lui sera bénéfique. C'est un travail de persuasion qui a de bonnes chances de fonctionner si le patient déprimé adhère à un programme avec d'autres personnes.

**Est-ce normal que l'exercice m'empêche de dormir ?**

Oui, si vous faites une heure ou deux d'exercices vigoureux avant d'aller au lit. C'est que l'exercice vigoureux stimule le métabolisme, ce qui tient éveillé l'organisme. Il est difficile de s'endormir dans ces conditions.

**L'exercice peut-il m'aider dans mes études ?**

Pendant longtemps on a cru que non. On pensait même le contraire, que l'exercice nuisait aux études, surtout si on en faisait souvent. On sait aujourd'hui que cela relève du mythe. Plusieurs recherches ont démontré qu'après un cours d'éducation physique ou une séance d'exercices vigoureux, l'attention et la concentration étaient plus élevées. De plus, des données récentes corroborent l'effet positif de l'exercice sur le fonctionnement de l'hippocampe, zone du cerveau essentielle à la mémorisation et à l'apprentissage. Cet effet a même été observé chez des gens de plus de 70 ans. Pour en savoir davantage sur les effets de l'exercice sur le cerveau, consultez le chapitre 7 et le Compagnon Web.

cerveau

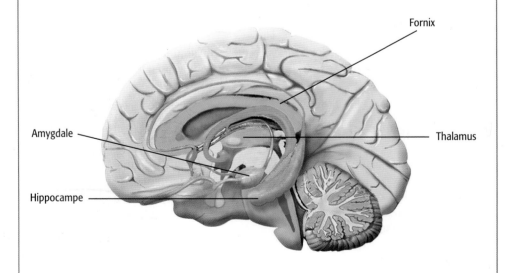

Fornix

Amygdale

Thalamus

Hippocampe

# 3. Un narcotique tout à fait légal

L'activité physique agit comme un narcotique. Des études récentes ont démontré que l'exercice augmente dans le sang le taux de sérotonine, ce neurotransmetteur qui favorise la détente et la bonne humeur. Or, les personnes déprimées ont des taux de sérotonine anormalement bas. En outre, les exercices de longue durée (plus de 45 minutes) augmentent la sécrétion d'endorphines, des hormones euphorisantes de la même famille que la morphine. Ces effets sont d'autant plus intéressants qu'on peut en profiter en toute légalité, sans débourser un sou et sans effets secondaires néfastes.

> En cas de dépression légère ou modérée, l'exercice est aussi efficace que les antidépresseurs et la psychothérapie.

En cas de dépression légère ou modérée, l'exercice est aussi efficace que les antidépresseurs et la psychothérapie. Le D<sup>r</sup> Bob Hales, un psychiatre américain de l'université de Georgetown, utilise d'ailleurs depuis des années l'«effet narcotique» de l'activité physique pour traiter ses patients déprimés. Il leur suggère de faire un jogging modéré pendant environ une heure, ce qu'il estime suffisant pour déclencher la libération des endorphines et entraîner ainsi un peu d'euphorie. Enfin, dans les cas de dépression grave, l'activité physique pratiquée dès le début du traitement peut empêcher le patient de sombrer dans une dépression encore plus profonde (zoom 2.3).

# 4. Un coup de pouce pour l'image de soi

L'activité physique entraîne des changements physiques qui peuvent améliorer une image de soi assombrie par la déprime. Par exemple, on peut se sentir mieux dans sa peau lorsqu'on a des muscles plus fermes et moins enrobés de tissu adipeux, et qu'on a une plus grande facilité à se mouvoir. De surcroît, plus on est en forme, plus on a de l'énergie pour accomplir des choses. De quoi tenir à distance l'inertie quand le moral est à zéro.

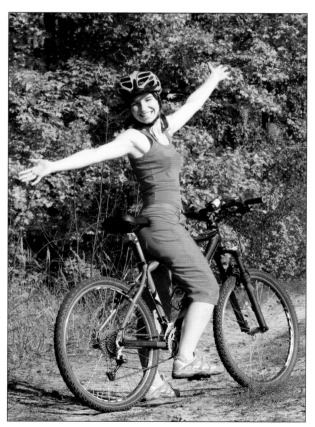

# 5. Un somnifère naturel

Trente minutes d'exercice modéré vers la fin de l'après-midi devraient détendre les muscles (la tension musculaire nuit au sommeil) et le système sympathique (il met le corps en état d'alerte lors d'un stress). Ajoutons que l'exercice augmente la fréquence des ondes alpha, associées au sommeil profond. Pour en savoir plus sur l'effet somnifère de l'exercice, consultez le chapitre 4.

# ZOOM 2.3 L'exercice est aussi efficace
## que les antidépresseurs

Une surcharge de stress peut conduire au décrochage mental, c'est-à-dire à la dépression. L'exercice est-il efficace dans ce cas ? La réponse est oui. Selon plusieurs études, l'exercice pratiqué régulièrement atténue certains symptômes de la dépression, comme la perte d'appétit, la dévalorisation de soi et la fatigue. Peut-on aller jusqu'à remplacer les antidépresseurs par l'exercice pour traiter la dépression ? Deux études récentes apportent un début de réponse à cette question.

Dans la première étude[a], 156 sujets dépressifs étaient divisés en trois groupes. Le groupe A était soumis à un programme de conditionnement physique, le groupe B était traité à l'aide d'antidépresseurs, et le groupe C suivait simultanément les deux approches (exercice et médicaments). Après 16 semaines, les chercheurs ont constaté que tous leurs patients étaient beaucoup moins dépressifs, quelle que soit l'approche utilisée. « Prendre une pilule est une approche passive. On la prend et on attend l'effet. Avec l'exercice, c'est différent. Le patient a le sentiment de contrôler davantage son traitement, car il agit de façon concrète pour améliorer son état. De

plus, l'exercice améliore l'estime de soi, qui est faible chez les gens dépressifs », écrit le D[r] James A. Blumenthal, un des auteurs de l'étude, dans *Archives of Internal Medicine*.

La seconde étude[b], canadoaméricaine celle-là, confirme sans équivoque l'effet antidépresseur de l'exercice. Menée auprès de 80 personnes des deux sexes âgées de 20 à 45 ans qui souffraient de dépression modérée, cette étude révèle que 12 semaines d'exercices, à raison d'au moins trois séances par semaine, ont notablement réduit les symptômes de la dépression chez 46 % des participants et ont permis à 42 % d'entre eux de se sortir complètement de leur état dépressif. Selon les auteurs, ces résultats sont aussi bons que ceux obtenus avec la médication ! Mais quelle est la dose idéale d'exercice pour « traiter » la dépression modérée ? L'étude donne aussi une réponse à cette question : une dépense calorique supplémentaire d'au moins 1000 calories par semaine, soit 30 minutes d'activité physique modérée, si possible tous les jours.

a. Blumenthal, J. A., *et al.* (1999). Effects of exercise training on older patients with major depression. *Archives of Internal Medicine*, 159(19) : 2349-2356.

b. Dunn, A. L., Trivedi, M. H., Kampert, J. B., *et al.* (2005). Exercise treatment for depression : efficacy and dose response. *American Journal of Preventive Medicine*, 28(1) : 1-8.

## 6. Un moyen efficace de prévenir la dépression et le suicide chez les jeunes adultes

Pendant 8 ans, des chercheurs du National Institute of Mental Health, aux États-Unis, ont suivi 1900 femmes en bonne santé mentale. Au terme de l'étude, les femmes physiquement actives présentaient, d'après certains tests mesurant l'état de la santé mentale, 50 % moins de risques que les autres d'être atteintes de dépression au cours de la décennie suivante. Selon une autre étude, publiée dans la revue *Medicine & Science in Sports & Exercise*[1], et effectuée auprès de 4700 étudiants et étudiantes de niveau collégial, on notait de deux à trois fois moins de comportements suicidaires chez les personnes membres d'une équipe sportive que chez les personnes ne pratiquant aucun sport. En somme, l'activité physique est un merveilleux stimulant pour le moral, sans compter qu'elle ne coûte pratiquement rien et qu'on peut la prescrire à toute personne en panne sur le plan émotionnel.

1. Brown, D. R., et Blanton, C. J. (2002). Physical activity, sports participation, and suicidal behavior among college students. *Medicine & Science in Sports & Exercise*, 34(7) : 1087-1096.

# L'exercice :
## la locomotive de la santé

Plus vous ressentirez les bienfaits de l'activité physique, plus vous voudrez améliorer votre mode de vie en général. Les personnes physiquement actives ont ainsi tendance à mieux s'alimenter, à maîtriser leur niveau de stress et à réduire leur consommation d'alcool et de tabac. Par exemple, selon des études effectuées auprès d'adeptes du jogging et de la musculation, de 75 à 80 % de ceux qui fumaient au départ ont par la suite abandonné cette habitude. En outre, c'est chez les individus, hommes et femmes, qui pratiquent des sports dans un cadre organisé (ligue de tennis, de badminton, de volleyball, de ringuette, de hockey, etc.) qu'on observe le plus faible taux de fumeurs. Quant aux athlètes qui fument et prennent quelques bières après une rencontre sportive, c'est l'exception qui confirme la règle.

Comme nous l'avons vu, l'activité physique produit un effet euphorisant. Elle a aussi un effet beaucoup moins connu : elle dissuade de la consommation de drogues. Cela s'explique de deux façons. D'une part, l'activité physique occupe les temps libres : pendant qu'on joue au badminton, soulève des haltères ou transpire sur un simulateur d'escalier, on ne pense pas aux paradis artificiels. Selon les données recueillies par l'Institut canadien de la recherche sur la condition physique et le mode de vie, il semblerait même que les régimes d'entraînement vigoureux freinent l'usage de drogues mieux que tout autre type de programme antidrogue. Qui voudrait tirer une ligne de coke après un entraînement intensif de deux heures qui l'aura mis, de toute façon, dans un agréable état second ? D'autre part, l'activité physique décourage la consommation de drogues en améliorant l'estime de soi. Les toxicomanes ont généralement une image négative d'eux-mêmes et de leur environnement. En retrouvant une certaine fierté et en rehaussant son image corporelle, on est plus susceptible de modifier ses comportements.

# Le revers de la médaille :
## surentraînement et dopage

Toute médaille a son revers. Dans le cas de l'activité physique, il faut éviter de sombrer dans l'excès. S'entraîner vigoureusement de 4 à 5 heures par jour, 7 jours sur 7 et toute l'année, revient à abuser d'une bonne chose. Même si peu d'individus se livrent à ce genre d'exagération, ceux qui le font s'exposent à des ennuis de santé. Car lorsqu'il est surutilisé, le corps n'a pas le temps de récupérer, de réparer les fibres musculaires brisées ni de refaire le plein d'énergie. Il se blesse alors de plus en plus souvent. Il finit aussi par souffrir d'anémie (trop d'exercice diminue le taux de fer dans le sang), de fatigue générale et d'infections à répétition, en particulier des voies respiratoires (l'excès d'exercice affaiblit le système immunitaire). Le mieux est l'ennemi du bien : par conséquent, allez-y mollo ! Lorsque vous pratiquez des activités vigoureuses, accordez-vous des temps de repos. Une ou deux journées par semaine sans exercice intense permettront à votre corps de refaire ses forces.

Il n'y a pas que le surentraînement qui guette les cégépiens physiquement très actifs. Il y a aussi le dopage, c'est-à-dire l'utilisation de substances, souvent illégales, qui augmentent artificiellement les capacités physiques, donc les performances sportives (tableau 2.5). Cette pratique, aux effets potentiellement dévastateurs, attire chaque année de jeunes sportifs qui voient là une façon rapide d'atteindre des résultats.

tableau
2.5

**Dopage : quelques exemples de substances interdites par le Comité international olympique**

**Les stimulants**, qui réduisent la sensation de fatigue physique, comme les amphétamines, la cocaïne et la caféine en forte concentration.

**Les narcotiques**, naturels ou synthétiques, qui diminuent la sensation de douleur, comme la dextromoramide, la diamorphine (héroïne), la méthadone ou la morphine.

**Les agents anabolisants**, qui entraînent une augmentation de la force et de la puissance des muscles, comme les stéroïdes anabolisants androgènes.

**Les diurétiques**, qui sont utilisés pour perdre du poids et diluer les produits dopants consommés.

**L'hormone de croissance** et les substances analogues, qui favorisent le développement de la masse musculaire.

**L'alcool.**

**La marijuana.**

**Les substances qui augmentent la capacité de transport de l'oxygène** et donc la capacité aérobie (chapitre 7), telle l'EPO (**érytropoïétine**).

Adapté de caducee.net (2000). *Le dopage et le sport* (1re partie),
http://www.caducee.net/DossierSpecialises/medecine-du-sport/dopage.asp#sportifs.

Pour en savoir plus

Consultez le Compagnon Web à la rubrique «Pour en savoir plus». Vous y trouverez des suggestions de lecture et des sites Internet à visiter.

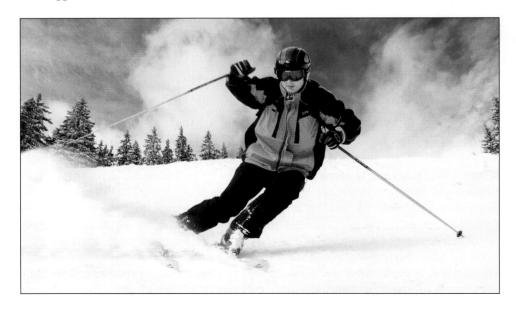

# À vos méninges 2

Nom : _____ Groupe : _____ Date : _____

**1** Nommez quatre facteurs sociétaux et culturels qui peuvent influer sur la pratique régulière de l'activité physique.

1. _____
2. _____
3. _____
4. _____

**2** À quoi la hausse marquée du taux d'obésité dans le monde est-elle principalement due ?

☐ **a)** À une surconsommation de lipides.

☐ **b)** À une diminution marquée de la dépense énergétique quotidienne.

☐ **c)** À l'hérédité.

☐ **d)** À une surconsommation de glucides.

☐ **e)** Aucune de ces réponses.

**3** Nommez trois percées technologiques qui ont grandement contribué à réduire la quantité d'efforts physiques au quotidien.

1. _____
2. _____
3. _____

**4** Laquelle des affirmations suivantes est fausse ?

☐ **a)** Contrairement aux protéines du tissu nerveux, par exemple, celles des muscles se dégradent lorsqu'elles sont sous-utilisées.

☐ **b)** Les malaises ou les maladies « hypokinétiques » résultent d'un mode de vie sédentaire.

☐ **c)** L'exercice modifie le tissu musculaire mais pas le tissu osseux.

☐ **d)** Le gras abdominal serait le gras le plus nuisible à la santé.

**5** Une activité physique régulière réduit notablement le risque de souffrir de certaines maladies graves. Nommez-en trois.

1. _____
2. _____
3. _____

Nom : _____ Groupe : _____ Date : _____

**6** Laquelle des affirmations suivantes est fausse ?

☐ **a)** L'exercice aide à combattre trois facteurs de risque importants de la maladie coronarienne : il réduit l'hypertension artérielle ; il favorise le maintien d'un poids santé ; il encourage le fumeur à abandonner la cigarette.

☐ **b)** L'exercice est si bénéfique pour la personne diabétique de type 1 qu'il lui permet de se passer d'insuline.

☐ **c)** L'exercice peut déclencher une crise d'asthme, mais il réduit à long terme le nombre des crises et leur gravité.

☐ **d)** La pratique d'un exercice, même léger, entraîne une réduction marquée et quasi instantanée de l'activité électrique dans les muscles.

☐ **e)** L'exercice est un des moyens les plus efficaces pour prévenir le cancer du côlon.

**7** Pour ressentir l'effet narcotique de l'activité physique (libération d'endorphines), quel type d'exercice faut-il faire, et pendant combien de temps ?

☐ **a)** De la musculation pendant au moins 30 minutes.

☐ **b)** Des étirements pendant au moins 15 minutes.

☐ **c)** Des efforts anaérobiques de 30 secondes, trois fois par jour.

☐ **d)** Des efforts aérobiques pendant au moins 45 minutes.

☐ **e)** Des exercices d'endurance musculaire pendant au moins 40 minutes.

**8** Complétez les phrases suivantes.

**a)** Parmi les facteurs de risque _____ (les plus nuisibles) et modifiables de la maladie coronarienne (inactivité physique, hypertension artérielle, taux élevé de mauvais cholestérol et de triglycérides ainsi que tabagisme), l'inactivité physique est de loin le facteur le plus _____ dans la population.

**b)** Les maladies hypokinétiques sont des problèmes de santé associés à un _____.

**c)** Un individu _____ peut perdre jusqu'à _____ g de muscle par année.

**d)** Le tissu osseux pouvant, comme le tissu musculaire, se _____, il suffit en général de _____ pour interrompre sa dégradation.

**e)** Le gras _____ est le gras qui pénètre le plus facilement dans le sang.

**f)** Les recherches ont clairement démontré que les personnes _____ sont plus souvent_____, coûtent plus cher à la société en frais médicaux et vivent moins longtemps que les personnes _____.

# À vos méninges

Nom : _____ Groupe : _____ Date : _____

**9** Indiquez cinq conséquences graves d'une vie sédentaire sur la santé.

1. _____
2. _____
3. _____
4. _____
5. _____

**10** Indiquez cinq effets bénéfiques de l'exercice sur la santé mentale.

1. _____
2. _____
3. _____
4. _____
5. _____

**11** Indiquez deux types de cancer que l'exercice peut aider à prévenir.

1. _____
2. _____

**12** Pour chacun des facteurs de risque qui suivent, dites s'il est modifiable ou non modifiable.

|   |   | Modifiable | Non modifiable |
|---|---|---|---|
| **a)** | Tabagisme |  |  |
| **b)** | Hypertension |  |  |
| **c)** | Obésité |  |  |
| **d)** | Diabète de type 1 |  |  |
| **e)** | Hérédité |  |  |
| **f)** | Sexe |  |  |
| **g)** | Âge |  |  |
| **h)** | Inactivité physique |  |  |
| **i)** | Taux de cholestérol sanguin élevé |  |  |

À vos
méninges

2

Nom : _____ Groupe : _____ Date : _____

**13** Sur chacun des facteurs de risque qui suivent, dites si l'exercice a un effet direct ou indirect.

| | | Direct | Indirect |
|---|---|---|---|
| **a)** | Tabagisme | | |
| **b)** | Hypertension | | |
| **c)** | Obésité | | |
| **d)** | Diabète de type 1 | | |
| **e)** | Inactivité physique | | |
| **f)** | Taux de cholestérol sanguin élevé | | |

**14** Laquelle des affirmations suivantes est fausse ?

☐ **a)** Le diabète juvénile, ou diabète de type 1, représente plus de 90 % des cas de diabète.

☐ **b)** Le diabète de type 2 est le type de diabète le plus répandu.

☐ **c)** 80 % des cas de diabète de type 2 sont dus à l'obésité.

☐ **d)** Le diabète de type 1 nécessite un apport extérieur d'insuline pour stabiliser la glycémie.

☐ **e)** Le diabète de type 2 ne nécessite pas toujours un apport extérieur d'insuline pour stabiliser la glycémie.

# Bilan

**Précisions sur les bilans de ce chapitre.** Nous avons fait la distinction dans ce chapitre entre condition physique et activité physique (page 34). **Les bilans qui suivent concernent votre niveau global d'activités physiques et non pas votre niveau de condition physique.** Dans les chapitres 7 à 11 vous aurez l'occasion de vous pencher plus spécifiquement sur votre condition physique et les déterminants qui la composent.

Nom : _____ Groupe : _____ Date : _____

## Tenez votre journal
### d'activités physiques

Afin d'établir le plus justement possible votre niveau d'activité physique, commencez par tenir un journal des activités physiques pratiquées pendant une semaine type au cégep. Inscrivez seulement les activités d'intensité modérée ou élevée à très élevée que vous pratiquez sans interruption pendant au moins 10 minutes consécutives.

⬤ = Intensité modérée : activation rythmique des grandes masses musculaires (principalement bassin et cuisses), pouls nettement plus élevé qu'au repos, respiration plus rapide, sensation de chaleur corporelle

◼ = Intensité élevée à très élevée : activation rythmique des grandes masses musculaires (principalement bassin et cuisses), pouls très élevé, respiration très rapide (haletante), forte sensation de chaleur corporelle et transpiration

| Jour | Activités physiques | Durée (en minutes) | Intensité Encerclez le bon pictogramme | Durée totale des activités d'intensité modérée ou élevée à très élevée |
|------|---------------------|--------------------|----------------------------------------|------------------------------------------------------------------------|
| **Lundi** | Matin | | | |
| | Activité 1 _____ | _____ | ⬤ ◼ | |
| | Activité 2 _____ | _____ | ⬤ ◼ | |
| | Après-midi | | | |
| | Activité 1 _____ | _____ | ⬤ ◼ | |
| | Activité 2 _____ | _____ | ⬤ ◼ | |
| | Soirée | | | |
| | Activité 1 _____ | _____ | ⬤ ◼ | |
| | Activité 2 _____ | _____ | ⬤ ◼ | Durée totale : ____ min |

Nom : _____ Groupe : _____ Date : _____

| Jour | Activités physiques | Durée (en minutes) | Intensité Encerclez le bon pictogramme | Durée totale des activités d'intensité modérée ou élevée à très élevée |
|------|---------------------|--------------------|-----------------------------------------|------------------------------------------------------------------------|
| **Mardi** | Matin | | | |
| | Activité 1 _____ | _____ | ○ ■ | |
| | Activité 2 _____ | _____ | ○ ■ | |
| | Après-midi | | | |
| | Activité 1 _____ | _____ | ○ ■ | |
| | Activité 2 _____ | _____ | ○ ■ | |
| | Soirée | | | |
| | Activité 1 _____ | _____ | ○ ■ | |
| | Activité 2 _____ | _____ | ○ ■ | Durée totale : _____ min |
| **Mercredi** | Matin | | | |
| | Activité 1 _____ | _____ | ○ ■ | |
| | Activité 2 _____ | _____ | ○ ■ | |
| | Après-midi | | | |
| | Activité 1 _____ | _____ | ○ ■ | |
| | Activité 2 _____ | _____ | ○ ■ | |
| | Soirée | | | |
| | Activité 1 _____ | _____ | ○ ■ | |
| | Activité 2 _____ | _____ | ○ ■ | Durée totale : _____ min |
| **Jeudi** | Matin | | | |
| | Activité 1 _____ | _____ | ○ ■ | |
| | Activité 2 _____ | _____ | ○ ■ | |
| | Après-midi | | | |
| | Activité 1 _____ | _____ | ○ ■ | |
| | Activité 2 _____ | _____ | ○ ■ | |
| | Soirée | | | |
| | Activité 1 _____ | _____ | ○ ■ | |
| | Activité 2 _____ | _____ | ○ ■ | Durée totale : _____ min |

Nom : _____ Groupe : _____ Date : _____

| Jour | Activités physiques | Durée (en minutes) | Intensité Encerclez le bon pictogramme | Durée totale des activités d'intensité modérée ou élevée à très élevée |
|---|---|---|---|---|
| **Vendredi** | Matin | | | |
| | Activité 1 _____ | _____ | ◯ ◼ | |
| | Activité 2 _____ | _____ | ◯ ◼ | |
| | Après-midi | | | |
| | Activité 1 _____ | _____ | ◯ ◼ | |
| | Activité 2 _____ | _____ | ◯ ◼ | |
| | Soirée | | | |
| | Activité 1 _____ | _____ | ◯ ◼ | |
| | Activité 2 _____ | _____ | ◯ ◼ | Durée totale : _____ min |
| **Samedi** | Matin | | | |
| | Activité 1 _____ | _____ | ◯ ◼ | |
| | Activité 2 _____ | _____ | ◯ ◼ | |
| | Après-midi | | | |
| | Activité 1 _____ | _____ | ◯ ◼ | |
| | Activité 2 _____ | _____ | ◯ ◼ | |
| | Soirée | | | |
| | Activité 1 _____ | _____ | ◯ ◼ | |
| | Activité 2 _____ | _____ | ◯ ◼ | Durée totale : _____ min |
| **Dimanche** | Matin | | | |
| | Activité 1 _____ | _____ | ◯ ◼ | |
| | Activité 2 _____ | _____ | ◯ ◼ | |
| | Après-midi | | | |
| | Activité 1 _____ | _____ | ◯ ◼ | |
| | Activité 2 _____ | _____ | ◯ ◼ | |
| | Soirée | | | |
| | Activité 1 _____ | _____ | ◯ ◼ | |
| | Activité 2 _____ | _____ | ◯ ◼ | Durée totale : _____ min |

**TOTAL** hebdomadaire (en minutes) du temps consacré à des activités d'intensité modérée ou élevée à très élevée : _____

# Bilan
### 2.2

Nom : _____ Groupe : _____ Date : _____

# Faites une réflexion
## sur votre pratique de l'activité physique

### Étape A  Votre niveau d'activité physique

En vous inspirant du bilan 2.1, vous pouvez maintenant établir votre niveau d'activité physique et son influence sur votre santé. La colonne de droite présente le niveau de bénéfices pour la santé.

| Quantité d'exercice | Niveau d'activité physique | Bénéfices pour la santé |
|---|---|---|
| **Sur une base quotidienne au moins 5 jours par semaine** | | |
| ◯ **1. J'accumule**[1] moins de 30 minutes d'activité physique d'intensité au moins modérée par jour **ou** je ne pratique aucune activité physique régulièrement[2]. | Faible | Faibles |
| ◯ **2. J'accumule** au moins 30 minutes d'activité physique d'intensité modérée à élevée par jour. | Moyen | Moyens |
| ◯ **3. J'accumule** de 45 à 60 minutes d'activité d'intensité modérée à élevée par jour. | Élevé | Élevés |
| ◯ **4. J'accumule** plus de 60 minutes d'activité d'intensité modérée à élevée par jour. | Élevé à très élevé | Élevés à très élevés |
| **Ou l'équivalent sur une base hebdomadaire** | | |
| ◯ **5. Je fais** à peine une fois par semaine 20 minutes ou moins d'activité physique d'intensité modérée **en mode continu**. | Faible | Faibles |
| ◯ **6. Je fais** 2 ou 3 fois par semaine de 20 à 25 minutes d'activité physique d'intensité surtout élevée **en mode continu**[3]. | Moyen | Moyens |
| ◯ **7. Je fais** au moins 3 fois par semaine de 40 à 60 minutes d'activité physique d'intensité surtout élevée **en mode continu**. | Élevé | Élevés |
| ◯ **8. Je fais** 3 à 5 fois par semaine 60 minutes et plus d'activité physique d'intensité surtout élevée **en mode continu** en ajoutant parfois des intervalles d'efforts intenses[4]. | Élevé à très élevé | Élevés à très élevés |

1. Le verbe «accumuler» est utilisé ici parce que les experts recommandent d'accumuler au moins 30 minutes d'activités physiques modérées par jour. Il n'est pas nécessaire de réaliser d'un seul coup cette quantité d'activités physiques ; on peut même fractionner ses efforts en deux ou trois blocs d'au moins 10 minutes, en mode continu cependant.

2. Une habitude implique par définition une régularité dans une certaine routine, dans ce cas-ci l'activité physique. Si vous ne pratiquez aucune activité physique régulièrement, selon les énoncés 2, 3, 4, 6, 7 ou 8, considérez que votre niveau d'activité physique est faible parce que sporadique.

3. En mode continu signifie sans pause pendant la séance d'exercice.

4. Périodes d'effort intenses habituellement de courte durée (60 secondes ou moins par exemple) intercalées de périodes d'efforts modérés de plus longue durée (plusieurs minutes).

Nom : _____ Groupe : _____ Date : _____

**1.** Quelle conclusion tirez-vous de votre niveau d'activité physique ?

_____

_____

_____

_____

**2.** Pensez-vous faire suffisamment d'exercice pour en retirer des bénéfices pour votre santé physique ?

_____

_____

## Étape B  Facteurs favorables ou défavorables à votre niveau actuel d'activité physique

À présent, vous allez réfléchir aux facteurs qui peuvent expliquer votre niveau actuel d'activité physique. Dans le cas d'un niveau élevé ou très élevé, on parle de facteurs favorables ou facilitants. Dans le cas d'un niveau faible à moyen, on parle de facteurs défavorables ou de barrières à la pratique de l'activité physique. Dans la liste qui suit, vous allez donc identifier les facteurs associés à votre niveau d'activité physique (bilan 2.2 A). Numérotez-les par ordre d'importance, 1 étant le facteur le plus favorable ou le plus défavorable selon le cas. Cette réflexion vous sera utile dans le bilan 2.3.

| Facteurs expliquant votre niveau d'activité physique | Numérotez par ordre d'importance, 1 étant le plus important |
|---|---|
| **Facteurs favorables ou facilitants (si votre niveau est élevé à très élevé)** | |
| Je suis très motivé. | |
| J'ai du temps. | |
| J'ai beaucoup d'énergie. | |
| J'ai accès à des installations à proximité (faites le bilan 2.3 C pour compléter votre réponse). | |
| J'ai envie de me défouler et de me détendre. | |
| J'ai développé un bon niveau d'habiletés motrices, de sorte que j'ai du plaisir à bouger. | |
| Je ne suis pas seul pour faire de l'activité physique. | |
| Je n'ai pas de blessures ou de contre-indications médicales qui m'empêchent actuellement d'être physiquement actif ou très actif. | |
| Autre facteur : _____ | |
| Autre facteur : _____ | |

Nom : _____ Groupe : _____ Date : _____

| Facteurs expliquant votre niveau d'activité physique | Numérotez par ordre d'importance, 1 étant le plus important |
|---|---|
| **Facteurs défavorables ou barrières (si votre niveau est faible ou moyen)** | |
| Je n'ai pas le temps (horaire d'études et de travail trop chargé). | |
| Je manque d'énergie. | |
| Je ne suis pas motivé. | |
| Je manque d'habiletés et j'ai peu de plaisir à bouger. | |
| Je suis peu à l'aise ou intimidé dans un environnement où l'on pratique des activités physiques. | |
| J'ai peur de me blesser ou de me blesser à nouveau. | |
| Je n'ai pas accès à des installations à proximité (faites le bilan 2.3 C pour compléter votre réponse). | |
| Je n'ai pas de partenaire. | |
| Autre facteur : _____ | |
| Autre facteur : _____ | |

Adapté de Société canadienne de physiologie de l'exercice. (2003). *Guide du conseiller en condition physique et habitudes de vie* (3e éd.). Outil no 17, p. 8-71.

## Étape C  Inventaire des installations sportives et des endroits accessibles pour pratiquer une activité physique

Cochez les installations et endroits accessibles pour vous.

○ Piste cyclable

○ Centre de conditionnement physique

○ Piscine

○ Gymnase

○ Aréna

○ Parc

○ Boisé aménagé

○ Piste de ski de fond

○ Patinoire, artificielle ou naturelle

Autres installations et infrastructures accessibles

_____

_____

Disposez-vous de suffisamment d'installations sportives et d'endroits accessibles pour vous permettre de pratiquer une ou plusieurs activités physiques ? _____

En profitez-vous ? _____ Expliquez brièvement votre réponse. _____

_____

_____

# Bilan

Nom : _____ Groupe : _____ Date : _____

# Dressez votre plan d'action
## pour rester actif ou le devenir

Ce plan comporte 2 étapes simples mais cruciales pour la réussite de cette démarche. Les voici :

## Étape A  Objectif précis à court terme (maximum de trois mois)

Pour vous aider à vous fixer un tel objectif revoyez la page 10.

**Mon objectif :** _____

## Étape B  Moyens pour atteindre votre objectif

Moyen 1 : Trouvez des stratégies pour maintenir les facteurs les plus favorables
ou éliminer les plus défavorables

Un des moyens les plus efficaces pour atteindre un objectif de maintien ou de changement d'un comportement est de maintenir les facteurs les plus favorables à son haut niveau de pratique ou encore d'éliminer les facteurs les plus défavorables qui expliquent son niveau insuffisant d'activité physique. Dans le bilan 2.2 B, vous avez déjà relevé ces facteurs et vous les avez même classés par ordre d'importance. Ce que vous pouvez faire à présent, c'est prendre les deux facteurs les plus favorables ou défavorables, selon le cas, et décrire brièvement comment vous pouvez vous y prendre pour les maintenir ou les éliminer. En faisant cet exercice de réflexion, vous augmentez vos chances d'atteindre votre objectif.

| Facteurs favorables | Stratégies pour les maintenir |
|---|---|
| **1.** _____ | _____ |
| **2.** _____ | _____ |

| Facteurs défavorables | Stratégies pour les éliminer |
|---|---|
| **1.** _____ | _____ |
| **2.** _____ | _____ |

Nom : _____ Groupe : _____ Date : _____

## Moyen 2 : Faites le suivi de votre plan d'action

fiche suivi

Le deuxième moyen est de faire un suivi, au jour le jour, de son plan d'action. La fiche ci-dessous vous le permet. Nous n'avons reproduit ici que les deux premières semaines de ce suivi. Selon la durée de votre plan, vous pouvez télécharger sur le Compagnon Web une fiche de suivi jusqu'à 12 semaines.

| Semaine | Ce que je vise jour après jour (brièvement) | Fait ou pas | Commentaires, s'il y a lieu |
|---|---|---|---|
| 1 | Lundi : _____ | ◯ Fait  ◯ Pas fait | _____  _____ |
| | Mardi : _____ | ◯ Fait  ◯ Pas fait | _____  _____ |
| | Mercredi : _____ | ◯ Fait  ◯ Pas fait | _____  _____ |
| | Jeudi : _____ | ◯ Fait  ◯ Pas fait | _____  _____ |
| | Vendredi : _____ | ◯ Fait  ◯ Pas fait | _____  _____ |
| | Samedi : _____ | ◯ Fait  ◯ Pas fait | _____  _____ |
| | Dimanche : _____ | ◯ Fait  ◯ Pas fait | _____  _____ |

| Semaine | Ce que je vise jour après jour (brièvement) | Fait ou pas | Commentaires, s'il y a lieu |
|---|---|---|---|
| 2 | Lundi : _____ | ◯ Fait  ◯ Pas fait | _____  _____ |
| | Mardi : _____ | ◯ Fait  ◯ Pas fait | _____  _____ |
| | Mercredi : _____ | ◯ Fait  ◯ Pas fait | _____  _____ |
| | Jeudi : _____ | ◯ Fait  ◯ Pas fait | _____  _____ |
| | Vendredi : _____ | ◯ Fait  ◯ Pas fait | _____  _____ |
| | Samedi : _____ | ◯ Fait  ◯ Pas fait | _____  _____ |
| | Dimanche : _____ | ◯ Fait  ◯ Pas fait | _____  _____ |

# Bilan

Nom : _____ Groupe : _____ Date : _____

# Évaluez votre résultat :
## objectif atteint ou pas ?

**1.** Au terme de votre plan d'action, avez-vous atteint votre objectif ?

◯ Oui, et je l'ai même dépassé.

◯ Oui, à 100 %.

◯ En partie seulement (s'il y a lieu, précisez en pourcentage _____ %).

◯ Pas du tout.

**2.** Si vous n'avez pas atteint votre objectif à 100 %, quelles raisons parmi les suivantes pourraient expliquer ce résultat ?

◯ Je n'ai pas réussi à éliminer une ou les deux conditions défavorables que j'avais identifiées (bilan 2.2 B).

◯ Mon objectif était peut-être trop ambitieux.

◯ J'ai manqué de régularité.

◯ Je n'ai pas toujours rempli ma fiche de suivi.

◯ Mon horaire de cours ou de travail a changé en cours de route.

Autre(s) raison(s) : _____

_____

_____

_____

**3.** Si vous essayez à nouveau plus tard de modifier le même comportement, quels changements apporteriez-vous à votre plan d'action pour atteindre cette fois votre objectif ?

_____

_____

_____

_____

_____

_____

_____

## Chapitre 3

# L'alimentation
## au quotidien

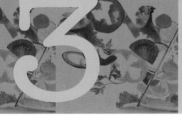

# Objectifs

- Déterminer les écarts alimentaires les plus fréquents.

- Décrire les conséquences de ces écarts alimentaires sur la santé.

- Expliquer la notion d'alimentation saine à partir du concept des pyramides alimentaires.

- Appliquer des solutions concrètes pour améliorer votre alimentation.

- Expliquer en quoi les régimes amaigrissants sont néfastes pour la santé.

- Savoir comment bien vous alimenter quand vous êtes physiquement actif.

- Faire le bilan de votre alimentation et, s'il y a lieu, appliquer un plan d'action pour mieux manger.

Aujourd'hui, peu de gens ignorent que la santé va de pair avec une alimentation saine. La recherche scientifique a en effet prouvé le rapport de causalité entre alimentation et santé, et cette information a été largement diffusée. En général pourtant, selon les enquêtes nutritionnelles les plus récentes, le régime alimentaire des Québécois, comme celui de l'ensemble des Nord-Américains, comprend encore trop de mauvais gras (nous reviendrons plus loin sur cette expression), trop de sel, trop de sucre, et reste trop pauvre en fruits, en légumes et en céréales à grains entiers. Ce type de régime alimentaire inadéquat, que nous appellerons malbouffe, mène tout droit à l'athérosclérose, au diabète de type 2, à certains types de cancer, à l'hypertension artérielle et à l'obésité (tableau 3.1). Il faut aussi souligner que, à cause de ses effets catastrophiques sur la santé, la malbouffe est une des causes principales de l'explosion des coûts de santé en Amérique du Nord.

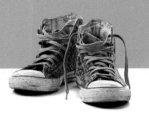

> « Mange en mars du poireau et en mai de l'ail sauvage. Et toute l'année d'après, le médecin se tournera les pouces. »
>
> VIEUX DICTON GALLOIS

### tableau 3.1    Alimentation et santé : un lien étroit

| Si votre régime alimentaire est... | ... vous courez le risque de souffrir un jour des problèmes de santé suivants : |
|---|---|
| trop riche en calories par rapport à votre dépense énergétique | athérosclérose, hypertension, obésité, ostéoarthrite (membres inférieurs), diabète de type 2 et certains cancers (sein, côlon, endomètre, vessie et rein) |
| trop riche en mauvais gras | athérosclérose et, selon certaines recherches, cancer du sein, du côlon et de la prostate |
| trop riche en sel | hypertension |
| trop riche en sucres raffinés[a] | diabète de type 2 et athérosclérose |
| trop pauvre en fruits et en légumes | certaines maladies cardiovasculaires et certains cancers |
| trop pauvre en produits céréaliers à grains entiers | constipation chronique, diverticulose, maladies cardiovasculaires |

a.  On fait référence ici aux sucres simples à assimilation rapide (sucre blanc granulé, cassonade, sucre liquide) qu'on trouve, souvent en grandes quantités, dans les aliments préparés, les sucreries et les boissons gazeuses.

S'il décourage à première vue, ce constat permet cependant de reconnaître clairement nos écarts alimentaires ; il ne nous reste ensuite qu'à les corriger pour manger mieux. Cela ne veut pas dire qu'il faut manger le moins possible, compter ses calories à chaque repas, peser ses portions, mettre une croix sur le burger double ou encore suivre un régime amaigrissant (page 76). Au contraire, ces solutions peuvent même conduire à l'obsession, voire à des troubles alimentaires graves comme l'anorexie, la boulimie et la dysmorphie musculaire, ou anorexie inversée (zoom 3.1).

Quelles sont alors les actions concrètes qui permettraient de corriger ces écarts sans tomber dans d'autres excès ? Avant de répondre à cette question, il faut ouvrir une parenthèse et se demander à quoi nous servent les aliments.

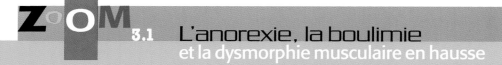

## ZOOM 3.1 L'anorexie, la boulimie
### et la dysmorphie musculaire en hausse

L'insistance, pour ne pas dire l'obsession, des médias et des publicitaires à nous présenter des ventres ultra-plats, des tailles de guêpe et des mannequins extrêmement maigres pourrait expliquer en grande partie la montée dans notre société de deux troubles alimentaires graves : l'anorexie et la boulimie. Au Canada, les statistiques montrent que plus de 200 000 personnes de 13 à 40 ans souffrent de ces troubles alimentaires. Il s'agit d'une hausse de 600 % en 30 ans, selon l'Association québécoise d'aide aux personnes souffrant d'anorexie et de boulimie (ANEB Québec). Il y a pis encore : le taux de mortalité chez les anorexiques au Québec n'a pas baissé depuis 20 ans et il se situe toujours autour de 15 %.

L'**anorexie** se caractérise par une recherche obsessionnelle de la minceur et l'adoption d'un régime alimentaire hypocalorique. Les anorexiques – pour la plupart des adolescentes – subissent une importante perte de poids à la suite de privations et d'un excès d'exercice physique. Elles sont généralement insatisfaites de leur image corporelle, glorifient la minceur et s'alimentent très peu, de peur de perdre la maîtrise de leur poids. Les signes annonciateurs de l'anorexie sont :

• une perte de poids sensible (au moins 15 % du poids normal, sans raison médicale connue) ;

• des préoccupations et des obsessions par rapport aux aliments à faible teneur en gras ou en calories ;

• l'apparition de rituels et d'habitudes alimentaires particulières ;

• l'exercice pratiqué de manière excessive ;

• un retrait social et émotif ;

• la peur de devenir gros ou grosse ;

• une perception erronée de son image corporelle (la personne se voit grosse alors qu'elle est déjà très amaigrie).

Pour sa part, la **boulimie** se caractérise par des épisodes de rage alimentaire au cours desquels de grandes quantités de nourriture sont avalées en peu de temps. Le boulimique a ensuite recours à divers moyens pour débarrasser son corps de l'excès de nourriture : il se fait vomir, il utilise des laxatifs ou des diurétiques, il prend des coupe-faim, ou encore il fait beaucoup d'exercice. Cette maladie touche la plupart du temps les femmes, mais on la retrouve aussi chez les hommes. Les signes de la boulimie sont :

• des épisodes de rage alimentaire ;

• des comportements associés à la purge tels que des vomissements provoqués, l'usage de laxatifs ou de diurétiques, des marathons d'exercice ;

• des sautes d'humeur fréquentes ;

• un gonflement inhabituel près de la mâchoire (hypertrophie des glandes salivaires) ;

• le retrait des activités normales ou l'isolement.

Si l'anorexie et la boulimie touchent surtout les femmes, les hommes ne sont pas épargnés par cette obsession de l'image corporelle parfaite. Ainsi, ce que les chercheurs appellent **dysmorphie musculaire**, ou complexe d'Adonis, est une variante des troubles alimentaires chez les hommes (généralement des culturistes). Ce désordre est également connu sous le nom de **bigarexie**, ou anorexie inversée, parce que ceux qui en souffrent ne trouvent jamais leurs muscles assez gros par opposition aux anorexiques, qui ne se trouvent jamais assez minces. Les hommes qui souffrent de dysmorphie commencent en général par s'adonner à l'exercice physique (pour augmenter leur masse musculaire) et passent ensuite aux diètes (pour perdre du gras et parfaire leur forme). Ils abusent souvent de stéroïdes, produits réputés brûler le gras, et de suppléments de protéines ; à quelques exceptions près, ils ne font pas usage de laxatifs.

La gravité de ces troubles alimentaires exige une intervention rapide. Il est urgent d'amener les boulimiques et les anorexiques (anorexie inversée ou d'origine nerveuse) à se défaire de leurs comportements autodestructeurs. Pour en savoir plus, consultez le site d'ANEB Québec (http://www.anebquebec.com/html/fr/accueil/accueil. html).

# Le rôle crucial
## des aliments

Les aliments que nous absorbons jour après jour sont transformés en substances qui fournissent de l'énergie aux cellules et assurent la croissance, le bon fonctionnement et la réparation des tissus. On appelle ces substances des **nutriments**. De fait, une grande partie des aliments deviennent une source d'énergie (tableau 3.2), c'est-à-dire qu'ils sont transformés en ATP, la forme d'énergie chimique qui alimente les activités de la cellule. Il sera davantage question de cette source d'énergie universelle au chapitre 6.

**tableau 3.2** La valeur énergétique des nutriments

| Nutriments | Valeur calorique par gramme[a] |
|---|---|
| Glucides | 4 Cal/g |
| Protéines | 4 Cal/g |
| Lipides | 9 Cal/g |
| Alcool pur | 7 Cal/g |
| Eau | 0 Cal/g |
| Vitamines | 0 Cal/g |
| Minéraux | 0 Cal/g |

a. Les grandes calories (Cal) sont l'équivalent des kilocalories (kcal).

Les experts en nutrition ont regroupé ces nutriments essentiels à une bonne santé en **six grandes familles** : les **glucides**, les **lipides**, les **protéines**, les **vitamines**, les **minéraux** et l'**eau**. Les trois premières constituent, avec l'eau, ce qu'on appelle les macronutriments, c'est-à-dire la partie visible des aliments. Quand vous consommez ces **macronutriments**, vous ingérez aussi les **micronutriments** que sont les vitamines et les minéraux. Précisons que les glucides se présentent sous deux formes : les **glucides simples**, composés d'une ou de deux molécules de sucre, et les **glucides complexes**, composés de plusieurs molécules de sucre. Nous verrons plus loin comment ces nutriments influent sur notre santé et, cela va de pair, sur notre performance lors de l'effort physique. Le tableau 3.3 montre les principales fonctions et sources alimentaires des nutriments, tandis que la figure 3.1 montre, de manière succincte, les principales fonctions des vitamines et des minéraux.

## Les oméga-3 et les oméga-6 : des lipides à part

Les lipides polyinsaturés oméga-3 et oméga-6 sont appelés **acides gras essentiels** parce que notre organisme ne peut pas les fabriquer lui-même. Il doit donc les puiser dans les aliments ou, au besoin, dans les suppléments. Cela n'est pas le cas des **oméga-9**, ces

**tableau 3.3**  Les six grandes familles de nutriments

| Nutriments | À quoi servent-ils ? | Où les trouve-t-on ? |
|---|---|---|
| **Glucides**<br><br>*Recommandation des nutritionnistes :* de 45 à 65 % des calories consommées par jour devraient provenir des glucides, dont une quantité suffisante de glucides riches en fibres (voir le texte). | **Glucides complexes et simples :** alimentent en énergie les cellules nerveuses[a], les globules rouges et les muscles pendant l'effort physique.<br><br>**Fibres alimentaires :** aident à se sentir rassasié plus rapidement, à former et à transporter les selles dans l'intestin et à capter le cholestérol au niveau de l'intestin, réduisant ainsi son absorption. | **Glucides complexes :** produits céréaliers, légumineuses, fruits, légumes, lait, grains, légumes racines (pomme de terre, pois, etc.).<br><br>**Glucides simples :** fruits frais, certains légumes (carotte, navet, etc.), sucre de table, miel, sucreries, boissons sucrées.<br><br>**Fibres :** fruits, légumes, légumineuses, noix, graines et céréales à grains entiers. |
| **Lipides**<br><br>*Recommandation des nutritionnistes :* de 25 à 35 % des calories consommées par jour devraient provenir des lipides avec un maximum de 10 % de lipides saturés ou trans (voir le texte). | Entrent dans la constitution des membranes cellulaires et des fibres nerveuses.<br><br>Fournissent jusqu'à 70 % de l'énergie du corps au repos.<br><br>Facilitent l'absorption des vitamines liposolubles.<br><br>Servent d'isolant contre le froid et de coussin protecteur pour les organes. | **Lipides monoinsaturés et polyinsaturés, y compris les oméga-3 et les oméga-6 :** huiles végétales (maïs, tournesol, olive, etc.), graines, noix, poisson.<br><br>**Lipides saturés et gras trans :** produits animaux (viande et produits laitiers), huiles de palme et de coco, huiles hydrogénées. |
| **Protéines**<br><br>*Recommandation des nutritionnistes :* de 10 à 35 % des calories consommées par jour devraient provenir des protéines. | Constituent le matériau de base des cellules.<br><br>Participent à la formation de l'hémoglobine, des anticorps, des enzymes et des hormones.<br><br>Servent à la croissance, à la réparation et à la reconstitution des différents tissus. | Produits animaux (viande rouge, poisson, volaille, fruits de mer, œufs et produits laitiers), légumineuses et noix. |
| **Vitamines**<br><br>*Recommandation des nutritionnistes :* respecter les ANR (apport nutritionnel recommandé) pour éviter les carences. | N'apportent aucune énergie à l'organisme, mais facilitent les réactions chimiques qui en produisent après transformation des aliments.<br><br>Rendent possible l'utilisation des glucides, des lipides et des protéines par les cellules.<br><br>Régissent la synthèse des tissus et protègent les membranes des cellules. | Fruits, légumes, grains, poisson et produits animaux. |
| **Minéraux**<br><br>*Recommandation des nutritionnistes :* respecter les ANR (apport nutritionnel recommandé) pour éviter les carences, notamment en fer, calcium, zinc et magnésium (carences observées au Québec). | Renforcent certaines structures (dents, squelette).<br><br>Contribuent au bon fonctionnement de l'organisme en général. | En quantité variable, dans presque tous les aliments que nous consommons. |
| **Eau**<br><br>*Recommandation des nutritionnistes :* boire l'équivalent de 5 à 7 verres d'eau par jour ; et plus si on est physiquement actif. | Compose le sang et la lymphe.<br><br>Transporte les nombreux éléments nutritifs dans l'organisme.<br><br>Débarrasse – par la transpiration, les urines, les selles et la respiration – l'organisme des déchets (comme le $CO_2$) qui circulent dans le sang.<br><br>Aide à régulariser la température du corps. | Eau du robinet, jus, fruits, légumes, boissons de toutes sortes. |

a. Le cerveau consomme à lui seul de 130 à 150 g de glucose par jour.

**figure 3.1** Le rôle des vitamines et des minéraux en un coup d'œil

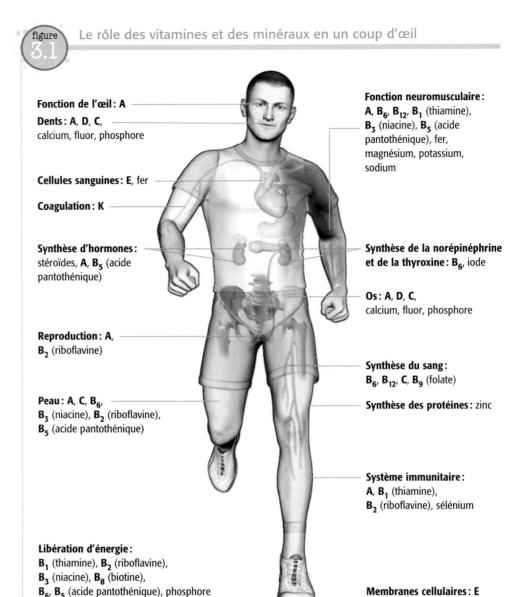

**Fonction de l'œil : A**

**Dents : A, D, C,** calcium, fluor, phosphore

**Cellules sanguines : E,** fer

**Coagulation : K**

**Synthèse d'hormones :** stéroïdes, **A, B$_5$** (acide pantothénique)

**Reproduction : A, B$_2$** (riboflavine)

**Peau : A, C, B$_6$, B$_3$** (niacine), **B$_2$** (riboflavine), **B$_5$** (acide pantothénique)

**Libération d'énergie : B$_1$** (thiamine), **B$_2$** (riboflavine), **B$_3$** (niacine), **B$_8$** (biotine), **B$_6$, B$_5$** (acide pantothénique), phosphore

**Fonction neuromusculaire : A, B$_6$, B$_{12}$, B$_1$** (thiamine), **B$_3$** (niacine), **B$_5$** (acide pantothénique), fer, magnésium, potassium, sodium

**Synthèse de la norépinéphrine et de la thyroxine : B$_6$,** iode

**Os : A, D, C,** calcium, fluor, phosphore

**Synthèse du sang : B$_6$, B$_{12}$, C, B$_9$** (folate)

**Synthèse des protéines :** zinc

**Système immunitaire : A, B$_1$** (thiamine), **B$_2$** (riboflavine), sélénium

**Membranes cellulaires : E**

Adapté de McArdle, W., Katch, F., et Katch, V. (2001). *Physiologie de l'activité physique.* Paris/Saint-Hyacinthe : Maloine /Edisem, p. 2.

lipides monoinsaturés que le corps peut fabriquer à partir des gras saturés s'il en a besoin. Précisons que l'huile d'olive, l'huile de canola, les noix et les avocats sont d'importantes sources d'oméga-9.

Mais revenons aux oméga-3 et aux oméga-6, puisque ce sont eux qui suscitent l'intérêt des chercheurs et des médias depuis quelques années. Ces bons gras jouent, en effet, un **rôle majeur** dans tous les processus de reproduction et de croissance (formation des cellules, intégrité de la peau, réactions inflammatoires, allergiques, immunitaires, etc.). Ils protègent également contre les maladies du cœur en réduisant la quantité de mauvais cholestérol dans le sang, en prévenant la coagulation du sang et en abaissant le taux sanguin de triglycérides (un type de gras qui contribue au développement des maladies du cœur). Bien que cela reste à prouver de manière irréfutable, certains chercheurs soutiennent même que les oméga-3, en particulier, influeraient favorablement sur notre humeur et pourraient, comme le fait l'exercice, aider à combattre les symptômes de la dépression. Toutefois, dans le cas de l'exercice, on n'en est plus au stade de l'hypothèse : son effet antidépresseur est confirmé par plusieurs études, ainsi qu'on l'a vu au chapitre 2.

Devant autant de bienfaits, la tentation est grande de prendre des suppléments d'oméga-3 et d'oméga-6. Est-ce nécessaire ? Non, si vous consommez régulièrement du poisson (au moins une fois par semaine), des œufs enrichis, des noix et des graines (de lin, en particulier), qui sont d'importantes sources naturelles d'oméga-3. Quant aux oméga-6, ils sont présents dans les huiles végétales et beaucoup de produits transformés en contiennent de grandes quantités.

# Les modèles
## alimentaires

Fermons maintenant la parenthèse et revenons à la question posée précédemment : quelles actions concrètes vous permettraient de corriger vos écarts alimentaires sans tomber dans d'autres excès ? La première est en fait une démarche. Il s'agit de comparer votre alimentation avec un des modèles d'alimentation saine (car il y en a plusieurs) reconnus par les nutritionnistes.

Les figures 3.2 à 3.5 (pages 71 à 74) présentent quatre de ces modèles, sous la forme de pyramides alimentaires : la **pyramide canadienne** (fondée sur la plus récente mise à jour du *Guide alimentaire canadien*), la **pyramide méditerranéenne**, la **pyramide asiatique** et la **pyramide végétarienne**. Rappelons que le végétarisme est une pratique alimentaire qui exclut la consommation de viandes et d'autres aliments d'origine animale. Les nutritionnistes reconnaissent cette pratique comme saine pourvu qu'elle inclue une grande variété de protéines d'origine végétale. En fait, toutes ces pyramides ont un point commun : d'après la recherche, leurs modèles d'alimentation améliorent le bien-être et l'espérance de vie en bonne santé, dans la mesure où ils garantissent un apport varié et complet d'aliments appartenant aux six grandes familles de nutriments.

Ces pyramides se distinguent toutefois sur d'autres points. Ainsi, la pyramide canadienne est d'une grande précision en ce qui a trait aux nombres

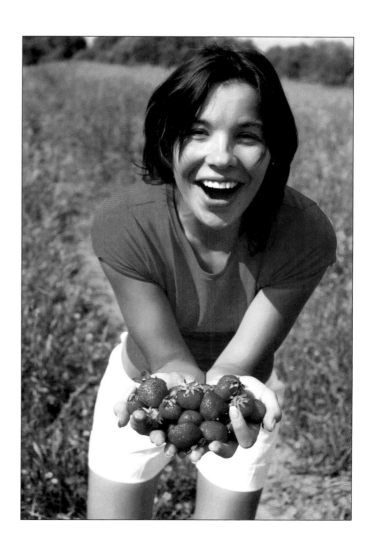

minimal et maximal de portions par jour, et fournit même les quantités (**voir les exemples de portions dans la pyramide**). Les trois autres pyramides ont une approche moins directive : concernant la consommation des aliments, elles donnent seulement le nombre de fois par jour, par semaine ou par mois. On se fie à votre bon jugement en ce qui a trait aux quantités. Autre différence, la pyramide canadienne rassemble dans la même catégorie les viandes et leurs substituts (légumineuses et grains entiers). Les pyramides méditerranéenne et asiatique placent plutôt les viandes et leurs substituts dans des catégories distinctes ; les viandes sont même subdivisées en trois catégories (viande rouge, volaille, poisson et fruits de mer). De plus, la consommation de viande rouge est limitée à une fois par mois. Et, bien entendu, il n'y a pas de catégorie de viande dans la pyramide végétarienne. Mais on peut obtenir suffisamment de protéines sans avoir à consommer d'aliments spéciaux ou de suppléments protéiniques, **pourvu que les repas contiennent des aliments riches en protéines végétales** (produits de soya, autres légumineuses, céréales, noix et graines).

Étant donné que la pyramide canadienne est plus précise que les autres quant aux quantités, vous allez comparer dans le bilan 3.1 (page 100) votre alimentation actuelle avec ce modèle alimentaire. La pyramide canadienne comporte cinq catégories d'aliments : desserts et sucreries, viande et substituts (pour les adeptes du végétarisme), lait et substituts, produits céréaliers, légumes et fruits. Sur le site de Santé Canada, vous pouvez même personnaliser en ligne votre guide alimentaire (zoom 3.2). Si votre bilan révèle un ou plusieurs écarts alimentaires, consultez la section qui suit : elle présente des solutions pour améliorer votre alimentation.

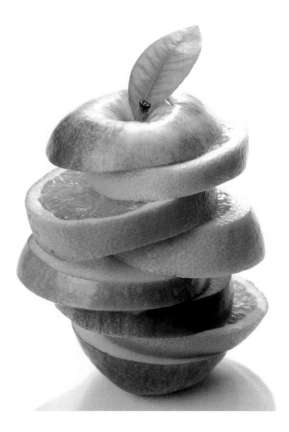

## La nouvelle pyramide canadienne[a]

figure
3.2

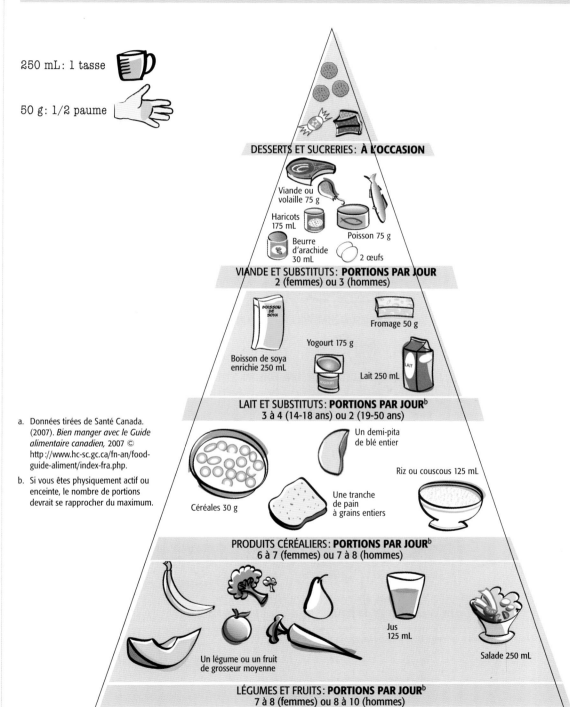

ACTIVITÉ PHYSIQUE QUOTIDIENNE

250 mL : 1 tasse

50 g : 1/2 paume

DESSERTS ET SUCRERIES : **À L'OCCASION**

Viande ou volaille 75 g

Haricots 175 mL

Poisson 75 g

Beurre d'arachide 30 mL

2 œufs

VIANDE ET SUBSTITUTS : **PORTIONS PAR JOUR**
2 (femmes) ou 3 (hommes)

Fromage 50 g

Yogourt 175 g

Boisson de soya enrichie 250 mL

Lait 250 mL

LAIT ET SUBSTITUTS : **PORTIONS PAR JOUR**[b]
3 à 4 (14-18 ans) ou 2 (19-50 ans)

Un demi-pita de blé entier

Riz ou couscous 125 mL

Céréales 30 g

Une tranche de pain à grains entiers

PRODUITS CÉRÉALIERS : **PORTIONS PAR JOUR**[b]
6 à 7 (femmes) ou 7 à 8 (hommes)

Jus 125 mL

Salade 250 mL

Un légume ou un fruit de grosseur moyenne

LÉGUMES ET FRUITS : **PORTIONS PAR JOUR**[b]
7 à 8 (femmes) ou 8 à 10 (hommes)

a. Données tirées de Santé Canada. (2007). *Bien manger avec le Guide alimentaire canadien,* 2007 © http://www.hc-sc.gc.ca/fn-an/food-guide-aliment/index-fra.php.

b. Si vous êtes physiquement actif ou enceinte, le nombre de portions devrait se rapprocher du maximum.

figure 3.3

## La pyramide méditerranéenne

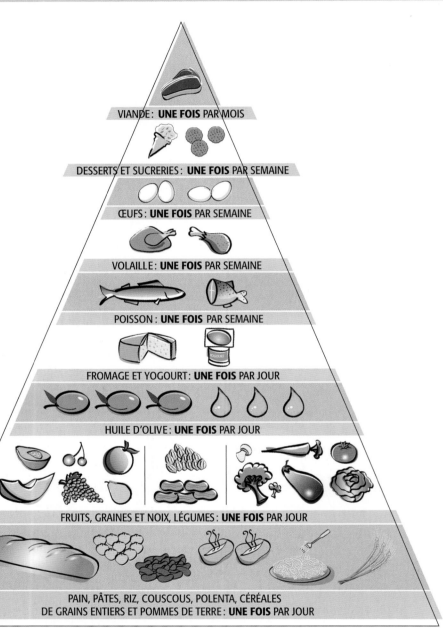

ACTIVITÉ PHYSIQUE QUOTIDIENNE

VIANDE : **UNE FOIS** PAR MOIS

DESSERTS ET SUCRERIES : **UNE FOIS** PAR SEMAINE

ŒUFS : **UNE FOIS** PAR SEMAINE

VOLAILLE : **UNE FOIS** PAR SEMAINE

POISSON : **UNE FOIS** PAR SEMAINE

FROMAGE ET YOGOURT : **UNE FOIS** PAR JOUR

HUILE D'OLIVE : **UNE FOIS** PAR JOUR

FRUITS, GRAINES ET NOIX, LÉGUMES : **UNE FOIS** PAR JOUR

PAIN, PÂTES, RIZ, COUSCOUS, POLENTA, CÉRÉALES
DE GRAINS ENTIERS ET POMMES DE TERRE : **UNE FOIS** PAR JOUR

**figure 3.4** La pyramide asiatique

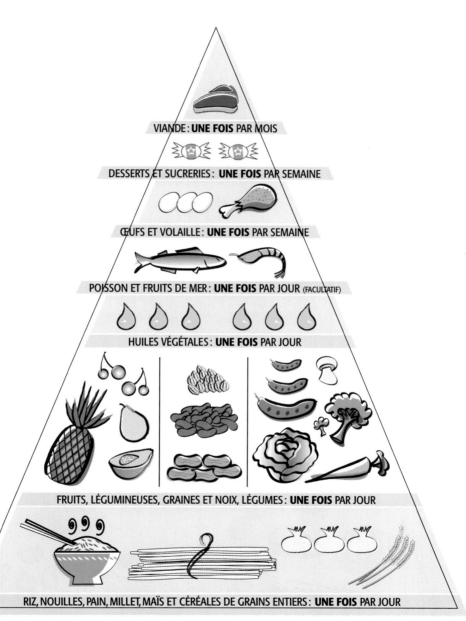

ACTIVITÉ PHYSIQUE QUOTIDIENNE

VIANDE : **UNE FOIS** PAR MOIS

DESSERTS ET SUCRERIES : **UNE FOIS** PAR SEMAINE

ŒUFS ET VOLAILLE : **UNE FOIS** PAR SEMAINE

POISSON ET FRUITS DE MER : **UNE FOIS** PAR JOUR (FACULTATIF)

HUILES VÉGÉTALES : **UNE FOIS** PAR JOUR

FRUITS, LÉGUMINEUSES, GRAINES ET NOIX, LÉGUMES : **UNE FOIS** PAR JOUR

RIZ, NOUILLES, PAIN, MILLET, MAÏS ET CÉRÉALES DE GRAINS ENTIERS : **UNE FOIS** PAR JOUR

figure
3.5   La pyramide végétarienne

ACTIVITÉ PHYSIQUE QUOTIDIENNE

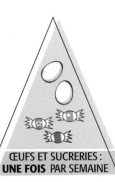

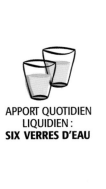

APPORT QUOTIDIEN
LIQUIDIEN :
**SIX VERRES D'EAU**

ŒUFS ET SUCRERIES :
**UNE FOIS** PAR SEMAINE

BLANC D'ŒUFS, LAIT DE SOYA
ET PRODUITS LAITIERS :
**UNE FOIS PAR JOUR**

NOIX ET GRAINES : **UNE FOIS PAR JOUR**

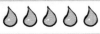

HUILES VÉGÉTALES : **UNE FOIS PAR JOUR**

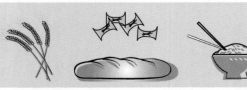

GRAINS ENTIERS : **À TOUS LES REPAS**

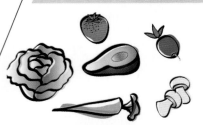 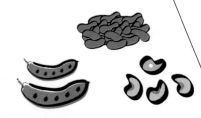

FRUITS, LÉGUMES, LÉGUMINEUSES ET HARICOTS : **À TOUS LES REPAS**

# Z°OM 3.2 Composez votre propre
## guide alimentaire !

Sur le site de Santé Canada, vous trouverez un outil interactif fort instructif qui vous permet de person-naliser les informations du *Guide alimentaire canadien*. Après avoir précisé votre âge et votre sexe, vous aurez à choisir vos aliments (que vous aurez au préalable visualisés) dans chacun des quatre groupes alimentaires. Les portions sont également indiquées. Puis, dans le volet Activité physique, vous choisirez de une à six activités. Vous n'aurez plus qu'à imprimer ou à transformer en pdf votre guide alimentaire personnalisé. Vous pourrez recommencer l'exercice autant de fois que vous voudrez en variant les com-binaisons alimentaires. Voici l'adresse du site :

http ://www.hc-sc.gc.ca/fn-an/food-guide-aliment/myguide-monguide/index-fra.php.

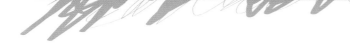

# Des solutions
## pour manger mieux

Le bilan 3.1 vous a révélé que votre alimentation présentait des lacunes ? Que faire alors pour manger mieux ? Voici des gestes concrets à poser pour changer la situation.

## 1. N'ingérez que les calories que vous dépenserez

Nous vivons dans un environnement qui favorise l'embonpoint, voire l'obésité (cha-pitre 1). Il est donc assez fréquent de nos jours d'ingérer plus de calories que nous n'en dépensons. La situation inverse existe aussi, mais elle est plus rare. Et vous, dépensez-vous les calories que vous ingérez chaque jour ? La mise en commun des résultats des questionnaires du bilan 3.1 (page 100) et du bilan 8.1 (page 279) vous donnera une réponse à cette question. En effet, le bilan 3.1 vous permet d'estimer votre apport éner-gétique (ou calorique) quotidien, tandis que le bilan 8.1 estime votre dépense énergétique (ou calorique) quotidienne. Si vous constatez que vous consommez plus de calories que vous n'en dépensez, sachez qu'il suffit souvent de réduire un peu, par exemple de 50 à 100 calories par jour, les portions d'aliments très caloriques : une poutine de format moyen plutôt que le gros format, la moitié d'un sac de croustilles, une poignée ou deux d'ara-chides en moins, moins de tartinade chocolat-noisettes sur sa tranche de pain, une boisson gazeuse plutôt que deux par jour, etc.). Méfiez-vous aussi de certains breuvages à la mode en apparence anodins mais très riches en calories (zoom 3.3).

L'autre option, c'est d'augmenter votre dépense calorique en bougeant chaque jour un peu plus. Si le déséquilibre en faveur de l'apport calorique est important (plus de 250 calo-ries par jour), vous pouvez combiner les deux approches : manger un peu moins et bouger un peu plus. Vous trouverez d'autres informations à ce sujet dans le chapitre 8.

# ZOOM 3.3 Big Mac ou boisson glacée au café : même combat

*Par Pierre Duchesneau*

**D'après une nouvelle étude d'un fonds mondial de la recherche contre le cancer, certains cafés vendus dans des chaînes populaires contiennent jusqu'à 561 calories !** C'est le cas d'une boisson glacée au café baptisée **Frappuccino Mocha Dark Berry** (surmontée de crème chantilly), le produit testé qui contenait le plus de calories, a relevé le Fonds mondial de la recherche contre le cancer. Cette boisson est vendue dans les enseignes **Starbucks**. Offerte en petit format, elle contient déjà 369 calories, soit autant qu'un sandwich BLT de chez McDonald's. «Il est alarmant qu'un café contienne le quart des besoins nutritionnels quotidiens des femmes (qui s'élèvent à 2000 calories). Ce nombre de calories devrait plutôt se trouver dans un repas du soir que dans un café, croit la D^re Rachel Thompson, chef scientifique du World Cancer Research Fund (WCRF). Il existe pourtant d'autres cafés, dans le commerce, qui ne contiennent que trois calories !» Selon elle, «consommer ce genre de boisson de façon occasionnelle ne peut pas faire de mal. Mais en consommer régulièrement augmente les risques d'être en surpoids, ce qui augmente le risque de souffrir du cancer et d'autres pathologies comme des maladies cardiaques ou le diabète». Les **conseils** du WCRF :

• Éviter les cafés qui contiennent de la crème ou des sirops de fruit.

• Choisir une boisson lactée sans édulcorant.

• Privilégier le lait écrémé ou semi-écrémé en accompagnement.

Source : Pierre Duchesneau, Agence France Presse, le 31 juillet 2009.

Enfin évitez l'arnaque des diètes miracles car, neuf fois sur dix, vous reprenez le poids perdu dans les semaines qui suivent à cause du ralentissement de votre métabolisme de base (page 28). De plus, si vous en essayez plusieurs parce que votre poids fait le yoyo, sachez que ces fluctuations du poids finissent par faire engraisser, comme le montre la **figure 3.6**.

## figure 3.6 Les régimes amaigrissants qui font engraisser

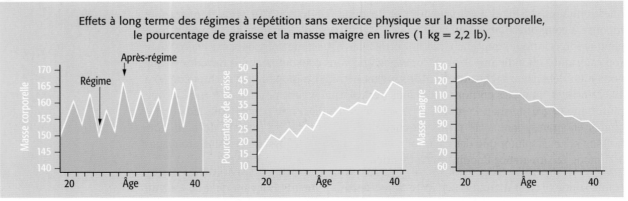

Effets à long terme des régimes à répétition sans exercice physique sur la masse corporelle, le pourcentage de graisse et la masse maigre en livres (1 kg = 2,2 lb).

Black. D. R., *et al.* (1991). A time series analysis of longitudinal weight changes in two adult women. *International Journal of Obesity, 15*(623). Reproduit avec la permission de Macmillan Publishers Ltd © 1991.

# Mythe  ou Réalité?

### Aliments légers riment toujours avec choix santé.  Faux

Ce n'est pas parce qu'un aliment est pauvre en gras, en sel, en sucre ou en calories qu'il est automatiquement un aliment santé. L'industrie alimentaire peut, en effet, alléger un aliment sans le rendre nécessairement plus nutritif. Il faut étudier la liste des ingrédients puis l'étiquette nutritionnelle pour connaître le contenu en gras saturés et trans, en fibres, en protéines, en vitamines et en minéraux.

### Le pain, les pâtes et les pommes de terre font grossir. Faux

Ces aliments sont des féculents (glucides) plutôt pauvres en calories. Il n'y a que le pain qui peut contenir un peu de gras. Ce qui fait grossir, c'est le beurre, la tartinade ou la sauce qui les accompagnent.

### Les suppléments de vitamines donnent de l'énergie. Faux

Les vitamines ne fournissent pas d'énergie, même si elles contribuent aux processus permettant d'en produire. Par contre, les glucides fournissent de l'énergie et ceux qui ont un indice glycémique élevé le font encore plus rapidement.

### Le pamplemousse fait fondre la graisse. Faux

À ce jour, les scientifiques n'ont trouvé dans le pamplemousse aucune substance miracle qui ferait fondre la graisse comme par enchantement. Toutefois, la diète dite aux pamplemousses comporte peu de calories et c'est ce qui fait perdre du poids. Vous êtes encore sceptique parce que votre tante vous a dit que ce régime a fonctionné dans son cas? Voici ce que vous proposent les nutritionnistes du site Extenso: «Faites le test suivant: versez du jus de pamplemousse sur une brique de beurre et laissez agir. Si la brique disparaît au bout de quelques heures, les scientifiques seront tous confondus!»

## 2. Si vous devez couper, autant le faire dans le mauvais gras

On a pu constater dans le tableau 3.3 que les lipides sont nécessaires à une bonne santé. Mais attention, **il y a du bon et du mauvais gras** et c'est bien sûr la proportion du mauvais gras qu'il faut réduire. Voyons cela de plus près.

**Le mauvais gras, ou gras saturé.** Ce type de gras augmente le taux de mauvais cholestérol (lipides de basse densité) et finit par obstruer les artères en formant des plaques de graisse (**athéromes**). Il est aussi associé à l'hypertension artérielle, au cancer du côlon, du rectum, de la prostate, du sein et des ovaires. Le **mauvais gras** se trouve principalement dans les aliments d'origine animale (lait, beurre, yogourt, viande et charcuterie), les fritures, les croustilles, les frites, les craquelins et les produits à base d'huiles durcies, ou hydrogénées. Ces dernières sont issues d'un procédé industriel, l'**hydrogénation**, qui consiste à ajouter de l'hydrogène à l'huile liquide afin de la rendre solide. Or, l'huile hydrogénée contient une forme de gras saturés, les **acides gras trans**, qui comptent parmi les plus nuisibles à la santé. Le beurre d'arachide commercial est un exemple classique de produit hydrogéné. À l'état naturel, le beurre d'arachide contient une huile qui tend à remonter à la surface ; il faut alors le brasser pour le rendre homogène. L'industrie alimentaire a résolu le problème en hydrogénant le produit. Résultat : le beurre d'arachide industriel reste ferme et homogène ; par contre, il est aussi désormais très riche en huile hydrogénée, donc en gras trans. Heureusement, les fabricants mettent sur le marché de plus en plus de produits contenant peu d'huile hydrogénée, voire n'en contenant pas du tout.

**Le bon gras, ou gras insaturé.** Ce type de gras est indispensable au bon fonctionnement du corps : il aide à absorber les vitamines A, D, E et K, il contribue à la synthèse des hormones et du bon cholestérol, et il fournit les acides gras essentiels que notre corps ne fabrique pas (oméga-3 et oméga-6). Le bon gras constitue même un fabuleux réservoir d'énergie : gramme pour gramme, il contient deux fois plus de calories que le sucre ou les protéines, tout en occupant moins d'espace dans les cellules. Par ailleurs, le bon gras ne favorise pas le cancer et ne bouche pas les artères. Précisons que le bon gras se trouve sous deux formes, toutes deux utiles à l'organisme : le gras **monoinsaturé** et le gras **polyinsaturé**.

**Comment réduire à 10 % ou moins la proportion de mauvais gras dans l'apport calorique quotidien ?** Il vous est toujours possible de tout calculer au gramme près en mangeant avec une calculatrice et une balance à vos côtés, mais cela risquerait de vous couper l'appétit ! Vous obtiendrez d'aussi bons résultats en réduisant globalement votre consommation d'aliments riches en gras saturés ou trans. En clair, consommez un peu moins de hamburgers-frites, de poutines, de croustilles, de charcuterie, de viandes grasses, de margarine dure et de poulet pané, et consommez un peu plus de produits laitiers légers (lait, yogourt, crème glacée à 1 % ou à 2 %), d'huiles végétales vierges, de viandes maigres (volaille, gibier, veau, etc.), de légumineuses, de tofu, de poisson frais et de fruits de mer (**figure 3.7**). Vous trouverez aussi sur le Compagnon Web trois exemples de menus à contenu décroissant en gras.

menus moins gras

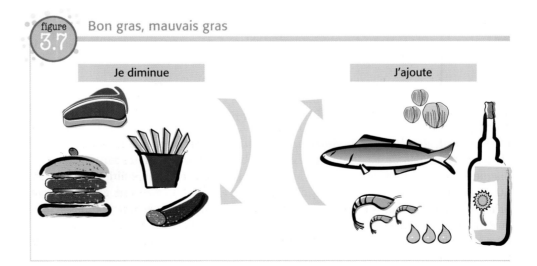

**figure 3.7**   Bon gras, mauvais gras

Je diminue          J'ajoute

Quant à l'**huile hydrogénée**, qui n'existe pas à l'état naturel, il faut la détecter en lisant la liste des ingrédients et l'étiquette nutritionnelle sur l'emballage des aliments préparés. Si l'un ou l'autre des termes « hydrogéné », « partiellement hydrogéné », « shortening végétal », « lipides trans » ou « gras trans » y figurent, changez de produit si vous le pouvez. Étonnamment, certaines barres de céréales « santé » contiennent de tels produits. Plus vous boycotterez ces produits, plus les fabricants seront forcés de les remplacer par des produits plus sains. La nouvelle étiquette nutritionnelle de Santé Canada oblige d'ailleurs les fabricants de produits alimentaires à limiter la quantité de gras trans dans les aliments préparés (**pas plus de 2 g d'acides gras trans par 100 g**) et aussi à la préciser sur l'étiquette nutritionnelle. Pour en savoir plus sur cette nouvelle étiquette, consultez la **figure 3.8** et le Compagnon Web.

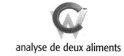

analyse de deux aliments

## 3. Colorez votre assiette de fruits et de légumes

Dire que les fruits et les légumes sont bons pour la santé est l'évidence même. Sous leur forme naturelle, ces aliments contiennent une grande quantité de vitamines, de minéraux et de fibres alimentaires dont nous avons besoin pour rester en bonne santé. Les fruits et les légumes regorgent aussi de glucides complexes — sucres à assimilation lente qui régularisent l'appétit et le taux de sucre dans le sang — et de substances qu'on ne trouve pas dans d'autres aliments : stérols, flavonoïdes et certains composés sulfurés qui abaissent le taux de mauvais cholestérol dans le sang et pourraient aussi réduire le risque de développer certains cancers.

Voici une suggestion à la portée de tous : **partez chaque matin en emportant un ou deux fruits ou légumes (carotte, concombre, pomme, poire, etc.) que vous croquerez en vous rendant au cégep** ou au travail. Au bout de quelques jours, cette obligation deviendra une bonne habitude à laquelle vous prendrez plaisir. **Que penser à présent des aliments bio ?** Selon la nutritionniste Marielle Ledoux : « À l'heure actuelle tout n'est malheureusement pas parfait. Il y a toujours de la difficulté à assurer la pureté du produit. Souvent, la pollution qui provient de l'air et de l'eau est plus importante que ce qui est ajouté sciemment par les cultivateurs (pesticides, insecticides, déjà bien réglementés). Le bio coûte plus cher et la différence n'est pas significative. Si on peut se le payer, ça va, mais c'est loin d'être nécessaire. »

## 4. Mangez davantage de céréales à grains entiers et de légumineuses

La principale qualité des céréales à grains entiers (blé, orge, riz, millet, sarrasin, soya, avoine, etc.) et des légumineuses (haricots, fèves, lentilles, pois chiches, etc.) est leur grande richesse en fibres alimentaires. Ces résidus, longtemps considérés comme inutiles parce que le système digestif ne peut les assimiler, abaissent le taux de mauvais cholestérol, préviennent les hémorroïdes, combattent la constipation aussi bien qu'un laxatif, abondent en vitamines E et B et, surtout, semblent réduire les risques de cancer du côlon. **Il existe deux types de fibres alimentaires : les fibres solubles et les fibres insolubles.** Les fibres solubles (avoine et orge, en particulier) attirent les molécules de cholestérol et les entraînent avec elles dans les matières fécales. Les fibres insolubles (son de blé, surtout) rendent les selles plus molles, ce qui facilite leur évacuation et réduit par le fait même le temps de contact des substances potentiellement cancérogènes avec la paroi des intestins.

# Regardez l'étiquette

**L'information nutritionnelle sur l'étiquette aide à faire des choix éclairés**

**Les allégations nutritionnelles** sont de deux types :

1) **L'allégation relative à la teneur nutritive** parle d'un nutriment – sodium, gras ou sucre, par exemple.

2) **L'allégation santé explique** comment votre régime alimentaire peut affecter votre santé

**Le tableau de la valeur nutritive** indique la teneur en Calories et en 13 nutriments pour la portion précisée.

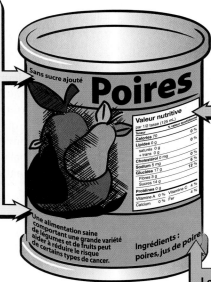

Sans sucre ajouté

Poires

Une alimentation saine comportant une grande variété de légumes et de fruits peut aider à réduire le risque de certains types de cancer.

Ingrédients : poires, jus de poire

**La liste des ingrédients** vous explique quels ingrédients l'aliment préemballé contient.

| Valeur nutritive | | |
|---|---|---|
| par 1/2 tasse (125 mL) | | |
| Teneur | | % valeur quotidienne |
| **Calories** 70 | | |
| **Lipides** 0 g | | 0 % |
| saturés 0 g | | |
| + trans 0 g | | 0 % |
| **Cholestérol** 0 mg | | |
| **Sodium** 5 mg | | 0 % |
| **Glucides** 17g | | 6 % |
| Fibres 3 g | | 12 % |
| Sucres 14 g | | |
| **Protéines** 0 g | | |
| Vitamine A 0 % | Vitamine C | 4 % |
| Calcium 0 % | Fer | 4 % |

## Lisez le tableau de la valeur nutritive en 5 étapes simples.

**1 Portion**
Si vous mangez la quantité indiquée dans le tableau de la valeur nutritive, vous obtiendrez les Calories et les nutriments indiqués. Comparez toujours la quantité de la portion indiquée sur l'étiquette à la quantité que vous mangez.

**2 Calories**
Le chiffre vous indique combien d'énergie contient une portion de l'aliment préemballé.

**3 Pourcentage de la valeur quotidienne (% valeur quotidienne)**
Le pourcentage de la valeur quotidienne classe les nutriments selon une échelle de 0 à 100 %. Cela indique si l'aliment préemballé contient peu ou beaucoup d'un nutriment par portion.

**4 Obtenez moins des nutriments suivants :**
• Lipides (gras), gras saturés et gras trans
• Cholestérol
• Sodium
Choisissez des aliments préemballés avec un bas pourcentage de la valeur quotidienne de lipides et de sodium, surtout si vous êtes prédisposé à une maladie du cœur ou du diabète.

**5 Obtenez plus des nutriments suivants :**
• Glucides
• Fibres
• Vitamines A et C
• Calcium
• Fer
Choisissez des aliments préemballés avec un haut pourcentage de la valeur quotidienne de ces nutriments. Si vous avez le diabète, surveillez les glucides, car ils influencent le taux de sucre dans votre sang.

**Faites provision de saine alimentation**
**Healthy Eating is in Store for you**

CANADIAN DIABETES ASSOCIATION | ASSOCIATION CANADIENNE DU DIABÈTE

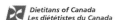
**Dietitans of Canada**
**Les diététistes du Canada**

**Feuille d'information 1**

www.faitesprovisiondesainealimentation.ca

**COMITÉ NATIONAL CONSULTATIF**
· Association canadienne d'économie familiale · Association canadienne de santé publique · Association des consommateurs du Canada
· Conseil canadien des aliments et de la nutrition · Conseil canadien des distributeurs en alimentation · Fondation des maladies du cœur du Canada – Programme Visez santé™
· Kraft Canada Inc. · Produits alimentaires et de consommation du Canada · Shop Smart Tours Inc.

Les fibres aident aussi à combattre une maladie de plus en plus répandue en Occident : la **diverticulose**. Cette maladie se caractérise par la formation de petites poches à même la paroi des intestins. Ces cavités, appelées diverticules, sont de véritables nids à infection, sans compter qu'elles peuvent se déchirer et infecter l'intérieur de l'abdomen. La popularité grandissante des repas préparés, habituellement pauvres en fibres alimentaires, pourrait expliquer l'extension de la maladie. Ce type de repas produit en effet des selles dures, ce qui rend leur évacuation difficile. La pression sur les parois intestinales étant plus forte, il arrive que celles-ci cèdent par endroits et forment des diverticules.

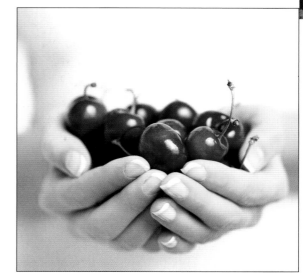

Nous devrions consommer chaque jour au moins 30 g de fibres pour pouvoir profiter pleinement de leurs bienfaits. Hélas ! nous n'en consommons en moyenne que 15 g. Pour atteindre la quantité recommandée, il suffit de manger plus souvent des aliments riches en fibres (tableau 3.4). Si vous n'avez pas l'habitude de consommer beaucoup de fibres, ajoutez-les graduellement à votre alimentation et buvez beaucoup d'eau (de 6 à 8 tasses par jour) afin d'éviter les ballonnements. Le tableau 3.5 indique comment passer, graduellement, d'une alimentation pauvre en fibres à une alimentation riche en fibres. Un dernier conseil : jetez vos laxatifs si vous avez l'habitude d'en prendre. Des études récentes indiquent que, en plus de rendre les intestins paresseux, ils pourraient être cancérogènes.

**tableau 3.4**    Quelques aliments très riches en fibres alimentaires

| Aliments (en portions) | Contenu en fibres (en grammes) |
|---|---|
| 1 avocat (grosseur moyenne) | 20,9 |
| 125 mL (1/2 tasse) de céréales à base de son de blé | 14,0 |
| 3 figues séchées de grosseur moyenne | 13,9 |
| 125 mL (1/2 tasse) de haricots rouges cuits | 7,5 |
| 125 mL (1/2 tasse) de haricots blancs cuits | 6,8 |
| 5 dattes séchées de grosseur moyenne | 6,7 |
| 125 mL (1/2 tasse) de pois cuits | 4,7 |
| 1 poire moyenne avec peau | 4,7 |
| 1 tige de brocoli cru | 4,2 |
| 250 mL (1 tasse) de spaghettis de blé entier cuits | 3,9 |
| 125 mL (1/2 tasse) de lentilles cuites | 3,7 |
| 125 mL (1/2 tasse) d'avoine cuite | 3,7 |

**tableau 3.5** Comment augmenter sa consommation quotidienne de fibres en passant de 15 g à plus de 30 g

| Menu pauvre en fibres | Fibres | Menu riche en fibres | Fibres |
|---|---|---|---|
| **Déjeuner** | | | |
| 125 mL (1/2 tasse) de jus d'orange frais | 0,2 g | 1 orange | 2,4 g |
| 250 mL (1 tasse) de flocons de maïs | 0,8 g | 2 gros biscuits de blé filamenté | 6,6 g |
| 125 mL (1/2 tasse) de lait à 2 % | – | 125 mL (1/2 tasse) de lait à 2 % | – |
| 1 rôtie de pain blanc | 0,4 g | 1 rôtie de pain de blé entier | 2,7 g |
| 15 mL (1 c. à soupe) de beurre d'arachide crémeux | 0,9 g | 15 mL (1 c. à soupe) de beurre d'arachide croquant | 1,1 g |
| Café au lait | – | Café au lait | – |
| **Sous-total** | **2,3 g** | **Sous-total** | **12,8 g** |
| **Dîner** | | | |
| 250 mL (1 tasse) de jus de tomate | 1,7 g | 125 mL (1/2 tasse) de carottes miniatures | 1,9 g |
| Salade de poulet et riz : <br>• 90 g (3 oz) de poulet <br>• 250 mL (1 tasse) de laitue iceberg hachée <br>• 125 mL (1/2 tasse) de riz blanc <br>• Vinaigrette | 0,8 g | Salade de poulet Waldorf : <br>• 90 g (3 oz) de poulet <br>• 250 mL (1 tasse) de laitue romaine hachée <br>• 1/2 pomme avec peau, en cubes <br>• 125 mL (1/2 tasse) de raisins frais <br>• 15 mL (1 c. à soupe) de noix de Grenoble hachées <br>• 125 mL (1/2 tasse) de riz brun <br>• Vinaigrette | 4,9 g |
| 125 mL (1/2 tasse) de yogourt à la vanille | | 125 mL (1/2 tasse) de yogourt à la vanille et 4 demi-abricots secs hachés | 1,0 g |
| **Sous-total** | **2,5 g** | **Sous-total** | **7,8 g** |
| **Collation** | | | |
| 1 kiwi | 2,6 g | 1 kiwi | 2,6 g |
| **Sous-total** | **2,6 g** | **Sous-total** | **2,6 g** |
| **Souper** | | | |
| 200 mL (3/4 tasse) de crème de poireaux | 2,6 g | 200 mL (3/4 tasse) de crème de poires et poireaux | 3,1 g |
| 1 petit pain croûté | 1,0 g | 1 petit pain multigrain | 2,0 g |
| 90 g (3 oz) de saumon grillé | – | 90 g (3 oz) de saumon grillé | – |
| 125 mL (1/2 tasse) de pommes de terre en purée | 2,2 g | 1 pomme de terre au four entière avec peau | 4,6 g |
| 125 mL (1/2 tasse) de fleurons de brocoli cuits à la vapeur | 2,0 g | 125 mL (1/2 tasse) de fleurons de brocoli cuits à la vapeur avec 15 mL (1 c. à soupe) d'amandes grillées | 2,6 g |
| Pêche Melba (2 demi-pêches, crème glacée aux fraises, biscuits au beurre) | 1,6 g | Pêche Melba (2 demi-pêches, crème glacée aux fraises, biscuits Graham) | 1,8 g |
| Tisane à la framboise | – | Tisane à la framboise | – |
| **Sous-total** | **9,4 g** | **Sous-total** | **14,1 g** |
| **Total pour la journée** | **16,8 g** | **Total pour la journée** | **37,3 g** |

Tiré de Brault-Dubuc, M., et Caron-Lahaie, L. (2003). *Valeur nutritive des aliments* (9ᵉ éd.). Saint-Lambert : Société Brault-Lahaie.

# Point de vue

Par Marielle Ledoux, Ph.D.
**professeure titulaire à la Faculté de médecine et directrice du Département de nutrition, Université de Montréal**

## Boissons énergétiques et boissons énergisantes

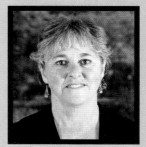

Les **boissons énergétiques** ont certainement leur raison d'être, puisqu'elles sont conçues pour remplacer l'eau et le sel perdus dans la sueur lors d'un exercice physique et pour assurer un ajout en glucides (ou sucre).

Quant aux **boissons énergisantes**, elles visent à prolonger l'éveil, à stimuler le système nerveux central et théoriquement à augmenter la concentration. Les ingrédients clés de ces boissons comprennent la caféine et les glucides ainsi que la taurine et la glucuronolactone.

Quel est l'avantage de ces différents composés, si avantage il y a? La caféine est un stimulant connu du système nerveux central : elle aide à combattre la sensation de fatigue mentale et physique et améliore la vigilance chez certains individus. Par contre, les quantités de caféine dans les boissons énergisantes dépassent largement les doses considérées comme acceptables par Santé Canada. La caféine de ces boissons est désignée par différentes appellations, telles que *guarana, yerba maté* ou *caféine pure.* Lire les étiquettes devient donc essentiel pour bien évaluer l'utilité de ces boissons. La guarana a un taux de caféine de 2 à 3 fois supérieur à celui des grains de café et elle produit, en grande quantité, les mêmes effets secondaires que la caféine : irritabilité, maux de tête, insomnie et nervosité. En moyenne, les boissons énergisantes contiennent environ 80 mg de caféine par portion de 250 mL, soit l'équivalent de la quantité de caféine dans une tasse de café filtre. Santé Canada recommande *un maximum* de 500 mL de ces boissons par jour pour un adulte. Enfin, il faut penser à l'effet combiné de l'ingestion de caféine avec certains médicaments ou avec de l'alcool. Les boissons énergisantes peuvent masquer les effets de l'alcool, tels que la perte de coordination motrice, la diminution du temps de réaction, les maux de tête et la bouche sèche. Une personne en état d'ébriété n'en ressentirait donc pas les effets. Déséquilibre électrolytique, nausées, vomissements et irrégularité du rythme cardiaque sont caractéristiques de la prise en très grande quantité des boissons énergisantes.

Les glucides présents dans ces boissons sont importants, mais en quantité beaucoup trop grandes pour favoriser une absorption optimale. La quantité moyenne de glucides y est d'environ 37 g par portion de 250 mL, soit l'équivalent de 7 1/2 c. à thé ou un taux de 11 %. La taurine (acide aminé qu'on trouve surtout dans la viande et les produits laitiers) et la glucuronolactone (un dérivé du glucose produit par le foie) ne présentent aucun effet positif additionnel sur la performance physique et mentale. Pour l'instant, les études sur la taurine effectuées sur des animaux indiquent une amélioration de la mémoire, mais il n'existe aucune preuve d'un effet identique chez l'humain.

En somme, les boissons énergisantes présentent plus souvent des effets négatifs, encore amplifiés quand l'ingestion de ces boissons est associée à la consommation d'alcool et à la prise de certains médicaments.

## **5.** Salez moins

Nous avons besoin de sel comme nous avons besoin de gras, par exemple pour que nos muscles et nos nerfs fonctionnent bien. Or, notre régime alimentaire en fournit générale-ment plus que la dose nécessaire. De fait, nous consommons en moyenne l'équivalent de trois à quatre cuillerées à thé de sel par jour, alors qu'une seule (5 g) suffirait à com-bler nos besoins. Chez les moins de 25 ans, la surconsommation de sel est encore plus accentuée. Notre penchant pour les aliments préparés, les produits en conserve (les soupes, notamment), la restauration rapide, les viandes transformées, les sauces, les croustilles et les produits de boulangerie commerciaux (craquelins, gâteaux, etc.) explique en grande partie l'excès de sel dans notre alimentation. **Au total, 75 % du sel que nous consommons aujourd'hui proviennent de produits alimentaires préemballés déjà haute-ment salés**. Seulement 10 % du sel consommé est fourni naturellement par les aliments, et 15 % est ajouté par le consommateur lui-même. Mais la consommation du sel est devenue passive, puisque c'est en grande partie l'industrie alimentaire — plutôt que le

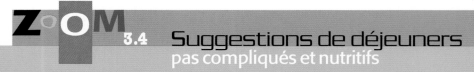

## Z○O M 3.4 Suggestions de déjeuners
pas compliqués et nutritifs

### *Déjeuner rapide*

Vous êtes en retard à votre cours ? Prenez au moins :

- un jus de fruits, un verre d'eau (ne l'oubliez pas !) et 125 mL (1/2 tasse) d'un mélange de fruits séchés, de graines et de noix ;

- ou encore emportez deux fruits (banane, pomme, poire, prune, etc.).

### *Déjeuner complet*

Vous avez du temps ? Prenez :

- un jus de fruits, un verre d'eau, une ou deux rôties tartinées de beurre d'arachide 100 % naturel, avec un peu de miel (facultatif) et une banane coupée en tranches ;

- ou un bol de céréales de type muslix[a] ;

- ou deux œufs, brouillés ou miroir avec des rôties[a] ;

- ou une rôtie, 125 mL (1/2 tasse) d'un mélange de noix, graines et fruits séchés incorporés dans 125 mL (1/2 tasse) de yogourt nature[a] ;

- ou un morceau de fromage sur une gaufre, une orange en quartiers et un verre de lait[a] ;

- ou une portion de fromage cottage, une pêche ou une poire en morceaux sur un muffin anglais avec un verre de lait[a] ;

- ou un yogourt à la vanille avec une banane en rondelles sur une crêpe garnie de beurre d'arachide 100 % naturel[a] ;

- ou un demi-pamplemousse, quelques morceaux de fromage et un verre de lait[a] ;

- ou des amandes et un yogourt aux fruits[a].

a. Sans oublier le jus de fruits et le verre d'eau.

consommateur — qui décide quelle quantité de sel ajouter aux aliments. La bonne nouvelle, c'est que cette industrie commence à s'autodiscipliner en offrant de plus en plus d'aliments préparés pauvres en sel comme elle l'a fait pour les aliments sans gras trans. On trouve même maintenant des croustilles faiblement salées et elles se vendent bien.

Il faut savoir qu'une consommation élevée de sel augmente le risque d'hypertension artérielle chez certaines personnes. Il semble, en effet, que de 10 à 20 % de la population est particulièrement susceptible de souffrir de cette maladie, en raison d'une hypersensibilité au sel — comparable à l'hypersensibilité au pollen chez d'autres. Hélas, on ne peut savoir qui est hypersensible au sel et qui ne l'est pas. Mais de toute façon, il est sage de modérer sa consommation. Pour y arriver :

- goûtez vos aliments avant de les saler ;
- remplacez le plus souvent possible le sel par des épices, des fines herbes, quelques gouttes de citron, de l'ail ou de l'oignon ;
- choisissez des aliments préparés pauvres en sel (il y en a de plus en plus) ;
- enfin, réduisez votre consommation d'aliments transformés (dîners congelés, pizzas, soupes en sachet, charcuteries, etc.), notamment les repas excessivement salés des grandes chaînes de restauration rapide.

## 6. N'abusez pas des boissons énergisantes riches en sucre et en caféine

On trouve désormais deux types de boissons qui renvoient au mot « énergie » : les boissons énergisantes et les **boissons énergétiques**. Sont-elles bonnes pour la santé ? Lisez à ce sujet le Point de vue de Marielle Ledoux, nutritionniste réputée (page 83).

## 7. Et déjeunez !

Si vous faites partie des 40 % de Québécois qui ne déjeunent pas, vous sautez le repas qui est probablement le plus important de la journée. Plusieurs études confirment, en effet, que prendre un bon déjeuner le matin permet de fournir un meilleur rendement scolaire, d'avoir plus d'énergie au cours d'éducation physique et aussi d'apprendre avec plus de facilité au lieu de s'endormir à 11 heures à la bibliothèque ou pendant un cours, emporté par la somnolence due à un taux de sucre trop bas (hypoglycémie) ! Comme l'expriment si bien les racines du mot — dé et jeûner —, le repas du matin met fin à un jeûne de plusieurs heures, ce qui favorise la remontée de la glycémie à un niveau optimal avant de se mettre au travail.

Sauter son déjeuner, enfin, c'est perdre une belle occasion de commencer la journée par une bonne dose de vitamines, de minéraux, de fibres et de calcium. Par exemple, un simple bol de céréales à grains entiers accompagné de lait et d'un fruit ou d'un jus de fruits satisfait plus de 33 % des besoins quotidiens en fibres alimentaires et plus de 30 % des besoins en vitamines A, B et C, sans compter les apports substantiels en fer, en zinc, en magnésium, en potassium, en phosphore et en calcium. Un bon déjeuner fournit donc de 30 à 40 % des nutriments nécessaires pour vivre en bonne santé. Alors, au lieu de le sauter, consultez nos suggestions de déjeuners pour personnes pressées (zoom 3.4). Vous en trouverez sûrement une qui vous conviendra.

# S'alimenter
## quand on est physiquement actif

On l'a vu, une bonne alimentation est un important facteur de santé. Mais elle doit aussi correspondre à votre mode de vie. C'est pourquoi des ajustements alimentaires peuvent se révéler indispensables si vous passez d'une vie sédentaire à une vie active. Par exemple, si vous commencez à faire une heure d'activité physique modérée ou vigoureuse par jour, **vous aurez besoin d'ingérer plus de calories** parce que vous en dépenserez plus. En mangeant davantage, vous maintiendrez non seulement l'équilibre énergétique de votre corps (chapitre 8), mais vous comblerez en outre vos besoins, désormais plus élevés, en vitamines et en minéraux. Toutefois, pour les personnes grasses, les choses se passent différemment. En effet, comme l'ont démontré les recherches, les personnes grasses, contrairement aux autres, n'augmentent généralement pas leur consommation calorique lorsqu'elles commencent à faire plus d'exercice. Si elle se maintient quelques semaines, cette situation entraîne une perte calorique qui ne peut que se traduire par une perte de poids, et ce, sans régime amaigrissant! Par la suite, l'équilibre entre la dépense et l'apport calorique finira par s'installer naturellement, tenant compte des besoins nutritifs accrus du corps actif.

**Quand on bouge plus, on doit aussi consommer plus de glucides**. Ces nutriments, qui constituent la principale source d'énergie rapide des muscles, sont emmagasinés dans ces derniers et dans le foie sous forme de grosses molécules de glucose (**glycogène**). Les réserves de glycogène sont très limitées. Il suffit habituellement d'un exercice d'intensité moyenne de plus de 90 minutes ou d'un exercice très intense de moins de 30 minutes pour vider presque complètement les stocks de glycogène musculaire et priver ainsi les muscles de toute énergie. Il est toutefois possible d'accroître ses réserves de glycogène en augmentant la part des glucides (de 70 à 85 % au lieu de 45 à 65 %) dans son régime alimentaire. Pour en savoir plus sur ce que les experts appellent la «surcharge en glycogène» (le fameux régime spaghetti), consultez le Compagnon Web où vous trouverez également un menu type.

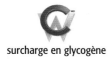

surcharge en glycogène

tableau
**3.6**   Des protéines pour les végétariens

| Sources végétales | Quantité de protéines |
|---|---|
| Légumineuses (250 mL ou 1 tasse) | 15 à 30 g |
| Tofu ordinaire (170 g) | 15 g |
| Beurre d'arachide naturel (30 mL ou 2 c. à soupe) | 10 g |
| Boisson de soya (300 mL ou 1 1/4 tasse) | 8 g |
| Hoummos (45 mL ou 3 c. à soupe) | 5 g |

Source: Extenso. (2010). *Les protéines: au cœur du régime végétarien.* http://www.extenso.org/nutrition/detail.php/f/1183.

**Même si nous utilisons plus de protéines quand nous dépensons plus d'énergie, il ne semble pas qu'il soit nécessaire d'en ingérer davantage**, pas plus dans nos aliments que sous forme de suppléments (zoom 3.5). Cela s'explique par le fait que notre alimentation est déjà très riche en protéines. Cependant, si vous êtes végétarien, assurez-vous que vous consommez suffisamment de protéines en vous inspirant du tableau 3.6, qui présente quelques aliments de source végétale riches en protéines.

Voyons maintenant concrètement en quoi ces règles de base de l'alimentation de la personne physiquement active modifient les repas qui précèdent et qui suivent l'activité physique.

# Z⊙OM 3.5  Les suppléments de protéines : utiles ou pas ?

Devez-vous prendre des suppléments de protéines quand vous êtes physiquement très actif ? Si vous mangez bien, votre apport quotidien en protéines suffit pour couvrir à la fois vos besoins et les pertes en acides aminés dues à l'exercice. Rappelons que les protéines ne représentent que de 5 à 10 % de l'énergie fournie aux muscles actifs, et encore seulement lorsqu'il s'agit d'exercices en endurance de longue durée. En fait, les experts[a] ont établi à 1,4 g/kg de poids par jour, en moyenne, la quantité de protéines dont a besoin une personne faisant beaucoup d'exercice en endurance cardiovasculaire. Si, par exemple, vous pesez 75 kg, vous avez besoin d'environ 105 g de protéines par jour (75 × 1,4).

Consommez-vous cette quantité ? La réponse est probablement oui, et voici pourquoi. Au Québec et en Occcident en général, l'apport moyen en protéines est de 15 à 30 % de l'apport calorique quotidien. En tant que personne physiquement active, supposons que vous consommez quelque 2600 calories par jour. Votre apport en protéines est alors d'environ 100 à 200 g par jour. Voici comment on fait ce calcul : 2600 × 15 (ou 30) = 390 (ou 780) calories sous la forme de protéines. Comme une protéine libère 4 calories par gramme, on obtient une consommation approximative de 100 g (390/4) à 200 g (780/4). Vos besoins en protéines sont donc satisfaits, et les suppléments parfaitement inutiles ! Vous craignez quand même de ne pas consommer assez de protéines ? Deux ou trois pilons de poulet ou une boîte de thon ou encore une grosse portion de légumineuses de plus vous apporteront des dizaines de grammes supplémentaires avec, en prime, du fer, du zinc, des vitamines du complexe B, du calcium et plusieurs autres nutriments que ne fournissent pas les suppléments.

**Dans le cas d'une personne qui fait beaucoup de musculation**, les besoins en protéines augmentent sensiblement, puisqu'elle se fait du muscle (c'est moins vrai chez les femmes, toutefois). Dans ces cas-là, les mêmes experts recommandent un apport de protéines de 1,6 à 1,7 g/kg/j. Par exemple, avec un poids de 75 kg, vos besoins quotidiens en protéines, compte tenu du programme intensif de musculation, sont donc de 120 à 127 g par jour. Vous êtes en déficit de protéines seulement si votre consommation est inférieure à 120 g. Danz ce cas également, vous n'avez qu'à consommer un peu plus d'aliments riches en protéines (viandes, volailles, poissons, produits laitiers, légumineuses, noix, graines), et le tour est joué. Donc, **même dans les cas où on fait beaucoup de musculation, les suppléments de protéines, prédigérées ou pas, sont inutiles si on adapte son alimentation en conséquence**. De plus, il faut savoir que non seulement les suppléments de protéines sont chers, mais qu'il n'est pas toujours possible de savoir précisément ce qu'ils contiennent. Ainsi, après avoir effectué une analyse nutritionnelle de 52 suppléments, les auteurs d'une étude américaine récente ont rapporté que 13 de ces suppléments étaient contaminés par la présence de stéroïdes.

Enfin, l'absorption de suppléments de protéines alors qu'on n'en a pas besoin peut conduire à la surconsommation. Cela peut occasionner une surcharge de travail importante pour les reins à plus ou moins long terme, ainsi qu'un taux sanguin d'urée élevé susceptible de mener à la goutte (formation de cristaux d'acide urique dans les articulations).

a. Nutrition and Athletic Performance, énoncé de principe de l'American College of Sports Medicine et des Diététistes du Canada, 2009.

# Le repas qui précède l'activité physique

Si vous prévoyez pratiquer une activité physique modérée pendant plus de 60 minutes, prenez un repas plus riche que d'habitude en glucides, c'est-à-dire un peu plus de pain, de pâtes, de riz, de légumineuses ou de fruits. Outre le fait qu'il sera plus facile à digérer, ce repas retardera l'épuisement des stocks de glycogène musculaire. Certains nutritionnistes recommandent aux adeptes d'activités d'endurance cardiovasculaire de consommer, une heure avant la séance, des glucides à **indice glycémique** élevé afin d'élever rapidement le taux de sucre dans le sang et d'avoir ainsi le maximum d'énergie. Précisons que cet indice est un système numérique (de 1 à 100) qui mesure à quelle vitesse un glucide augmente le taux de sucre dans le sang (glycémie). Plus le nombre est élevé, plus forte sera l'augmentation de la glycémie. Un aliment ayant un indice glycémique (IG) de 70 et plus (baguette française, frites, melon d'eau, ananas, riz cuit, etc.) provoquera donc une élévation marquée de la glycémie, tandis qu'un aliment ayant un IG de 40 et moins (prunes dénoyautées, spaghettis cuits, pomme, etc.) ne provoquera pas une telle hausse. L'inconvénient de cet indice, c'est qu'on mange plus souvent une combinaison d'aliments qu'un aliment seul. Il n'est donc jamais simple de préciser l'IG de tout un repas. Pour en savoir plus sur l'indice glycémique, consultez le Compagnon Web.

indice glycémique

Toutefois, pour maintenir votre taux de sucre pendant un effort de longue durée, vous devrez boire à intervalles réguliers des boissons énergétiques. Si le repas est consistant et riche en gras ou en protéines (nutriments de digestion lente), prenez-le au moins trois heures avant le début de l'activité physique. Dans le cas d'une collation, une heure ou deux suffiront. Le tableau 3.7 présente quelques suggestions de repas et collations à prendre avant une activité physique.

# En action !

David Rhéaume,
**Collège Édouard-Montpetit**

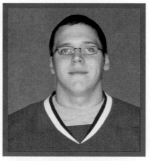

Âgé de 19 ans, David étudie en gestion de commerce. Grand adepte de la musculation, il explique comment il accorde son alimentation avec sa passion.

J'ai commencé à m'intéresser au conditionnement physique en 3e secondaire. Depuis, je n'ai pas cessé de progresser, sur le plan de la performance, sur le plan physique et même sur le plan alimentaire ! En 5e secondaire, après avoir fait de la musculation de façon légère et sans résultats époustouflants, j'ai décidé de me prendre en main et de monter la barre. J'ai donc travaillé avec un entraîneur privé. C'est bien beau de suivre un programme sérieux et intense, mais pour bien performer on doit s'ajuster à tous les niveaux. Au départ, je voulais absolument perdre mon excès de poids. J'ai donc simplement éliminé les boissons gazeuses et d'autres choses du même genre ; aussi l'alcool, qui nuit à la récupération des muscles pendant le sommeil. J'ai mis de côté les gâteries, puis les repas congelés à cause de leur haut taux de sodium. Ces changements ont donné des résultats : je suis passé de 170 à 150 lb (77,3 à 68,2 kg) en 4 mois, un temps raisonnable. C'est connu, plus les résultats sont convaincants, plus on veut garder ses bonnes habitudes… À force de m'entraîner ferme, de bien manger et de bien dormir, je me suis habitué à ce mode de vie. Donc pas question d'arrêter là ! Au cours des années suivantes, j'ai travaillé mon découpage, ma force ainsi que ma masse musculaire. C'est important d'ajuster son alimentation en fonction de la qualité musculaire travaillée. Par exemple, pendant mes entraînements en hypertrophie ou en force, je consomme plus de glucides, comme des pâtes ou du riz. Je m'assure aussi d'ingérer la quantité de calories nécessaires à mon entraînement. Il faut du temps et de la volonté pour adopter un nouveau mode de vie. Impossible de changer du jour au lendemain : on y arrive petit à petit, par étapes. En travaillant dur, je me suis découvert une passion et c'est elle qui fait de moi ce que je suis. Je n'y serais pas parvenu sans adapter mon mode de vie.

**tableau 3.7**  Exemples de repas et de collations à prendre avant une activité physique

| Moment | Description du repas ou de la collation |
|---|---|
| De une à deux heures avant l'activité physique : collation de moins de 250 calories (85 à 100 % de glucides) | *Au choix :* <br>• 2 petites boîtes de raisins secs <br>• 125 mLª de fruits secs <br>• 1 ou 2 fruits frais <br>• 250 mL (1 bol ) de céréales avec un peu de lait à 1 ou 2 % <br>• 1/2 banane avec 1 muffin <br>• 250 mL (1 verre) de jus de fruits avec 2 biscuits à la farine d'avoine <br>• 200 mL (1 bouteille) de yogourt à boire <br>• 200 mL (1 berlingot) de boisson lactée au chocolat à 2 % |
| De deux à trois heures avant l'activité physique : repas léger de 250 à 500 calories (75 à 85 % de glucides) | *Au choix :* <br>• De la soupe et un petit sandwich (au poulet, à la dinde, au thon ou aux tomates) contenant peu de matières grasses <br>• Une assiette de pâtes alimentaires à la sauce tomate <br>• Une assiette de riz vapeur aux tomates, aux légumes ou au poulet <br>• Un verre d'« orange bantam » : battre les ingrédients suivants au mélangeur : 250 mL de jus d'orange, 1 œuf cru, 1 petite banane, 125 mL de lait à 2 % et 30 mL de poudre de lait écrémé |
| Plus de trois heures avant l'activité physique : repas consistant de 500 à 800 calories (60 à 70 % de glucides) | *Le matin :* <br>• 250 mL de jus d'orange, 250 mL de céréales, 250 mL de lait à 2 %, 1 petite banane, 2 tranches de pain (2 crêpes ou 2 gaufres), du beurre et de la confiture <br><br>*Le midi ou le soir, au choix :* <br>• 250 mL de soupe aux légumes ou de potage, 4 craquelins, 2 ou 3 morceaux de blanc de poulet, 2 tranches de pain, 125 mL de compote de pommes, 1 portion de carré aux dattes et 125 mL de lait écrémé <br>• 1 portion de yogourt aux fruits (environ 200 mL), 250 mL de salade de pâtes alimentaires ou de riz, 1 banane et 1 jus de fruits |

a. 125 mL = 1/2 tasse ; 250 mL = 1 tasse.

# Le repas qui suit l'activité physique

Si vous êtes légèrement ou modérément actif, il n'est pas nécessaire de modifier le repas qui suit votre séance d'activité physique. En revanche, si vous pratiquez des activités vigoureuses tous les jours, vous pouvez accélérer le renouvellement de vos réserves de glycogène et éviter ainsi une fatigue musculaire précoce pendant la séance d'exercice suivante. Pour ce faire, il suffit d'ingérer environ 50 g de glucides le plus tôt possible après l'exercice. Quelques collations contenant cette quantité de glucides sont présentées dans le tableau 3.8.

**tableau 3.8** Quelques collations contenant environ 50 g de glucides

| | |
|---|---|
| • 375 mL[a] de jus de fruits (orange, pamplemousse, pomme, fruits mélangés) | • 375 mL de pâtes alimentaires cuites |
| • 250 mL de jus de raisin | • 250 mL de riz cuit |
| • 625 mL de lait à 1 ou 2 % | • 125 mL de raisins secs |
| • 3 1/2 tranches de pain | • 2 grosses pommes |
| • 2 pochettes de pain pita | • 8 dattes |
| • 125 mL de pouding au riz et aux raisins | • 2 poires |
| • 500 mL de céréales de riz | • 6 pruneaux |

a. 125 mL = 1/2 tasse ; 250 mL = 1 tasse.

# Les antioxydants, les radicaux libres et l'exercice

Doit-on prendre des suppléments d'antioxydants (notamment les vitamines A, C et E) quand on fait de l'exercice ? Avant de répondre à la question, parlons des **radicaux libres**, ces éléments infiniment plus petits qu'un virus mais potentiellement dangereux pour la santé. Ils seraient, en effet, les grands fossoyeurs de notre jeunesse physiologique et le ferment de maladies graves comme l'athérosclérose et le cancer. En outre, à partir de la quarantaine, ils nous en font voir de toutes les couleurs avec les rides et les taches brunes qu'ils provoquent.

**Que sont-ils donc ?** Les radicaux libres sont des atomes devenus instables à la suite d'une banale réaction d'oxydation, c'est-à-dire l'union d'une substance avec de l'oxygène. Le morceau de pomme qui brunit et la barre de métal qui rouille sont des exemples classiques de réaction d'oxydation. Au cours d'une réaction d'oxydation, il arrive que des atomes perdent un électron. Ils deviennent alors instables, puisqu'ils ne possèdent plus un nombre pair d'électrons.

Le danger vient du fait que cet électron soudainement célibataire est incapable de rester seul. Pour trouver l'âme sœur, l'électron esseulé entre en collision avec tout ce qu'il rencontre dans sa course folle : membranes cellulaires, globules rouges ou blancs, protéines, et même microbes (voilà au moins une bonne nouvelle !). Lorsqu'il trouve enfin l'électron manquant dans un autre atome, il l'accapare mais déclenche du même coup une réaction en chaîne : l'atome dépouillé d'un de ses électrons devient à son tour instable et se lance à la poursuite d'un autre électron. Bref, les radicaux libres génèrent d'autres radicaux libres. Le père de la théorie des radicaux libres, le chimiste américain Denham Harman, les a même comparés à une espèce de radiation interne du corps humain.

Non maîtrisés, les radicaux libres peuvent endommager la membrane des cellules ou, pire encore, pénétrer le noyau cellulaire et briser l'intégrité du matériel génétique (ADN et ARN). Le code génétique déréglé donne alors aux cellules des « ordres aberrants » pour fabriquer des protéines. À leur tour, ces protéines défectueuses transmettent ces erreurs à d'autres composés organiques. Ce cumul d'erreurs serait, théoriquement, la cause du vieillissement. On soupçonne aussi les radicaux libres d'être responsables de nombreuses maladies.

## Je me demande

**Est-il possible de prendre de la masse musculaire sans une supplémentation de protéines?** Absolument! Le zoom 3.5 explique en détail pourquoi. D'ailleurs, de nombreux athlètes qui pratiquent des sports exigeant de la force et de la puissance musculaire ne prennent aucun supplément alimentaire. Par exemple, Maryse Turcotte, titulaire de tous les records canadiens et du Commonwealth dans deux catégories de poids (53 kg et 58 kg) et maintenant haltérophile retraitée, n'a jamais pris de suppléments de protéines; mais elle ajustait son alimentation pour augmenter son apport en protéines.

**Les légumes bio sont-ils meilleurs pour ma santé?** Bien qu'on recense plusieurs études sur cette question, les résultats ne sont pas concluants, pour le moment, quant aux effets des aliments bio sur la santé.

**Est-ce que manger cru est la meilleure façon de garder tous les nutriments dans les aliments?** Il est vrai que la cuisson peut réduire notamment la quantité de vitamines et de minéraux dans les aliments. Mais tout dépend du type de cuisson. Il n'est donc pas nécessaire de manger tous ses fruits et tous ses légumes crus. On peut réduire de beaucoup les pertes en vitamines et minéraux en les faisant cuire le plus rapidement possible et en les servant aussitôt. Il faut aussi éviter de cuire les légumes dans l'eau. Les sautés dans le wok, la cuisson à la vapeur et la cuisson au four constituent des méthodes de cuisson efficaces pour conserver les éléments nutritifs.

**Je veux maigrir. Si je ne prends que des produits allégés en gras, est-ce que ce sera efficace?** Ce n'est pas une mauvaise idée si vous voulez réduire votre apport quotidien en gras. Mais ces aliments vous aideront-ils à réduire votre apport calorique total? Toute la question est là, car ce qui compte, pour maigrir, c'est l'équilibre énergétique. Par exemple, si vous mangez du yogourt sans gras mais consommez d'autres aliments denses en calories (boissons gazeuses, sucreries, etc.), votre apport calorique risque d'être élevé quand même. Consultez le chapitre 8 pour des solutions antikilos efficaces. Et n'oubliez pas de bouger!

**Où trouver mon apport quotidien en protéines si je suis végétarien?** Si vous êtes végétarien strict, ou végétalien (aucun produit animal), il vous faut manger tous les jours des aliments riches en protéines: légumineuses, noix, graines, produits céréaliers (voir le tableau 3.6). Si vous êtes lacto-végétarien, le choix est un peu plus vaste, car vous pouvez consommer des produits laitiers (lait, yogourts, fromages, etc.). Si vous êtes lacto-ovo-végétarien, vous pouvez également manger des œufs. Enfin, si vous êtes semi-végétarien, tous les aliments riches en protéines sont à votre portée, sauf les viandes rouges d'origine animale.

**Je ne mange plus d'œufs, car je tente de réguler mon taux de cholestérol. Est-ce une bonne idée?** À moins de souffrir d'hypercholestérolémie familiale (taux anormalement élevé de cholestérol dans le sang dû à des facteurs génétiques), manger quelques œufs par semaine ne pose aucun problème. En effet, le cholestérol d'origine alimentaire (les œufs, mais aussi les abats, les crevettes, le beurre, etc.) influe peu sur le taux de cholestérol dans le sang. Ce sont plutôt les gras saturés et les gras trans qui font grimper le taux de cholestérol sanguin.

Heureusement, notre corps dispose d'une arme absolue contre les radicaux libres : les **antioxydants**. Ces derniers les neutralisent comme on le fait quand on emballe sous vide un morceau de pomme ou qu'on peint une barre de métal oxydée. Grâce aux antioxydants, les atomes fous retrouvent leur électron manquant et se stabilisent, ou encore deviennent d'inoffensives molécules d'eau. Notre organisme dispose de plusieurs mécanismes de défense antioxydants. Ce sont tantôt des enzymes spécialisées dans la chasse aux radicaux libres, tantôt des oligoéléments comme le zinc, le sélénium, le cuivre et le manganèse, ou encore des vitamines comme le fameux **trio antioxydant A, C et E**. Tout va bien tant que notre organisme maintient l'équilibre entre antioxydants et radicaux libres.

Revenons maintenant à la question posée plus haut : doit-on prendre des suppléments d'antioxydants quand on fait de l'exercice ? **La réponse est non, si vous vous nourrissez bien**, et voici pourquoi. Tout d'abord, il est exact de dire que l'exercice, surtout s'il est vigoureux et prolongé, augmente la production des radicaux libres à cause, notamment, d'un apport accru d'oxygène (pensez à la barre de métal) dans les cellules musculaires ; ces dernières fonctionnent elles-mêmes à plein régime pour répondre à la demande. Par contre, on sait que l'organisme en état d'exercice compense la production accrue de radicaux libres en augmentant l'efficacité de ses systèmes de défense antioxydants pendant et après l'activité (**figure 3.9**). À long terme, l'entraînement physique augmente aussi l'efficacité des enzymes chargées de neutraliser les radicaux libres. Enfin, certains chercheurs conseillent aux personnes très actives physiquement de manger chaque jour beaucoup de fruits et de légumes. Ces nutriments contiennent de grandes quantités d'antioxydants sous forme de vitamines A, C et E.

figure 3.9  L'effet antioxydant de l'activité physique

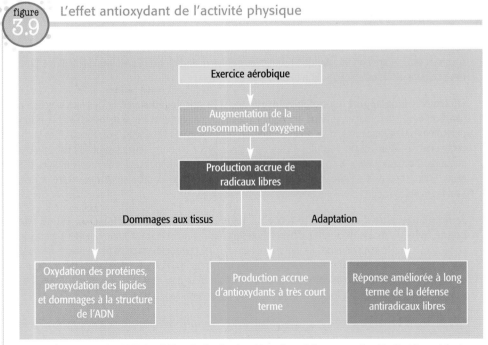

Source : Adams, A. K., et Best, T. M. (2002). The role of antioxydants in exercise and disease prevention. *The Physician and Sports Medicine, 30*(5).

# Être bien hydraté,
## ça compte aussi!

Quand nous faisons de l'exercice, nous avons chaud, et si nous en faisons beaucoup, surtout d'intensité élevée, nous avons même très chaud. Heureusement, notre organisme dispose de mécanismes régulateurs pour se garder au frais. Le plus actif de ces mécanismes, quand le corps s'échauffe trop, est la perte de chaleur par évaporation.

L'**évaporation** est le passage d'une substance de l'état liquide à l'état gazeux. Le liquide qui s'évapore de l'organisme est la **sueur**. Constituée essentiellement d'eau (à 99 %) et d'un peu de chlorure de sodium (d'où son goût légèrement salé), la sueur est excrétée par 2 à 4 millions de glandes sudoripares, selon les personnes. La quantité de sueur produite dépend de l'intensité et de la durée de l'effort physique. Par conséquent, plus nos muscles travaillent, plus nous avons chaud, plus nous transpirons. Certaines personnes peuvent perdre ainsi jusqu'à 2 L et même plus de sueur par heure lors d'exercices vigoureux et prolongés.

Voyons maintenant comment la sueur nous refroidit. Quand elle parvient à la surface de la peau, sa température est identique à celle du corps (de 38 à 40 °C en moyenne). Au contact de l'air ambiant, généralement moins chaud que le corps, la sueur s'évapore, ce qui refroidit la peau puis, par contact, le sang et tout le corps. C'est ainsi que nous perdons de la chaleur par évaporation (figure 3.10). Or, une grande perte d'eau par la transpiration entraîne une baisse de la quantité de sang dans l'organisme, puisque le sang est constitué d'eau à plus de 70 %. Si on a moins de sang, le cœur doit travailler davantage pour approvisionner les muscles en oxygène, ce qui provoque une élévation du

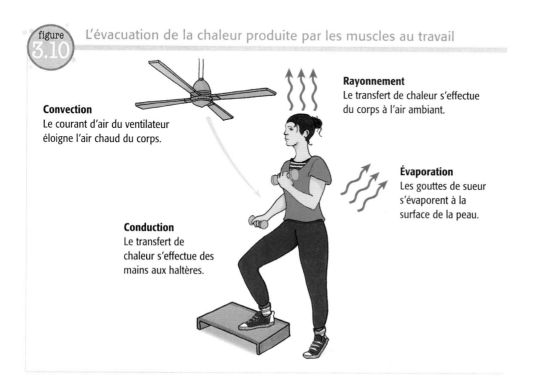

**figure 3.10** L'évacuation de la chaleur produite par les muscles au travail

**Convection**
Le courant d'air du ventilateur éloigne l'air chaud du corps.

**Rayonnement**
Le transfert de chaleur s'effectue du corps à l'air ambiant.

**Évaporation**
Les gouttes de sueur s'évaporent à la surface de la peau.

**Conduction**
Le transfert de chaleur s'effectue des mains aux haltères.

pouls et de la pression artérielle. C'est le début de la déshydratation, qui se manifeste par de la fatigue et, parfois, par des crampes douloureuses. Si on continue à perdre de l'eau sans la remplacer, le corps se protège en ralentissant la production de sueur. Résultat : on a de plus en plus chaud, et la température du corps ne cesse de monter. Enfin, la sudation cesse complètement et la température corporelle augmente rapidement. Quand elle dépasse 41 °C, la situation devient critique : la personne, d'abord confuse, finit par délirer et tomber dans le coma, puis c'est le coup de chaleur (zoom 12.1, page 404), un accident heureusement très rare.

trop d'eau

Il est donc très important de boire de l'eau quand on fait travailler ses muscles. Mais attention : n'exagérez pas, car boire trop d'eau peut être nuisible. Pour en savoir plus à ce sujet, consultez le Compagnon Web.

Il faut aussi remplacer le sel et l'eau perdus au cours d'une activité physique prolongée et vigoureuse. À ce sujet, voici les recommandations d'un groupe d'experts comprenant des membres de l'American College of Sports Medicine, de l'American Dietetic Association et de l'Association des diététistes du Canada.

**Avant l'activité physique.** Buvez de 400 à 600 mL d'eau (deux verres de format moyen) de 2 à 3 heures avant toute séance d'exercices d'intensité modérée à élevée. Cette précaution vous assurera une hydratation optimale et vous laissera suffisamment de temps, avant le début de la séance, pour éliminer l'excédent d'eau sous forme d'urine.

**Pendant l'activité physique.** Si l'effort dure plus de 30 minutes, buvez de 150 à 350 mL d'eau (de 8 à 15 gorgées d'eau à la fontaine) toutes les 15 ou 20 minutes, et ce, dès le début de l'activité. Si l'effort dure plus d'une heure, vous ressentirez une baisse d'énergie, mais une boisson sucrée vous permettra de la retarder tout en vous hydratant. Le groupe d'experts recommande les **boissons énergétiques** — qu'il ne faut surtout pas confondre avec des boissons énergisantes (page 83) —, conçues justement pour remplacer l'eau et le sel tout en assurant un ajout en glucides lors d'un exercice physique prolongé.

Ces boissons doivent respecter des critères spécifiques pour avoir un effet optimal. Ces critères sont les suivants : **un taux de glucides entre 4 et 8 % ou de 4 à 8 g de sucre/100 mL de boisson, ainsi que de 500 à 700 mg de sodium par litre, soit environ 1 mL de sel de table** (tableau 3.9) — l'ajout de sel facilite l'absorption de l'eau par les intestins et vous incite à boire davantage. Pour le reste, les consignes ne sont pas formelles : un peu de potassium et de magnésium peuvent être ajoutés car ils sont aussi éliminés dans la sueur, mais en quantités beaucoup moins marquées. Vu que ces minéraux se trouvent normalement en abondance dans l'alimentation, les experts ne formulent pas de recommandations particulières à leur sujet. Enfin, vous pouvez concocter vous-même votre propre boisson énergétique (zoom 3.6).

**Après l'activité physique.** Il faut encore boire de l'eau. Pour savoir en quelle quantité, estimez votre perte en eau en vous pesant avant et après la séance. **Si vous avez perdu 500 g, cela correspond approximativement à 500 mL d'eau.** Vous pouvez aussi vous fier à la couleur de votre urine : quand elle redevient claire, c'est que vous êtes bien hydraté.

**tableau 3.9** La composition de quatre boissons énergétiques vendues sur le marché

| Nom | Quantité (mL) | Glucides (g) | Taux de sucre (%) | Sodium (mg) |
|---|---|---|---|---|
| *Gatorade* | 250 | 15,9 | 6,3 | 110 |
| *Everlast* | 250 | 15,5 | 6,1 | 100 |
| *Powerade* | 250 | 21,1 | 8,4 | 73 |
| *All Sport* | 250 | 21,6 | 8,6 | 55 |

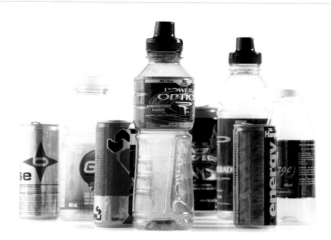

# ZOOM 3.6  Préparez votre propre boisson énergétique

Les boissons désaltérantes comme *Gatorade, All Sport, Powerade, Body Fuel, Gear Up, Power Burst* et *ReHydrate* sont actuellement très en vogue. Ces boissons contiennent de l'eau, du sucre et des sels minéraux (sodium et potassium, notamment), mais aussi beaucoup d'autres ingrédients qui n'ont rien à voir avec les besoins en eau et en sucre de la personne active. De plus, elles coûtent environ 1,50 $ les 500 mL, ce qui est un peu cher pour s'hydrater et faire remonter sa glycémie. Pour obtenir le même résultat à meilleur compte et sans ajout d'additifs inutiles, il suffit de mélanger 500 mL de jus de fruits avec 500 mL d'eau.

Pour deux fois rien, vous pouvez même concocter votre propre boisson de récupération. Dans un peu d'eau tiède, mélangez 70 g (environ 4 c. à soupe) de sucre ou de miel, une pincée de sel (des études récentes indiquent que le sel favorise l'absorption de l'eau) et, pour le goût, un peu de jus d'orange, de citron ou de lime. Remuez bien puis ajoutez un litre d'eau glacée.

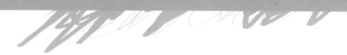

# À vos méninges

## 3

Nom : _____ Groupe : _____ Date : _____

**1** Nommez cinq problèmes de santé associés à la malbouffe.

1. _____
2. _____
3. _____
4. _____
5. _____

**2** Désignez deux troubles alimentaires graves.

1. _____
2. _____

**3** Nommez deux synonymes de « huile hydrogénée » utilisés sur l'étiquette des produits alimentaires.

1. _____
2. _____

**4** Quelles sont les six grandes familles de nutriments ?

1. _____
2. _____
3. _____
4. _____
5. _____
6. _____

**5** Pourquoi appelle-t-on « acides gras essentiels » les oméga-3 et les oméga-6 ?

1. _____

**6** Comment notre consommation quotidienne de sel se situe-t-elle par rapport à nos besoins réels ?

☐ **a)** Elle est de 10 à 12 fois trop élevée.      ☐ **d)** Elle est adéquate.

☐ **b)** Elle est de 5 à 7 fois trop élevée.      ☐ **e)** Aucune des réponses précédentes.

☐ **c)** Elle est de 2 à 4 fois trop élevée.

# À vos méninges 3

Nom : _____ Groupe : _____ Date : _____

**7** Comment qualifieriez-vous les glucides complexes ?

☐ **a)** Ce sont des sucres à éviter.

☐ **b)** Ce sont des sucres à assimilation rapide.

☐ **c)** Ce sont des sucres qui se trouvent dans le miel et les sucreries.

☐ **d)** Ce sont des sucres à assimilation lente.

☐ **e)** Aucune des réponses précédentes.

**8** Quelle quantité de fibres alimentaires devrait-on consommer chaque jour ?

☐ **a)** 0 g.

☐ **b)** 30 g.

☐ **c)** 15 g.

☐ **d)** 20 g.

☐ **e)** 40 g.

**9** Nommez trois avantages d'un bon déjeuner.

1. _____

2. _____

3. _____

**10** Que doit-on faire en tout premier lieu pour savoir si on mange bien ou mal ?

☐ **a)** Compter ses calories tous les jours.

☐ **b)** Déterminer son poids santé.

☐ **c)** Connaître d'abord son métabolisme de base.

☐ **d)** Comparer son alimentation à un modèle alimentaire sain.

☐ **e)** Compter le nombre de repas et de collations qu'on prend chaque jour.

**11** Si votre métabolisme de base ralentit…

☐ **a)** C'est parce que vous consommez beaucoup plus de calories qu'avant.

☐ **b)** C'est parce que vous consommez beaucoup moins de calories qu'avant.

☐ **c)** C'est parce que vous avez modifié votre dépense énergétique.

☐ **d)** C'est parce que vous avez plus de muscle.

☐ **e)** Aucune des réponses précédentes.

À vos
méninges

3

Nom : _____ Groupe : _____ Date : _____

**12** Après combien de minutes d'activité physique modérée devrait-on consommer une boisson énergétique contenant du sucre ?

☐ **a)** Environ 20 minutes.

☐ **b)** Environ 30 minutes.

☐ **c)** Environ 45 minutes.

☐ **d)** Environ 60 minutes.

☐ **e)** Environ 120 minutes.

**13** Pourquoi une personne physiquement très active devrait-elle augmenter sa consommation de glucides ?

☐ **a)** Parce que l'exercice augmente le métabolisme.

☐ **b)** Parce que les glucides ne se transforment pas en graisse.

☐ **c)** Parce que les glucides ont un index glycémique élevé.

☐ **d)** Parce qu'un apport supplémentaire en glucides accélère la remise à niveau des réserves de glycogène dans les muscles.

☐ **e)** Parce que les glucides éliminent la faim pendant l'effort.

**14** Quel est le plus actif des mécanismes pour refroidir le corps quand on fait de l'exercice ?

☐ **a)** L'évaporation de la sueur.

☐ **b)** La vasoconstriction des vaisseaux sanguins.

☐ **c)** La convection de l'air ambiant.

☐ **d)** L'élévation du pouls et de la pression artérielle.

☐ **e)** Aucune des réponses précédentes.

**15** Dans quelle proportion les régimes miracles sont-ils un échec ?

☐ **a)** 5 fois sur 10.

☐ **b)** 7 fois sur 10.

☐ **c)** 9 fois sur 10.

☐ **d)** 3 fois sur 10.

☐ **e)** 10 fois sur 10.

# À vos méninges 3

Nom : _____ Groupe : _____ Date : _____

**16** Parmi les effets suivants, lequel est associé à un régime miracle ?

☐ **a)** Une hausse du métabolisme de base.

☐ **b)** Un gain musculaire.

☐ **c)** Une constipation chronique.

☐ **d)** Une perte de vitamines.

☐ **e)** Une baisse du métabolisme de base.

**17** Associez les aliments gras (liste de gauche) et les types de gras (liste de droite).

**Aliments gras**

1. Croustilles (chips).
2. Huile de tournesol.
3. Barre granola à base d'huile hydrogénée.
4. Gras de bœuf.
5. Poutine.
6. Graines de lin.

**Types de gras**

a) Gras insaturés.

b) Acide gras trans.

c) Gras saturés.

**18** Complétez les phrases suivantes.

**a)** Selon les enquêtes nutritionnelles les plus récentes, le régime alimentaire des Québécois comprend généralement encore trop de _____, trop de _____, trop de _____, et reste trop pauvre en _____, en légumes et en _____ à grains entiers.

**b)** Les quatre pyramides alimentaires présentées dans ce chapitre ont un point commun : les unes comme les autres garantissent un apport _____ et _____ d'aliments appartenant aux six grandes familles de _____.

**c)** Au total, 75 % du sel que nous consommons aujourd'hui provient des produits alimentaires déjà _____.

**19** À quoi servent les antioxydants ?

☐ **a)** À stimuler le métabolisme de base.

☐ **b)** À réduire les pertes en glycogène lors d'efforts physiques.

☐ **c)** À neutraliser les radicaux libres.

☐ **d)** À combler les lacunes alimentaires.

☐ **e)** Aucune des réponses précédentes.

# Bilan

Nom : _____ Groupe : _____ Date : _____

# Faites une réflexion
## sur votre alimentation

**Étape A** Votre alimentation par rapport au *Guide alimentaire canadien*

Pendant trois jours, évaluez la qualité de votre alimentation par rapport aux recommandations du *Guide alimentaire canadien* (calculez vos portions d'après la figure 3.2, p. 71).

| JOUR 1 Date _____ | | | Nombre de portions | | | |
|---|---|---|---|---|---|---|
| | | | Légumes et fruits | Produits céréaliers | Lait et substituts | Viande et substituts |
| **Repas** | **Aliments et boissons**[a] | **Calories**[b] | | | | |
| Déjeuner | | | | | | |
| | | | | | | |
| | | | | | | |
| Collation 1[c] | | | | | | |
| Dîner | | | | | | |
| | | | | | | |
| | | | | | | |
| Collation 2[c] | | | | | | |
| Souper | | | | | | |
| | | | | | | |
| | | | | | | |
| Collation 3[c] | | | | | | |
| **TOTAL :** | | | | | | |

a. Pour préciser la quantité d'un aliment ou d'un mets composé (ex. : sandwich, spaghettis à la viande), servez-vous du guide suivant :
125 mL = 1/2 tasse, 250 mL = 1 tasse, 15 mL = 1 c. à soupe.

b. Pour déterminer la valeur calorique des aliments ingérés, inscrivez-vous au profil ProfilAN (http://www.eatracker.ca/index.aspx?lc=fr) ou allez sur le site de Santé Canada (http://www.hc-sc.gc.ca/fn-an/nutrition/fiche-nutri-data/nutrient_value-valeurs_nutritives-tc-tm-fra.php)

c. S'il y a lieu.

Nom : _____ Groupe : _____ Date : _____

**JOUR 2**

Date _____

| | Nombre de portions | | | |
|---|---|---|---|---|
| | **Légumes et fruits** | **Produits céréaliers** | **Lait et substituts** | **Viande et substituts** |

| Repas | Aliments et boissons | Calories | | | | |
|---|---|---|---|---|---|---|
| Déjeuner | | | | | | |
| | | | | | | |
| | | | | | | |
| Collation 1 | | | | | | |
| Dîner | | | | | | |
| | | | | | | |
| | | | | | | |
| Collation 2 | | | | | | |
| Souper | | | | | | |
| | | | | | | |
| | | | | | | |
| Collation 3 | | | | | | |
| **TOTAL :** | | | | | | |

Nom : _____ Groupe : _____ Date : _____

| JOUR 3 | Nombre de portions | | | |
| --- | --- | --- | --- | --- |
| Date _____ | Légumes et fruits | Produits céréaliers | Lait et substituts | Viande et substituts |

| Repas | Aliments et boissons | Calories | | | | |
| --- | --- | --- | --- | --- | --- | --- |
| Déjeuner | | | | | | |
| | | | | | | |
| | | | | | | |
| Collation 1 | | | | | | |
| Dîner | | | | | | |
| | | | | | | |
| | | | | | | |
| Collation 2 | | | | | | |
| Souper | | | | | | |
| | | | | | | |
| | | | | | | |
| | | | | | | |
| Collation 3 | | | | | | |
| TOTAL : | | | | | | |

### Vos observations

Selon le bilan 3.1 A, diriez-vous qu'en général vous respectez les recommandations du *Guide alimentaire canadien* ?  ◯ **Oui**  ◯ **Non**

**Si non, quels écarts alimentaires avez-vous constatés ?**

**Je ne mange pas assez de**

◯ Produits céréaliers

◯ Légumes et fruits

◯ Lait et substituts

◯ Viande et substituts

**Je mange trop de**

◯ Sucreries

◯ Lait et substituts

◯ Viande et substituts

◯ Gras trans et gras saturés

Nom : _____ Groupe : _____ Date : _____

**Calculez maintenant votre apport énergétique quotidien (AEQ) moyen**

Jour 1 : _____ calories

Jour 2 : _____ calories

Jour 3 : _____ calories

Total : _____ calories/3 = _____ calories (AEQ moyen)

## Étape B  Facteurs associés à vos habitudes alimentaires

Si vous avez constaté des écarts alimentaires, quels sont, parmi les facteurs qui suivent, ceux qui vous empêchent d'adopter de meilleures habitudes alimentaires ?

| Facteurs défavorables à une alimentation saine et équilibrée | Cochez |
| --- | --- |
| Je suis trop à la course le matin pour prendre le temps de déjeuner. | |
| Je vis en appartement et je suis porté à négliger mon alimentation. | |
| J'habite avec des colocs et je ne m'occupe pas de l'épicerie. Alors je ne choisis pas toujours le contenu des repas. | |
| J'adore manger du *fast food* parce que c'est rapide, bon et pas cher. | |
| Je mange à des heures irrégulières. | |
| Je mange trop de repas préparés, qui sont aussi très salés. | |
| J'ai l'habitude de grignoter devant la télé ou l'ordinateur. | |
| Chez moi, on achète en grands formats et je suis porté à abuser. | |
| Je ne bois presque jamais d'eau, je n'aime pas ça. | |
| Je bois deux ou trois boissons énergisantes par jour ; ça me tient réveillé et ça me coupe l'appétit. | |
| J'ai tendance à suivre des diètes amaigrissantes parce que mon poids fait le yoyo. | |
| Autre : _____ | |
| Autre : _____ | |

À présent, identifiez ce qui semble être à vos yeux les deux principaux facteurs défavorables à une bonne alimentation :

**Facteur 1** _____

**Facteur 2** _____

Partie 1

# 3.2
# Bilan

Nom : _____ Groupe : _____ Date : _____

# Dressez un plan d'action
## pour améliorer votre alimentation

**Étape A** Objectif précis et à court terme
(maximum de trois mois)

Pour vous aider à déterminer cet objectif, inspirez-vous des deux principaux facteurs défavorables à une bonne alimentation (bilan 3.1 B). Choisissez-en un, et décidez d'en venir à bout. Par exemple, supposons qu'un de ces facteurs est l'habitude de manger à des heures irrégulières. Votre objectif pour le prochain mois pourrait donc être de manger à des heures régulières. Ou encore, si vous laissez les colocs faire l'épicerie, votre objectif pourrait être de vous en charger toutes les deux semaines. Un autre type d'objectif très simple est de viser le nombre de portions recommandé par le *Guide alimentaire canadien*. Par exemple, si vous avez constaté que vous mangez seulement quatre portions de fruits et légumes par jour, votre objectif pourrait être d'en arriver à sept. À vous maintenant de formuler votre objectif :

Mon objectif est le suivant (n'oubliez pas de préciser la limite de temps) :

_____

Date : _____

**Étape B** Moyens pour atteindre votre objectif

Le meilleur moyen de vérifier si votre objectif est atteint, c'est de tenir un journal de bord alimentaire. En voici un qui représente une semaine. Vous pouvez en faire plusieurs copies en fonction du nombre de semaines déterminées dans votre objectif. Vous pouvez aussi le télécharger sur le Compagnon Web.

journal
alimentaire

| Jour | Objectif respecté | Si non, que s'est-il passé ? |
|------|-------------------|------------------------------|
| **Lundi** | ◯ Oui<br>◯ Non<br>◯ En partie seulement | _____<br>_____<br>_____ |
| **Mardi** | ◯ Oui<br>◯ Non<br>◯ En partie seulement | _____<br>_____<br>_____ |

Nom : _____ Groupe : _____ Date : _____

| Jour | Objectif respecté | Si non, que s'est-il passé ? |
|------|-------------------|------------------------------|
| **Mercredi** | ◯ Oui<br>◯ Non<br>◯ En partie seulement | _____<br>_____<br>_____ |
| **Jeudi** | ◯ Oui<br>◯ Non<br>◯ En partie seulement | _____<br>_____<br>_____ |
| **Vendredi** | ◯ Oui<br>◯ Non<br>◯ En partie seulement | _____<br>_____<br>_____ |
| **Samedi** | ◯ Oui<br>◯ Non<br>◯ En partie seulement | _____<br>_____<br>_____ |
| **Dimanche** | ◯ Oui<br>◯ Non<br>◯ En partie seulement | _____<br>_____<br>_____ |

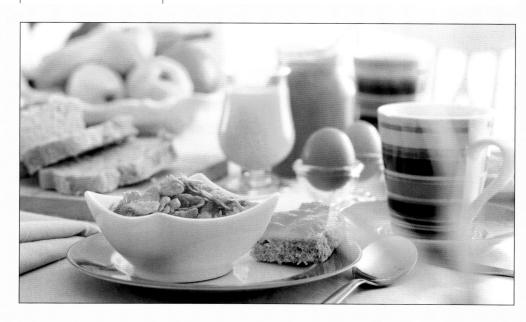

# 3.3

# Bilan

Nom : _____ Groupe : _____ Date : _____

**Rappel de votre objectif :** _____

# Évaluez votre résultat :
## objectif atteint ou pas ?

**1.** Au terme de votre plan d'action, avez-vous atteint votre objectif, c'est-à-dire avez-vous éliminé un facteur défavorable ou un écart alimentaire ?

○ Oui, et je l'ai même dépassé.

○ Oui, à 100 %.

○ En partie seulement (s'il y a lieu, précisez en pourcentage : _____ %).

○ Pas du tout.

**2.** Si vous n'avez pas atteint votre objectif à 100 %, quelles sont, parmi les raisons suivantes, celles qui pourraient expliquer que vous ne l'avez pas atteint ?

○ Je n'ai pas fait un suivi adéquat de mon plan d'action (pas de journal de bord ou journal tenu en partie seulement).

○ Mon objectif était peut-être trop ambitieux.

○ Mon horaire de cours ou de travail a changé en cours de route et je me suis senti débordé.

○ J'aurais dû avoir le soutien de quelqu'un dans cette démarche.

○ Autre(s) raison(s) : _____

_____

**3.** Si vous essayez à nouveau d'améliorer votre alimentation, quels changements apporterez-vous à votre plan d'action pour atteindre votre objectif, cette fois ?

_____

_____

_____

_____

# Le stress et le sommeil

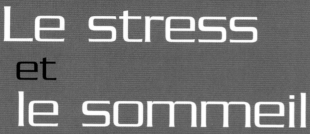

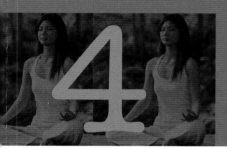

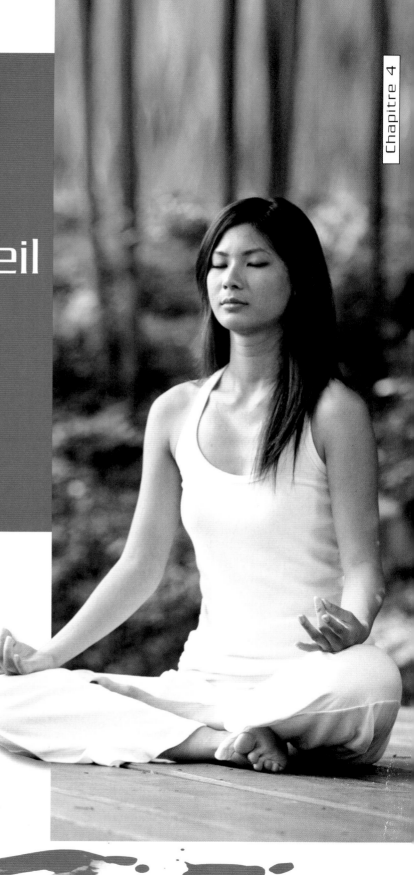

## Objectifs

- Définir le stress.
- Décrire les symptômes d'une surcharge de stress et ses effets sur votre santé.
- Identifier des stratégies pour mieux maîtriser votre niveau de stress.
- Reconnaître les facteurs et les conséquences associés à un mauvais sommeil.
- Décrire les effets du sommeil réparateur sur votre santé.
- Identifier des stratégies pour mieux dormir.
- Faire le bilan de votre niveau de stress et l'interpréter.
- Concevoir un plan d'action pour être moins stressé.

La scène se passe en 1903. Voyant venir le boom technologique et l'accélération du rythme de vie, un médecin hongrois réputé, Francis Volgyesi, risque une prédiction devant ses pairs. «À moins de changer notre manière de vivre, prévient-il, le siècle qui s'amorce sera celui de "l'âge des nerfs".» Il avait vu juste! Le stress, celui qui nous met les nerfs en boule, qui nous glace les pieds et fait battre la chamade à notre cœur, touche aujourd'hui pratiquement tout le monde, y compris les enfants. À cet «âge des nerfs», il faut ajouter «l'âge des nuits blanches», car il semble que nous dormons de moins en moins. Ce manque de sommeil ne va certes pas diminuer le niveau de stress dans la société. Mais il se pourrait que le stress explique bien des nuits blanches. C'est ce que nous allons voir.

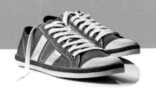

> « L'absence complète de stress est la mort. C'est le stress désagréable, ou détresse, qui est nuisible. »
>
> HANS SELYE

# Le stress

En lui-même, le stress, qu'on a souvent dépeint comme le «mal du siècle», n'est ni bon ni mauvais. Il est simplement une **réaction d'adaptation** plus ou moins forte de l'organisme devant une situation donnée (stresseur, ou agent stressant). Que cette situation déclenche une joie immense, une peur bleue ou une douleur aiguë, la **réaction d'adaptation est non spécifique** (l'expression est du Canadien Hans Selye, l'auteur de la théorie du stress), autrement dit elle est toujours la même. Cette réaction met le corps sous tension comme s'il venait d'être branché sur une prise de courant. En une fraction de seconde, les terminaisons nerveuses reliées aux divers organes libèrent de l'adrénaline (à 80 %) et de la noradrénaline. Ces hormones du stress provoquent immédiatement une série de réactions physiologiques (**figure 4.1**) qui ne visent qu'une chose: **préparer le corps à l'action, c'est-à-dire à fuir ou à réagir physiquement**. C'est ce qui se produit quand on retire brusquement son pied du bain au contact d'une eau trop chaude, quand on saute de joie parce qu'on a obtenu l'emploi à temps partiel qu'on convoitait ou qu'on doit fuir à toute vitesse les lieux d'un incendie. Une fois que le corps a réagi, l'énergie accumulée par l'état d'alerte est consommée, donc libérée, et le niveau de stress diminue. La boucle est bouclée et c'est, si on veut, le calme après la tempête.

En fait, face à un nouveau défi, qu'il soit d'ordre mental ou physique, le corps subit la poussée d'adrénaline qui rend plus alerte et plus énergique. Qu'on songe ici à l'acteur ou à l'athlète, qui ont besoin de stress pour être performants. Certaines personnes en arrivent même à rechercher le grand frisson que déclenche l'adrénaline. C'est le cas des adeptes de sports extrêmes. Enfin, dans une situation d'urgence, par exemple quand on sent la couche de glace d'un lac céder sous ses pieds ou quand on donne un coup de volant pour éviter une collision, l'état d'alerte physiologique déclenché par le stress peut même nous sauver la vie. Dans ces cas-là, le stress est bénéfique.

**figure 4.1**  Les effets physiologiques immédiats du stress

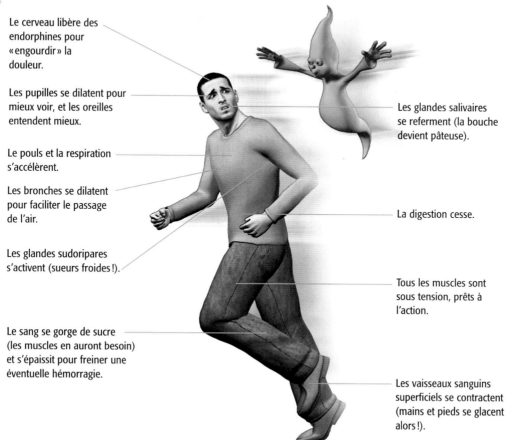

Le cerveau libère des endorphines pour «engourdir» la douleur.

Les pupilles se dilatent pour mieux voir, et les oreilles entendent mieux.

Le pouls et la respiration s'accélèrent.

Les bronches se dilatent pour faciliter le passage de l'air.

Les glandes sudoripares s'activent (sueurs froides!).

Le sang se gorge de sucre (les muscles en auront besoin) et s'épaissit pour freiner une éventuelle hémorragie.

Les glandes salivaires se referment (la bouche devient pâteuse).

La digestion cesse.

Tous les muscles sont sous tension, prêts à l'action.

Les vaisseaux sanguins superficiels se contractent (mains et pieds se glacent alors!).

# Quand le stress
## rend malade

Malheureusement, le stress devient nuisible quand il nous plonge dans un état de conflit prolongé. Pour expliquer ce qui se passe alors dans l'organisme, Hans Selye a donné un nom au conflit qui perdure : **syndrome général d'adaptation**. Ce syndrome se développe en trois temps : la phase d'alarme, la phase de résistance et la phase d'épuisement (**figure 4.2**).

> L'adrénaline libère donc une énergie d'urgence et le cortisol maintient cet apport d'énergie en renouvelant les réserves

La **phase d'alarme**, ou alerte physiologique, est celle dont nous venons de parler ; elle survient lors d'un stress aigu. La **phase de résistance** apparaît seulement si le stress perdure et se transforme en stress chronique. Dans ce cas, les glandes surrénales (petites glandes situées sur les reins) vont sécréter une autre hormone associée au stress : le **cortisol**. Son rôle : maintenir le taux de sucre dans le sang afin d'alimenter en énergie notamment les muscles et le cerveau. Bref, vous êtes stressé, mais vous essayez de tenir bon. Par exemple, vous vivez depuis septembre avec des colocs qui ne sont pas de tout

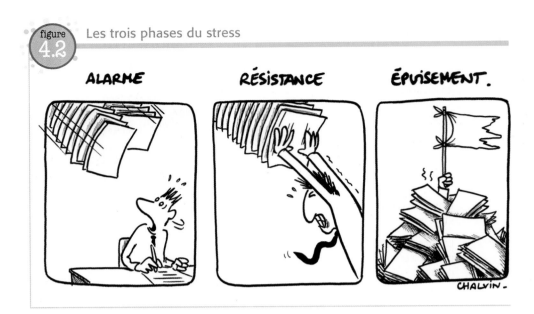

figure
4.2  Les trois phases du stress

repos ou bien vous êtes aux prises, à votre travail à temps partiel, avec un patron qui vous tombe toujours dessus. Ce type de stress, que les experts appellent **stress émotionnel**, est de plus en plus répandu. Par exemple, la combinaison travail-études peut devenir une source importante de stress émotionnel pour les jeunes, sans compter que ce mariage, pas toujours heureux, peut en amener plusieurs à abandonner leurs études (nous y revenons plus loin). Avec le temps, on s'adapte tant bien que mal à ce stress émotionnel, obligeant l'organisme à rester sous l'influence du cortisol. Mais on a beau tenir bon, la situation demande beaucoup d'énergie tant que le conflit émotif n'est pas résolu (**figure 4.3**). L'élastique se tend de plus en plus.

Après un certain temps, le corps continuellement sous tension menace de craquer. Puis l'élastique cède : c'est la **phase d'épuisement**. C'est ce qui peut arriver si le conflit émotionnel avec les colocs impossibles ou le patron grincheux ne se résout pas. L'organisme continue alors à sécréter les hormones du stress, mais celles-ci deviennent de moins en moins efficaces. Elles s'accumulent même dans le sang, ce qui peut causer des problèmes de santé. Au début, on ne ressent que les **symptômes du surstress** : palpitations cardiaques, raideur de la nuque et du haut du dos, maux de tête plus fréquents, irritabilité, apparition de tics nerveux, manque de concentration, problèmes de peau (boutons, eczéma, etc.), problèmes digestifs (brûlures d'estomac, constipation, diarrhée) et difficulté à s'endormir (page 119). À la longue, **le stress chronique favorise notamment un taux élevé et permanent de cortisol dans le sang, augmentant le risque de diabète de type II et de maladie cardiovasculaire**. En outre, pour échapper à la nervosité, à l'anxiété ou à la déprime provoquées par le stress chronique, on peut être tenté de consommer davantage d'alcool ou de tabac, d'abuser des médicaments ou des drogues qui améliorent l'humeur (temporairement), de manger exagérément ou encore de se retirer tout seul dans son coin. Si ces faux-fuyants peuvent apporter un soulagement à court terme, ils ne font, à la longue, qu'affaiblir l'organisme déjà épuisé par une surcharge de stress.

# Travail-études :
## une liaison risquée... pour les études !

Les étudiants travaillent, en général, plus que jamais ! Selon Jacques Roy[1], «jamais les générations de collégiens qui se sont succédé n'auront consacré autant d'heures à un travail rémunéré pendant les études que les étudiants d'aujourd'hui. Dans l'ensemble du réseau collégial (données de 2008) c'est 72 % des étudiants qui occupent un emploi rémunéré pendant les études contre 17 % en 1975 ! ». Plusieurs motifs poussent les cégépiens à travailler autant : acquérir de l'expérience dans son domaine d'étude, éviter les dettes d'études, se payer des «petits extras» ou tout bonnement parce que c'est la seule source de revenus pour faire face aux dépenses.

C'est le cas de Laurent qui amorce sa deuxième année au cégep. L'an dernier, il avait un petit boulot qui l'occupait à peine 10 heures par semaine, mais cette année il passe presque autant de temps au travail qu'en cours. C'est qu'il est préposé aux ventes dans un magasin d'équipement électronique, 22 heures par semaine. «Ça paie ma part du loyer (il habite avec deux colocs), mes frais d'études et quelques petits extras», explique-t-il. Son emploi du temps est donc très chargé et il le sait.

**Heures de travail en hausse, notes en baisse.** Toutefois, ce qui préoccupe Laurent ces temps-ci, ce sont ses derniers résultats d'examens : tout est encore à la baisse. Alors, son moral aussi ! Cette situation est devenue pour Laurent un facteur de stress qui lui cause déjà quelques ennuis de santé : sensations de brûlure à l'estomac, maux de tête fréquents, difficulté à s'endormir, caractère de plus en plus irritable...

**figure 4.3** Quand le stress finit bien... ou mal

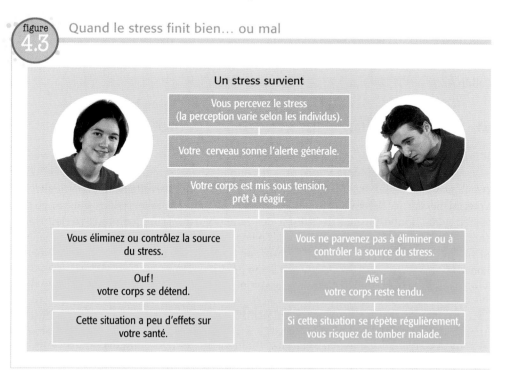

---

1. Roy, J. (2008). *Entre la classe et les Mcjobs : portrait d'une génération de cégépiens.* Presses de l'Université Laval, INRS.

Cette situation était prévisible. En effet, une recherche, publiée par la Fondation canadienne des bourses d'études du millénaire[1], révèle que **plus le nombre d'heures de travail est élevé, plus l'étudiant-travailleur réduit le temps consacré à l'étude en dehors des heures de présence aux cours et plus ses notes ont tendance à baisser**. Résultat : le risque de décrochage monte en flèche. Le seuil critique se situe à partir de 20 heures de travail par semaine. Ainsi, selon cette recherche, plus de 25 % des décrocheurs travaillaient plus de 20 heures par semaine. Certes, il y a des collégiens disciplinés et bien organisés qui parviennent à combiner sans problème emploi et études, mais il est clair que cette combinaison peut nuire au rendement scolaire et devenir aussi un facteur de stress grandissant.

# Mieux gérer son stress :
## quelques stratégies gagnantes

Il est impossible d'éviter toutes les situations de stress, puisque le stress fait partie de la vie. Par contre, on peut apprendre à mieux les gérer afin que la santé n'en souffre pas. Comment faire ? Il n'existe pas de solution miracle. Néanmoins, diverses stratégies peuvent vous aider à mieux maîtriser votre stress et, surtout, à vous éviter d'en arriver à la phase d'épuisement. En voici quelques-unes.

### 1. Évaluez d'abord votre niveau de stress

C'est la première chose à faire. Après tout, peut-être n'êtes-vous pas aussi stressé que vous l'imaginez. Vous pouvez faire cette évaluation à l'aide des deux questionnaires présentés à la fin de ce chapitre. Le but du premier est de vous faire prendre conscience des manifestations corporelles associées à l'état actuel de votre tension physique et psychique (bilan 4.1). Le second vous aidera à déterminer votre niveau actuel de stress (bilan 4.2).

### 2. Mettez le doigt sur ce qui vous stresse

Il importe de déterminer clairement ce qui crée chez vous une tension. Pour y parvenir, soyez attentif à la façon dont votre corps réagit dans diverses situations et face à certaines personnes. Demandez-vous si c'est un individu, un lieu ou un événement en particulier qui vous crispe, fait accélérer votre pouls, vous rend les mains moites et froides, vous noue l'estomac, vous donne un mal de tête ou des raideurs dans la nuque, vous fait transpirer (notamment aux aisselles), vous cause des démangeaisons ou vous fait serrer les mâchoires. Si vous pouvez associer de façon nette l'une ou l'autre de ces réactions à une personne, un lieu ou un événement précis, c'est qu'il s'agit pour vous d'un agent stressant.

### 3. Évitez autant que possible les sources de stress

Si vous avez tendance à hyperréagir aux situations stressantes, évitez-les dans la mesure du possible. Toutefois, ce n'est pas toujours possible ; ni même souhaitable. Par exemple,

---

1. Motte, A., et Schwartz, S. (2009). *Y a-t-il un lien entre l'emploi pendant les études et la réussite scolaire ?* Les bourses du millénaire. Note de recherche n° 9.

# Je me demande

**Est-ce que le cardio serait plus efficace que la musculation pour réduire mon niveau de stress ?** Tout exercice est bon pour diminuer le stress, parce que l'exercice relâche d'abord la tension accumulée dans les muscles. Cela dit, l'exercice aérobique est le plus efficace pour réduire l'état d'alerte physiologique général déclenché par le stress, parce qu'il consomme les sources d'énergie libérées pour le combat ou la fuite.

**Est-ce vrai que le sommeil est moins profond et moins récupérateur quand on dort le jour ?** Oui et non. Oui, car le sommeil de jour peut survenir dans un environnement défavorable (lumière, bruits, température corporelle et rythme cardiaque à la hausse) et, en plus, vient heurter le rythme circadien (page 119), lequel repose sur la luminosité ambiante. D'ailleurs, on a observé un excès de poids chez de nombreux travailleurs qui suivent des horaires atypiques (qui doivent dormir tantôt le jour, tantôt la nuit). En fait, les horaires variables sont le pire des scénarios pour un sommeil réparateur. Mais si la personne est habituée à dormir le jour depuis plusieurs années et qu'elle a pris les moyens nécessaires (obscurité et silence, notamment) pour reproduire l'ambiance de la nuit, non, son sommeil ne sera pas moins réparateur.

si la préparation d'un examen ou d'une entrevue vous stresse, abandonner vos études ou cesser de chercher du travail ne serait pas une bonne solution. Dans ces cas-là, mieux vaut essayer de garder votre calme en utilisant, au besoin, les «chasse-stress» proposés plus loin.

## 4. Dédramatisez les situations stressantes

Vous vous êtes fait une entorse, et vlan ! c'est la catastrophe. Vous vous demandez comment vous allez vous débrouiller pour le travail, le sport et les sorties. Ou bien vous n'avez pas obtenu l'emploi souhaité, et vous voilà déprimé pour le reste de la semaine. Mais pourquoi vous en faire autant ? Donner trop d'importance aux problèmes ne vous avancera guère. Essayez plutôt d'analyser calmement la situation en vous demandant si elle justifie que vous vous mettiez dans tous vos états. Souvent, vous serez surpris de constater que vous vous faisiez une montagne de pas grand-chose ! **Selon les experts en la matière, la manière de percevoir et de gérer le stress influe beaucoup plus sur l'état psychologique que le stress lui-même.** Un truc : prenez les choses avec un peu d'humour. C'est un moyen très efficace pour épancher vos tensions… et faire sourire votre entourage en plus !

## 5. Soyez optimiste

Le phénomène est bien connu des sportifs : un joueur (ou une équipe) qui arrive sur le terrain convaincu qu'il va perdre risque fort de subir effectivement une défaite. Le conditionnement de l'esprit peut être très puissant. Remarquez que le contraire, l'optimisme béat, entraîne également l'échec. La solution consiste à cultiver votre capacité de

114

Partie 1

percevoir avec lucidité ce qu'il y a de bon dans chaque personne, dans chaque situation. Un optimisme bien dosé tient le découragement à distance et permet de mieux affronter les situations de stress. C'est aussi l'un des traits caractéristiques des personnes qui arrivent à maintenir leur équilibre intérieur en tout temps, même au plus fort de la tempête.

## 6. N'hésitez pas à vous servir des « chasse-stress »

Il se peut, pour toutes sortes de raisons, que vous ne puissiez pas éviter un certain nombre de situations stressantes. Prenez alors les moyens nécessaires pour en atténuer les effets sur votre santé. Il existe des méthodes très efficaces pour y arriver. Comme chaque personne réagit différemment au stress, il est important que vous trouviez une ou même plusieurs méthodes qui fonctionneront dans votre cas, c'est-à-dire qui vous calmeront. En voici quatre, qui ont l'avantage d'être simples et accessibles à tous.

**L'activité physique.** N'importe quel exercice réduit le niveau de stress, parce qu'il permet au corps de réagir et, par conséquent, de faire baisser la tension physiologique. Dans le chapitre 2, il a été longuement question des effets de l'exercice sur la santé mentale.

**Les techniques de relaxation.** Les techniques de relaxation (zoom 4.1) visent directement la tension musculaire causée par le stress. Elles permettent de découvrir les zones de fortes tensions musculaires, puis de les réduire à l'aide d'exercices à la fois physiques et mentaux (la visualisation, par exemple). Quand on les maîtrise, ces techniques procurent une détente musculaire presque instantanée et, par enchaînement, un apaisement de l'esprit. Pratiquées régulièrement, elles agissent aussi sur le système cardiovasculaire, car elles abaissent le pouls et la pression artérielle. Les techniques de relaxation peuvent éliminer, ou du moins atténuer, plusieurs des symptômes associés au surstress (tableau 4.1). Pour apprendre à maîtriser ces techniques, l'idéal est de suivre des cours appropriés. Si ce n'est pas possible, vous pouvez faire des minipériodes de relaxation en vous inspirant d'exercices simples et efficaces. En voici deux, à titre d'exemple, que vous pouvez pratiquer à peu près n'importe où et n'importe quand.

**Exercice**

En position assise ou couchée, les yeux fermés, tendez tous les muscles de votre corps comme si vous deveniez une barre de fer. Maintenez-les contractés trois secondes, puis relâchez-les complètement, de la tête aux pieds. Ne retenez aucune tension musculaire. Vous remarquerez que cet exercice fort simple procure une agréable sensation de relâchement. Répétez cet exercice deux ou trois fois. Détente musculaire assurée !

chaise

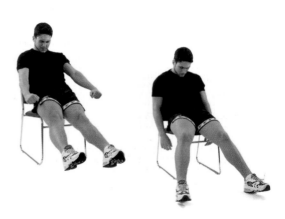

**La respiration abdominale.** Si le stress vous gagne, votre respiration risque de devenir brève et superficielle, voire de se bloquer. Pour y remédier, faites l'exercice suivant.

### Exercice

Prenez une inspiration profonde en gonflant d'abord le ventre, puis la cage thoracique. Ensuite, expirez lentement, lèvres pincées. Répétez trois ou quatre fois ce petit exercice respiratoire, après quoi vous serez déjà plus détendu.

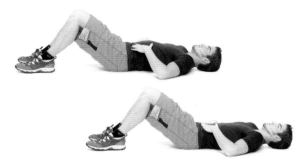

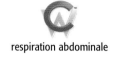

respiration abdominale

**D'autres « chasse-stress ».** Vous pouvez aussi réduire les effets du stress en vous faisant masser, en limitant votre consommation de café si vous en prenez beaucoup, en adoptant un animal ou encore en couchant vos états d'âme sur le papier. Mais, quoi que vous fassiez, agissez rapidement, avant que le stress ne vous tue à petit feu. Si vous êtes déjà stressé ou très stressé, le bilan 4.3 vous aidera à concevoir un plan d'action concret pour réduire votre niveau de stress.

**tableau 4.1**   Les principaux effets du stress et de la relaxation[a]

Plus de 400 études scientifiques ont clairement démontré les effets de la relaxation sur le corps. Voici un aperçu de ces effets, comparés à ceux du stress. On peut obtenir certains des bienfaits associés à la relaxation après quelques minutes seulement de relaxation profonde.

| | Effets du stress | Effets de la relaxation |
|---|---|---|
| Le pouls… | s'accélère. | se ralentit. |
| La pression artérielle chez l'hypertendu… | augmente. | diminue (de 10 à 15 %). |
| La respiration… | s'accélère. | se ralentit. |
| La fréquence des ondes alpha[b]… | diminue. | augmente. |
| Le sommeil est… | perturbé. | amélioré. |
| La tension musculaire… | augmente. | diminue. |
| Les migraines… | sont plus fréquentes et plus intenses. | sont moins fréquentes et moins intenses. |
| L'apprentissage d'une activité sportive est… | plus difficile. | plus facile. |
| L'aptitude à communiquer… | se détériore. | s'améliore. |
| Les vaisseaux sanguins… | se contractent. | se dilatent. |

a. Il a aussi été démontré que la relaxation donne de bons résultats dans les cas suivants : asthme, tachycardie (cœur qui bat trop vite), eczéma, psoriasis, douleurs prémenstruelles, brûlures d'estomac, constipation, bégaiement et autres troubles du langage.

b. Les ondes alpha sont associées au sommeil profond, celui qui nous permet de récupérer.

# Z**o**OM 4.1 Quelques techniques
## de relaxation

Il serait trop long de décrire ici toutes les techniques aidant à se détendre. Mais en voici quelques-unes parmi les plus populaires au Québec.

### La relaxation progressive de Jacobson

Cette technique est fondée sur un paradoxe : tendre le muscle pour mieux le détendre ! Les exercices consistent en effet à contracter un groupe de muscles, par exemple ceux de la jambe droite, puis à les relâcher complètement en se concentrant sur la sensation de détente qui envahit alors la région concernée. On passe ainsi en revue tous les muscles, y compris ceux du visage. Cette méthode, facile à appliquer, se pratique habituellement en position couchée (de préférence sur le dos). Une séance complète de relaxation progressive peut durer plus de deux heures. Cependant, il existe des versions abrégées, d'une durée de 15 à 20 minutes (écoutez la bande sonore du Compagnon Web). On peut même se contenter de 5 minutes, en limitant les exercices aux zones musculaires les plus tendues.

relaxation Jacobson

### Le training autogène de Schultz

Cette technique, inspirée de l'hypnose, vise à détendre le corps et l'esprit. Les exercices passifs où domine la suggestion mentale provoquent une sensation de lourdeur, de chaleur ou encore de fraîcheur dans tous les muscles. Pour obtenir l'effet désiré (lourdeur, chaleur ou fraîcheur), on prononce mentalement une phrase d'autosuggestion : « Je sens mon bras droit devenir lourd… », « Je sens mon front devenir frais… », etc. Bien exécuté, le training autogène alourdit et réchauffe réellement le corps. Des chercheurs ont même enregistré une hausse de 4 °C de la température de la main chez des sujets bien entraînés. Cette technique de relaxation se pratique allongé sur le dos ou assis confortablement. Une séance dépasse facilement 30 minutes. Mais on peut déjà obtenir une détente profonde après une séance de 5 à 10 minutes (écoutez la bande sonore du Compagnon Web).

relaxation Schultz

### La méditation

Cette technique est sûrement la plus simple des méthodes d'autorelaxation. Il suffit de s'asseoir confortablement et de chanter ou répéter mentalement, pendant 10 à 20 minutes, de préférence les yeux fermés, un son tel que Om. C'est ce que les Hindous appellent un mantra. Il en existe plusieurs, correspondant à plusieurs niveaux de méditation. À la place du son, on peut aussi prononcer un mot ou visualiser une image qui aide à se détendre. On peut s'asseoir sur une chaise, à l'indienne ou s'adosser à un mur : l'important, c'est d'être à l'aise.

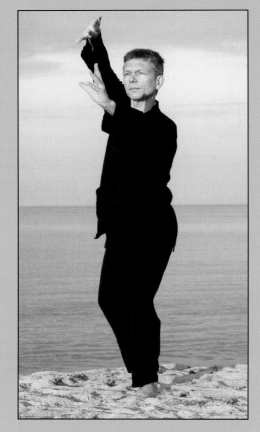

### Le yoga

C'est une des gymnastiques douces les plus connues au Québec. Le yoga intègre savamment l'art de respirer, l'art d'assouplir les muscles et l'art de méditer. Il existe une centaine de positions, appelées *asanas*, dans lesquelles on respire tantôt normalement, tantôt profondément. Chaque position doit être maintenue de 20 à 30 secondes. C'est pourquoi on parle souvent de « poses » de yoga. Si vous êtes patient et persévérant, vous pourrez maîtriser les asanas les plus difficiles après deux ou trois ans de pratique assidue. L'effet physique le plus remarquable du yoga est l'étonnante souplesse musculaire qu'il procure.

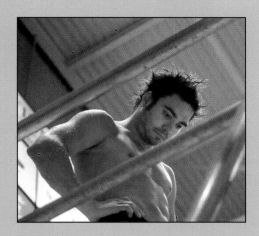

### Le taï-chi

Si le yogi bouge peu, l'adepte du taï-chi, lui, bouge continuellement. Il déploie, lentement et en silence, les bras et les jambes dans des directions bien précises, en une suite de mouvements amples et circulaires. Le taï-chi donne une impression de grande légèreté, comme si on dansait au fond de l'eau. Même la respiration, parfaitement synchronisée avec les mouvements du corps, se fait au ralenti. Le taï-chi exige la maîtrise d'une série de mouvements enchaînés, exécutés lentement, il va de soi, et dans un ordre rigoureux. Il s'agit d'une gymnastique douce qui améliore d'une part l'équilibre dynamique et la posture, d'autre part la souplesse, l'endurance et la coordination musculaires. Un cours de taï-chi commence toujours par une séance d'échauffement consistant en des exercices légers. Ensuite, on pratique, sous la supervision du professeur, divers enchaînements qui deviendront plus tard des chorégraphies complètes. Pendant les premiers cours, on doit respirer aussi naturellement que possible. Une fois maîtrisés les mouvements de base, on vise une respiration profonde.

### La visualisation

L'imagerie mentale consiste à simuler mentalement des actions réelles. Plus on la pratique, plus les images se précisent et se clarifient. Ainsi, certains athlètes qui visualisent une course de ski de fond arrivent à ressentir le froid et à entendre le glissement des skis sur la neige ! L'imagerie mentale est profitable dans le domaine des sports, mais aussi pour se préparer à une entrevue, à un exposé ou à une rencontre importante. Comment fait-on ? Rien de plus simple. Calez-vous dans un fauteuil, les yeux fermés, et passez-vous mentalement le film de l'entrevue, de l'exposé ou de la rencontre. Imaginez les questions qu'on vous posera et les réponses que vous donnerez. Par exemple, vous pouvez visualiser la façon dont vous serez assis devant vos interlocuteurs ou vous imaginer en train de faire votre exposé devant la classe. Où vos mains sont-elles posées sur le lutrin ? Que ressentez-vous dans les muscles de votre cou et de vos épaules ? Répétez plusieurs fois cet exercice de visualisation. Quand vous serez dans la situation réelle, vous vous sentirez rassuré parce que vous l'aurez déjà vécue plusieurs fois dans votre tête.

# Point de vue

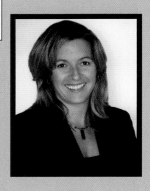

Par Sonia Lupien, Ph.D.
**Directrice scientifique, Centre d'études sur le stress humain (www.stresshumain.ca),
Hôpital Louis-Hippolyte Lafontaine, Université de Montréal**

### Qu'est-ce que le stress?

La plupart de ceux à qui on pose cette question répondent que c'est la pression du temps. On se sent stressé quand on n'a pas le temps de faire tout que l'on voudrait, dans le temps qu'on s'est alloué. Or, cette réponse est fausse! Le stress n'est pas la pression du temps. Nous connaissons tous des gens qui ne fonctionnent bien que sous un léger stress (les fameux procrastinateurs) et qui attendent toujours à la dernière minute pour faire leur travail. Alors, qu'est-ce que c'est? Le docteur Hans Selye, physiologue, endocrinologue et chercheur d'origine hongroise, qui vivait et travaillait à Montréal, a publié la réponse à cette question en 1956 dans un livre célèbre, *Le stress de la vie*. Il y démontrait que le stress débute dans le cerveau.

C'est que notre cerveau est un «détecteur de menaces». Il reconnaît les dangers environnants (dans les temps préhistoriques, ce pouvait être un mammouth, aujourd'hui, un travail de session qu'on a oublié de remettre...). Alors, non seulement il nous en avertit, il va aussi nous donner le moyen d'y survivre (au mammouth ou... à la session). Voici comment.

Quand le cerveau détecte une menace (qu'on appelle stresseur), l'hypothalamus et la glande pituitaire (ou hypophyse), situés dans le centre du cerveau, se mettent à produire des hormones. Ces messagères partent alors, à travers la circulation sanguine, activer les glandes surrénales (deux petites glandes placées au-dessus des reins). Et les surrénales, lorsqu'elles reçoivent le signal hormonal, produisent à leur tour les deux types d'hormones de stress, c'est-à-dire les catécholamines (adrénaline et noradrénaline) et les glucocorticoïdes (le cortisol chez l'humain). Le rôle des hormones de stress est de nous permettre de réagir devant la menace. Et il n'y a que deux façons de réagir devant une menace: combattre ou fuir. Dans un cas comme dans l'autre, le moteur est le même: l'énergie. Les hormones de stress vont donc nous fournir l'énergie nécessaire soit pour affronter le danger, soit pour nous enfuir à toutes jambes. En somme, si les humains ont survécu jusqu'ici à ces énormes bêtes que sont les mammouths, c'est grâce à leur réponse de stress!

Mais aujourd'hui, il y a un problème: les mammouths ont disparu, et nous vivons dans un monde relativement sécuritaire. Pourtant, les taux de stress chez les gens de tous âges n'ont jamais été aussi élevés. Pourquoi? C'est en étudiant les caractéristiques situationnelles qui mènent à une production des hormones de stress que les chercheurs ont trouvé l'explication. En mesurant les hormones de stress de centaines de personnes mises dans toutes sortes de situations jugées stressantes, ils ont découvert les quatre facteurs qui font que, qui que vous soyez, tout le monde produit une réponse de stress. Les voici.

D'abord, le premier facteur, avoir l'impression de ne pas maîtriser la situation (**S**ens du contrôle). Ensuite, ressentir cette situation comme menaçante pour sa personnalité (**P**ersonnalité menacée). Enfin, la situation doit être perçue comme imprévisible (**I**mprévisibilité) ou nouvelle (**N**ouveauté). Comment mémoriser cette «recette du stress»? Simple: il suffit d'utiliser l'acronyme SPIN. «SPIN ton stress!»

Les nouvelles technologies, les médias, la mondialisation des marchés, etc. créent de plus en plus de nouveauté, d'imprévisibilité. Nous avons donc souvent l'impression de perdre notre pouvoir sur la situation et d'être personnellement menacé. Le cerveau détecte ces menaces et produit une réponse de stress: il nous fournit l'énergie nécessaire pour combattre ou fuir. Sauf que, la plupart du temps, l'énergie mobilisée ne sert à rien devant nos stresseurs contemporains. On est à toutes fins utiles impuissant face à l'ordinateur qui flanche la veille de la remise d'un travail ou face à la hausse généralisée des prix, car ni l'attaque ni la fuite ne sont appropriées dans ces cas. Qu'advient-il donc de cette énergie inutilisée? Elle s'accumule et peut devenir néfaste.

Heureusement, la solution est simple: il faut *toujours* perdre l'énergie mobilisée lors d'une réponse de stress. Ainsi, quand on est particulièrement stressé (par un examen, une rupture, un problème d'argent, etc.), la meilleure façon de perdre ce surplus d'énergie, de s'assurer que la réponse de stress qu'on a générée ne sera pas néfaste à long terme, c'est de faire de l'activité physique soutenue. Une marche sportive de 30 minutes, une séance de jogging, une partie de tennis ou de soccer, quelques longueurs de piscine et voilà, on est nettement moins stressé!

# Le sommeil

« Selon une enquête menée […] en 2008 auprès de jeunes adultes (25-45 ans), **17 % déclarent avoir une dette de sommeil**. Si elles disposaient d'une heure de plus dans la journée, 30 % des personnes interrogées en profiteraient pour dormir[1]. »

Nous dormons de moins en moins (figure 4. 4). Et ce, à cause de nombreux facteurs, à commencer par le stress. Stress et sommeil, en effet, sont indissociables. Vous vous souvenez de Laurent qui travaillait 22 heures par semaine alors qu'il était en deuxième année de cégep ? Quand ses notes ont commencé à baisser, il est devenu de plus en plus préoccupé et tendu. Au point qu'il avait du mal à trouver le sommeil. C'est qu'on ne peut pas bien dormir quand on a l'estomac noué et la tête pleine de soucis.

 **figure 4.4** On dort de moins en moins !

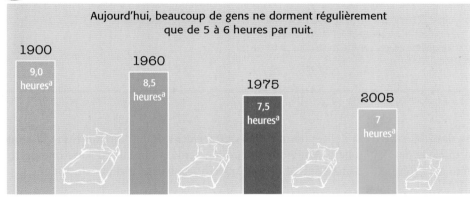

a. Moyenne quotidienne de sommeil

Source : Psychomédia. (2005). *Conséquences du manque de sommeil.*
http://www.psychomedia.qc.ca/pn/modules.php?name=News&file=article&sid=3766.

Parmi les autres facteurs qui nuisent au sommeil, retenons en particulier la perturbation du cycle veille-sommeil, la consommation de substances qui stimulent le système nerveux central, ainsi que l'abus de la navigation sur Internet (chapitre 5).

**La perturbation du cycle veille-sommeil.** Ce cycle régule les heures d'éveil et d'endormissement. Il dépend de l'horloge biologique située dans l'hypothalamus, lequel est informé par nos yeux du degré de luminosité naturelle dans notre environnement extérieur. Cette horloge fonctionne, grosso modo, sur une période de 24 heures, d'où le nom de rythme circadien (du latin *circa diem,* presque un jour). Pour bien fonctionner, l'horloge biologique a besoin d'un horaire régulier. On en a pour preuve la difficulté à s'endormir des personnes en décalage horaire, c'est-à-dire dont le rythme circadien est perturbé. Si ce rythme est régulièrement brisé parce qu'on se couche rarement à la même heure (un soir à 23 h, le lendemain à minuit et demie, le surlendemain à 22 h), l'horloge interne

---

1. Royant-Parola, S. (2008). *Tout savoir sur le sommeil.* futura-sante.com.

# En action !

Polina Prokopieva
**Collège de Bois-de-Boulogne**

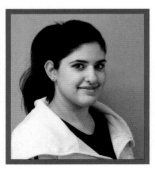

Étudiante de 5e session en soins infirmiers, Polina est originaire de Bulgarie et vit au Québec depuis 4 ans. Pour elle, on peut toujours trouver le temps de bouger.

Habituellement, je fais du gym, mais cette session-ci, j'ai moins de temps pour y aller. Mon horaire est très chargé. J'ai trois jours de stage par semaine et des cours les deux autres jours. De plus, je travaille 16 heures par semaine, les vendredi, samedi et dimanche.

Mais je tiens à continuer à faire de l'activité physique. Alors j'essaie de marcher pour aller au collège au moins trois fois par semaine, environ 40 minutes chaque fois. Et je fais aussi du Yoga pilates trois fois par semaine. J'en avais fait avec le projet de 15 heures, dans mon troisième cours d'éducation physique. Je me suis dit qu'il serait intéressant de voir à plus long terme les effets de cette pratique sur ma condition physique. Et comme le projet m'a permis d'améliorer mes résultats aux tests, ça m'a motivée à continuer. Je me suis même acheté un ensemble pour en faire à la maison.

L'activité physique, ça me réveille et ça me permet de me déstresser. L'entraînement me donne de l'énergie. Au fond, ça me met de bonne humeur ; et moins je bouge, plus je m'endors !

Bouger, ce n'est pas seulement faire du gym, ce peut être plein d'autres activités. L'hiver, je préfère le gym. C'est plus spécifique et ça me fait rencontrer d'autres gens qui ont les mêmes intérêts que moi. L'été, je marche plus souvent. Ça me permet d'être seule pour réfléchir. Le truc, c'est d'intégrer le plus possible l'activité physique dans son quotidien. Ceux qui disent manquer de temps devraient essayer : ils verraient les effets positifs que ça apporte. En fait, je n'ai jamais vu personne qui, après une activité physique, n'en ait pas ressenti les effets positifs.

---

se dérègle ; on risque de s'endormir plus difficilement. Enfin, ajoutons que la lumière artificielle dans laquelle baigne notre environnement, et qui fait en sorte que l'activité humaine s'étale désormais sur 24 heures, affecte à la baisse la durée du sommeil.

### La consommation de substances qui stimulent le système nerveux central.
En cause ici, le café, bien sûr. Mais aussi les populaires boissons énergisantes (chapitre 3). Ces breuvages contiennent tous de la caféine, parfois en taux très élevé. Or, la caféine stimule, réveille si on préfère, le système nerveux central. Par conséquent, la consommation de telles boissons dans la soirée risque de faire de vous, toute la nuit, une chouette à l'œil ouvert. Boire de l'alcool ou fumer, surtout le soir, stimule aussi le système nerveux et retarde l'endormissement.

### Les longues heures passées sur Internet.
Que ce soit pour les études, le divertissement ou les deux à la fois, on peut passer des heures à surfer, souvent sans s'en rendre compte. On croit aussi que la luminosité de l'écran d'ordinateur, plus accentuée que celle de la télévision, perturbe la sécrétion de mélatonine — hormone qui favorise l'endormissement — et décale le moment où l'on s'endort. Cette activité peut conduire à la longue à la **cyberdépendance** (chapitre 5) et affecter sérieusement la qualité du sommeil.

Au bout du compte, quels que soient les facteurs qui perturbent le sommeil, il y a des effets secondaires. Pour une mauvaise nuit à l'occasion, l'effet secondaire est plutôt mineur : on récolte un peu de somnolence le lendemain, puis tout revient à la normale. Mais si les mauvaises nuits s'accumulent (**zoom 4.2**), la dette de sommeil s'accroît d'autant. Les effets secondaires prennent alors beaucoup d'inmportance, comme on va le voir.

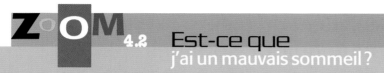

Voici quelques indices d'un mauvais sommeil :

- Je me réveille souvent la nuit.
- J'ai de la difficulté à me réveiller et à me lever le matin.
- Je me réveille fatigué et maussade avant d'avoir fait quoi que ce soit.
- Je mets du temps à m'endormir.
- Je m'endors souvent pendant la journée.

# Les conséquences
## d'une insuffisance de sommeil

Manquer de sommeil la nuit, c'est avant tout s'endormir le jour ; normal, il faut bien que l'organisme récupère. Et si vous vous endormez au cégep, il n'est pas certain que vous soyez attentif et performant durant vos cours. **Ainsi, des chercheurs américains[1] ont constaté que la vigilance pouvait baisser de plus de 30 % après une seule mauvaise nuit. Imaginez après plusieurs !** En fait, un manque chronique de sommeil aboutit rapidement à une baisse des notes. Manquer de sommeil n'est pas sans conséquence non plus au travail ou sur la route. On estime que de 20 à 25 % des accidents de voiture sont dus à la fatigue au volant et que le manque de sommeil serait la cause principale d'un grand nombre des erreurs humaines entraînant des accidents parfois catastrophiques.

Un déficit de sommeil affecte aussi l'humeur. Il est bien difficile d'être enthousiaste et serein quand on est fatigué ! En fait, on devient irritable et parfois même colérique pour un rien. Au bout de cette route parsemée de sautes d'humeur, pointe la dépression.

Sur le plan physiologique, les nuits courtes affaiblissent le système immunitaire (production moindre d'anticorps, notamment) et, cela étonne à première vue, stimulent la prise de poids. Plusieurs recherches, effectuées aux États-Unis et ici au Québec, en particulier à l'Université Laval, ont mis au jour le fait que les personnes qui dorment peu (entre 4 et 5 heures par nuit) présentent des taux plus faibles de leptine. Or cette hormone, sécrétée par le tissu adipeux, stimule la dépense énergétique et régule la faim. Bref, les troubles de la concentration, le manque d'énergie, les sautes d'humeur, les réflexes ralentis, le risque accru d'accidents et de blessures, l'embonpoint et une moindre résistance à la maladie, tel est le lot des mauvais dormeurs.

---

1. Bonnet, M. H., et Arand, D. L. (1995). We are chronically sleep deprived. *Sleep, 18*(10) : 908-911.

# Les bénéfices
## d'une bonne nuit de sommeil

Mais à quoi sert le sommeil, au juste ? Bien sûr, à se reposer. Logique, puisque la position horizontale permet aux muscles de se détendre et aux disques intervertébraux de retrouver leur épaisseur initiale. C'est pour cette raison, d'ailleurs, qu'on est toujours un peu plus grand au réveil qu'au coucher. Sur le plan mental, le sommeil est aussi le moment de la grande décompression de la journée. Mais il y a plus intéressant encore. **Pendant qu'on dort, l'organisme s'autorépare** : la peau se renouvelle, les petites blessures se cicatrisent, les muscles produisent plus de protéines, les organes sécrètent des hormones — prolactine, hormone de croissance, mélatonine (ou hormone du sommeil), etc. — le système immunitaire se renforce, la mémoire se consolide — grâce aux rêves, notamment. Bref, le sommeil retape la machine et la prépare pour la période d'éveil. Cela se passe pendant la période où le sommeil est lent et profond (zoom 4.3). Pour en savoir plus sur les bienfaits du sommeil, consultez le Compagnon Web.

sommeil bienfaits

# Quelques trucs
## pour bien dormir

Les chercheurs qui s'intéressent au sommeil pensent qu'une personne adulte a besoin, chaque jour, d'une moyenne de huit heures de sommeil. Toutefois, bien dormir n'est pas qu'une question de quantité ; la qualité du sommeil est également un facteur important. C'est pourquoi certains ne dorment que sept heures par nuit et se lèvent frais et dispos. D'autres ont besoin de dormir neuf heures. D'autres encore dorment 10 heures mais se lèvent de mauvais poil. Alors, que vous faut-il faire pour bien dormir ? De petites choses fort simples et à la portée de tout le monde.

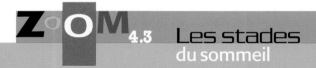

## ZOOM 4.3 Les stades
### du sommeil

Le sommeil est constitué de cinq stades, ou phases. **Le stade 1**, ou **endormissement**, marque la transition entre l'état d'éveil et le sommeil. Il dure entre 5 et 15 minutes, selon les individus, et survient quand on se met au lit et aussi après qu'on s'est réveillé brièvement la nuit. Ce stade occupe de 5 à 10 % du temps de sommeil. **Le stade 2**, ou **sommeil léger**, est associé à un pouls et une respiration plus lents. C'est une période où l'on a vaguement conscience des bruits extérieurs. Il est facile de se réveiller à ce stade, qui constitue de 40 à 50 % du temps de sommeil. **Les stades 3 et 4**, ou **sommeil profond** et **très profond**, surviennent habituellement dans la première moitié de la nuit. C'est à ces stades très importants, qui occupent de 10 à 20 % du temps de sommeil, que le corps récupère vraiment et s'autorépare. Enfin, **le stade 5**, ou **sommeil paradoxal**, se caractérise par des mouvements oculaires rapides, alors que les muscles sont très détendus. Il constitue de 20 à 25 % du temps de sommeil, et c'est à ce moment que l'on rêve. En fait, quand on se réveille, le matin, c'est souvent au sortir d'un sommeil paradoxal.

**1. Couchez-vous et levez-vous à des heures régulières.** Le corps a besoin d'un horaire stable pour bien dormir. Vous trouverez sur le Compagnon Web un journal du sommeil pour vous aider dans cette démarche.

journal du sommeil

**2. Si le sommeil ne vient pas au bout de 15 à 20 minutes, levez-vous!** Il ne sert à rien, en effet, de procrastiner dans le lit. Pour vous détendre ou vous changer les idées, prenez un bain chaud ou lisez un peu jusqu'à ce que vous ayez de nouveau sommeil.

**3. Faites au moins 30 minutes d'exercices aérobiques pendant le jour, à l'extérieur autant que possible.** Les exercices pratiqués à la lumière naturelle favoriseraient davantage le sommeil lent profond que ceux pratiqués à l'intérieur sous un éclairage artificiel.

**4. Si vous avez l'habitude de grignoter au cours de la soirée, optez pour une collation légère ou simplement pour un verre de lait.** Le lait contient du tryptophane, un acide aminé qui facilite le sommeil. De plus, si vous mangez «lourd», la phase d'endormissement risque d'être retardée par l'activité digestive.

**5. Évitez l'abus d'alcool en soirée.** Certes, il peut favoriser l'endormissement, mais vous risquez de vous réveiller en pleine nuit. Et de vous lever le matin avec la «gueule de bois»!

**6. N'abusez pas d'Internet ni de l'ordinateur en général.** Vous pourriez rater, en effet, l'appel du sommeil. La luminosité de l'écran et l'activité cérébrale prolongée peuvent dérégler votre horloge interne. En fait, c'est comme si vous aviez raté l'heure du train. Il va vous falloir attendre le prochain. Et ce pourrait être long.

**7. Enfin, si vous ne parvenez pas à vous endormir parce que vous n'avez pas terminé un travail ou accompli une tâche, levez-vous et travaillez-y un peu.** Vous aurez l'esprit apaisé et vous vous endormirez plus facilement.

## Mythe ou Réalité?

**Les gens stressés ont plus de risques d'engraisser.** `Vrai`

Plusieurs études épidémiologiques ont mis en évidence un lien entre stress et gain de poids. Les personnes stressées ont tendance à modifier à la hausse leur apport alimentaire. De plus, le cortisol, une hormone intimement liée au stress en phase de résistance (page 109), favoriserait l'accumulation de graisse à l'abdomen. Toutefois, le stress chronique et prolongé aurait plutôt tendance à causer une perte graduelle de poids.

**Certaines personnes peuvent dormir seulement quatre ou cinq heures par nuit et être aussi performantes que d'autres qui dorment huit ou neuf heures.** `Vrai`

En moyenne, on a besoin de 8 heures de sommeil par jour. Comme c'est une moyenne, il y a donc des personnes qui dorment moins et d'autres, plus. Celles qui dorment peu (de 4 à 5 heures par nuit) et qui performent normalement pendant le jour n'ont pratiquement pas de sommeil léger, mais beaucoup de sommeil profond (voir le zoom 4.3).

Consultez le Compagnon Web à la rubrique «Pour en savoir plus». Vous y trouverez des suggestions de lecture et des sites Internet à visiter.

Pour en savoir plus

# À vos méninges 4

Nom : _____ Groupe : _____ Date : _____

**1** Indiquez cinq effets physiologiques immédiats du stress.

1. _____

2. _____

3. _____

4. _____

5. _____

**2** Indiquez trois « chasse-stress » efficaces.

1. _____

2. _____

3. _____

**3** Indiquez cinq symptômes associés au « surstress ».

1. _____

2. _____

3. _____

4. _____

5. _____

**4** Le syndrome général d'adaptation se développe en trois phases. Nommez-les.

1. _____

2. _____

3. _____

**5** Complétez les phrases suivantes.

**a)** Le cortisol est libéré pendant la phase _____.

**b)** L'adrénaline est libérée pendant la phase _____.

**c)** À la longue, le stress _____ favorise notamment un taux élevé et permanent de _____ dans le sang, ce qui augmente le risque de voir apparaître le _____ de type 2, une maladie cardiovasculaire, voire une _____ majeure.

# À vos méninges 4

Nom : _____ Groupe : _____ Date : _____

**6** Nommez 5 stratégies antistress.

1. _____

2. _____

3. _____

4. _____

5. _____

**7** Parmi les affirmations suivantes, laquelle définit le mieux le stress ?

☐ **a)** C'est un mal de vivre chronique.

☐ **b)** C'est un état de tension psychique.

☐ **c)** C'est le mal du siècle.

☐ **d)** C'est une réaction d'adaptation non spécifique de l'organisme.

☐ **e)** C'est une réaction du corps à une situation tendue.

**8** Nommez trois effets attribuables aux techniques de relaxation.

1. _____

2. _____

3. _____

**9** Complétez les phrases suivantes.

**a)** Selon les experts en la matière, la _____ de percevoir et de _____ le stress influe beaucoup plus sur l'état psychologique que le stress lui-même.

**b)** Plus le nombre d'heures de travail est _____, plus l'étudiant travailleur réduit le _____ consacré à l'étude en dehors des heures de présence aux cours et plus ses _____ ont tendance à baisser.

**c)** L'imagerie _____ consiste à _____ des actions réelles.

**10** Identifiez 3 facteurs qui expliquent pourquoi nous dormons de moins en moins.

1. _____

2. _____

3. _____

À vos
méninges

4

Nom : _____ Groupe : _____ Date : _____

**11** Sur combien d'heures s'étale le cycle circadien ?

☐ **a)** 18 heures.

☐ **b)** 20 heures.

☐ **c)** 22 heures.

☐ **d)** 24 heures.

☐ **e)** 26 heures.

**12** La mélatonine est une hormone qui favorise :

☐ **a)** La croissance.

☐ **b)** La synthèse des protéines.

☐ **c)** L'endormissement.

☐ **d)** L'éveil.

☐ **e)** Aucune des réponses précédentes.

**13** Nommez cinq conséquences d'une dette de sommeil.

1. _____

2. _____

3. _____

4. _____

5. _____

**14** Nommez trois substances qui stimulent le système nerveux central.

1. _____

2. _____

3. _____

**15** Complétez la phrase suivante.

Pendant qu'on dort, l'organisme s'auto-_____ : la peau se _____,
les petites blessures se cicatrisent, les muscles produisent plus de _____,
les organes sécrètent des hormones (prolactine, hormone de croissance, mélatonine — ou hormone
du sommeil, etc.), le système _____ se renforce, la _____
se consolide, grâce aux rêves, notamment.

# 4.1

# Bilan

Nom : _____ Groupe : _____ Date : _____

# Déterminez votre degré
## de tension musculaire

Une personne stressée est tendue au sens propre du terme. La tension musculaire, en effet, est la manifestation la plus immédiate et la plus visible du stress. Ce bilan vise donc à déterminer votre degré de tension musculaire. Il vous suffit de cocher la case appropriée devant chacun des symptômes associés à un état de tension musculaire. Si vous avez coché la case *Souvent* plusieurs fois, votre degré de tension musculaire est élevé, ce qui peut signifier un niveau de stress important. Le bilan 4.2 vous permettra de déterminer plus précisément ce niveau. Rappelez-vous que la relaxation musculaire (page 116) est efficace pour vous faire prendre conscience des zones de tensions musculaires et vous aider, par la suite, à réduire ces tensions.

| Symptômes | Souvent | Parfois | Rarement |
|---|---|---|---|
| Mains crispées. | | | |
| Chevilles en flexion quand les jambes sont croisées. | | | |
| Mâchoires serrées pendant le jour. | | | |
| Grincement de dents la nuit (bruxisme). | | | |
| Tendance à sursauter facilement. | | | |
| Sensation de point entre les omoplates. | | | |
| Raideur dans la nuque et le cou. | | | |
| Épaules relevées. | | | |
| Tics nerveux (balancer la jambe, se gratter les oreilles, se jouer dans les cheveux, mâchouiller, se ronger les ongles, cligner exagérément des yeux, etc.). | | | |
| Tremblements (des mains, notamment). | | | |

Partie 1

# 4.2

# Bilan

Nom : _____ Groupe : _____ Date : _____

# Faites une réflexion
## sur votre niveau de stress

### Étape A  Votre niveau de stress

questionnaires
stress

Plusieurs questionnaires servent à évaluer le niveau de stress. Mais certains sont tellement élaborés qu'il devient stressant de les remplir ! Le questionnaire qui suit, inspiré de celui de l'Association canadienne de la santé mentale, se veut simple et court. Si, toutefois, le stress est une préoccupation importante pour vous ou que vous avez à faire une recherche sur le sujet, vous aurez accès à des questionnaires plus détaillés sur le Compagnon Web.

Répondez à toutes les questions en vous accordant 1 point pour chaque *Oui* et 0 point pour chaque *Non*.

| | Vous arrive-t-il SOUVENT... | Oui | Non |
|---|---|---|---|
| **1.** | d'avoir l'impression d'avoir la tête pleine de soucis ? | | |
| **2.** | d'essayer de tout faire en même temps ? | | |
| **3.** | de perdre facilement le contrôle ? | | |
| **4.** | de vous fixer des buts irréalistes ? | | |
| **5.** | d'avoir les muscles tendus à l'état de repos élevé (bilan 4.1) ? | | |
| **6.** | d'avoir de la difficulté à vous endormir ? | | |
| **7.** | de « faire des montagnes avec des riens » ? | | |
| **8.** | d'avoir des maux de tête tensionnels (dus à des muscles crispés) ? | | |
| **9.** | d'avoir de la difficulté à prendre des décisions ? | | |
| **10.** | de trouver que tout est compliqué ? | | |
| **11.** | de vous sentir pressé ou débordé ? | | |
| **12.** | de ressentir de l'anxiété à l'idée de rencontrer de nouvelles personnes ? | | |
| **13.** | d'être inquiet de votre orientation ou de vos résultats scolaires ? | | |
| **14.** | de trouver que la vie n'a pas de sens ou même d'avoir des idées suicidaires ? | | |
| **15.** | de vous plaindre de manquer d'argent ? | | |
| **16.** | de recourir à des psychotropes (substances qui agissent sur l'état d'esprit) comme l'alcool ou les hallucinogènes pour oublier vos soucis ? | | |
| **17.** | de vous sentir physiquement ou mentalement fatigué ? | | |
| **18.** | de ressentir comme une boule ou des brûlures dans l'estomac ? | | |
| **19.** | de ne pas vous occuper de vos symptômes de stress ou de les nier ? | | |

Nom : _____ Groupe : _____ Date : _____

| | Vous arrive-t-il SOUVENT... | Oui | Non |
|---|---|---|---|
| **20.** | de remettre les choses à faire (travaux par exemple) à plus tard ? | | |
| **21.** | de ne pas trouver de temps pendant la journée pour vous relaxer ? | | |
| **22.** | d'avoir de la difficulté à être aimable ? | | |
| **23.** | d'avoir l'impression de courir toute la journée ? | | |
| **24.** | d'être incapable de vous concentrer ? | | |
| **25.** | d'avoir des relations tendues avec vos proches (parents, frères, sœurs, etc.) ? | | |
| | **TOTAL** | | |

## Ce que votre résultat signifie…

**6 et moins : niveau de stress faible.** Vous êtes vraiment très décontracté ! Assurez-vous, cependant, qu'en essayant à tout prix d'éviter les problèmes, vous ne ratez pas l'occasion de relever des défis intéressants.

**7 à 12 : niveau de stress moyen.** Vous jouissez d'un bon équilibre. Votre stress et votre capacité à le maîtriser se compensent.

**13 à 19 : niveau de stress élevé.** Attention, vous approchez de la zone dangereuse. Appliquez des stratégies pour mieux gérer votre stress (page 112) et refaites le test dans un mois.

**20 et plus : niveau de stress très élevé.** Urgence ! Cherchez de l'aide (thérapeute, proche, ami, etc.) dès maintenant et réexaminez votre mode de vie. Dans l'intervalle, faites de l'exercice et pratiquez la relaxation avant que le couvercle de la marmite ne saute !

**Et si vous avez répondu oui à la question 14**, consultez sans tarder ce site : http://www.cpsquebec.ca/ ou contactez le 1-866-appelle.

SOURCE du questionnaire original : Association canadienne de la santé mentale.(http://www.cmha.ca/bins/content_page.asp?cid=4-42-216&lang=2)

Nom : _____ Groupe : _____ Date : _____

## Étape B  Les facteurs associés à votre niveau de stress

Quand on est stressé, on peut certes, dans l'immédiat, faire de l'exercice et de la relaxation pour se détendre et réduire son niveau d'anxiété. Mais il faut par la suite déterminer les sources ou facteurs de stress si on veut agir en amont, c'est-à-dire sur la cause. La plupart des assertions (sous forme de questions) présentées à l'étape A décrivent, en fait, des facteurs qui favorisent la montée du stress. En vous inspirant de ces assertions, mais aussi de votre situation personnelle, identifiez ce qui vous semble être les deux principaux facteurs de stress dans votre vie présente.

**Facteur de stress 1**

_____

_____

**Facteur de stress 2**

_____

_____

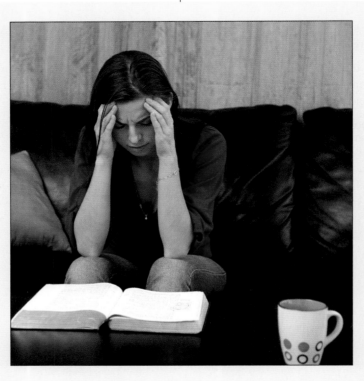

# Bilan

## Dressez votre plan d'action
### pour mieux maîtriser le stress

Si votre niveau de stress est élevé ou très élevé, ce plan d'action est conçu pour vous. Il vous conduit, en deux étapes, vers des actions concrètes à prendre pour réduire votre niveau de stress.

### Étape A   Votre objectif précis et réaliste à court terme (maximum de trois mois)

Pour vous aider à déterminer cet objectif, vous pouvez vous inspirer de vos deux principaux facteurs de stress (bilan 4.2 B) et en choisir un comme objectif. Par exemple, supposons qu'un de ces facteurs est votre habitude de «faire des montagnes avec des riens». Vous pourriez transformer ce facteur de stress en un objectif qui se formulerait ainsi : «dédramatiser les situations qui me stressent» ou «relativiser les choses pour ne pas me faire des montagnes avec des riens».

**Fixez maintenant votre objectif en précisant le temps que vous vous donnez pour l'atteindre (au maximum 3 mois) :**

_____

_____

### Étape B   Les moyens pour atteindre votre objectif

Quel que soit votre objectif, on parle ici de situations qui engendrent un état de stress. Par conséquent, l'un des moyens les plus efficaces pour atteindre votre objectif antistress est de tenir un journal de bord. Dans ce journal, vous noterez les situations qui vous ont stressé et, surtout, comment vous avez réagi chaque fois. En somme, c'est un exercice d'autocontrôle de ses émotions (sans trop exagérer toutefois) afin de réduire son niveau de stress au quotidien. Voici un espace prévu pour tenir ce journal. Prenez bonne note que, si vous en avez besoin, vous pouvez télécharger, du Compagnon Web, le même journal en version allongée.

journal antistress

Nom : _____ Groupe : _____ Date : _____

| Jour où l'événement perçu comme stressant est survenu[a] | Décrire brièvement l'événement et votre réaction | Avez-vous réussi à maîtriser votre niveau de stress[b] ? |
|---|---|---|
| ◯ L ◯ M ◯ M <br> ◯ J ◯ V <br> ◯ S ◯ D | _____ _____ _____ | ◯ Oui <br> ◯ En partie <br> ◯ Non |
| ◯ L ◯ M ◯ M <br> ◯ J ◯ V <br> ◯ S ◯ D | _____ _____ _____ | ◯ Oui <br> ◯ En partie <br> ◯ Non |
| ◯ L ◯ M ◯ M <br> ◯ J ◯ V <br> ◯ S ◯ D | _____ _____ _____ | ◯ Oui <br> ◯ En partie <br> ◯ Non |
| ◯ L ◯ M ◯ M <br> ◯ J ◯ V <br> ◯ S ◯ D | _____ _____ _____ | ◯ Oui <br> ◯ En partie <br> ◯ Non |
| ◯ L ◯ M ◯ M <br> ◯ J ◯ V <br> ◯ S ◯ D | _____ _____ _____ | ◯ Oui <br> ◯ En partie <br> ◯ Non |
| ◯ L ◯ M ◯ M <br> ◯ J ◯ V <br> ◯ S ◯ D | _____ _____ _____ | ◯ Oui <br> ◯ En partie <br> ◯ Non |
| ◯ L ◯ M ◯ M <br> ◯ J ◯ V <br> ◯ S ◯ D | _____ _____ _____ | ◯ Oui <br> ◯ En partie <br> ◯ Non |

a. Il peut y avoir plus d'un événement stressant par jour. Dans ce cas, prenez deux ou trois lignes au besoin et cochez le même jour.

b. Vous avez réussi à maîtriser la situation quand vous ne ressentez plus ou ressentez peu vos symptômes habituels de stress.

# Bilan

Nom : _____ Groupe : _____ Date : _____

# Évaluez votre résultat :
## objectif atteint ou pas ?

1. Au terme de votre plan d'action, avez-vous atteint votre objectif, c'est-à-dire maîtriser les facteurs de stress que vous avez identifiés dans le bilan 4.3 A ?

   ◯ Oui, je l'ai même dépassé.

   ◯ Oui, à 100 %.

   ◯ En partie seulement (précisez en pourcentage), à _____ % environ.

   ◯ Pas du tout.

2. Si vous n'avez pas atteint votre objectif à 100 %, comment expliquez-vous cela ?

   ◯ Je n'ai pas fait un suivi adéquat de mon plan d'action (pas de journal de bord ou journal tenu en partie seulement).

   ◯ Mon objectif était peut-être trop ambitieux.

   ◯ Mon horaire de cours ou de travail a changé en cours de route et je me suis senti débordé.

   ◯ J'aurais dû bénéficier du soutien de quelqu'un dans cette démarche.

   ◯ Autre(s) raison(s) : _____

   _____

3. Si, plus tard, vous tentez de nouveau de réduire votre niveau de stress, quels changements apporterez-vous à votre plan d'action pour réussir, cette fois ?

   _____

   _____

   _____

   _____

   _____

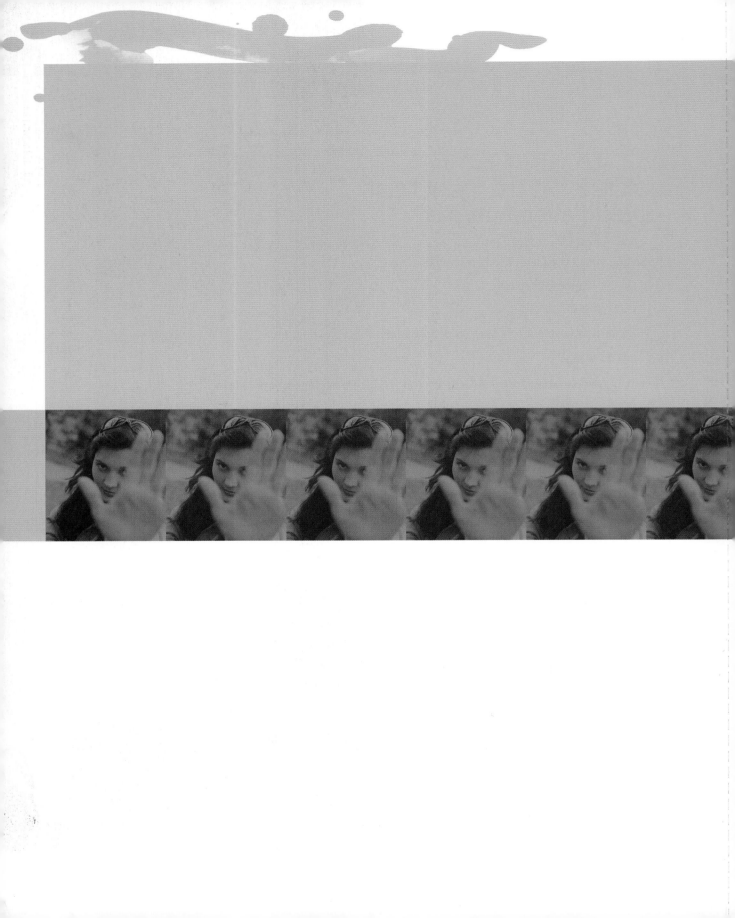

## Chapitre 5

# Les dépendances
# nuisibles

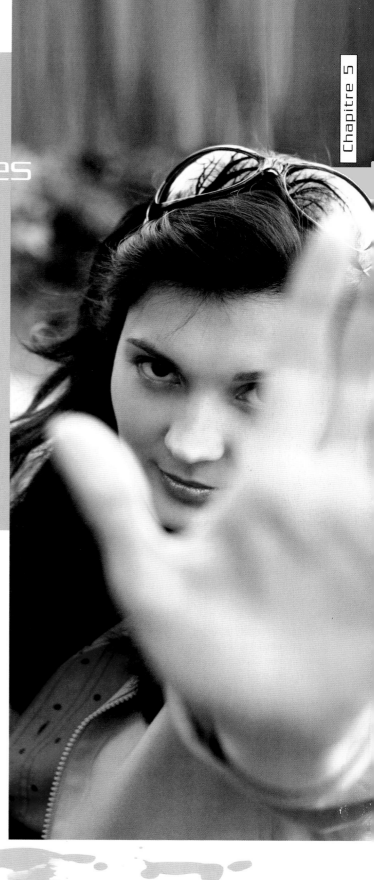

# Objectifs

- Définir ce qu'est une dépendance nuisible.

- Connaître les effets sur la santé de l'abus de tabac, d'alcool, de drogues et d'Internet.

- Reconnaître les symptômes associés aux dépendances nuisibles.

- Évaluer ses comportements pour déterminer si on est ou non victime de dépendances nuisibles.

- Appliquer, s'il y a lieu, un plan d'action pour combattre une dépendance nuisible.

Une dépendance nuisible, qu'est-ce que c'est ? **C'est la consommation régulière de produits potentiellement nuisibles à la santé et qui créent une dépendance à la fois physique et psychologique** (zoom 5.1). Autrement dit, on est dépendant quand on est incapable de changer une conduite qui occupe de plus en plus nos pensées.

Les produits nuisibles les plus répandus sont le tabac, l'alcool et les drogues illicites. Ajoutons que la fréquentation d'Internet a suscité une nouvelle dépendance nuisible : la **cyberdépendance**. Toutes ces dépendances, à commencer par le tabagisme, constituent un énorme problème de santé publique.

> « Nos habitudes commencent par des plaisirs dont nous n'avons pas besoin et se terminent par des nécessités dans lesquelles nous ne trouvons aucun plaisir. »
>
> THOMAS MCKEOWN

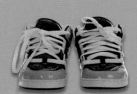

# Le tabagisme :
## la plus mortelle des dépendances

Vous ne fumez pas ? Tant mieux ! Mais si vous fumez, la première partie de ce chapitre vous concerne au plus haut point. Après tout, cette habitude inventée de toutes pièces par l'industrie du tabac il y a à peine un siècle tue, bon an mal an, quatre millions de personnes dans le monde. Imaginez : c'est comme si 50 % de la population du Québec disparaissait en un an ! De plus, avant de mourir pour de bon, le fumeur meurt à petit feu : sa santé et sa qualité de vie se détériorent (figure 5.1). La bonne nouvelle, cependant, c'est que le

# ZOOM 5.1  La double dépendance

Il y a deux types de dépendance à une substance : physique et psychologique.

La **dépendance physique** survient lorsque l'organisme s'est adapté à la présence continue d'une substance nuisible. Dès que la concentration de cette substance dans le sang baisse au-dessous d'un certain seuil, l'organisme la réclame. Bref, il est en manque ! Cet état de manque, appelé également syndrome de sevrage, s'exprime par divers symptômes physiques d'intensité variable, depuis les tremblements, l'irritabilité, les maux de tête et l'humeur dépressive jusqu'aux convulsions et aux hallucinations. La crise peut même être fatale.

La **dépendance psychologique** se développe habituellement après la dépendance physique. Elle se traduit par une préoccupation émotionnelle et mentale liée aux effets que procure la substance nuisible et au désir obsessif d'en reprendre. La privation de la drogue entraîne une sensation de malaise, d'angoisse pouvant aller jusqu'à la dépression. Une fois sevrée, la personne peut mettre beaucoup de temps à s'adapter à une vie sans le produit. L'abstinence bouleverse ses habitudes, laisse un vide et permet parfois la réapparition d'un sentiment que la consommation visait à masquer. Là pourrait se trouver l'explication des rechutes, parfois nombreuses, qui font partie du lent processus de retour vers une vie sans consommation problématique.

Adapté de Centre québécois de lutte aux dépendances. (2010). *Usage récréatif, abus et dépendance.* http://www.cqld.ca/cqld/livre/fr/04-usage.htm.

nombre de fumeurs au Québec est passé de 52 % à moins de 23 % en 33 ans (figure 1.6, page 8). En outre, les moins de 20 ans fument moins qu'il y a 10 ou 15 ans. En fait, on peut presque dire que, de nos jours, fumer, c'est démodé.

Cela dit, l'objectif visé ici n'est pas d'insister sur ce que vous savez déjà, à savoir que le tabac est dangereux (figure 5.1), mais plutôt de **renforcer votre désir de cesser de fumer si vous êtes fumeur**. Si vous voulez écraser votre dernière cigarette, comme le souhaitent 90 % des fumeurs, vous savez mieux que quiconque que ce n'est pas facile.

problèmes néfaste

**figure 5.1**

Portrait d'un tueur en série : le tabac

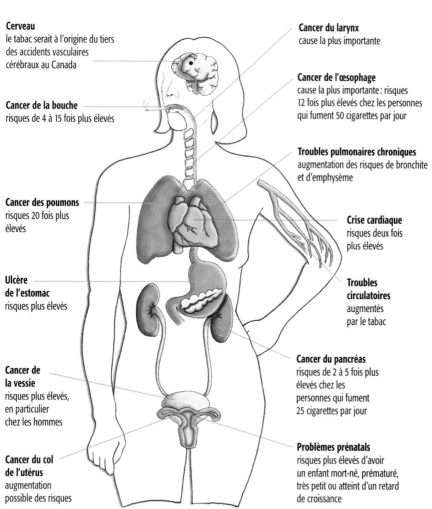

**Cerveau**
le tabac serait à l'origine du tiers des accidents vasculaires cérébraux au Canada

**Cancer de la bouche**
risques de 4 à 15 fois plus élevés

**Cancer des poumons**
risques 20 fois plus élevés

**Ulcère de l'estomac**
risques plus élevés

**Cancer de la vessie**
risques plus élevés, en particulier chez les hommes

**Cancer du col de l'utérus**
augmentation possible des risques

**Cancer du larynx**
cause la plus importante

**Cancer de l'œsophage**
cause la plus importante : risques 12 fois plus élevés chez les personnes qui fument 50 cigarettes par jour

**Troubles pulmonaires chroniques**
augmentation des risques de bronchite et d'emphysème

**Crise cardiaque**
risques deux fois plus élevés

**Troubles circulatoires**
augmentés par le tabac

**Cancer du pancréas**
risques de 2 à 5 fois plus élevés chez les personnes qui fument 25 cigarettes par jour

**Problèmes prénatals**
risques plus élevés d'avoir un enfant mort-né, prématuré, très petit ou atteint d'un retard de croissance

D'après des données provenant de la Fondation québécoise du cancer et de la Fondation des maladies du cœur.

Pourquoi est-il si difficile d'arrêter de fumer ? Parce que la nicotine contenue dans le tabac crée une **dépendance physique**, comme la cocaïne et l'héroïne. Cette dépendance apparaît dès les premières bouffées : il suffit de fumer quelques cigarettes pour devenir dépendant. Si l'habitude persiste, ce qui est souvent le cas, la dépendance physique se double d'une **dépendance psychologique**. Fumer est alors associé à des moments agréables ou devient un moyen de supporter le stress. On fume :

- le matin en commençant la journée
- entre deux cours en prenant son café
- après le souper, pour se détendre
- après une dispute ou une colère, pour se calmer
- avant un examen ou une entrevue, pour déstresser
- dans un embouteillage, pour tromper son impatience
- quand on s'ennuie, pour passer le temps
- quand on est fier de soi, pour se récompenser
- quand on est triste, pour se consoler
- quand on est préoccupé, pour réfléchir, etc.

Bref, dès qu'on est devenu « nicotinomane », tous les prétextes sont bons pour s'en griller une.

## Pour en finir avec le tabac

Il n'est donc pas facile de se défaire d'une telle habitude. À preuve, des milliers d'ex-fumeurs ont fait plusieurs rechutes avant d'arrêter pour de bon. Mais il reste que, chaque jour, des centaines de personnes y arrivent. Il ne tient qu'à vous d'en faire autant. Aujourd'hui, vous avez le choix : soit éteindre votre dernière cigarette, soit allumer la dix-millième, au mépris de votre santé. Mais si vous êtes décidé à rompre avec cette habitude, tenez compte des conseils suivants.

**Évaluez d'abord votre degré de dépendance.** Vous trouverez à la fin de ce chapitre (bilan 5.1 A) un test qui vous permettra d'évaluer à quel point vous êtes accro au tabac. Votre degré de dépendance à la nicotine vous donnera une idée du degré de difficulté que vous rencontrerez quand vous tenterez d'arrêter de fumer.

**Demandez-vous quand et pourquoi vous fumez.** Posez-vous cette question chaque fois que vous allumez une cigarette et notez vos réponses. Elles vous permettront de connaître les situations qui déclenchent chez vous l'envie de fumer. Libre à vous de les éviter ensuite. Vous trouverez à la fin de ce chapitre un formulaire qui vous aidera (bilan 5.1 B). Il est tout simple, mais il révélera très efficacement ce qui vous pousse à fumer et les satisfactions que vous en retirez.

**N'attendez pas la méthode miracle pour passer à l'action.** Beaucoup de fumeurs remettent à plus tard leur décision en espérant qu'une méthode miracle viendra un jour faire le travail à leur place. Ne vous faites pas d'illusions : c'est impossible. La plupart des ex-fumeurs ont abandonné la cigarette sans l'aide d'une méthode particulière. La première condition pour arrêter de fumer est d'en prendre la décision. Le reste suivra, même si cela risque d'être difficile.

**Prenez la décision au bon moment.** Entreprendre de devenir non-fumeur en période de grand stress ou de déprime, c'est courir à l'échec. Mieux vaut prendre cette décision quand tout va plutôt bien dans votre vie. Par exemple, nombreux sont ceux qui décident de passer à l'acte pendant leurs vacances ou encore pour faire plaisir à leur nouvel amour. Mettez toutes les chances de votre côté. Le bilan 5.1 C vous aidera à évaluer votre degré de motivation à cet égard.

**Si vous ne pouvez arrêter d'un coup, réduisez du moins votre consommation.** Les recherches ont démontré que ceux qui ne peuvent pas — ou ne veulent pas — arrêter de fumer sont toutefois capables de réduire leur consommation. Ainsi, vous pouvez cesser de fumer graduellement en réduisant d'abord la quantité de cigarettes que vous fumez chaque jour. En ralentissant votre consommation, vous aurez une idée de ce que sera votre vie sans tabac. Il est toujours plus facile de s'attaquer à un problème en réglant un à un chacun de ses aspects, plutôt qu'en le prenant dans sa globalité. Petit à petit, l'oiseau fait son nid (zoom 5.2).

**Faites de l'exercice.** L'activité physique est une saine façon de passer ses nerfs tout en améliorant sa santé physique et mentale. Dans le cas qui nous occupe : a) elle combat le stress qui incite le fumeur à en griller une puis une autre ; b) elle l'aide à maintenir son poids corporel quand il arrête de fumer. Enfin, reprendre l'activité physique en a incité plus d'un à abandonner la cigarette ou, du moins, à réduire sa consommation. En effet, quand on cesse de fumer, la capacité aérobique augmente et passe de 5 à 7 % en moins de 48 heures ! Ce résultat rapide peut être très motivant.

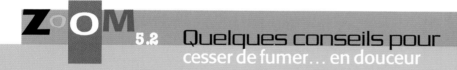

## ZOOM 5.2 Quelques conseils pour cesser de fumer… en douceur

Les cigarettes les plus faciles à supprimer sont celles dont vous n'avez pas besoin. Avant d'en allumer une, demandez-vous : «Dois-je vraiment fumer cette cigarette ?» Si la réponse est non, ne la fumez pas. Vous pourrez alors vous dire : «Je commence à gérer ma consommation de cigarettes.»

Pour mieux maîtriser la situation, retardez graduellement le moment de la prochaine cigarette. Si vous avez envie de fumer, faites autre chose ou dirigez votre pensée vers un autre objet.

Essayez de retarder le moment où vous fumez votre première cigarette de la journée ou éliminez certaines cigarettes à divers autres moments, comme à la pause de l'après-midi ou après le dîner.

Vous pouvez aussi réduire votre consommation en ne fumant qu'une demi-cigarette à la fois. Commencez par tracer une ligne au milieu de vos cigarettes, puis, quand vous atteignez cette ligne, jetez votre mégot.

Enfin, si vous décidez de réduire votre nombre de cigarettes, soyez honnête ! N'essayez pas de compenser en couvrant les trous d'air au bout du filtre ou en inhalant plus profondément la fumée…

*Sur la voie de la réussite – Coupez la quantité que vous fumez*, Santé Canada, 2002 © Adapté et reproduit avec la permission du ministre des Travaux publics et Services gouvernementaux Canada, 2003. http://www.hc-sc.gc.ca/hecs-sesc/tabac/cesser/en_route/evaluation/unit3/14.html

**Surveillez votre alimentation.** On prend souvent quelques kilos quand on cesse de fumer. La raison en est fort simple : non seulement la cigarette tient la bouche et les doigts occupés, mais elle coupe aussi l'appétit. En arrêtant de fumer, on est donc porté à remplacer la pause-cigarette par une pause-bouffe. De plus, le métabolisme ralentit un peu dans les premières semaines de sevrage, ce qui facilite l'accumulation des calories, comme on l'a déjà vu (chapitre 3). Pendant les deux premiers mois, vous aurez donc intérêt à surveiller votre alimentation. Et n'oubliez pas ce bon vieux truc : buvez de l'eau quand l'envie de manger (ou de fumer) vous prend, histoire d'apaiser votre estomac.

**Ne tentez pas le diable !** Fuyez les lieux, les occasions et les gens qui pourraient vous inciter à fumer. Il est déjà assez difficile de tenir tout seul. Alors, inutile de mettre le nez dans la fumée des autres !

**Rappelez-vous que les bénéfices viendront rapidement.** Dès les premières heures qui suivront l'abandon de cette habitude mortelle, vous vous sentirez mieux. Et, en peu de temps, votre santé reprendra du poil de la bête (zoom 5.3).

**Résistez à la tentation d'en griller une « juste pour voir ».** Si vous cédiez à cette tentation, vous risqueriez la rechute, et ce, quel que soit le temps écoulé depuis que vous avez cessé de fumer — 1 mois ou 5 ans...

**Au besoin, faites-vous aider.** Si vous vous sentez incapable d'y arriver seul, contactez des services voués à la lutte contre le tabagisme. Vous y trouverez des spécialistes et de la documentation qui vous aideront à tenir bon. Voici quelques organismes utiles : l'Association pulmonaire du Québec (qui fournit une trousse individuelle anti-tabac), la Société canadienne du cancer, le centre Vivre mieux sans fumée, la Gang allumée du Conseil québécois sur le tabac et la santé, le programme Vie 100 fumer.

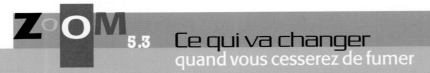

## ZOOM 5.3 Ce qui va changer
### quand vous cesserez de fumer

Dès les premiers jours, vous aurez meilleure haleine, vos vêtements et vos cheveux ne sentiront plus la fumée, votre odorat s'améliorera, votre sommeil sera plus profond (la nicotine perturbe le sommeil) et vous tousserez moins. Au bout d'une semaine, votre sang sera déjà de 5 à 10 % plus riche en oxygène. Au bout d'un an, votre décision vous aura fait économiser au bas mot 3 000 $ (si vous fumiez un paquet par jour). De plus, quels que soient votre âge et le nombre d'années durant lesquelles vous avez fumé, l'abandon de la cigarette réduira, dès la première année, vos risques de crise cardiaque et de cancer du poumon. Dix ans après avoir complètement arrêté de fumer, ces risques ne seront pas plus élevés que si vous n'aviez jamais fumé. Si vous êtes enceinte et que vous cessez de fumer à partir du quatrième mois de grossesse, votre bébé aura plus de chances d'atteindre son poids et son développement normaux, donc d'être mieux armé contre les problèmes de santé, y compris une naissance prématurée, que si vous continuez à fumer.

# L'alcool :
## quand la coupe déborde

C'est connu, l'alcool **améliore l'humeur**, rend plus sociable et accentue le plaisir sensoriel. Pourquoi? Parce qu'il agit sur le cerveau limbique, la partie du cerveau qui gère les émotions. Consommé modérément, l'alcool est bénéfique pour la santé. Il nous aide à nous détendre en relâchant nos muscles. Il nous protège contre les maladies cardiaques en augmentant le taux de bon cholestérol dans le sang et en rendant le sang plus liquide (il a un effet anticoagulant). Par son action sur le taux de sucre, il réduirait aussi les risques de diabète de type 2 et de dégénérescence maculaire (une maladie de l'œil pouvant entraîner la perte de la vue).

Hélas, le hic avec l'alcool, c'est justement le «Hic!» Consommé au-delà d'une certaine quantité (figure 5.2) ou avec certains mélanges (zoom 5.4), l'alcool perturbe le jugement, affecte la coordination, ralentit le temps de réaction et rend téméraire. Prendre le volant dans ces conditions augmente de 40 % les risques d'accident de la route, et si ce dernier se produit, trois fois sur dix il est mortel et deux fois sur dix il cause des blessures graves. Dans les pays industrialisés, la consommation excessive d'alcool est responsable de la moitié des décès résultant d'un accident de la route. Et, parmi ces décès, on compte les personnes sobres, celles qui se trouvaient en compagnie du conducteur ivre ou celles qu'il a heurtées.

**figure 5.2**    Du Aaah! au Hic!

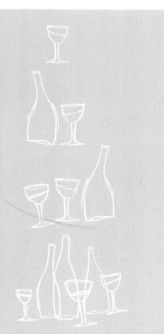

**10 à 50 mg/100 mL de sang:**
on se sent détendu.

**50 à 100 mg/100 mL de sang:**
on parle beaucoup; la gêne disparaît; si on prend le volant,
on est hors la loi et on risque un accident.

**100 à 200 mg/100 mL de sang:**
on est en état d'ébriété; l'humeur change souvent pour
le pire; le jugement et la coordination motrice diminuent;
on est un danger public sur la route!

**Plus de 200 mg/100 mL de sang:**
on est en état d'ivresse avancée; ça va de mal en pis;
le comportement social est en déroute; on titube et
on risque de tomber; les propos deviennent incohérents;
bref, on est saoul!

D'après des données provenant de Éduc'Alcool et de la Société de l'assurance automobile du Québec.

# ZOOM 5.4 Gare à certains mélanges !

Le mélange à la mode, c'est de combiner l'alcool avec des boissons énergisantes très riches en sucre et en caféine. Résultat : ce mélange masquant les effets de l'alcool, on prend plus d'alcool sans s'en rendre compte. Presque un verre et demi de plus que si on ne le mélangeait pas, selon Éduc'alcool. Un autre mélange potentiellement dangereux pour la santé est celui qui combine alcool et médicaments. Par exemple, la prise d'analgésiques, d'antidépresseurs ou d'antibiotiques avec de l'alcool risque d'accroître ou de voiler les effets de l'alcool ou, pire, de déclencher des réactions imprévisibles. Par ailleurs, l'alcool peut affecter l'efficacité du médicament ou en retarder l'élimination. Enfin, pour le foie, ce mélange représente un surplus de travail puisque les médicaments comme l'alcool sont éliminés par cet organe.

## tableau 5.1 Le taux d'alcool dans le sang augmente rapidement[a]

Il est important de soustraire 15 mg d'alcool par heure à partir de la première consommation, car c'est à ce rythme que l'organisme élimine l'alcool. Mais si le foie est en mauvais état, il fonctionne moins bien et moins vite, et le processus d'élimination est ralenti. Une personne qui a des problèmes de santé devrait s'abstenir de consommer de l'alcool ou du moins en boire très modérément.

a. Fourni à titre indicatif, ce tableau d'Éduc'alcool doit être interprété avec prudence. Les réactions à l'alcool fluctuent beaucoup d'un individu à l'autre et, chez une même personne, selon les circonstances dans lesquelles l'alcool est absorbé. Par exemple, si vous buvez un soir où vous êtes fatigué, énervé ou sous médication, il se peut que vous ne soyez pas en état de conduire, même si la quantité absorbée est acceptable selon les données de ce tableau.

b. Jaune : atteinte ou dépassement d'une limite légale à 0,05, sanctionné par une amende et le remorquage du véhicule.

c. Rouge : atteinte ou dépassement de la limite légale à 0,08, considéré comme une infraction criminelle.

### Hommes

| Nombre de consommations | 57 kg (125 lb) | 68 kg (150 lb) | 80 kg (175 lb) | 91 kg (200 lb) | 113 kg (225 lb) |
|---|---|---|---|---|---|
| 1 | 34 mg | 29 mg | 25 mg | 22 mg | 17 mg |
| 2 | 69 mg[b] | 58 mg | 50 mg | 43 mg | 35 mg |
| 3 | 103 mg[c] | 87 mg | 75 mg | 65 mg | 52 mg |
| 4 | 139 mg | 116 mg | 100 mg | 87 mg | 70 mg |
| 5 | 173 mg | 145 mg | 125 mg | 108 mg | 87 mg |

### Femmes

| Nombre de consommations | 45 kg (100 lb) | 57 kg (125 lb) | 68 kg (150 lb) | 80 kg (175 lb) | 91 kg (200 lb) |
|---|---|---|---|---|---|
| 1 | 50 mg | 40 mg | 34 mg | 29 mg | 26 mg |
| 2 | 101 mg | 80 mg | 68 mg | 58 mg | 50 mg |
| 3 | 152 mg | 120 mg | 101 mg | 87 mg | 76 mg |
| 4 | 203 mg | 162 mg | 135 mg | 117 mg | 101 mg |
| 5 | 253 mg | 202 mg | 169 mg | 146 mg | 126 mg |

Adapté de Éduc'Alcool. (2002). *Boire. Conduire. Choisir.*

Conséquence de cette hécatombe routière : conduire avec un certain taux d'alcool dans le sang est maintenant considéré comme un acte criminel. Au Québec, la loi qui interdit strictement la conduite avec facultés affaiblies fixe l'alcoolémie tolérée au volant à 80 mg d'alcool par 100 mL de sang (0,08) et à 0 mg dans le cas d'un permis probatoire. Beaucoup de personnes atteignent le taux de 0,08 en une heure, après seulement deux consommations. Une consommation est l'équivalent d'un verre de bière (340 mL, ou 12 oz), de vin (125 mL, ou 4,5 oz) ou de spiritueux (40 mL, ou 1,5 oz). Il n'est donc pas nécessaire d'avoir « beaucoup bu » pour conduire en toute illégalité (tableau 5.1), d'autant plus qu'il se pourrait que la limite d'alcoolémie tolérée au volant passe bientôt à moins de 0,05.

L'alcool constitue un problème, et pas seulement au volant. On risque aussi de se blesser au travail, de faire une mauvaise chute, d'attraper ou de donner une ITSS (infection transmissible sexuellement et par le sang) car alcool ne rime pas avec condom, de se livrer à la violence verbale ou physique et même de mourir d'une intoxication grave (plus de 300 mg d'alcool dans le sang ) ! C'est ce qui est arrivé ces dernières années à de jeunes étudiants qui participaient à des fêtes où on tenait des concours de « **calage** », une pratique dangereuse qui consiste à ingurgiter de grandes quantités d'alcool en peu de temps. Quand l'abus d'alcool devient chronique, la santé mentale et physique en est sérieusement affectée. Ce qui attend les accros de la bouteille ? Malnutrition, cirrhose du foie, hypertension artérielle, perte de mémoire, cancer de la bouche ou de la gorge, intoxication du fœtus pendant la grossesse, problèmes conjugaux et familiaux, état dépressif, relations désastreuses avec les autres, comportement antisocial, absences répétées au travail… Et la liste n'est pas exhaustive !

## Pour éviter l'abus : quelques trucs utiles

La plupart des consommateurs d'alcool s'arrêtent souvent avant que la coupe soit pleine. Mais les occasions de prendre un verre semblent aujourd'hui plus fréquentes que par le passé. En outre, à cause de l'augmentation de l'espérance de vie, un buveur boit pendant un plus grand nombre d'années qu'autrefois. Voici donc quelques trucs pour éviter de succomber trop souvent à la tentation de Bacchus ou, à tout le moins, pour boire modérément et ne pas se retrouver hors la loi ou aux prises avec un problème de dépendance.

**Hydratez-vous et mangez avant de prendre un verre.** Ne buvez pas d'alcool si vous êtes déshydraté ou complètement à jeun. Vous risqueriez de « caler » votre verre pour étancher votre soif ou apaiser votre appétit, ce qui ferait très vite grimper votre taux d'alcool dans le sang. En effet, quand on boit de la bière ou du vin l'estomac vide, l'alcool pénètre rapidement dans le sang. Et plus rapidement encore s'il est contenu dans des spiritueux (whisky, vodka, cognac, etc.), des vins mousseux (surtout le champagne) et des mélanges contenant de l'eau gazeuse (par exemple rhum et cola), en raison du taux d'alcool et de la présence de gaz carbonique. Avant votre première consommation, buvez donc deux ou trois verres d'eau et mangez un peu, même s'il ne s'agit que d'amuse-gueules. Évidemment, ce conseil vaut aussi si vous sortez d'une partie de tennis ou de hockey : buvez de l'eau *avant* de songer à la première bière. N'oubliez pas que l'effet diurétique de l'alcool fait perdre beaucoup d'eau : buvez donc de l'eau aussi *après* avoir consommé des boissons alcoolisées. Enfin consultez le site d'Éduc'alcool : vous y trouverez des suggestions pour faire la fête sans déraper (http ://www.educalcool.qc.ca/fr/volet-jeunesse/tournee-party-sans-deraper/index.html).

*Précaution*

**Ne conduisez pas si...** Si vous savez que vous aurez du mal à vous retenir de boire là où vous allez, laissez les clés de l'auto chez vous. Si vous tenez malgré tout à vous y rendre en voiture, prenez les dispositions nécessaires pour vous faire reconduire au bercail... par une personne sobre. En plus de l'opération Nez rouge durant la période des fêtes, des organismes offrent à longueur d'année des services de raccompagnement (CAA, Party Secure, Point zéro 5, etc.).

**Prenez connaissance des mythes sur l'alcool.** Il y a encore trop de on-dit sur l'alcool dans notre société. Malheureusement, ils induisent beaucoup de gens en erreur. Consultez la rubrique *Mythe ou réalité* (ci-contre) pour savoir si ces rumeurs sont fondées ou pas.

**Buvez lentement.** Le foie met une heure à éliminer l'alcool contenu dans une consommation, et il n'existe aucun produit qui lui permettrait d'accélérer son travail. Par ailleurs, un mauvais état de santé et une alimentation malsaine ralentissent l'élimination de l'alcool par le foie.

**Enfin, n'abusez pas des aliments salés ou sucrés.** Croustilles, arachides et sucreries incitent à boire davantage.

# En action !

Anne Léger
**Cégep Marie-Victorin**

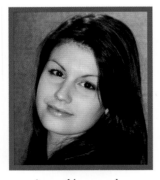

Anne découvre les bienfaits de son cours de tonus, au bout de huit semaines seulement.

Je n'ai jamais été sportive. Même quand j'étais petite, tout ce que je faisais était de courir après mon cousin qui, lui, courait après un ballon. Puis j'arrêtais, parce que j'étais asthmatique. Bref, les sports collectifs n'étaient pas mon fort et cela continue de ne pas l'être.

Mes professeurs du secondaire me faisaient une peur bleue quand ils parlaient de l'éducation physique de niveau collégial. Je m'attendais à souffrir le martyre et à faire des crises d'asthme à tous les cours. Mais j'ai été agréablement surprise quand j'ai commencé en tonus.

Oui, on a chaud et, oui, il est parfois difficile de tenir jusqu'au bout. Mais c'est la première fois qu'après avoir dépensé autant d'énergie, je me sens bien, calme, et même, étrangement, reposée. J'avais les muscles beaucoup plus endoloris quand je faisais semblant de courir après le ballon! Maintenant, quand je sors de l'entraînement, je suis prête à commencer d'autres journées chargées avec un peu plus d'entrain que d'habitude.

Et puis le cours de tonus me fait du bien sur le plan mental. Avant, je me trouvais faible, paresseuse et dès qu'on me demandait un effort physique, surtout en équipe, j'étais angoissée, car je savais très bien que j'allais tout faire planter. Mais le tonus est une activité individuelle. Le but est de se surpasser en se concentrant sur ses propres capacités. On gagne beaucoup d'estime de soi quand on s'aperçoit qu'on est capable d'atteindre ses objectifs. Et puis le cours contribue à réduire le stress accumulé tout au long de la semaine et m'engage à penser un peu plus à ma santé.

Toutes les activités physiques ont du bon. Mais je peux confirmer que dans un cours de tonus, on se découvre des muscles dont on ignorait totalement l'existence! On travaille les abdos, les quadriceps, les biceps, les triceps, les fessiers, bref, étape par étape, on développe tout son corps. On augmente la souplesse, l'endurance musculaire et cardiovasculaire. Il est certain qu'un seul entraînement par semaine ne suffit pas pour obtenir rapidement des résultats concluants. Pourtant, mes maux de dos et d'épaule, provoqués par ma fâcheuse attirance pour les sacs à main surdimensionnés, sont de moins en moins fréquents. Mieux encore: je n'ai eu aucune difficulté respiratoire depuis le début de l'année scolaire!

# Mythe ou Réalité?

**Prendre un peu d'alcool permet de se réchauffer.** Vrai, mais...

Certes, l'alcool réchauffe dans un premier temps en dilatant les vaisseaux sanguins. Mais l'effet ne dure pas. Au contraire, en ouvrant les capillaires situés sous la peau, l'alcool laisse filer la chaleur du corps. On finit par geler !

**Le café, ça dégrise !** Faux

Le café n'a aucun effet sur l'élimination de l'alcool dans le sang. Il peut seulement aider à rester éveillé. En réalité, il masque l'effet d'ébriété, mais sans modifier la perte de jugement et de coordination associée à l'alcool.

**Danser et transpirer permet d'éliminer l'alcool.** Faux

La danse, aussi endiablée soit-elle, ne vous fera perdre que 3 % d'alcool par la transpiration. Si vous avez pris quelques bières, vous devrez danser toute la nuit pour vous dégriser !

**On peut conduire une heure après la dernière consommation.** Faux

En une heure, le corps a le temps d'éliminer uniquement l'alcool contenu dans une seule consommation (15 mg).

**Quand on est habitué, l'alcool fait moins d'effet.** Vrai

Une personne habituée à boire ressent moins les effets de l'alcool. Mais cela n'affecte en rien le taux d'alcool dans son sang : il reste le même. L'alcootest peut le confirmer !

**Fumer un joint est moins nocif que fumer une cigarette.** Faux

À poids égal, la fumée de la marijuana contient 50 % plus de goudron que celle de la cigarette. De plus, ce goudron est plus concentré en substances cancérogènes que celui du tabac. À cela, il faut ajouter le fait qu'on inhale plus profondément et plus longtemps la fumée de la mari, ce qui fait dire aux spécialistes qu'un joint peut causer, en théorie, autant de tort aux poumons que la consommation de 4 à 8 cigarettes.

# Les drogues illégales :
## de plus en plus dures

D'abord, qu'entendons-nous par drogue ? Il s'agit d'une **substance psychoactive, c'est-à-dire qui agit sur le psychisme d'une personne en modifiant son fonctionnement mental, donc ses perceptions, son humeur, sa conscience et son comportement en général**. Certaines drogues sont licites, c'est-à-dire permises par la loi (alcool, tabac, médicaments psychoactifs tels les antidépresseurs et les stabilisateurs de l'humeur). D'autres sont illicites, c'est-à-dire interdites par la loi : la cocaïne, l'héroïne, l'ecstasy ou le cristal meth en font partie. Le cannabis (ou marijuana) est aussi une drogue illicite, sauf sur ordonnance, dans un cadre médical déclaré et très précis (de même que la morphine ou les amphétamines). Pour en savoir plus sur les drogues, consultez le Compagnon Web.

drogues

Populaires, les drogues illicites? Surtout chez les moins de 25 ans, selon les données les plus récentes de Statistique Canada (2008)! Chez les 15 à 24 ans, le taux de consommation de cannabis est en effet quatre fois plus élevé que chez les 25 ans et plus (32,7 % contre 7,3 %). Au cours des 12 mois précédant l'enquête de Statistique Canada, 15,4 % des 15 à 24 ans avaient consommé au moins une autre drogue illicite, comparativement à 1,7 % chez les 25 ans et plus.

## Quand la consommation devient un problème

Les **motivations** qui peuvent amener un cégépien à consommer des drogues sont très diverses: chercher le plaisir, faire comme tout le monde, épater ses amis, tenter de nouvelles expériences, tromper son ennui, se défouler, combattre sa timidité, etc. Consultez le zoom 5.5 pour vérifier le bien-fondé de ces motifs.

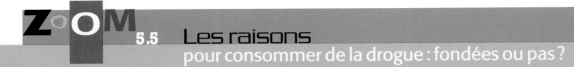

## ZOOM 5.5 Les raisons
### pour consommer de la drogue : fondées ou pas ?

Dans son site Odrogue (www.odrogue.ca), Santé Canada présente ainsi quelques légendes urbaines sur la consommation de drogues.

**1** **«Tout le monde le fait. Je ne voudrais pas être à part.»** À vrai dire, la majorité des gens *ne consomment pas* de drogues. Il est risqué de consommer des drogues simplement pour éviter de se retrouver isolé. Plutôt que de vous aider à vous intégrer, les drogues risquent de nuire peu à peu à vos amitiés. La toxicomanie pourrait aussi vous coûter cher en temps et en argent, et vous en laisser bien peu, par conséquent, pour vous amuser avec vos amis. Il faut savoir penser par soi-même et garder en tête qu'on n'a pas nécessairement à être d'accord avec les amis, ni à faire comme eux, pour préserver leur amitié.

**2** **«Ma vie est stressante et les drogues m'aident à y faire face.»** Les drogues ne sont pas synonymes d'une existence paisible et plus heureuse. Au contraire, elles dérèglent l'équilibre chimique du cerveau, ce qui peut entraîner une dépression ou des maladies mentales. De plus, consommer des drogues illicites risque d'aggraver le déséquilibre chimique chez les personnes souffrant déjà de maladies mentales. Faites face à vos problèmes. La meilleure façon de régler un problème de stress, c'est d'en déterminer la source et l'élément déclencheur et de prendre ensuite les moyens pour réduire votre niveau de stress (chapitre 4).

**3** **«Ça m'aide à me sentir plus adulte, plus confiant et plus *cool*.»** Les médias ont une grande influence sur ce qui peut paraître *cool*. La télévision et le cinéma n'hésitent d'ailleurs pas à projeter des scènes où la drogue entre en jeu, sans toutefois se soucier d'en montrer les vraies conséquences. Pour divertissantes qu'elles soient, de telles scènes ne sont pas représentatives de vraies personnes ou d'événements réels. Dans la vraie vie, la consommation de drogue peut entraîner une diminution du rendement à l'école ou au travail et exacerber les conflits avec la famille ou les amis. Les drogues peuvent s'avérer mortelles.

**4** **«Je ne suis pas dépendant. Je peux m'arrêter n'importe quand.»** Les toxicomanes pensaient eux aussi être en mesure de maîtriser leur consommation. Vous pourriez par ailleurs développer une dépendance psychologique aux drogues et être aux prises avec un comportement compulsif qui vous pousse à en consommer. Constater que vous souffrez de dépendance constitue la première étape, et ça prend du courage. **Si vous avez besoin d'aide**, parlez-en à quelqu'un en qui vous avez confiance, un membre de votre famille, un ami, une amie, un professeur, un travailleur social, le psychologue de votre cégep, une infirmière, un éducateur ou encore consultez les ressources présentées à la fin du bilan 5.3.

Adapté de Santé Canada. (2009). *Les faits*. Odrogue.
http://www.hc-sc.gc.ca/hc-ps/drugs-drogues/youth-jeunes/facts-faits/index-fra.php#FactsContent3.

Revenons sur l'argument du plaisir, souvent invoqué pour consommer une drogue. Pourquoi en est-il ainsi ? C'est qu'il y a une zone du cerveau, appelée «circuit de la récompense», dont le rôle est de contribuer à la modulation du plaisir. Ce circuit intervient dans la récompense (sensation de bien-être et de plaisir) des comportements liés à la nutrition et à la reproduction de l'espèce et, par conséquent, dans le sentiment de la satisfaction de vivre. Il y a aussi dans le cerveau une substance, un neurotransmetteur appelé dopamine, qui stimule précisément cette zone du plaisir. Quel est le rapport avec les drogues illicites ? Celui-ci : qu'elles se nomment «ecstasy», «crystal meth», «poudre blanche», «nexus», «came», etc., toutes les drogues qui peuvent déclencher une dépendance chez une personne ont en commun d'augmenter, de différentes manières, la quantité de dopamine disponible dans la zone du circuit de la récompense. Les drogues stimulent donc anormalement ce circuit naturel et engendrent, à terme, la possibilité d'un déséquilibre plus ou moins permanent. C'est là que réside la toxicité potentielle des drogues pour la santé physique et mentale.

Mais il y a aussi deux autres problèmes liés à la consommation de drogues. **Le premier, c'est que ces drogues étant illégales, on ne connaît pas leur contenu.** Par exemple, les échantillons de comprimés d'ecstasy provenant des saisies de la police se présentent sous des formes, des couleurs et même des tailles différentes (le taux des produits hallucinogènes varie donc d'un comprimé à l'autre). En fait, les analyses effectuées par Santé Canada indiquent que ces comprimés contenaient tous une autre substance, le plus souvent de la méthamphétamine (ou speed), à hauteur de 31 % ! Il n'est donc pas surprenant que dans les *raves* on puisse danser avec vigueur toute la nuit sans se fatiguer. Quant au cannabis, son taux en THC (tétrahydrocannabinol), qui en est l'ingrédient actif, est désormais de 4 à 6 fois plus fort qu'il y a 15 ou 20 ans : les trafiquants cherchent évidemment à créer une dépendance physiologique et psychologique (zoom 5.1). Voilà le **deuxième problème : cette dépendance peut causer de graves ennuis** à la personne qui en prend. La victime peut subir des torts physiques, mentaux, sociaux, émotionnels, juridiques ou économiques. Quand une personne continue à consommer une drogue qui lui nuit ou qui cause des torts à autrui, tels les membres de sa famille, ses amis ou son employeur, on considère généralement cette consommation comme un abus de drogue. En clair, l'abus de drogues peut :

- accroître le risque de troubles médicaux — tels que la maladie, une hygiène de vie en déroute (mauvaise alimentation, mauvais sommeil, repos insuffisant, etc.) —, des blessures, une perte d'intégrité physique ou même la mort, par overdose par exemple ;

- causer des problèmes personnels tels qu'une perte de motivation et de concentration par rapport à ses études, une dépendance physique et psychologique, des problèmes au travail ou à la maison, une tendance à s'isoler de plus en plus ;

- entraîner des problèmes avec les proches (parents, frères, sœurs) ;

- aggraver les troubles de la société en accroissant les taux de criminalité et d'accidents de la route ;

- coûter cher à la société, en accroissant les besoins en services de santé et en lutte contre le crime ainsi qu'en causant des pertes de productivité.

Et vous ? Êtes-vous devenu dépendant des drogues ? Pour le savoir, faites le bilan 5.3 à la fin du chapitre.

# La cyberdépendance :
## les toxicomanes du web

Nous vivons de plus en plus dans un monde sans fil qui ouvre tout grand ses portes à l'Internet. Voilà un outil extraordinaire pour s'informer, communiquer et se divertir. Mais cette qualité se transforme en piège quand on devient un accroc du cyberespace. Les experts ont même donné un nom à cette toxicomanie virtuelle : la cyberdépendance. Il existe plusieurs définitions de cette nouvelle dépendance mais, pour l'essentiel, **on est cyberdépendant quand on ne peut plus se passer d'Internet et qu'on est en manque lorsqu'on n'est pas en ligne**. On estime entre 6 et 15 % la proportion des jeunes internautes (25 ans et moins) qui seraient devenus cyberdépendants. Si cette « nouvelle » dépendance n'était pas nuisible à la santé, on n'en parlerait guère. Hélas ! ce n'est pas le cas. Les cyberdépendants en viennent à négliger :

- leur alimentation (ils « oublient » souvent de manger ou mangent sur le pouce devant l'écran) ;
- leur hygiène personnelle (ils « oublient » de se laver, de se brosser les dents, etc.) ;
- leur sommeil (certains « chattent », « surfent » ou jouent en ligne jusqu'au petit matin) ;
- leurs études (leurs notes sont en baisse) ;
- leurs amis et leurs proches (à qui ils parlent de moins en moins).

Pour la personne cyberdépendante, Internet est devenu en quelque sorte une passion dévorante ou encore un moyen de fuir le quotidien ou certaines responsabilités. Internet se transforme alors en une bulle qui les isole du monde réel.

Mais attention, le problème de la cyberdépendance ne se mesure pas au temps passé sur la toile. En effet, on peut être en ligne plusieurs heures par jour et ne pas être cyberdépendant, parce qu'on décroche sans difficulté une fois qu'on a terminé ce qu'on allait y faire. Le problème se situe dans le cerveau et il met en scène la dopamine, comme on l'a vu pour les dépendances aux drogues (page 147). Chez certaines personnes, Internet et les jeux en ligne stimulent la production de ce neurotransmetteur. On peut comparer le phénomène au jeu compulsif. Certaines personnes peuvent aller au Casino sans devenir accroc au jeu, alors que d'autres, dès qu'elles y mettent les pieds, savent déjà qu'elles vont y retourner bien des fois !

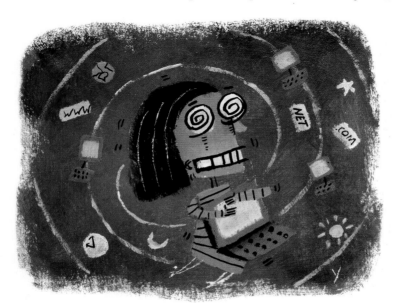

# Je me demande

**Certaines personnes courent-elles plus de risques que d'autres de se retrouver avec des dépendances?** Oui. Certaines personnes ont un cerveau hypersensible à la dopamine. Or, ce neurotransmetteur intervient dans la dépendance aux produits nuisibles. Mais il ne faut pas sous-estimer l'influence de la personnalité ni du milieu de vie.

**La dépendance aux jeux de hasard est-elle du même type que la cyberdépendance?** La dépendance n'est pas la même, mais les mécanismes en jeu dans le cerveau (zone de récompense) sont identiques.

**Est-ce vrai que la meilleure façon de faire disparaître la gueule de bois est de reprendre de l'alcool le lendemain matin?** Jamais de la vie! Buvez de l'eau, beaucoup d'eau, parce que les lendemains de cuites, on est pas mal déshydraté. Et prenez de l'aspirine ou de l'acétaminophène au besoin.

**Peut-on devenir dépendant d'un médicament d'ordonnance?** Absolument! Les dépendances les plus sévères concernent les somnifères, les anxiolytiques (médicaments pour combattre l'anxiété) et certains médicaments, comme la morphine, destinés à soulager les douleurs importantes.

**Je ne prends qu'un verre de vin, mais j'en prends presque tous les jours; suis-je dépendant?** Non. Vous êtes dans la zone de consommation acceptable et raisonnable. Et sachez qu'un peu de vin peut être bénéfique pour le cœur à cause de la présence dans le raisin des polyphénols, qui sont de puissants antioxydants (chapitre 3).

## Comment décrocher?

Réduire sa dépendance à Internet n'est pas chose facile quand on y accède d'un simple clic 24 heures sur 24. Bien sûr, la solution radicale serait de se débarrasser de son ordinateur et de son téléphone intelligent. Mais quand on a besoin de ces outils pour étudier ou travailler, cette solution est inapplicable. Le cyberdépendant qui doit utiliser la toile se retrouve donc dans une situation délicate : devoir réduire sa dépendance au monde virtuel tout en le côtoyant chaque jour. C'est comme si une personne voulait arrêter de fumer tout en étant obligée de fumer chaque jour une cigarette. Il reste donc une seule solution : **réduire le temps passé sur Internet**.

Pour y arriver, le cyberdépendant aura besoin de l'aide de ses proches, d'un ami ou encore d'un thérapeute. Une approche réaliste consisterait à restreindre graduellement le temps passé à l'écran à l'aide d'alarmes de rappel. Par exemple, la première semaine, on retranche 15 minutes par jour. La deuxième, 20 minutes, et ainsi de suite jusqu'à l'atteinte de son objectif, qui pourrait être de réduire de six heures par semaine le temps consacré à Internet pour des activités étrangères aux études ou au travail.

Consultez le Compagnon Web à la rubrique « Pour en savoir plus ». Vous y trouverez des suggestions de lecture et des sites Internet à visiter.

Pour en savoir plus

# À vos méninges

# 5

Nom : _____ Groupe : _____ Date : _____

**1** Parmi les effets suivants, lequel est associé à la nicotine ?

☐ **a)** Un déficit en oxygène dans le sang.

☐ **b)** Une dépendance physiologique.

☐ **c)** Une baisse de la concentration.

☐ **d)** Une hausse du taux de monoxyde de carbone.

☐ **e)** Aucun des effets précédents.

**2** Complétez les phrases suivantes.

**a)** Les analyses effectuées par Santé Canada indiquent que les comprimés d'_____ saisis par les autorités policières contenaient tous une autre substance, le plus souvent de la méthamphétamine (ou _____ ) à hauteur de _____ % !

**b)** Le taux de THC dans le cannabis est désormais de _____ à _____ fois plus fort qu'il y a 15 ou 20 ans, dans le but bien évident de créer une _____ physiologique et psychologique.

**c)** On est _____ quand on ne peut plus se passer d'Internet et qu'on est en manque lorsqu'on n'est pas en _____.

**d)** Le _____ est une pratique dangereuse qui consiste à ingurgiter de grandes quantités d'alcool en peu de _____.

**e)** Le foie met une _____ à éliminer la quantité d'alcool absorbée dans une _____, et il n'existe aucun produit qui permet d'_____ son travail.

**f)** On est dépendant quand on n'est pas _____ de s'arrêter dans une _____ qui occupe de plus en plus nos _____.

**3** Parmi les problèmes de santé suivants, lequel est associé à un abus d'alcool passager ?

☐ **a)** Perte d'appétit.

☐ **b)** Diarrhée.

☐ **c)** Perturbation du jugement.

☐ **d)** Baisse de la glycémie.

☐ **e)** Constipation.

# À vos méninges

**5**

Nom : _____ Groupe : _____ Date : _____

**4** Plusieurs motivations peuvent amener une personne à consommer de la drogue. Nommez-en 5.

1. _____
2. _____
3. _____
4. _____
5. _____

**5** Parmi les effets bénéfiques suivants, lequel ressent-on quand on cesse de fumer ?

☐ **a)** Le métabolisme de base augmente.

☐ **b)** Le poids se stabilise.

☐ **c)** On goûte mieux les aliments.

☐ **d)** Au bout d'une semaine, le sang est plus riche de 5 à 10 % en oxygène.

☐ **e)** Aucune des réponses précédentes.

**6** Nommez deux problèmes associés à la consommation de drogues.

1. _____
2. _____

**7** Parmi les dépendances suivantes, laquelle entraîne le plus de morts sur la planète ?

☐ **a)** L'abus de médicaments.

☐ **b)** L'abus d'alcool.

☐ **c)** L'abus de drogues.

☐ **d)** L'abus de la cigarette.

☐ **e)** L'abus d'Internet.

**8** Une solution réaliste pour combattre la cyberdépendance serait :

☐ **a)** De vendre son ordinateur.

☐ **b)** D'écouter davantage la télévision.

☐ **c)** De réduire graduellement le temps passé sur Internet.

☐ **d)** De bloquer l'accès à certains sites.

☐ **e)** Aucune de ces solutions.

Nom : _____ Groupe : _____ Date : _____

**9** Quel est l'effet le plus sérieux du mélange alcool et boissons énergisantes ?

☐ **a)** Il augmente le taux d'alcool dans le sang.

☐ **b)** Il donne de l'énergie.

☐ **c)** Il masque les effets de l'alcool.

☐ **d)** Il rend euphorique.

☐ **e)** Aucune de ces réponses.

**10** Complétez les phrases suivantes.

**a)** Il n'y a pas qu'au volant que l'_____ constitue un problème. On risque de faire une mauvaise chute, d'attraper ou de transmettre une _____, et même de faire montre de _____ verbale ou physique.

**b)** Beaucoup de fumeurs remettent à plus tard leur décision d'arrêter de fumer en espérant qu'une _____ viendra un jour faire tout le travail à leur _____.

**c)** Les recherches ont démontré que ceux qui ne peuvent ou ne veulent pas arrêter de fumer sont toutefois capables de _____ leur consommation de cigarettes.

**d)** Une drogue est une substance _____, c'est-à-dire qui agit sur le _____ de la personne en modifiant son fonctionnement _____ et donc ses perceptions, son humeur, sa conscience et son comportement en général.

**e)** Les cyberdépendants en viennent à négliger leur _____, leur _____ personnelle, leur _____, leurs _____, leurs _____ et leurs amis.

# Bilan

Nom : _____ Groupe : _____ Date : _____

# Avez-vous une dépendance au tabac?

## Étape A  À quel point êtes-vous dépendant de la nicotine?

L'échelle de tolérance à la nicotine de Fagerström est la meilleure façon de déterminer le niveau de dépendance à la nicotine. Si vous êtes fumeur, passez ce test avant de faire les autres bilans.

| | 0 point | 1 point | 2 points | Points obtenus |
|---|---|---|---|---|
| Je fume ma première cigarette… | plus de 30 minutes après le réveil. | moins de 30 minutes après le réveil. | dès mon lever. | |
| J'ai de la difficulté à m'abstenir de fumer là où c'est interdit. | Non. | Oui. | | |
| Ce qui m'apporte le plus de satisfaction… | ce sont toutes les cigarettes, sauf la première de la journée. | c'est la première cigarette de la journée. | | |
| Je fume chaque jour… | de 1 à 15 cigarettes. | de 16 à 25 cigarettes. | plus de 25 cigarettes. | |
| Je fume plus le matin que le reste de la journée. | Non. | Oui. | | |
| Si je suis malade et alité… | je ne fume pas. | je fume. | | |
| La teneur en nicotine de mes cigarettes est… | faible. | modérée. | forte. | |
| J'inhale la fumée. | Jamais. | Parfois. | Toujours. | |
| | | | **TOTAL** | |

Source : Heatherton, T. F., Kozlowski, L. T., Frecker, R. C., et Fagerström, K. O. (1991). The Fagerström Test for Nicotine Dependence : a revision of the Fagerström Tolerance Questionnaire. *British Journal of Addiction, 86*(9) : 1119-1127.

## Faites le total des points obtenus.

**Ce que votre résultat signifie :**

○ **Entre 0 et 3 points.** Vous êtes peu ou pas du tout dépendant.

○ **Entre 4 et 6 points.** Vous êtes moyennement dépendant.

○ **Entre 7 et 9 points.** Vous êtes sérieusement dépendant.

○ **10 points et plus.** Vous êtes complètement dépendant.

Nom : _____ Groupe : _____ Date : _____

## Étape B  Où, quand et pourquoi fumez-vous ?

Le formulaire qui suit vous aidera à déterminer ce qui vous pousse à fumer et les satisfactions que vous en retirez. Vous devrez avoir ce formulaire à portée de la main pendant toute une journée. Détachez-le, pliez-le et placez-le dans votre paquet de cigarettes ou dans un autre endroit facilement accessible. Avant de fumer une cigarette, inscrivez sur le formulaire l'heure, l'endroit, la personne avec qui vous êtes (le cas échéant), votre humeur (bonne ou mauvaise) et votre besoin réel de fumer à ce moment précis. Vous verrez, l'exercice est très instructif !

Dans la colonne «Humeur», inscrivez :

**B :** si vous vous sentez bien ou de bonne humeur avant de fumer.

**M :** si vous vous sentez en colère, triste ou de mauvaise humeur avant de fumer.

**? :** si vous n'êtes pas certain de la nature de vos sentiments avant de fumer.

Dans la colonne «Besoin», notez l'intensité (de 1 à 5) de votre besoin de fumer. Inscrivez :

**1 :** si cette cigarette n'est pas du tout indispensable.

**5 :** si vous avez «désespérément» besoin de cette cigarette.

| Cigarette | Heure | Endroit | Avec qui ? | Humeur (B, M ou ?) | Besoin (1 à 5) |
|---|---|---|---|---|---|
| 1re | | | | | |
| 2e | | | | | |
| 3e | | | | | |
| 4e | | | | | |
| 5e | | | | | |
| 6e | | | | | |
| 7e | | | | | |
| 8e | | | | | |
| 9e | | | | | |
| 10e | | | | | |
| 11e | | | | | |
| 12e | | | | | |
| 13e | | | | | |
| 14e | | | | | |
| 15e | | | | | |
| 16e | | | | | |

Nom: _____ Groupe: _____ Date: _____

| Cigarette | Heure | Endroit | Avec qui ? | Humeur (B, M ou ?) | Besoin (1 à 5) |
|---|---|---|---|---|---|
| 17e | | | | | |
| 18e | | | | | |
| 19e | | | | | |
| 20e | | | | | |
| 21e | | | | | |
| 22e | | | | | |
| 23e | | | | | |
| 24e | | | | | |
| 25e | | | | | |

Source: Programme Vie 100 Fumer Santé Canada (2002) – Formulaire de suivi, http://www.hc-sc.gc.ca/hecs-sesc/tabac/jeunesse/cesser/100st 3envie.html. Santé Canada, 2002 © Adapté et reproduit avec la permission du ministre des Travaux publics et Services gouvernementaux Canada, 2003.

**Répondez maintenant aux questions qui suivent.**

1. Parmi les cigarettes que vous avez fumées pendant la journée, combien…

   **a)** satisfont un besoin «désespéré» de fumer? _____

   **b)** ne satisfont aucun besoin particulier? _____

   **c)** l'ont été alors que vous étiez de mauvaise humeur? _____
   de bonne humeur? _____

2. Compte tenu de ce qui vous pousse à fumer en général et des satisfactions que la cigarette vous procure, quelles conclusions tirez-vous de votre consommation?

Nom : _____ Groupe : _____ Date : _____

## Étape C  Êtes-vous vraiment prêt à arrêter de fumer ?

Vous connaissez à présent votre degré de dépendance à la nicotine (et donc le degré de difficulté qui vous attend si vous décidez d'arrêter de fumer). Vous connaissez aussi ce qui vous pousse à fumer et les satisfactions que vous en retirez. La question qui se pose est la suivante : êtes-vous vraiment prêt à arrêter ? Le court bilan qui suit vous aidera à y répondre.

Arrêteriez-vous de fumer si vous pouviez le faire facilement ?

◯ Non (0 point)                    ◯ Oui (1 point)

Avez-vous réellement envie d'arrêter de fumer ?

◯ Pas du tout (0 point)            ◯ Moyennement (2 points)

◯ Un peu (1 point)                 ◯ Beaucoup (3 points)

Pensez-vous réussir à arrêter de fumer au cours des deux semaines à venir ?

◯ Non (0 point)                    ◯ Vraisemblablement (2 points)

◯ Peut-être (1 point)              ◯ Certainement (3 points)

Selon ce que vous entrevoyez aujourd'hui, serez-vous un ex-fumeur dans six mois ?

◯ Non (0 point)                    ◯ Vraisemblablement (2 points)

◯ Peut-être (1 point)              ◯ Certainement (3 points)

**Faites le total des points obtenus.** _____

**Ce que votre résultat signifie :**

◯ **Entre 0 et 2 points.** Votre degré de motivation est faible : vous n'êtes pas vraiment décidé à arrêter de fumer.

◯ **Entre 3 et 6 points.** Votre degré de motivation est moyen : vous commencez à penser sérieusement à arrêter de fumer.

◯ **7 points et plus.** Votre degré de motivation est élevé : vous êtes vraiment décidé à arrêter de fumer.

# Bilan

Nom : _____ Groupe : _____ Date : _____

# Avez-vous une dépendance à l'alcool ?

Le test qui suit vous permettra de mesurer votre degré de dépendance à l'alcool. Pour chaque question, choisissez la réponse qui décrit le mieux votre attitude à l'égard de l'alcool au cours des 12 derniers mois et inscrivez le nombre de points obtenus dans la case appropriée. Faites ensuite le total de vos points.

Rappelons qu'une consommation d'alcool est l'équivalent d'un verre de bière (340 mL, ou 12 oz), d'un verre de vin (125 mL, ou 4,5 oz) ou d'un verre de spiritueux (40 mL, ou 1,5 oz).

| | | 0 point | 1 point | 2 points | 3 points | 4 points | Points obtenus |
|---|---|---|---|---|---|---|---|
| 1. | À quelle fréquence prenez-vous de l'alcool ? | Jamais. | Une fois par mois ou moins. | De deux à quatre fois par mois. | De deux ou trois fois par semaine. | Plus de trois fois par semaine. | |
| 2. | Combien de consommations d'alcool prenez-vous, en moyenne, par jour ? | Aucune, une ou deux. | Trois ou quatre. | Cinq ou six. | Sept à neuf. | Dix ou plus. | |
| 3. | Vous arrive-t-il souvent de prendre six consommations ou plus en une même occasion ? | Jamais. | Moins d'une fois par mois. | Une fois par mois. | Une fois par semaine. | Tous les jours ou presque. | |
| 4. | Au cours des 12 derniers mois, vous est-il arrivé de ne plus être capable d'arrêter de boire une fois que vous aviez commencé ? | Jamais. | Moins d'une fois par mois. | Une fois par mois. | Une fois par semaine. | Tous les jours ou presque. | |
| 5. | Au cours des 12 derniers mois, vous est-il arrivé de ne pas faire ce que vous deviez faire à cause d'une trop grande consommation d'alcool ? | Jamais. | Moins d'une fois par mois. | Une fois par mois. | Une fois par semaine. | Tous les jours ou presque. | |

Nom : _____ Groupe : _____ Date : _____

| | 0 point | 1 point | 2 points | 3 points | 4 points | Points obtenus |
|---|---|---|---|---|---|---|
| **6.** Au cours des 12 derniers mois, vous est-il arrivé de prendre un verre le matin pour vous aider à démarrer la journée après avoir trop bu la veille ? | Jamais. | Moins d'une fois par mois. | Une fois par mois. | Une fois par semaine. | Tous les jours ou presque. | |
| **7.** Au cours des 12 derniers mois, vous êtes-vous senti coupable ou pris de remords après avoir trop bu ? | Jamais. | Moins d'une fois par mois. | Une fois par mois. | Une fois par semaine. | Tous les jours ou presque. | |
| **8.** Au cours des 12 derniers mois, vous est-il arrivé d'être incapable de vous rappeler ce que vous aviez fait la veille parce que vous aviez trop bu ? | Jamais. | Moins d'une fois par mois. | Une fois par mois. | Une fois par semaine. | Tous les jours ou presque. | |
| **9.** Vous êtes-vous déjà blessé ou avez-vous déjà causé une blessure à autrui parce que vous aviez trop bu ? | Jamais. | | Oui, mais pas au cours des 12 derniers mois. | | Oui, au cours des 12 derniers mois. | |
| **10.** Vos parents, vos amis, votre médecin ou un autre travailleur de la santé s'inquiètent-ils de votre consommation d'alcool ou vous suggèrent-ils de la diminuer ? | Jamais. | | Oui, mais pas au cours des 12 derniers mois. | | Oui, au cours des 12 derniers mois. | |
| | | | | | **TOTAL** | |

Nom : _____ Groupe : _____ Date : _____

**Ce que votre résultat signifie :**

◯ **Entre 0 et 8 points.** Vous n'avez aucune dépendance à l'alcool.

◯ **Entre 9 et 12 points.** Vous avez une dépendance à l'alcool qui peut devenir nocive.

◯ **13 points et plus.** Vous avez une forte dépendance à l'alcool.

**Répondez maintenant à la question suivante.**

Si, selon le bilan 5.2, vous avez un problème d'alcool (dépendance plus ou moins forte), dites, en vos propres mots, ce que vous comptez faire.

_____

_____

_____

_____

_____

_____

_____

_____

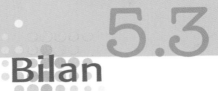

# Bilan

Nom : _____ Groupe : _____ Date : _____

## Avez-vous une dépendance aux drogues ?

Tout est affaire de quantité de drogues consommée et de régularité. Et ici, l'éventail est large : il passe de la non-consommation à la surconsommation en passant par la consommation expérimentale ou occasionnelle. Où vous situez-vous dans cet éventail ?

**De l'abstinence à la surconsommation : où vous situez-vous ?**
Cochez l'assertion qui correspond à votre situation.

○ Vous n'avez jamais consommé[a] ou vous avez arrêté de consommer : vous êtes **abstinent**.

○ Vous consommez 4 ou 5 fois par année, vous avez essayé une ou plusieurs drogues par curiosité et par expérimentation : vous êtes un **consommateur explorateur**.

○ Vous consommez de 5 à 10 fois par année, votre consommation est planifiée et vous recherchez le plaisir avant tout : vous êtes un **consommateur occasionnel**.

○ Vous consommez 1 ou 2 fois par semaine, mais vous n'avez pas de difficulté à vous abstenir de consommer à certaines occasions : vous êtes un **consommateur régulier-faible**.

○ Vous consommez de 3 à 5 fois par semaine, la majorité de vos amis consomment, votre consommation vous a quelquefois créé des problèmes au cégep ou dans votre famille, elle occupe une grande place dans vos pensées et dans vos activités et vous ne vous sentez pas bien si vous ne consommez pas : vous êtes un **consommateur régulier-fort**. Vous êtes dans la zone dangereuse de la dépendance physique et psychologique. En fait, vous êtes devenu un accroc de la drogue avec toutes les conséquences qui peuvent s'ensuivre.

○ Vous consommez au moins 5 fois par semaine, votre consommation vous crée tout le temps des problèmes au cégep ou dans votre famille et vous perdez le contrôle de votre consommation : vous êtes un **surconsommateur**.

○ Vous ne consommez pas nécessairement plusieurs fois par semaine, mais vous consommez en grande quantité, vous faites parfois des mélanges, vous avez envie de vous débrancher de la réalité et vous voulez oublier vos problèmes : vous êtes un **consommateur abusif**. Attention : en plus d'être devenu polytoxicomane[b], vous courez un risque élevé d'overdose mortelle !

Si vous avez coché l'un des trois derniers scénarios, vous êtes devenu très dépendant de la drogue. Vous avez besoin d'aide. Consultez ces ressources :

1. **Drogue : aide et référence**, au 1 800 265-2626, 24 heures par jour, 7 jours par semaine.

2. **Tel-Jeunes**, au 1 800 263-2266

3. Au Québec, il existe aussi des services spécialisés d'aide et de soutien pour les jeunes qui ont un problème de consommation. Pour en savoir plus sur ces services, communiquez avec le CLSC de votre quartier.

a. Il est question ici de la consommation de drogues illicites, ce qui exclut l'alcool et le tabac.
b. Le polytoxicomane consomme plus d'un type de drogue en même temps, ce qui multiplie les risques pour sa santé ainsi que le risque d'une hyperréaction de l'organisme pouvant conduire à des dommages neurologiques permanents ou à la mort.

# Bilan

Nom : _____ Groupe : _____ Date : _____

## Avez-vous une dépendance à Internet[a] ?

Répondez par oui ou par non à chaque question.

1. Passez-vous généralement plus de temps sur Internet que vous ne le devriez ?  ◯ Oui  ◯ Non
   Si vous avez répondu non, vous n'êtes pas cyberdépendant. Tant mieux !
   Si vous avez répondu oui, poursuivez.

2. Cela vous dérange-t-il ?  ◯ Oui  ◯ Non

3. Des amis ou des membres de votre famille s'en sont-ils plaints ?  ◯ Oui  ◯ Non

4. Trouvez-vous difficile de ne pas être branché pendant plusieurs jours ?  ◯ Oui  ◯ Non

5. Votre rendement scolaire et la qualité de vos relations personnelles en souffrent-ils ?  ◯ Oui  ◯ Non

6. Y a-t-il des zones dans Internet, des sites particuliers, que vous ne pouvez pas éviter ?  ◯ Oui  ◯ Non

7. Avez-vous du mal à retenir l'impulsion d'acheter des produits, voire des services à partir d'Internet ?  ◯ Oui  ◯ Non

8. Avez-vous essayé, sans succès, d'écourter vos séances Internet ?  ◯ Oui  ◯ Non

9. Utilisez-vous Internet pour vous évader, pour échapper à vos problèmes ou à des émotions négatives (abandon, culpabilité, anxiété, déprime) ?  ◯ Oui  ◯ Non

10. Perdez-vous beaucoup d'argent et de satisfaction personnelle à cause d'Internet ?  ◯ Oui  ◯ Non

**Ce que votre résultat signifie :**

◯ **De 1 à 4 réponses positives.** Il y a une petite tendance à devenir dépendant d'Internet.

◯ **De 5 à 7 réponses positives.** Vous risquez de vous retrouver avec une dépendance à Internet.

◯ **De 8 à 10 réponses positives.** Il y a une forte tendance à devenir cyberdépendant si ce n'est déjà fait.

**Répondez maintenant à la question suivante.**

Si, selon le bilan 5.4, vous courez le risque de devenir cyberdépendant ou que vous l'êtes déjà, que comptez-vous faire concrètement pour réduire votre dépendance à Internet ?

_____
_____
_____
_____

a. Adapté de Orman, M. C. (2010). *Internet Stress Survey*. Stresscure. http://www.stresscure.com/hrn/addiction.html.

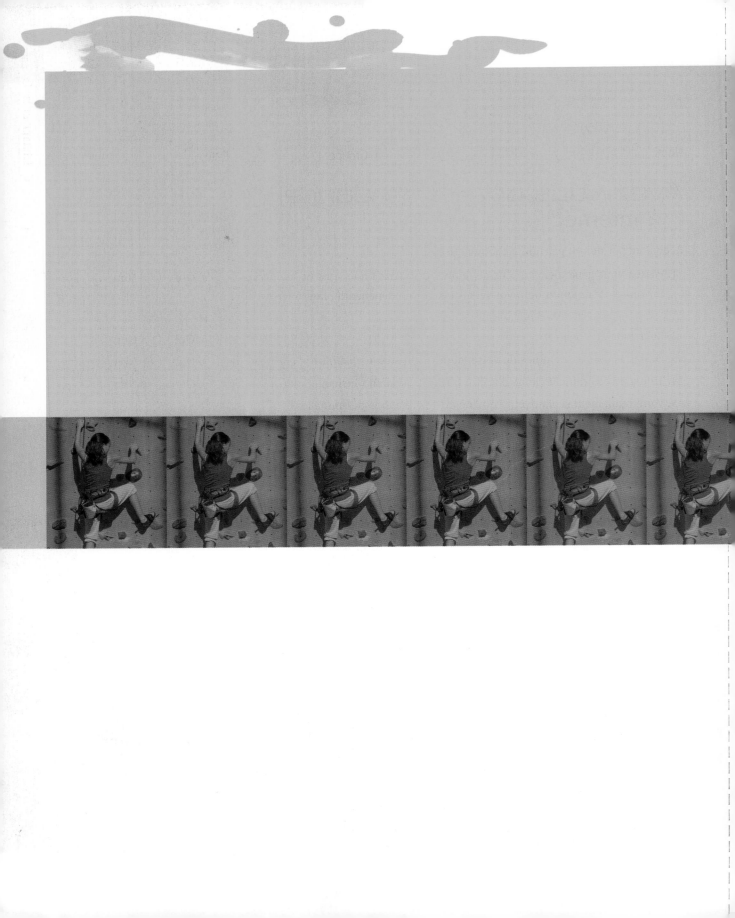

## Chapitre 6

# La condition physique
## et les principes de l'entraînement

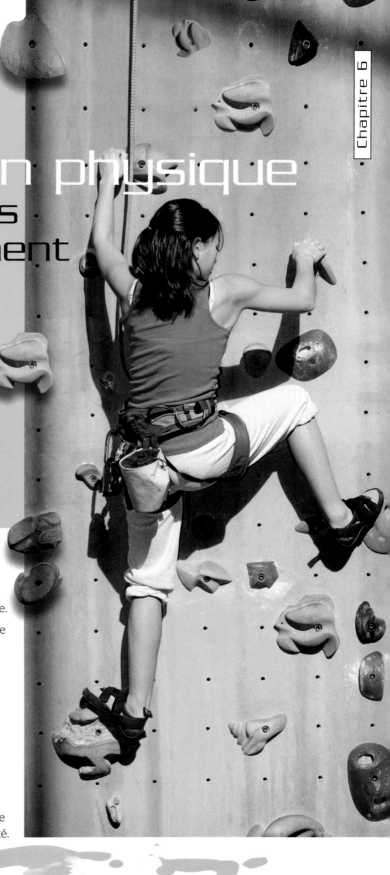

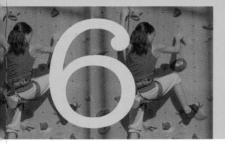

**6**

## Objectifs

- Expliquer ce qu'est l'ATP.

- Distinguer un exercice aérobique d'un exercice anaérobique.

- Nommer et décrire les trois systèmes producteurs d'énergie et expliquer leur contribution relative lors d'exercices de durée et d'intensité différentes.

- Être capable de définir ce qu'est la condition physique.

- Connaître les déterminants de la condition physique.

- Reconnaître les bienfaits sur l'organisme de l'endurance cardiovasculaire, de la vigueur musculaire, de la flexibilité, de l'équilibre énergétique, de la capacité de se relâcher et de l'attitude posturale.

- Connaître les principes de l'entraînement physique.

- Comprendre ce que signifie une approche moins structurée pour une pratique de l'activité physique qui favorise la santé.

Le scénario est classique : deux individus du même âge, ne souffrant d'aucune maladie particulière, montent à pied une longue côte. Quand A foule le sommet, frais et dispos, B est encore loin derrière et avance péniblement. De toute évidence, le premier a du souffle et le second n'en a pas.

Et vous ? Ressemblez-vous à A ou à B ? Si vous êtes essoufflé après avoir monté un escalier pour vous rendre en classe, vous avez déjà une bonne idée de la réponse. Patrice, votre copain, pourrait même vous lancer : « Mais t'es vraiment pas en forme ! »

Avec raison d'ailleurs. Être en forme ou en bonne condition physique renvoie à **la capacité du corps de s'adapter à l'effort physique en général**. Plus cette capacité est grande, plus le niveau de condition physique est élevé ; et vice-versa.

> « Il y a très longtemps, parce que les muscles au travail lui faisaient penser à des souris s'activant sous la peau, un homme de science leur a donné le nom de muscles, d'après le mot latin *mus*, qui signifie « petite souris ». »
>
> ELAINE N. MARIEB

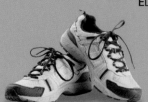

# La condition physique :
## une question de production d'énergie

Toutefois, pour s'adapter à un effort physique, notre organisme doit être capable de produire, en quantité suffisante, l'énergie dont les muscles ont besoin pour accomplir leurs tâches avec une certaine aisance. Cette énergie est déjà mise en réserve non seulement dans les cellules musculaires, mais dans toutes les cellules du corps (**figure 6.1**). En fait, c'est une source d'énergie universelle qui prend la forme d'une molécule à base d'acides aminés, l'**adénosine triphosphate (ATP)**. Ainsi, dès que vous bougez un muscle, grand ou petit, l'ATP libère instantanément l'énergie dont celui-ci a besoin pour se contracter. Une seule molécule d'ATP peut fournir ainsi quelque 7,6 calories.

Toutefois, la réserve d'ATP disponible dans les muscles est très limitée : après trois ou quatre secondes d'effort maximal, elle est à sec. Cela peut être embêtant si vous avez à grimper à toute vitesse deux volées d'escalier pour ne pas être en retard au cours de maths ou si vous devez courir l'équivalent d'un 50 mètres pour attraper le bus qui démarre. Heureusement, l'organisme renouvelle sans cesse le réservoir d'ATP, si bien que vous pourrez continuer à monter les escaliers ou à courir, mais moins vite qu'au début.

C'est que le corps a la capacité de produire de grandes quantités d'ATP. Il peut compter pour cela sur trois systèmes, qui alimenteront les muscles en ATP et leur permettront ainsi de s'adapter à un effort physique prolongé : le système ATP-CP, le système à glycogène et le système à oxygène. Les deux premiers systèmes sont anaérobies, c'est-à-dire qu'ils produisent l'ATP sans apport d'oxygène. Ils nous donnent la rapidité et la force. Le troisième système, plus lent, est aérobie, c'est-à-dire qu'il renouvelle l'ATP seulement en présence d'oxygène. Il nous donne de l'endurance pendant l'effort. Ces trois systèmes assurent conjointement le renouvellement de l'énergie nécessaire aux cellules, 24 heures sur 24.

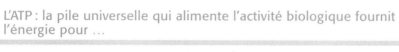

**L'ATP : la pile universelle qui alimente l'activité biologique fournit l'énergie pour …**

*figure 6.1*

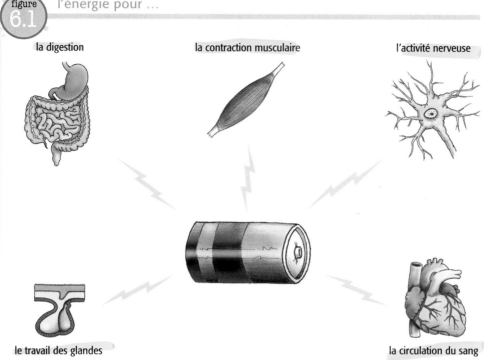

la digestion

la contraction musculaire

l'activité nerveuse

le travail des glandes

la circulation du sang

Nos muscles puisent l'énergie nécessaire à leur fonctionnement dans les aliments. Mais ils ne peuvent pas utiliser directement cette énergie. En effet, les calories tirées des aliments sont emmagasinées, à la suite d'une série de réactions chimiques, dans un petit réservoir d'énergie qu'on appelle adénosine triphosphate (ATP). Cette molécule constitue la source d'énergie universelle des cellules de tous les organismes vivants, de la fourmi à l'être humain, en passant par la marguerite.

**En quelque sorte, nos muscles sont à trois vitesses !** Nous verrons que la contribution relative de chacun des trois systèmes dépend de la durée et de l'intensité de l'effort fourni, mais aussi du niveau de notre condition physique.

## Le système ATP-CP : le 911 des muscles

Vif comme l'éclair, le système ATP-CP vous permet d'entrer en action à tout moment et avec force, s'il le faut. C'est grâce à son intervention que vous pourrez continuer à grimper les escaliers à une bonne vitesse ou à courir pour attraper l'autobus. Ce « 911 musculaire » est toujours prêt à répondre aux appels d'urgence, non seulement grâce à sa réserve d'ATP instantanément disponible, mais également grâce à une autre molécule, elle aussi très riche en énergie, la **créatine phosphate** (CP).

Comment cela se passe-t-il ? On a vu que l'ATP en réserve permet de soutenir un effort maximal, mais seulement durant quelques secondes. Aussitôt que le corps commence à puiser dans cette réserve, la CP se met à fabriquer, à une vitesse phénoménale, de nouvelles molécules d'ATP. En fait, on pourrait comparer la CP à un accumulateur qui recharge la pile d'ATP au fur et à mesure qu'elle se décharge. Comme le muscle contient de 2 à 3 fois plus de CP que d'ATP, la CP permet de soutenir un effort maximal de 2 à 3 fois plus longtemps que ne le ferait l'ATP seule, soit quelque 10 secondes au lieu de 3 à 4. Après ce temps, l'accumulateur tombe lui-même à plat, car les réserves de CP sont épuisées. C'est au moment où le système ATP-CP fait défaut que les muscles passent en deuxième vitesse. Toutefois, ce moment peut être retardé chez les personnes qui consomment des suppléments de créatine dans le but d'augmenter les réserves intramusculaires de CP (zoom 6.1).

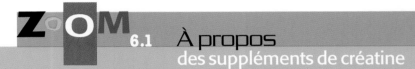

# ZOOM 6.1 À propos
## des suppléments de créatine

La créatine est un acide aminé riche en énergie, présent dans le muscle sous forme de créatine phosphate (CP). Sa présence dans l'organisme est assurée, notamment, par la consommation de viande, de volaille et de poisson, qui en sont d'excellentes sources. Le foie en produit aussi environ 2 g par jour. Une partie de la créatine disponible est ensuite mise en réserve dans les muscles squelettiques sous la forme de CP, c'est-à-dire de la créatine jumelée à du phosphate (créatine + phosphate = CP). Le rôle de la CP est de renouveler les minces réserves d'adénosine triphosphate (ATP), une molécule à haute teneur en énergie qui est en quelque sorte le carburant du moteur musculaire. La créatine refait le plein d'ATP dans les muscles, permettant à ces derniers de fournir un effort intense plus long ou encore de s'entraîner plus longtemps en maintenant la même intensité d'effort. Hélas, les réserves de créatine dans le muscle sont limitées; une fois qu'elles sont épuisées, la fatigue musculaire apparaît rapidement.

Un jour, des petits malins se sont donc dit: «Si on prenait des suppléments de créatine pour en augmenter les réserves dans les muscles?» Et c'est ainsi qu'est apparu sur le marché le supplément de créatine, considéré par Santé Canada, pour le moment, comme un supplément alimentaire. La créatine est vendue sous différentes formes: en poudre, en tablettes, en capsules ou en liquide.

### Les effets positifs

Une grande consommation de créatine en augmente effectivement les réserves dans le muscle. Par exemple, l'ingestion de 20 à 30 g de créatine tous les jours pendant 2 semaines augmente jusqu'à 30 % les réserves de créatine intramusculaire. Les recherches ont démontré qu'en remplissant ainsi au maximum son réservoir d'énergie, n'importe qui peut faire des efforts intenses pendant plus de temps. La performance peut même être améliorée de 15 %. Il est donc tentant de prendre de la créatine lorsqu'on est un athlète de haut niveau. Mais si tous les athlètes en prennent, au bout du compte aucun d'entre eux n'est avantagé!

Chez les adeptes de ce supplément, on observe aussi un gain de poids rapide qui, à court terme, résulterait davantage d'une augmentation des réserves d'eau dans le corps que d'une augmentation de la masse musculaire. En effet, il faut beaucoup d'eau pour que la créatine s'emmagasine dans les muscles. À long terme, consommer régulièrement de la créatine entraîne une augmentation de la masse musculaire, parce que le «créatinomane» peut faire plus d'exercices intenses.

# Le système à glycogène : puissant mais polluant

Outre la réserve d'urgence d'ATP-CP, chaque cellule musculaire contient une petite quantité de sucre emmagasinée sous forme de granules de **glycogène** (figure 6.2), substance composée de molécules géantes de glucose. Le système à glycogène puise dans ce réservoir de sucre pour fabriquer, toujours sans apport d'oxygène, de nouvelles molécules d'ATP. La relève est ainsi assurée une fois épuisé le système ATP-CP, et l'organisme peut fournir un effort intense pendant quelque 120 secondes de plus. Hélas, il y a un prix à payer ! Lorsque le glycogène fabrique de l'ATP en l'absence d'oxygène, il produit aussi de plus en plus d'acide lactique. Or, cet acide augmente,

### *Les effets négatifs*

La prise de suppléments de créatine ne semble pas aussi nuisible à la santé que la consommation de stéroïdes anabolisants. Elle présente tout de même quelques inconvénients qui doivent être pris au sérieux :

1. Ces suppléments permettent de faire plus d'exercices intenses, d'où une augmentation des risques de blessures musculaires ou ligamentaires, en particulier chez les personnes qui ne sont pas habituées à faire beaucoup d'exercices intenses.

2. La prise de fortes doses de créatine (de 20 à 30 g par jour pendant plus de 2 mois) augmente les risques de crampes musculaires, de nausées et de troubles digestifs.

3. La créatine attirant l'eau dans les muscles, il faut, quand on en ingère de grandes quantités, boire de l'eau fréquemment afin de prévenir la déshydratation.

4. L'ingestion de grandes quantités de créatine crée une surcharge de travail pour les reins. Comme la quantité de créatine pouvant être emmagasinée dans le muscle est limitée, le surplus prend le chemin des reins, qui doivent l'éliminer. Cette substance est donc déconseillée aux personnes souffrant d'insuffisance rénale.

5. Selon des données du Comité olympique international, 15 % au moins des suppléments de créatine sur le marché sont contaminés par des substances qui ne sont pas indiquées sur l'étiquette. Bref, vous ne pouvez pas avoir la certitude que vous consommez seulement de la créatine.

6. Consommer de petites quantités de créatine (moins de 5 g par jour) semble ne pas causer de problèmes de santé à court terme. Cependant, on ignore les effets d'une consommation à long terme (plus d'un an). Et comme il est nécessaire, notamment au début, d'en ingérer de grandes quantités pour obtenir un effet notable sur les muscles et le rendement à l'effort, une consommation élevée de créatine synthétique peut augmenter le risque de dommages sérieux aux reins et au foie. Prudence, donc.

7. Enfin, les suppléments de créatine sont parfaitement inutiles si on pratique surtout des activités aérobiques, donc légères ou modérées.

## Du muscle à la cellule musculaire

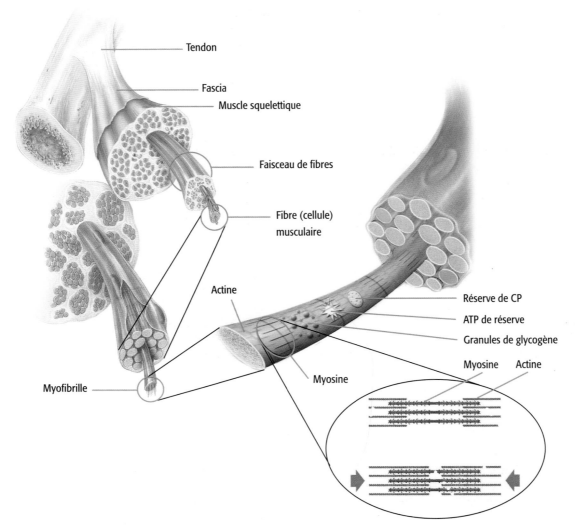

Tendon

Fascia

Muscle squelettique

Faisceau de fibres

Fibre (cellule) musculaire

Actine

Réserve de CP

ATP de réserve

Granules de glycogène

Myosine    Actine

Myosine

Myofibrille

Le muscle squelettique est attaché à l'os par un **tendon** (cordon de tissu conjonctif très dense fixé sur l'enveloppe de l'os). Le muscle lui-même est constitué de milliers de cellules de forme allongée, appelées **fibres musculaires**. Ces fibres sont regroupées en paquets ou faisceaux, un faisceau pouvant contenir de 10 à 100 fibres musculaires. Une membrane de tissu conjonctif, appelée **fascia**, sépare ces différentes structures.

Au microscope, on remarque qu'une fibre est constituée de filaments très minces : les **myofibrilles**. Ces filaments contiennent deux autres filaments encore plus petits : les myofilaments. C'est à ce niveau que s'effectue la contraction du muscle. Les myofilaments contiennent, en effet, deux protéines spécialisées qui peuvent se contracter et se

relâcher : l'actine et la myosine. Quand le muscle se contracte, les myofilaments se rapprochent en glissant l'un sur l'autre. Quand le muscle se relâche, l'étau se desserre, pourrait-on dire ; l'actine et la myosine s'éloignent alors l'une de l'autre.

Pour que ces protéines puissent agir, elles ont besoin d'énergie, en l'occurrence d'**ATP**. À l'intérieur de la cellule musculaire, il y a une petite réserve d'ATP, mais aussi une réserve de créatine phosphate (CP) ainsi que des granules de glycogène au cas où l'effort se prolongerait (système ATP-CP et système à glycogène). Si l'effort devait durer plusieurs minutes, l'oxygène apporté par les vaisseaux sanguins serait alors mis à contribution (système à oxygène).

on s'en doute, le taux d'acidité dans le muscle et cela n'est pas sans conséquence sur sa performance. En effet, après plus d'une minute d'un effort intense, les cellules musculaires finissent par se noyer dans une mer d'**acide lactique**. Alors le muscle fringant devient tremblotant, douloureux et dépourvu d'énergie. Résultat : il ne peut plus se contracter. Heureusement, cette situation de fatigue musculaire due à une accumulation d'acide lactique est en général peu fréquente. Elle advient surtout en cas d'entraînements réguliers très intenses.

Lorsque le muscle utilise ainsi du glycogène en l'absence d'oxygène et qu'il y a production d'acide lactique, on est en présence de **conditions anaérobies lactiques**. Quand c'est le système ATP-CP qui fonctionne à plein régime et parfois même avec un léger apport de glycogène mais sans production d'acide lactique, on est en présence de **conditions anaérobies alactiques**. Précisons qu'il y a absence d'oxygène lorsque des muscles se contractent de façon vigoureuse pendant une assez longue période : cette contraction prolongée finit par entraver la libre circulation du sang, et l'approvisionnement en glucose et en oxygène par le système cardiovasculaire devient insuffisant. En somme, chaque fois que vous faites un exercice intense qui se prolonge au-delà de 30 secondes, vos muscles produisent de plus en plus d'acide lactique. Grande fatigue musculaire en vue !

Pour éliminer l'acide lactique, il n'y a qu'une solution : réduire l'intensité de l'effort afin de desserrer l'espèce de garrot que forme le muscle fortement contracté. Le sang peut alors circuler de nouveau librement dans les muscles actifs et les réapprovisionner en oxygène. Au contact de l'oxygène, l'acide lactique se décompose en eau et en gaz carbonique, lesquels ne fatiguent pas les muscles. En fait, l'arrivée en trombe de cet oxygène dans les muscles a pour effet de les faire passer en troisième vitesse. C'est la vitesse de croisière aérobie.

## Le système à oxygène : une énergie lente mais illimitée

Nous avons vu que les deux premiers systèmes sont des systèmes anaérobies : ils produisent très rapidement de grandes quantités d'ATP sans apport d'oxygène. Cette super-productivité tient au fait que les cellules musculaires contiennent déjà de la créatine phosphate et du glycogène, de même que les enzymes nécessaires à leur transformation en ATP. Rappelons que les enzymes sont des molécules qui, dans ce cas-ci, accélèrent les réactions biochimiques. Il suffit d'une impulsion nerveuse pour activer immédiatement le processus de fabrication de l'ATP. En somme, la voie anaérobie se caractérise par des réactions biochimiques d'une rapidité extraordinaire, qu'on pourrait comparer à celle d'un super-ordinateur (et encore…).

Il en va autrement du système à oxygène, beaucoup plus lent que les deux autres. C'est qu'il repose en partie sur un processus mécanique : le transport de l'oxygène des poumons jusqu'à la cellule musculaire (figure 6.3). Concrètement, l'oxygène qu'on inhale met plusieurs secondes avant d'atteindre le muscle actif, parce qu'il doit parcourir un trajet incroyablement long : plus de 100 000 km ! C'est deux fois et demie le tour de la Terre ! Il y a donc un délai inévitable dans l'approvisionnement du muscle en oxygène. Ce délai oblige le système ATP-CP, et parfois même le système à glycogène, à entrer en action dès le début d'un effort physique, grand ou petit, qu'il s'agisse de courir un marathon ou de se gratter le nez.

figure
6.3  Le système de transport de l'oxygène : un voyage de 100 000 km !

| Droite | Gauche |

Échange du $CO_2$ présent dans le sang contre de l'$O_2$

Production d'ATP en présence d'oxygène

Poumons

Veines

Cœur

Artères

Échange de l'$O_2$ présent dans le sang contre du $CO_2$

Muscles

Le circuit qui transporte l'oxygène, depuis l'air inspiré jusqu'aux muscles actifs, englobe le système respiratoire et le système cardiovasculaire.

Cependant, **lorsque l'oxygène arrive dans les cellules musculaires, c'est le début d'une production pratiquement illimitée d'ATP**. Il y a deux raisons à cela. Premièrement, la fabrication d'ATP en présence d'oxygène (voie aérobie) ne produit presque pas d'acide lactique. Or, on a vu qu'une forte concentration de cet acide fatigue le muscle, ralentissant du même coup la production d'ATP. Deuxièmement, le sang qui circule librement dans le muscle lui apporte de façon continue de grandes quantités de sucre et de graisses. On trouve donc réunis, et en abondance, tous les ingrédients — oxygène, sucre et graisses — nécessaires pour produire de l'ATP pendant de longues minutes, voire de longues heures. C'est le système aérobie qui fonctionne en priorité quand on fait un marathon, un triathlon, une longue randonnée en ski de fond ou une simple promenade à pied. Mais dès que l'effort est bref et intense, ce sont les autres filières énergétiques qui entrent en action (**figure 6.4**).

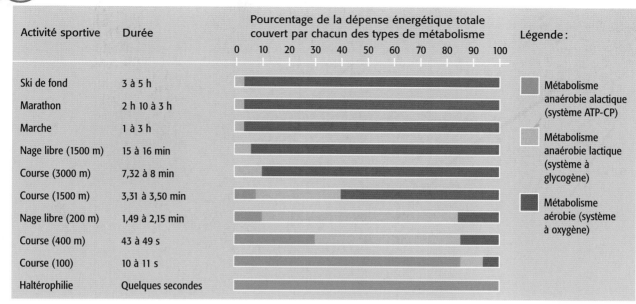

**figure 6.4** Contribution des trois systèmes énergétiques en fonction de la durée de l'effort

Tiré de Larzillière, C., et Fontaine, B. *L'ATP et le métabolisme musculaire*, dans la page scientifique de R. Jacquemet, http://membres.lycos.fr/renejacquemet/sport/atp/atp.html.

## L'activité physique : la génératrice d'ATP

Il est possible d'améliorer l'efficacité des trois systèmes de production d'énergie et, par conséquent, sa condition physique (ou capacité de s'adapter à l'effort). Pour ce faire, on doit d'abord s'alimenter sainement (chapitre 3), afin que les cellules musculaires reçoivent tous les éléments nutritifs nécessaires à leur bon fonctionnement. Pour le reste, il faut être physiquement actif. Cela peut sembler contradictoire, mais voilà, **il faut dépenser de l'énergie pour en créer**. En effet, lorsque les muscles travaillent régulièrement, ils consomment beaucoup d'ATP, ce qui force les «usines» productrices d'énergie à améliorer leur rendement pour faire face à la demande. Comme on le dit, la fonction crée l'organe. Malheureusement, l'inverse est vrai également : les systèmes producteurs d'ATP perdent de leur efficacité s'ils sont sous-utilisés. Donc, moins nous sommes physiquement actifs, plus les efforts nous fatiguent rapidement.

Selon le type d'activité physique choisie, on peut développer en priorité l'un ou l'autre des systèmes, ou encore les trois à la fois (figure 6.5). Par exemple, en augmentant sa capacité de lever des charges de plus en plus lourdes, l'haltérophile améliore l'efficacité de son système ATP-CP. Le nageur qui participe à l'épreuve du 400 m accroît sa capacité de fournir des efforts intenses prolongés et, par le fait même, l'efficacité de son système à glycogène tout comme sa capacité à tolérer une forte présence d'acide lactique dans les muscles actifs. Le coureur qui s'entraîne pour le marathon augmente sa capacité de fournir des efforts de longue durée et améliore donc l'efficacité de son système à oxygène. Enfin, en combinant tous ces types d'efforts (puissance, force et endurance), le décathlonien ou l'heptathlonienne (tableau 6.1) améliore simultanément le rendement des trois systèmes producteurs d'ATP.

En somme, il existe plusieurs façons de s'adapter à un effort et, par conséquent, d'améliorer sa condition physique. Cela nous renvoie à ce qu'on appelle les déterminants de la condition physique.

**figure 6.5** Les trois systèmes de production d'ATP en action

### Système ATP-CP ( voie anaérobie alactique)

**Utilité :**
Énergie de démarrage ou lors d'efforts très intenses de quelque **10 secondes** ou moins

**Sources principales d'énergie :**
ATP de réserve + CP

**Exemples :**
lancer du poids, athlétisme (100 m), saut en hauteur ou en longueur, haltérophilie, course après le bus, montée rapide d'un escalier, etc.

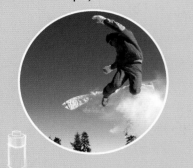

### Système à glycogène (voie anaérobie lactique)

**Utilité :**
Énergie lors d'efforts intenses de quelque **120 secondes**

**Source principale d'énergie :**
glycogène

**Exemples :**
gymnastique, lutte, natation (100 m), athlétisme (200 m, 400 m et 800 m), hockey, etc.

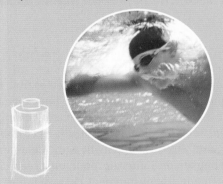

### Système à oxygène (voie aérobie)

**Utilité :**
Énergie lors d'efforts légers ou modérés de plus de **2 minutes**

**Sources principales d'énergie :**
glucose et graisse en présence d'oxygène

**Exemples :**
marathon, cyclisme longue distance, cross-country, natation (400 m et plus), biathlon, aviron (2000 m), etc.

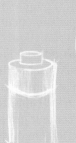
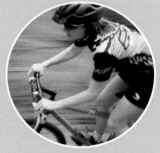

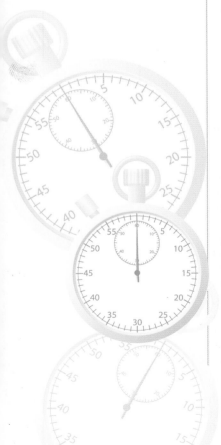

**tableau 6.1** Décathlon, heptathlon et sources d'ATP

| Décathlon (épreuve olympique masculine) | | Heptathlon (épreuve olympique féminine) | |
|---|---|---|---|
| Épreuves | Système(s) énergétique(s) utilisé(s) en priorité | Épreuves | Système(s) énergétique(s) utilisé(s) en priorité |
| Course de 100 m | ATP-CP | 100 m haies | ATP-CP |
| Saut en longueur | ATP-CP[a] | Saut en longueur | ATP-CP[a] |
| Saut en hauteur | ATP-CP[a] | Saut en hauteur | ATP-CP[a] |
| Lancer du poids | ATP-CP[a] | 200 m | Glycogène |
| Course de 400 m | Glycogène | Lancer du poids | ATP-CP[a] |
| Course 110 m haies | ATP-CP | Lancer du javelot | ATP-CP[a] |
| Lancer du disque | ATP-CP[a] | 800 m | Glycogène + Oxygène[b] |
| Saut à la perche | ATP-CP[a] | | |
| Lancer du javelot | ATP-CP[a] | | |
| Course de 1500 m | Oxygène | | |

a. Ces efforts de moins de 5 secondes n'utilisent pratiquement que l'ATP de réserve des muscles sollicités.

b. Le 800 m féminin se court, grosso modo, en 115 à 125 secondes chez les athlètes d'élite, sollicitant ainsi le système à glycogène, mais aussi le système à oxygène.

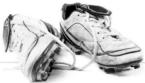

# Les déterminants
## de la condition physique

Même si c'est souvent l'idée qu'on s'en fait, la condition physique (ou capacité de s'adapter à un effort physique) ne se résume pas à une question de souffle. Elle s'applique aussi à la force, à l'endurance musculaire et à bien d'autres facettes de la condition physique, qu'on appelle **déterminants**. Ces derniers peuvent être invariables, comme l'âge, le sexe et l'hérédité, ou encore variables. Parmi ceux-ci, on distingue les déterminants associés à une bonne santé et ceux associés à la capacité de pratiquer une activité physique ou un sport.

Les premiers déterminants variables sont l'endurance cardiovasculaire, la vigueur musculaire, l'équilibre énergétique, la flexibilité, la posture et la capacité de se relâcher. Les seconds sont la coordination motrice, l'agilité, l'équilibre et le temps de réaction (tableau 6.2).

Dans le cadre de cet ouvrage visant avant tout la promotion d'un mode de vie sain et actif, nous nous concentrerons sur les déterminants de la condition physique associés à la santé. Dans les prochains chapitres, nous suggérerons des tests et des mesures permettant l'évaluation de ces déterminants. Une telle évaluation vous permettra d'estimer vos capacités physiques et de faire le bilan de vos forces et de vos lacunes en matière de condition physique. Nous proposerons aussi une démarche concrète et efficace pour améliorer l'état de ces différents déterminants. Pour le moment, en voici une brève présentation.

tableau
6.2
## Les déterminants de la condition physique

| Déterminants invariables[a] | Déterminants variables associés à une bonne santé | Déterminants variables associés à la pratique d'une activité physique ou d'un sport |
|---|---|---|
| L'âge | L'endurance cardiovasculaire | La coordination motrice |
| Le sexe | La vigueur musculaire (force et endurance) | L'agilité |
| L'hérédité | L'équilibre énergétique | L'équilibre |
| | La flexibilité | Le temps de réaction |
| | La capacité de se relâcher | |
| | La posture | |

a. Les déterminants invariables sont ceux sur lesquels on ne peut pas agir.

# En action!

Jean-Christophe Lacasse
**Cégep de Sherbrooke**

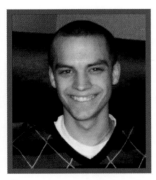

À 19 ans, Jean-Christophe est un passionné qui confesse en souriant sa « dépendance positive » au triathlon ; il en est à la 5e session de ses études en génie civil.

C'est devant la télévision que mon intérêt pour le triathlon s'est éveillé. Je suivais une émission qui résumait l'Ironman d'Hawaï de 2007 (3,8 km de nage, 180 km de vélo et 42,2 km de marathon). Le déclic s'est fait ! J'ai donc commencé à m'entraîner seul et pour des triathlons de courtes distances. Puis, j'ai joint le club de triathlon de Sherbrooke et je m'entraîne à l'université, entre 8 et 14 heures par semaine. Ce temps est réparti entre les trois composantes de mon sport.

Appartenir à un club, c'est très motivant, parce que ça me fait rencontrer des passionnés de triathlon comme moi, et que je peux mesurer l'amélioration de mes performances, ce qui est très encourageant. Le multisport est rempli de défis et de petits objectifs qui donnent des points de repère pour évaluer ses progrès. Ça permet de rester motivé, concentré et prêt à poursuivre les efforts, l'objectif final.

Bien sûr, depuis que je m'entraîne, je passe beaucoup moins de temps à regarder la télévision (et ça ne me dérange pas le moins du monde) ! Mais si je réussis à concilier toutes mes activités, c'est que je planifie bien ce que j'ai à faire dans ma journée. Je suis capable de décider quand mettre l'accent sur le cégep et quand le mettre sur le triathlon. Par exemple, durant la fin de session, il est sûr que mon volume d'entraînement baisse : je mets la priorité sur mes travaux d'étudiant. Ainsi, je réussis à m'entraîner, à étudier à temps plein et à travailler le week-end.

Après une bonne séance d'entraînement, je sens que ma journée a été productive et amusante. J'ai un sentiment de léger épuisement et c'est d'autant plus plaisant que je me sens libéré des stress futiles, que j'ai l'esprit calme et que les tensions de mon corps sont relâchées. Je suis d'attaque pour la suite de la journée. Normal : allégé, mon cerveau est prêt à enregistrer de nouvelles informations. Fatigué de son effort, mon corps est plus détendu. Je suis prêt à focaliser entièrement sur la prochaine activité qui, dans le cas présent, est de m'appliquer aux études. Ensuite ? Je ne perds pas de vue mon objectif final : l'Ironman !

# L'endurance cardiovasculaire

L'endurance cardiovasculaire est le plus important des déterminants de la condition physique. On peut la définir comme **la capacité de fournir pendant un certain temps un effort modéré sollicitant, de manière dynamique, l'ensemble des muscles et en particulier ceux du bassin et des cuisses**. Ce type d'effort met à contribution en priorité le système à oxygène (p. 169) et, de ce fait même, en améliore l'efficacité. Marcher, jogger, nager, sauter à la corde, faire du ski de fond ou du vélo, pratiquer l'aéroboxe, voilà autant d'exemples d'efforts qui sollicitent l'ensemble de vos muscles. Si vous les pratiquez à une intensité modérée ou élevée pendant plusieurs minutes, elles deviennent des activités aérobiques modèles.

Et si vous consacrez le temps voulu à les pratiquer régulièrement, vous développez à coup sûr votre endurance cardiovasculaire, ce qui constitue l'une des mesures préventives les plus bénéfiques pour la santé. Selon une étude américaine[1], le niveau d'endurance cardiovasculaire est même, de nos jours, l'un des meilleurs indicateurs de longévité et de bien-être. En fait, une bonne endurance cardiovasculaire non seulement vous donne du souffle, mais vous protège remarquablement contre les maladies cardiovasculaires, le diabète de type 2, l'hypertension, l'obésité, l'ostéoporose et certains types de cancer, comme nous l'avons vu dans le chapitre 2. **Nous reviendrons de manière détaillée, dans le chapitre 7, sur les effets physiologiques associés à l'amélioration de ce déterminant essentiel.**

## L'équilibre énergétique

Rappelons d'abord brièvement ce que nous avons vu au chapitre 3. Chaque jour, notre organisme dépense des centaines de calories pour assurer le maintien des fonctions vitales (respiration, circulation, digestion, etc.) et la poursuite de notre train-train quotidien (nous doucher, manger, assister à des cours, nous déplacer, jouer au badminton, etc.). Comme nous mangeons également tous les jours, l'organisme extrait des aliments consommés les calories nécessaires pour répondre à ses besoins en énergie. On peut donc définir, en lien avec la condition physique, l'équilibre énergétique comme **la capacité de maintenir sur une base régulière un équilibre entre l'apport calorique et la dépense calorique**. Cette situation garantit le maintien d'un poids santé (chapitre 3).

Que cet équilibre soit rompu de temps à autre, cela ne pose pas de problème particulier. Toutefois, s'il est rompu pendant plusieurs semaines, voire plusieurs mois, il influe, ainsi qu'on le verra dans le chapitre 8, sur notre composition corporelle et notamment sur notre masse grasse. Deux situations peuvent survenir alors :

1. si le déséquilibre énergétique provoque un surplus en calories, vous faites d'abord de l'embonpoint puis, éventuellement, de l'obésité (chapitre 3) ;

2. si le déséquilibre énergétique provoque un déficit en calories, vous perdez d'abord du poids et, à la longue, cette situation peut vous conduire vers l'extrême maigreur (chapitre 3).

---

1. Palatini, P., *et al.* (2002). Exercise capacity and mortality. *The New England Journal of Medicine*, *347*(4) : 288-290.

Or, l'obésité et l'extrême maigreur ne sont pas sans conséquences pour votre condition physique et par ricochet pour votre santé (chapitres 1, 2 et 3). En fait, ce déterminant de la condition physique joue, avec l'endurance cardiovasculaire, un rôle de premier plan dans le maintien d'une bonne santé. Nous y reviendrons en détail dans le chapitre 8.

## La vigueur musculaire

La vigueur musculaire correspond principalement à deux qualités du muscle : sa force et son endurance.

**Un muscle est fort** quand il peut développer une forte tension au moment d'une contraction maximale. Soulever une valise très lourde, déplacer un réfrigérateur ou essayer d'ouvrir une portière d'auto coincée sont des actions qui font appel à la force musculaire. Sur le plan énergétique, la force musculaire sollicite principalement le système ATP-CP et le système à glycogène.

**Un muscle est endurant** quand il peut répéter ou maintenir pendant un certain temps une contraction modérée. Exécuter plusieurs demi-redressements du tronc, laver les vitres d'une voiture ou repeindre sa chambre sont des actions qui font appel à l'endurance musculaire. Sur le plan énergétique, ce déterminant de la condition physique fait appel aux systèmes à oxygène et à glycogène.

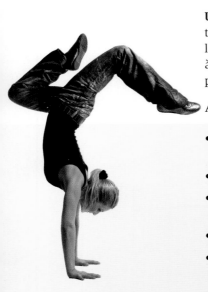

Améliorer sa vigueur musculaire est payant sur plusieurs plans :

- vigueur accrue dans les activités quotidiennes (monter un escalier, transporter des colis, bricoler, déplacer des objets lourds, etc.) ;
- amélioration de la posture et de l'équilibre (chapitre 11) ;
- hausse du métabolisme de base et, par conséquent, de la dépense calorique quotidienne ;
- renforcement des os et des tendons ;
- diminution des risques de blessures ; performance accrue dans la pratique d'un sport ou d'une activité physique ;
- meilleur soutien des viscères grâce à des muscles abdominaux plus fermes ;
- diminution des maux de dos grâce à un meilleur équilibre entre les tensions exercées par les muscles fixés au bassin et ceux qui sont fixés à la colonne vertébrale (chapitre 11) ;
- meilleure perception de sa propre image corporelle ;
- amélioration de l'estime de soi et de la sensation d'être bien dans sa peau.

Améliorer sa vigueur musculaire entraîne aussi des changements importants dans le muscle même, comme nous le verrons en détail dans le chapitre 9.

# La flexibilité

La flexibilité est **la capacité de faire bouger une articulation dans toute son amplitude sans ressentir de raideur ni de douleur**. Les muscles et leur enveloppe, le fascia (figure 6.2), comptent pour 50 % dans la flexibilité articulaire ; il est donc fondamental de les étirer régulièrement. En fait, la flexibilité est un déterminant essentiel de la condition physique.

Une bonne flexibilité assure, en effet, une grande liberté de mouvement, aide à prévenir les douleurs dans le bas du dos (chapitre 10) et diminue le risque de blessures, parce qu'un muscle souple réagit mieux en cas d'étirement brusque. Une bonne flexibilité facilite aussi grandement l'exécution des gestes quand on pratique une activité physique, ce qui ne peut qu'améliorer la précision des mouvements. De plus, avoir des muscles souples accélère l'apprentissage d'un nouveau geste, parce que les mouvements sont plus coulants. Nous reviendrons en détail sur ce déterminant dans le chapitre 10.

# La capacité de se relâcher et la posture

Certains auteurs ajoutent, à la liste des déterminants, la capacité de se détendre et la posture. La capacité de se relâcher renvoie à **la capacité de relaxer ses muscles, mais aussi son mental afin d'être efficace dans ses mouvements et dans sa lutte contre les tensions issues de l'environnement physique et psychologique**. Il va de soi que si vous êtes tendu, votre condition physique en souffre.

Dans bien des cas, la pratique régulière de l'activité physique améliore ce déterminant ; d'ailleurs, il est bien établi que l'exercice diminue la tension d'origine musculaire ou nerveuse. En fait, si vous êtes physiquement actif ou que vous avez des proches ou des amis qui le sont, vous savez jusqu'à quel point l'exercice détend les muscles mais aussi le mental. Cependant, dans certaines circonstances, par exemple une compétition sportive où on vise la performance à tout prix, l'exercice peut tendre les muscles. C'est pour cette raison que plusieurs athlètes recourent à des méthodes de relaxation et à la visualisation pour se détendre avant une épreuve importante (chapitre 4, pages 116-117).

Quant à la posture, on peut la définir comme **la capacité d'adopter une position correcte au repos et en situation de mouvement, afin de préserver la santé du dos**. Cette posture implique donc au premier chef la colonne vertébrale et ses composantes (ligaments, disques intervertébraux et muscles). En somme, une colonne vertébrale mal en point et une bonne condition physique ne vont pas ensemble. Nous reviendrons en détail sur ce déterminant dans le chapitre 11.

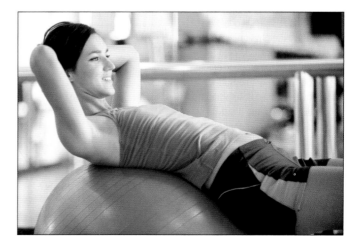

# Les principes
## de l'entraînement physique

Vous souvenez-vous de B, qui montait péniblement une côte abrupte pendant que A montait la même côte sans effort ? La bonne nouvelle pour B, c'est que son cas n'est pas désespéré : dans ce chapitre, il va découvrir des règles simples et efficaces pour se remettre en forme et, qui sait, atteindre le sommet de la côte aussi frais et dispos que A.

Ces règles consistent pour l'essentiel à appliquer les principes de base de l'entraînement physique, qui est **une forme d'entraînement planifiée et systématique conçue pour améliorer les déterminants de la condition physique ou les maintenir à un certain niveau.** L'entraînement physique est à distinguer de l'entraînement sportif, lequel vise l'accomplissement des meilleures performances lors de compétitions sportives. Toutefois, dans les deux types d'entraînement, on suit les mêmes principes.

Ces principes sont les suivants : la **spécificité**, la **surcharge**, la **progression**, l'**individualité** et le **maintien**. En appliquant ces principes dans sa pratique de l'activité physique, B est certain d'améliorer son endurance cardiovasculaire et musculaire dans un délai raisonnable. Mais avant de se mettre à l'entraînement, il a intérêt à s'assurer qu'il peut le faire de manière sécuritaire pour sa santé. Pour le savoir, il n'a qu'à remplir le court questionnaire du tableau 6.3.

## La spécificité et les familles d'exercices

L'adaptation du corps à une activité physique est spécifique de cette activité : voilà en quoi consiste le principe de la spécificité. Autrement dit, à un exercice donné correspond une adaptation donnée. Par exemple, si vous voulez améliorer votre capacité de

---

**tableau 6.3** — Êtes-vous apte à pratiquer une activité physique ?

Le questionnaire sur l'aptitude à l'activité physique (Q-AAP) a été conçu pour déceler les individus, peu nombreux, pour lesquels la pratique d'une activité physique sans supervision médicale peut être inappropriée, ou encore ceux qui devraient consulter un médecin pour l'élaboration de leur programme d'activité physique. Si vous répondez « oui » à une ou à plusieurs des questions, vous devriez voir un médecin avant d'effectuer un test d'effort ou d'entreprendre un programme d'exercices.

| | Répondez consciencieusement aux sept questions suivantes : | Oui | Non |
|---|---|---|---|
| 1 | Votre médecin vous a-t-il déjà dit que vous aviez des troubles cardiaques et que vous ne devriez pas suivre un programme d'exercices à moins qu'il ne soit approuvé par un médecin ? | | |
| 2 | L'activité physique provoque-t-elle chez vous l'apparition de douleurs à la poitrine ? | | |
| 3 | Durant le mois dernier, avez-vous ressenti des douleurs à la poitrine alors que vous n'effectuiez pas d'activité physique ? | | |
| 4 | Vous arrive-t-il de perdre conscience ou de perdre l'équilibre à la suite d'un étourdissement ? | | |
| 5 | Souffrez-vous de troubles osseux ou articulaires qui pourraient être aggravés par l'exercice ? | | |
| 6 | Prenez-vous actuellement des médicaments pour votre pression artérielle ou pour un problème cardiaque ? | | |
| 7 | Selon vous, existe-t-il une autre raison qui vous empêcherait de faire de l'exercice ? | | |

# Point de vue

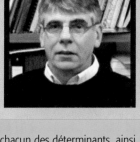

Par Pierre Gauthier, Ph.D.
**Professeur titulaire à la Faculté d'éducation physique et sportive, Université de Sherbrooke**

### Le vieillissement prématuré : comment l'éviter ?

En biologie humaine, il existe une phase de croissance, prenant fin au début de la vingtaine, et une longue phase de décroissance, comprenant les deux tiers du cycle normal de notre vie. C'est cette phase qui constitue le vieillissement.

Vous serez peut-être surpris d'apprendre que plus de la moitié des personnes qui vivent dans cette seconde phase, qui sera bientôt votre réalité, sont affligées d'un vieillissement prématuré. Il s'agit pour l'essentiel d'un processus où les individus présentent des capacités physiques inférieures à la normale, et une forte prédisposition à souffrir plus tôt de diverses maladies chroniques qui limitent davantage leurs capacités physiques.

Or, le grand responsable de ce vieillissement prématuré est la sédentarité. Cette situation est sans doute liée en grande partie au monde hautement technologique dans lequel nous vivons et qui nous a libérés des travaux nécessitant des efforts intenses, variés et ardus. Cette évolution est une des plus grandes victoires de l'humanité et nous devons l'apprécier à sa juste valeur. Cependant, l'être humain est demeuré biologiquement similaire à ses ancêtres lointains. Il reste donc, comme hier, tributaire de l'action et non de l'inactivité pour assurer le fonctionnement optimal de ses systèmes cardiovasculaire, respiratoire et locomoteur, entre autres.

Toutes les activités physiques ne sont toutefois pas d'égale valeur, et ne peuvent pas être réalisées n'importe comment pour améliorer les différents déterminants de la condition physique dont dépend le fonctionnement optimal de l'organisme. Ce chapitre offre des recommandations à suivre pour l'amélioration de chacun des déterminants de la condition physique. Deux notions essentielles en conditionnement physique lié à la santé s'en dégagent.

D'une part, il existe un seuil minimal au-delà duquel se produisent les adaptations physiologiques nécessaires pour atteindre les améliorations souhaitées. C'est pourquoi une consigne comme « allez-y à votre rythme », en faisant référence à l'intensité des exercices, est à proscrire. En effet, il faut plutôt « aller au bon rythme », celui énoncé dans les recommandations, qui tient compte à la fois des seuils minimaux requis pour chacun des déterminants ainsi que des intensités à ne pas dépasser pour se maintenir dans un cadre sécuritaire. Pour respecter ces recommandations, il vous faudra toujours fournir un certain effort. Mais, au contraire de nos ancêtres, vous pouvez choisir parmi une panoplie d'activités physiques celles qui vous procurent le plus de satisfaction et de plaisir.

D'autre part, une période de repos entre les activités est essentielle pour permettre aux systèmes sollicités (cardiorespiratoire, musculaire ou articulaire) de réaliser les adaptations physiologiques escomptées. Si l'exercice au bon rythme produit les stimuli essentiels pour déclencher le processus des adaptations physiologiques, celles-ci se concrétisent uniquement pendant les périodes de repos. Il est donc important de garder en mémoire que les périodes de repos sont aussi nécessaires que la pratique efficace des activités pour obtenir les adaptations souhaitées.

Au-delà des bienfaits immédiats associés à l'activité physique — comme d'éprouver un sentiment de bien-être, de mieux gérer son stress ou encore d'enrichir sa vie sociale —, les personnes qui acquièrent une meilleure condition physique bénéficient d'un style de vie auquel elles ne pourraient accéder si elles étaient en mauvaise condition physique. Elles ont ainsi une plus grande liberté d'action, car elles ont plus d'énergie pour pratiquer plus facilement et plus longtemps leurs activités de loisir préférées.

En conclusion, s'adonner sur une base régulière et de façon soutenue à une pratique efficace d'activités physiques variées vous procure dès maintenant la jouissance d'une bonne condition physique, et vous garantit un vieillissement normal et exaltant.

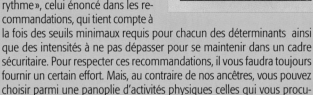

faire des longueurs de piscine, vous devez nager et non patiner ! De même, si vous voulez fortifier vos bras, le jogging est inutile : il faut plutôt soulever des poids libres. Appliquer le principe de la spécificité suppose aussi de choisir, parmi l'une des sept grandes familles d'exercices (figure 6.6), un type d'exercice compatible avec l'objectif visé. Pour réussir sa métamorphose, B, dont l'endurance cardiovasculaire est presque nulle, devra donc choisir des activités de type aérobique. Vous devez vous aussi choisir vos activités en fonction de vos objectifs (tableau 6.4).

figure
6.6   Les grandes familles d'exercices

L'**exercice aérobique** est un exercice d'intensité modérée qui sollicite les grandes masses musculaires et le système à oxygène.

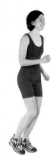
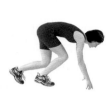

L'**exercice anaérobique** est un exercice d'intensité élevée à maximale qui sollicite les grandes masses musculaires et le système ATP-CP ou le système à glycogène.

Dans l'**exercice dynamique**[a] **concentrique**, les fibres des muscles sollicités *raccourcissent* pendant l'effort.

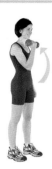
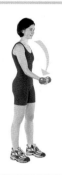

Dans l'**exercice dynamique**[a] **excentrique**, les fibres des muscles sollicités *allongent* pendant l'effort.

Dans l'**exercice isométrique**[b], la contraction musculaire est statique, c'est-à-dire qu'elle n'entraîne aucun mouvement apparent.

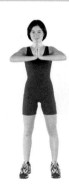
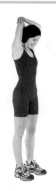

L'**exercice d'étirement** vise à allonger graduellement les fibres des muscles.

L'**exercice pliométrique** déclenche une contraction excentrique suivie rapidement d'une contraction concentrique explosive.

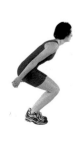
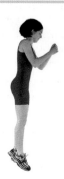

a.  Aussi appelé «exercice isotonique»

b.  Aussi appelé «exercice statique»

# La surcharge

Pour améliorer sa condition physique et, donc, sa capacité d'adaptation à l'effort, il faut faire plus d'effort physique qu'à l'habitude : par exemple, il faut passer de la marche au jogging, jouer au badminton pendant 60 minutes au lieu de 45 ou étirer ses muscles 4 fois par semaine au lieu de 2. C'est ce qu'on appelle le principe de la surcharge. On crée même une surcharge lorsqu'on passe de la position assise à la position debout ! Quand on augmente la charge, le corps travaille, en effet, plus fort. Mais, en même temps, il s'adapte au surplus de travail, de sorte que l'effort intense qui nous faisait suer et souffrir au début devient un effort modéré après un mois. **L'application du principe de la surcharge exige de déterminer l'intensité, la durée et la fréquence de la pratique d'une activité physique.** Le choix de la surcharge dépend aussi de l'objectif visé. En choisissant l'exercice ou l'activité physique selon le principe de la surcharge, vous appliquez du même coup le principe de la spécificité. Comme vous le voyez, les principes de l'entraînement ou de la mise en forme sont interdépendants, indissociables. Après avoir choisi votre activité, vous devez en déterminer l'intensité, la durée et la fréquence. Nous verrons cela en détail dans les prochains chapitres. Des exemples d'application du principe de la spécificité et de la surcharge sont présentés dans le tableau 6.4.

**tableau 6.4** Quelques exemples d'application du principe de la spécificité et de la surcharge

| Cas témoins | Application du principe de la spécificité (famille d'exercices) | Application du principe de la surcharge | | |
| --- | --- | --- | --- | --- |
| | | Intensité[a] | Durée[a] | Fréquence[a] |
| Érik, 18 ans, veut améliorer son endurance cardiovasculaire. | Exercice aérobique : longueurs de piscine. | Modérée à élevée. | Au moins 30 minutes. | Au moins 3 fois par semaine. |
| Sandra, 17 ans, veut améliorer sa force musculaire. | Exercice dynamique : 2 séries de 10 levées d'une certaine charge (chapitre 9). | Élevée. | Le temps nécessaire pour faire les 2 séries. | Au moins 3 fois par semaine. |
| Derek, 19 ans, veut réduire ses réserves de graisse et rétablir ainsi son équilibre énergétique. | Exercices aérobique et dynamique avec charges : jogging et musculation. | Modérée. | Au moins 60 minutes réparties ainsi : 40 minutes d'aérobique et 20 minutes de musculation. | 5 fois par semaine. |
| Natasha, 22 ans, veut améliorer sa flexibilité au niveau du bas du dos. | Exercices d'étirement du bas du dos. | Jusqu'à la limite d'étirement du muscle sans ressentir de douleur. | De 20 à 30 secondes par exercice d'étirement, 2 fois. | Tous les jours. |

a. Pour en savoir plus sur la provenance de ces modalités d'entraînement, consulter les chapitres 7 à 10.

## La progression ou l'ajustement de la surcharge

Quelle que soit sa nature, la surcharge appliquée dans votre programme d'activité physique ne doit pas être très prononcée au départ, afin de ne pas surmener vos muscles, vos tendons ou votre cœur… et de ne pas vous décourager. C'est ce qu'on appelle le principe de la progression. Toutefois, au bout d'un certain temps, la surcharge de départ, par exemple 10 minutes de jogging ou 10 levées d'une charge de 30 kg, devient trop peu exigeante. C'est la preuve tangible que le corps augmente sa capacité d'effort en s'adaptant. Pour poursuivre sur cette lancée, il faut ajuster *régulièrement* la surcharge, en l'augmentant *progressivement*. On passera donc à 12 minutes de jogging ou à 10 levées d'une charge de 35 kg. Cet ajustement est essentiel pour maintenir l'efficacité de la surcharge. Une fois l'objectif atteint, on pourra se contenter d'une surcharge d'entretien, comme nous le verrons plus loin. Un exemple d'application du principe de la progression est présenté dans la figure 6.7.

## L'individualité

La réponse du corps à l'activité physique varie selon les individus et dépend de facteurs comme l'hérédité, la condition physique initiale, l'alimentation, la motivation, le mode de vie et l'influence de l'environnement. C'est ce qu'on appelle le principe de l'individualité. Si un groupe de personnes du même sexe et du même âge suit le même programme d'activité physique, cela produira des effets semblables chez chacune d'elles, mais la courbe d'amélioration variera de l'une à l'autre. C'est un principe à ne pas oublier si on veut se comparer à d'autres !

**figure 6.7** Le cas de Julien : un exemple d'application du principe de la progression

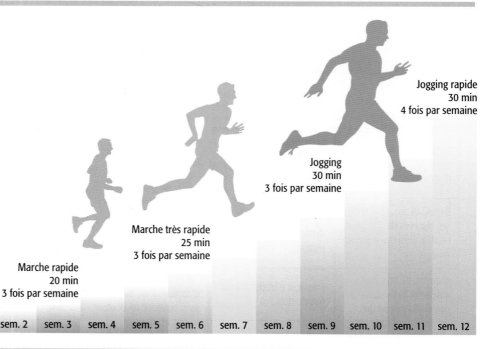

En raison de son résultat (désastreux !) au test de 12 minutes, Julien, 19 ans, a décidé d'améliorer son endurance cardiovasculaire en faisant du jogging. Comme sa forme cardiovasculaire est très faible, il commencera son programme de 12 semaines par de la marche rapide. Voici la progression qu'il entend suivre.

Marche rapide
20 min
3 fois par semaine

Marche très rapide
25 min
3 fois par semaine

Jogging
30 min
3 fois par semaine

Jogging rapide
30 min
4 fois par semaine

sem. 1 | sem. 2 | sem. 3 | sem. 4 | sem. 5 | sem. 6 | sem. 7 | sem. 8 | sem. 9 | sem. 10 | sem. 11 | sem. 12

# Le maintien

Le principe du maintien est plutôt séduisant : il permet d'en faire moins tout en maintenant ses acquis. Mais attention ! On peut réduire la fréquence et la durée de l'effort, mais pas son intensité. Supposons que Mila ait atteint la forme cardiaque voulue après 8 semaines d'exercices aérobiques, à raison de 4 séances de 30 minutes de jogging par semaine. Si elle veut conserver cette forme, elle peut réduire son volume total d'activité physique à 2 séances de 20 minutes par semaine, par exemple, à condition de maintenir le même pouls à l'effort.

Dans le cas de la vigueur musculaire, on peut réduire le nombre et la durée des séances d'exercice, ainsi que le nombre de séries (blocs de répétitions), mais pas le nombre de répétitions (nombre d'exécutions consécutives du mouvement) ni la charge à soulever. Quant à la souplesse, on peut la conserver, même en réduisant les séances d'étirement à une seule par semaine, pourvu que la durée des étirements reste la même.

Le tableau 6.5 vous permettra de voir en un coup d'œil les notions clés de la condition physique : déterminants de la condition physique et principes de l'entraînement physique.

 **tableau 6.5** Les notions clés de la condition physique

| Mots clés | Définition |
|---|---|
| **Déterminants de la condition physique** | |
| La condition physique | Capacité d'adaptation du corps à un effort physique. |
| L'endurance cardiovasculaire | Capacité de fournir pendant un certain temps un effort modéré sollicitant, de manière dynamique, l'ensemble des muscles, en particulier ceux du bassin et des cuisses. |
| La vigueur musculaire (force-endurance) | **Force musculaire** : capacité du muscle de développer une forte tension au moment d'une contraction maximale. **Endurance musculaire** : capacité du muscle de répéter ou de maintenir pendant un certain temps une contraction modérée. |
| L'équilibre énergétique | Capacité de maintenir sur une base régulière un équilibre entre l'apport calorique et la dépense calorique. |
| La flexibilité | Capacité de faire bouger une articulation dans toute son amplitude sans ressentir de raideur ni de douleur. |
| La capacité de se relâcher | Capacité de relaxer ses muscles et son mental afin d'être efficace dans ses mouvements et dans sa lutte contre les tensions issues de l'environnement physique et psychologique. |
| La posture | Capacité d'adopter une position correcte au repos et en situation de mouvement, afin de préserver la santé du dos. |
| **Principes de l'entraînement physique** | |
| La spécificité | L'adaptation du corps à une activité physique est spécifique de cette activité. Pour appliquer correctement ce principe il faut choisir le bon exercice (voir Les grandes familles d'exercices, figure 6.6, page 180). |
| La surcharge (fréquence, durée et intensité de l'effort) | Pour améliorer sa capacité d'adaptation à l'effort physique, il faut faire plus d'effort physique qu'à l'habitude. |
| La progression | Pour continuer à améliorer sa capacité d'adaptation à l'effort physique, il faut ajuster *régulièrement* la surcharge, en l'augmentant *progressivement* afin de ne pas surmener l'organisme. |
| L'individualité | La réponse du corps à l'activité physique varie selon les personnes, même si elles appliquent une surcharge identique. |
| Le maintien | On peut maintenir sa condition physique améliorée, même si on diminue la fréquence et la durée des exercices, pour autant que l'on conserve la même intensité d'effort. |

# Une approche
## moins structurée peut être aussi efficace

Les principes de l'entraînement conviennent aussi à une pratique moins structurée de l'activité physique. Cela peut être le cas, par exemple, si vous ne voulez pas, pour diverses raisons, suivre un programme précis d'activité physique. Comment procéderez-vous alors pour profiter des effets bénéfiques de l'exercice sur votre santé ?

Le directeur du Service de santé publique des États-Unis (Surgeon General of the United States), la plus haute autorité en la matière dans ce pays et l'une des plus respectées sur la planète, ainsi que l'Organisation mondiale de la santé se sont entendus sur la question : il suffit de faire 30 minutes d'activité physique modérée par jour, soit l'équivalent d'une dépense énergétique moyenne de 1000 calories par semaine pour une personne pesant 70 kg. Il n'est même pas nécessaire de faire ces 30 minutes en une seule fois. On peut fractionner l'effort en 3 séances d'environ 10 minutes chacune. Toutefois, il s'agit là de la quantité minimale d'exercice permettant d'obtenir une certaine protection contre des maladies chroniques très répandues comme les maladies coronariennes, l'hypertension, le cancer et le diabète de type 2. Selon des données récentes, **la dose recommandée pour obtenir une protection optimale serait une dépense énergétique supérieure à 2000 calories** (pour une personne de 70 kg), soit 420 minutes d'exercice d'intensité modérée ou élevée par semaine ; c'est l'équivalent d'une heure d'exercice vigoureux par jour.

Avec une approche non structurée, le principe de la spécificité couvre un large champ d'application, puisqu'on peut faire appel à plusieurs types d'activité physique : les tâches domestiques (laver des vitres, repasser des vêtements, nettoyer un plancher, peindre un mur, marcher pour se rendre au dépanneur, etc.), le bricolage, le jardinage, les sports, les exercices de conditionnement physique, etc. En précisant la durée (de 30 à 60 minutes), l'intensité (modérée à élevée) et la fréquence (quotidienne), on respecte le principe de la surcharge.

Une activité physique modérée correspond à un effort qui réchauffe, qui essouffle un peu et qui augmente sensiblement le pouls au repos. Une activité provoquant une dépense de quatre à huit calories par minute peut également être qualifiée de modérée (figure 6.8). **Le bilan 6.1, à la fin de ce chapitre, vous donne l'occasion de faire le relevé détaillé de votre dépense énergétique au cours d'une semaine type**. Cet « exercice » pourrait s'avérer riche de renseignements, tout en vous aidant à répondre à la question classique : est-ce que je fais suffisamment d'exercice ?

Si vous n'aimez pas compter vos calories, vous pouvez toujours compter… vos pas ! En effet, selon les données du Cooper Aerobics Research Institute, une personne sédentaire doit ajouter chaque jour à ses déplacements 5000 pas, en moyenne, pour atteindre l'équivalent de 30 minutes d'activité modérée (tableau 6.6). Un podomètre peut compter vos pas sans même que vous y prêtiez attention. Ce petit appareil, qu'on porte autour de la taille (figure 6.9), est vendu dans les magasins d'articles de sport. Vous pourriez l'acheter à plusieurs, puisqu'il suffit de le porter une semaine pour déterminer si on marche suffisamment, selon la recommandation du directeur du Service de santé publique des États-Unis.

**figure 6.8** Temps requis pour dépenser 500, 1000 ou 2000 calories par semaine

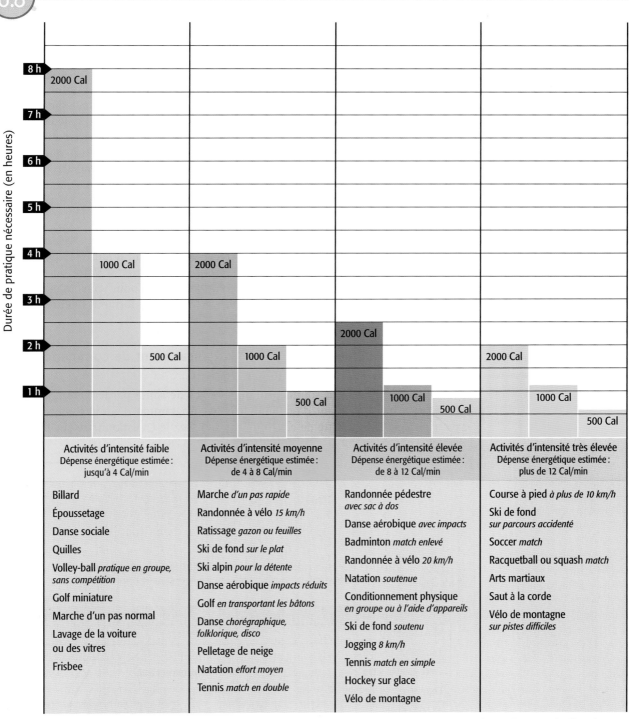

Adapté de Kino-Québec. (1999). *Quantité d'activité physique requise pour en retirer des bénéfices pour la santé. Synthèse de l'avis du Comité scientifique de Kino-Québec et applications.* Québec : gouvernement du Québec, ministère de l'Éducation, p. 14.

## Mythe ou Réalité?

**Les suppléments de créatine sont sans danger.**

En fait, on ignore encore quels sont les effets à long terme sur l'organisme d'une consommation régulière de suppléments de créatine. À court terme, on note une plus grande fréquence de diarrhées et de crampes musculaires. À moyen terme — plus de trois mois d'utilisation —, une étude rapporte un cas de néphrite (maladie inflammatoire du rein) chez un jeune homme, mais il consommait plus de 20 g de créatine par jour ! Rappelons-nous qu'il y a quelques années, on ignorait aussi les effets à long terme des stéroïdes anabolisants synthétiques. On sait aujourd'hui que ces substances peuvent endommager des organes comme le foie et les reins. On pourrait en arriver aux mêmes conclusions pour les suppléments de créatine. La prudence s'impose donc. Pour en savoir plus sur la créatine, reportez-vous au zoom 6.1, page 166.

**Le matin est le meilleur moment pour faire de l'exercice.** Faux

Certaines personnes aiment faire de l'exercice tôt le matin, d'autres l'après-midi ou le soir. L'important, c'est de suivre son horloge biologique. Si votre horloge biologique fait de vous un lève-tôt, les exercices matinaux sont pour vous. Mais si c'est un supplice de vous lever ou si vous ne vous sentez pas en forme à l'heure du réveil, remettez l'activité physique à plus tard.

**On doit toujours passer un examen médical avant de commencer un programme de mise en forme.** Faux

Seules les personnes qui souffrent de problèmes de santé particuliers doivent subir un examen médical avant d'entreprendre un programme d'activité physique. Pour savoir si vous faites partie de ce groupe, remplissez le Questionnaire sur l'aptitude à l'activité physique, ou Q-AAP (tableau 6.3, page 178).

tableau
6.6
Nombre de pas par jour et niveau d'activité physique

| Nombre de pas par jour | Niveau d'activité physique |
|---|---|
| Moins de 5000 | Sédentaire |
| Entre 5000 et 7499 | Légèrement actif (activités de tous les jours) |
| Entre 7500 et 9999 | Modérément actif |
| Entre 10 000 et 12 499 | Actif |
| 12 500 et plus | Actif à très actif |

Adapté de Kino-Québec. (2005). *Mon style de marche.* Québec : gouvernement du Québec, http://www.kino-quebec.qc.ca/marche/podometre.asp. Page consultée le 11 août 2009.

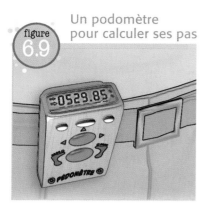

figure
6.9

Un podomètre
pour calculer ses pas

Que vous comptiez des calories ou des pas, le principe de la progression peut s'appliquer. Par exemple, vous pouvez débuter par 15 minutes d'activité physique modérée par jour au lieu de 30 minutes, puis augmenter graduellement la durée. Enfin, le principe du maintien peut aussi être respecté si vous réduisez le temps et la fréquence de vos activités physiques, tout en augmentant l'intensité de l'effort. Par exemple, au lieu de 30 minutes d'activité modérée par jour, vous pouvez vous limiter à 15 minutes d'activité vigoureuse, 3 fois par semaine.

Il ne vous reste plus qu'à choisir l'approche qui vous convient : formelle ou informelle. Ce qui importe, c'est d'en choisir une et de passer à l'action maintenant !

## Je me demande

**Est-ce vrai que je vais perdre de la masse musculaire si je fais du cardio en même temps que de la musculation ?** Non. En pratiquant simultanément ces deux formes d'entraînement, vous améliorez votre endurance cardiovasculaire, tout en conservant, voire en augmentant, votre masse musculaire, si votre volume d'entraînement musculaire est élevé et orienté vers la force et l'hypertrophie.

**Est-ce que le bicarbonate de soude est efficace pour réduire la quantité d'acide lactique dans les muscles ?** Oui et non, les études sur le sujet n'étant pas concluantes. Selon la nutritionniste Marielle Ledoux, le bicarbonate de soude (ou bicarbonate de sodium) est un sel alcalin qui agit comme substance tampon pour l'acide lactique qui s'accumule dans les muscles à la suite d'un exercice intense. La consommation de bicarbonate (avec beaucoup d'eau) dans les deux heures précédant l'exercice anaérobique améliorerait donc la performance en retardant l'apparition de la fatigue due à une surproduction d'acide lactique. Certaines études ont, en effet, démontré cela, mais d'autres pas. Cependant, selon la nutritionniste, la prise de bicarbonate (pas plus de 280 à 300 mg/kg) peut provoquer des effets secondaires parfois majeurs, comme l'alcalose associée à l'hyperventilation ou un épisode de diarrhée spontanée, chez 50 % des utilisateurs.

**Est-ce vrai que si je cesse de m'entraîner, je peux perdre presque tous mes acquis en quelques semaines ?** Malheureusement, oui. C'est que les effets de l'entraînement physique ne sont pas durables. Si l'entraînement cesse, le niveau de condition physique va baisser petit à petit jusqu'à atteindre le niveau d'avant l'entraînement. Ce phénomène peut s'étaler sur 8 à 12 semaines. Voilà pourquoi on dit que la pratique de l'activité physique doit être une habitude de vie, qu'on adopte pour la vie.

Consultez le Compagnon Web à la rubrique « Pour en savoir plus ». Vous y trouverez des suggestions de lecture et des sites Internet à visiter.

Pour en savoir plus

# À vos méninges 6

Nom : _____ Groupe : _____ Date : _____

**1** Si une situation d'urgence vous oblige à quitter les lieux à toute vitesse, quelle source d'énergie immédiatement disponible vous permettra de le faire ?

- [ ] **a)** Les granules de glycogène dans les muscles.
- [ ] **b)** Le glucose dans le sang.
- [ ] **c)** L'ATP de réserve et la créatine phosphate dans les muscles.
- [ ] **d)** Les lipides dans le sang.
- [ ] **e)** Aucune des composantes précédentes.

**2** Pendant combien de temps les muscles peuvent-ils fournir un effort maximal grâce à leur seule réserve d'ATP ?

- [ ] **a)** Plus de 2 minutes.
- [ ] **b)** 1 seconde.
- [ ] **c)** Au moins 30 secondes.
- [ ] **d)** 3 ou 4 secondes.
- [ ] **e)** Plus de 10 secondes.

**3** Comment définiriez-vous l'ATP ?

- [ ] **a)** C'est une hormone à haute teneur en énergie.
- [ ] **b)** C'est un hydrate de carbone mis en réserve uniquement dans les muscles.
- [ ] **c)** C'est une protéine qui permet la contraction du muscle.
- [ ] **d)** C'est une molécule à base d'acides aminés à haute teneur en énergie.
- [ ] **e)** Aucune des réponses précédentes.

**4** Sur combien de systèmes ou filières énergétiques le corps peut-il compter pour alimenter les muscles en ATP ?

- [ ] **a)** Un système.
- [ ] **b)** Deux systèmes.
- [ ] **c)** Trois systèmes.
- [ ] **d)** Quatre systèmes.
- [ ] **e)** Cinq systèmes.

**5** Parmi les systèmes suivants, lequel fournit de l'ATP aux muscles ?

- [ ] **a)** Le système nerveux central.
- [ ] **b)** Le système endocrinien.
- [ ] **c)** Le système hormonal.
- [ ] **d)** Le système à glycogène.
- [ ] **e)** Le système sympathique.

# À vos méninges

**6**

Nom : _____ Groupe : _____ Date : _____

**6** Dans lequel des systèmes de production d'ATP suivants le muscle se contracte-t-il sans présence d'oxygène ?

☐ **a)** Le système aérobie.

☐ **b)** Le système aérobie lactique.

☐ **c)** Le système anaérobie lactique.

☐ **d)** Le système aérobie alactique.

☐ **e)** Aucun des systèmes précédents.

**7** Que se passe-t-il dans la cellule musculaire quand un exercice intense dure plus de 30 secondes ?

☐ **a)** Il y a de plus en plus d'oxygène dans la cellule.

☐ **b)** Il y a de plus en plus d'acide lactique dans la cellule.

☐ **c)** Il y a de plus en plus de glycogène dans la cellule.

☐ **d)** Il y a de moins en moins de glucose dans la cellule.

☐ **e)** Il y a de plus en plus d'ATP disponible dans la cellule.

**8** Complétez les phrases suivantes.

**a)** Le système ATP-CP représente la voie _____ sans production d'acide lactique.

**b)** Pour éliminer l'acide lactique, il n'y a qu'une solution : _____ l'intensité de l'effort.

**c)** Lorsque l' _____ arrive dans les cellules musculaires, une production d'ATP pratiquement _____ peut commencer.

**9** Associez les systèmes producteurs d'ATP et les activités physiques.

**Systèmes**

**1.** Système ATP-CP.

**2.** Système à glycogène.

**3.** Système à oxygène.

**Activités**

**a)** Marathon.

**b)** Départ au sprint.

**c)** Course de 400 mètres.

**10** En quoi consiste la condition physique ?

☐ **a)** C'est la capacité de courir le plus vite possible.

☐ **b)** C'est la capacité de lever des charges lourdes sans se blesser.

☐ **c)** C'est la capacité de faire des exercices aérobiques.

☐ **d)** C'est la capacité de s'adapter à l'effort physique en général.

☐ **e)** Aucune des réponses précédentes.

À vos
méninges

6

Nom : _____ Groupe : _____ Date : _____

**11** Nommer les six déterminants variables de la condition physique associés à la santé.

1. _____    4. _____

2. _____    5. _____

3. _____    6. _____

**12** Associez à chaque définition le déterminant correspondant de la condition physique.

**Définition**

1. Capacité de faire bouger une articulation dans toute son amplitude, sans ressentir de raideur ni de douleur.

2. Capacité de développer une forte tension au moment d'une contraction maximale, et de répéter ou de maintenir pendant un certain temps une contraction modérée.

3. Capacité de fournir pendant un certain temps un effort modéré sollicitant l'ensemble des muscles.

4. Capacité de maintenir sur une base régulière un équilibre entre l'apport calorique et la dépense calorique.

5. Capacité de relaxer ses muscles et son mental afin d'être efficace dans ses mouvements et dans sa lutte contre les tensions issues de l'environnement physique et psychologique.

6. Capacité d'adopter une position correcte au repos et en mouvement, afin de préserver la santé du dos.

**Déterminant de la condition physique**

a) Capacité de se relâcher.

b) Posture.

c) Flexibilité.

d) Endurance cardiovasculaire.

e) Équilibre énergétique.

f) Vigueur musculaire.

**13** Quel est le déterminant le plus important pour le maintien d'une bonne santé ?

_____

**14** Donnez cinq avantages d'avoir des muscles vigoureux.

1. _____

2. _____

3. _____

4. _____

5. _____

# À vos méninges

**6**

Nom : _____ Groupe : _____ Date : _____

**15** Associez chacun des principes de l'entraînement à sa définition.

**Principe de l'entraînement**

1. Surcharge.
2. Spécificité.
3. Progression.
4. Individualité.
5. Maintien.

**Définition**

a) Il faut augmenter le volume d'exercice petit à petit.

b) On peut maintenir sa forme en faisant moins d'exercice.

c) La réponse du corps à l'activité physique varie selon les individus.

d) Pour améliorer sa capacité d'adaptation à l'effort physique, il faut faire plus d'effort physique qu'à l'habitude.

e) L'adaptation du corps à une activité physique est spécifique de cette activité.

**16** Associez chaque définition à la famille d'exercices correspondante.

**Définition**

1. Exercice d'intensité modérée qui sollicite les grandes masses musculaires et le système à oxygène.

2. Exercice d'intensité élevée à très élevée qui sollicite les grandes masses musculaires et le système ATP-CP ou le système à glycogène.

3. Lorsqu'on fait cet exercice, les fibres des muscles sollicités raccourcissent pendant l'effort.

4. Lorsqu'on fait cet exercice, les fibres des muscles sollicités allongent pendant l'effort.

5. Lorsqu'on fait cet exercice, la contraction musculaire est statique, c'est-à-dire qu'elle n'entraîne aucun mouvement apparent.

6. Lorsqu'on fait cet exercice, il se produit un allongement graduel des muscles.

7. Lorsqu'on fait cet exercice, il se produit une détente qui déclenche une contraction excentrique suivie d'une contraction concentrique.

**Famille d'exercices**

a) Exercice pliométrique.

b) Exercice d'étirement.

c) Exercice aérobique.

d) Exercice anaérobique.

e) Exercice dynamique concentrique.

f) Exercice dynamique excentrique.

g) Exercice isométrique.

Nom : _____ Groupe : _____ Date : _____

**17** À quoi le Q-AAP sert-il ?

☐ **a)** À estimer notre espérance de vie en bonne santé.

☐ **b)** À déterminer notre capacité vitale.

☐ **c)** À déterminer notre aptitude à pratiquer l'activité physique.

☐ **d)** À déterminer notre aptitude à faire un exercice en force.

☐ **e)** À déterminer notre aptitude à faire un effort anaérobique.

**18** Dans la liste ci-dessous, déterminez l'élément qui constitue un principe de l'entraînement.

☐ **a)** Endurance cardiovasculaire.

☐ **b)** Effort pliométrique.

☐ **c)** Surcharge.

☐ **d)** Pourcentage de graisse.

☐ **e)** Flexibilité

**19** Dans la liste ci-dessous, cochez les trois variables du principe de surcharge.

☐ **a)** Fréquence.

☐ **b)** Type d'exercice.

☐ **c)** Durée.

☐ **d)** Température ambiante.

☐ **e)** Intensité.

**20** Soit le programme suivant : 45 minutes d'exercices aérobiques d'intensité légère à modérée, 4 ou 5 fois par semaine. Quel déterminant de la condition physique ce programme permet-il d'améliorer en priorité ?

☐ **a)** La force musculaire.

☐ **b)** L'endurance musculaire.

☐ **c)** La capacité anaérobique.

☐ **d)** La posture.

☐ **e)** L'équilibre énergétique.

# 6

**À vos méninges**

Nom: _____ Groupe: _____ Date: _____

**21** Pour obtenir une protection minimale contre les maladies chroniques, combien de calories faut-il dépenser au minimum par semaine?

☐ **a)** Au moins 500.

☐ **b)** Au moins 1000.

☐ **c)** Au moins 1500.

☐ **d)** Au moins 2000.

☐ **e)** Au moins 2500.

**22** Pour obtenir une protection optimale contre les maladies chroniques de l'heure, il faut, chaque semaine:

☐ **a)** Dépenser 1000 calories ou faire 210 minutes d'exercices d'intensité modérée à élevée.

☐ **b)** Dépenser 2000 calories ou faire 420 minutes d'exercices d'intensité modérée à élevée.

☐ **c)** Dépenser 2500 calories ou faire 435 minutes d'exercices d'intensité modérée à élevée.

☐ **d)** Dépenser 3000 calories ou faire 450 minutes d'exercices d'intensité modérée à élevée.

☐ **e)** Dépenser 3500 calories ou faire 465 minutes d'exercices d'intensité modérée à élevée.

**23** Trouvez l'intrus parmi les activités aérobiques suivantes.

☐ **a)** Courir un marathon.

☐ **b)** Faire une randonnée pédestre.

☐ **c)** Faire 1 heure de musculation.

☐ **d)** Faire du canot pendant 2 heures.

☐ **e)** Nager 1000 mètres à la piscine municipale.

**24** Quelle substance est indispensable pour fournir à vos muscles suffisamment d'ATP pour courir un marathon?

☐ **a)** $O_2$.

☐ **b)** $CO_2$.

☐ **c)** Créatine phosphate.

☐ **d)** Glycogène.

☐ **e)** Acide lactique.

À vos
méninges

6

Nom : _____ Groupe : _____ Date : _____

Pour répondre aux trois prochaines questions, vous aurez besoin d'examiner ces photographies.

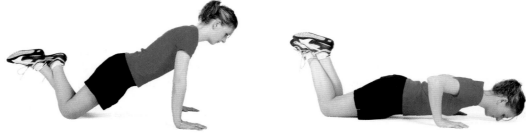

Phase 1                                Phase 2

**25** Dans la phase descendante d'une pompe (phase 1 à phase 2), quelle est la contraction musculaire ?

- [ ] **a)** Contraction statique.
- [ ] **b)** Contraction isométrique.
- [ ] **c)** Contraction dynamique excentrique.
- [ ] **d)** Contraction pliométrique.
- [ ] **e)** Contraction dynamique concentrique.

**26** Dans la phase descendante comme ascendante d'une pompe, la ceinture abdominale est en contraction…

- [ ] **a)** Isotonique.
- [ ] **b)** Isométrique.
- [ ] **c)** Concentrique.
- [ ] **d)** Excentrique.
- [ ] **e)** Aucune des réponses précédentes.

**27** Sur quel déterminant de la condition physique les pompes influeront-elles ?

- [ ] **a)** La vigueur musculaire.
- [ ] **b)** L'endurance cardiovasculaire.
- [ ] **c)** La flexibilité.
- [ ] **d)** L'équilibre énergétique.
- [ ] **e)** La capacité de se relâcher.

# Bilan 6.1

# Estimez votre dépense
## énergétique hebdomadaire

Ce chapitre vous a montré comment tirer profit de la pratique régulière de l'activité physique et de ses retombées positives sur la santé : il faut dépenser au moins 1000 calories par semaine, en plus de l'énergie associée à un mode de vie sédentaire. Toutefois, pour obtenir un effet plus marqué sur votre santé, il faut viser une dépense d'au moins 2000 calories par semaine. Le but de ce bilan est de vous permettre d'estimer votre dépense énergétique au cours d'une semaine type, afin de la situer par rapport à l'objectif de 2000 calories et plus. Les résultats seront donc révélateurs de votre niveau d'activité physique.

## Marche à suivre

1. Pesez-vous, car vous aurez besoin de votre poids pour établir votre dépense énergétique.

2. Chaque jour, pendant une semaine, compilez dans la fiche descriptive qui suit les calories que vous brûlez. Pour connaître la dépense calorique découlant des activités physiques que vous faites, consultez l'annexe 1 ou utilisez le **calculateur énergétique sur le Compagnon Web**. Si vous utilisez l'annexe 1, notez la dépense calorique de l'activité indiquée dans la colonne de droite. Par exemple, si vous avez fait 50 minutes de badminton (niveau intermédiaire) lundi, vous avez dépensé 0,117 Cal/kg/min. Si vous pesez 70 kg, vous avez donc dépensé 8,2 Cal/min (70 × 0,117). Au bout de 50 minutes, vous avez brûlé environ 410 calories (8,2 × 50).

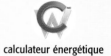

calculateur énergétique

3. À la fin de la semaine, faites le total des calories dépensées.

4. Remplissez la fiche descriptive de la dépense énergétique hebdomadaire :

   **Colonne 1 :** multipliez la valeur en Cal/kg/min de l'activité pratiquée par votre poids en kilos ;

   **Colonne 2 :** indiquez le résultat de la colonne 1 ;

   **Colonne 3 :** indiquez la durée (au moins 10 minutes) pendant laquelle vous avez pratiqué l'activité en question ;

   **Colonne 4 :** multipliez le résultat de la colonne 2 par celui de la colonne 3 pour obtenir votre dépense énergétique.

# Voici un exemple de compilation
## de la dépense énergétique

Andréa, 62 kg, a joué lundi après-midi au soccer (partie officielle) pendant une heure. Dans la soirée, elle a fait 30 minutes d'un entraînement léger en musculation. Elle a calculé comme suit sa dépense calorique pour la journée de lundi.

| Activités | (1) Cal/kg/min × poids (kg) | = | (2) Cal/min | × | (3) Durée/min | = | (4) Dépense calorique |
|---|---|---|---|---|---|---|---|
| **Lundi** | | | | | | | |
| Matin : | | | | | | | |
| 1. _____ | | | | | | | |
| 2. _____ | | | | | | | |
| Après-midi : | | | | | | | |
| 1. soccer | 0,183 × 62 | | 11,3 | | 60 | | 680 |
| 2. _____ | | | | | | | |
| Soir : | | | | | | | |
| 1. musculation | 0,05 × 62 | | 3,1 | | 30 | | 93 |
| 2. _____ | | | | | | | |
| **TOTAL** | | | | | | | 773 (680 + 93) |

Nom : _____ Groupe : _____ Date : _____

# Fiche descriptive de votre dépense énergétique par semaine

Votre poids : _____ kg

| Activités | (1)<br>Cal/kg/min<br>× poids (kg) | = | (2)<br>Cal/min | × | (3)<br>Durée/min | = | (4)<br>Dépense<br>calorique |
|---|---|---|---|---|---|---|---|
| **Lundi** | | | | | | | |
| Matin : | | | | | | | |
| 1. _____ | _____ | | _____ | | _____ | | _____ |
| 2. _____ | _____ | | _____ | | _____ | | _____ |
| Après-midi : | | | | | | | |
| 1. _____ | _____ | | _____ | | _____ | | _____ |
| 2. _____ | _____ | | _____ | | _____ | | _____ |
| Soir : | | | | | | | |
| 1. _____ | _____ | | _____ | | _____ | | _____ |
| 2. _____ | _____ | | _____ | | _____ | | _____ |
| | | | | | | **TOTAL** | _____ |
| **Mardi** | | | | | | | |
| Matin : | | | | | | | |
| 1. _____ | _____ | | _____ | | _____ | | _____ |
| 2. _____ | _____ | | _____ | | _____ | | _____ |
| Après-midi : | | | | | | | |
| 1. _____ | _____ | | _____ | | _____ | | _____ |
| 2. _____ | _____ | | _____ | | _____ | | _____ |
| Soir : | | | | | | | |
| 1. _____ | _____ | | _____ | | _____ | | _____ |
| 2. _____ | _____ | | _____ | | _____ | | _____ |
| | | | | | | **TOTAL** | _____ |

Nom : _____ Groupe : _____ Date : _____

| Activités | (1)<br>Cal/kg/min<br>× poids (kg) | = | (2)<br>Cal/min | × | (3)<br>Durée/min | = | (4)<br>Dépense<br>calorique |
|---|---|---|---|---|---|---|---|
| **Mercredi** | | | | | | | |
| Matin : | | | | | | | |
| 1. _____ | _____ | | _____ | | _____ | | _____ |
| 2. _____ | _____ | | _____ | | _____ | | _____ |
| Après-midi : | | | | | | | |
| 1. _____ | _____ | | _____ | | _____ | | _____ |
| 2. _____ | _____ | | _____ | | _____ | | _____ |
| Soir : | | | | | | | |
| 1. _____ | _____ | | _____ | | _____ | | _____ |
| 2. _____ | _____ | | _____ | | _____ | | _____ |
| | | | | | | **TOTAL** | _____ |
| **Jeudi** | | | | | | | |
| Matin : | | | | | | | |
| 1. _____ | _____ | | _____ | | _____ | | _____ |
| 2. _____ | _____ | | _____ | | _____ | | _____ |
| Après-midi : | | | | | | | |
| 1. _____ | _____ | | _____ | | _____ | | _____ |
| 2. _____ | _____ | | _____ | | _____ | | _____ |
| Soir : | | | | | | | |
| 1. _____ | _____ | | _____ | | _____ | | _____ |
| 2. _____ | _____ | | _____ | | _____ | | _____ |
| | | | | | | **TOTAL** | _____ |

Nom : _____ Groupe : _____ Date : _____

| Activités | (1) Cal/kg/min × poids (kg) | = | (2) Cal/min | × | (3) Durée/min | = | (4) Dépense calorique |
|---|---|---|---|---|---|---|---|
| **Vendredi** | | | | | | | |
| Matin : | | | | | | | |
| 1. _____ | _____ | | _____ | | _____ | | _____ |
| 2. _____ | _____ | | _____ | | _____ | | _____ |
| Après-midi : | | | | | | | |
| 1. _____ | _____ | | _____ | | _____ | | _____ |
| 2. _____ | _____ | | _____ | | _____ | | _____ |
| Soir : | | | | | | | |
| 1. _____ | _____ | | _____ | | _____ | | _____ |
| 2. _____ | _____ | | _____ | | _____ | | _____ |
| | | | | | **TOTAL** | | _____ |
| **Samedi** | | | | | | | |
| Matin : | | | | | | | |
| 1. _____ | _____ | | _____ | | _____ | | _____ |
| 2. _____ | _____ | | _____ | | _____ | | _____ |
| Après-midi : | | | | | | | |
| 1. _____ | _____ | | _____ | | _____ | | _____ |
| 2. _____ | _____ | | _____ | | _____ | | _____ |
| Soir : | | | | | | | |
| 1. _____ | _____ | | _____ | | _____ | | _____ |
| 2. _____ | _____ | | _____ | | _____ | | _____ |
| | | | | | **TOTAL** | | _____ |

Nom : _____ Groupe : _____ Date : _____

| Activités | (1) Cal/kg/min × poids (kg) | = | (2) Cal/min | × | (3) Durée/min | = | (4) Dépense calorique |
|---|---|---|---|---|---|---|---|
| **Dimanche** | | | | | | | |
| Matin : | | | | | | | |
| 1. _____ | _____ | | _____ | | _____ | | _____ |
| 2. _____ | _____ | | _____ | | _____ | | _____ |
| Après-midi : | | | | | | | |
| 1. _____ | _____ | | _____ | | _____ | | _____ |
| 2. _____ | _____ | | _____ | | _____ | | _____ |
| Soir : | | | | | | | |
| 1. _____ | _____ | | _____ | | _____ | | _____ |
| 2. _____ | _____ | | _____ | | _____ | | _____ |
| | | | | | | **TOTAL** | _____ |

**Dépense énergétique de la semaine**
(somme des résultats de la colonne 4) :

Avez-vous atteint une dépense hebdomadaire de 2000 calories et plus ?

◯ Oui

◯ Non

Expliquez votre réponse.

_____

_____

_____

Si vous n'avez pas atteint la cible de 2000 calories, que comptez-vous faire pour accroître votre dépense énergétique ?

_____

_____

_____

_____

## Chapitre 7

# Améliorer
## son cardio

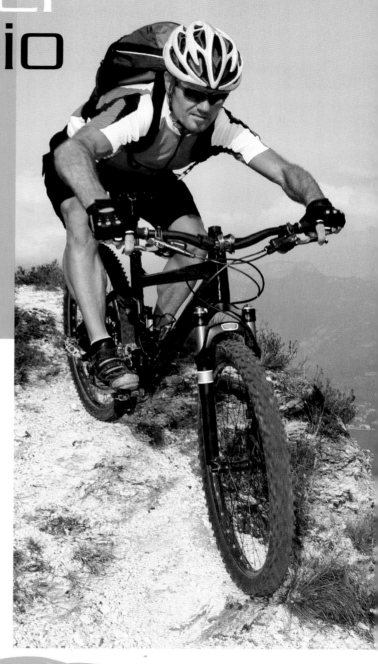

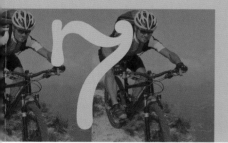

## Objectifs

- Connaître les effets physiologiques de l'entraînement cardiovasculaire.

- Connaître les tests d'évaluation de l'endurance cardiovasculaire.

- Évaluer sa capacité physique et son besoin sur le plan de l'endurance cardiovasculaire.

- Savoir appliquer les principes de l'entraînement physique au développement de l'endurance cardiovasculaire.

- Élaborer un programme personnel d'amélioration ou de maintien de l'endurance cardiovasculaire basé sur les résultats obtenus lors de l'évaluation de ce déterminant de la condition physique.

Vous savez ce qu'est la condition physique, quels sont ses déterminants et quels principes d'entraînement physique appliquer pour les développer (chapitre 6). Avec ce chapitre et les autres qui suivent, vous amorcez le virage qui mène aux choses concrètes et à la prise en charge de votre condition physique. Vous apprendrez, pour chacun des déterminants, comment vous y prendre pour élaborer un programme personnel de mise en forme. Mais pour cela, il faut connaître au départ ses propres capacités physiques, donc ses points forts et ses points faibles. Il est plus simple par la suite d'élaborer un programme de mise en forme basé sur ses besoins réels.

La façon la plus efficace pour déterminer ses capacités physiques consiste à évaluer, à l'aide de tests et de mesures, les déterminants de la condition physique. Commençons cette évaluation par le plus important d'entre eux : l'endurance cardiovasculaire.

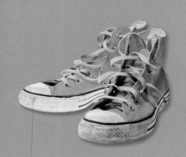

# Les effets physiologiques
## de l'entraînement sur l'endurance cardiovasculaire

Rappelons la définition de l'endurance cardiovasculaire : c'est la capacité de fournir pendant un certain temps un effort modéré sollicitant, de manière dynamique, l'ensemble des muscles et en particulier ceux des cuisses et du bassin.

Ce type d'effort met à contribution le système cœur-poumons-vaisseaux (figure 6.3, page 70). Mis à part les facteurs invariables comme l'âge, le sexe et l'hérédité, cette capacité à maintenir un effort prolongé est grandement influencée par l'activité physique, en particulier par les exercices aérobiques (figure 6.6, page 80). En fait, plus nous en faisons, plus notre endurance cardiovasculaire se renforce.

Tout compte fait, le corps s'adapte à l'exercice de bien des façons. Ainsi, dès les premières minutes d'un effort aérobique, le corps s'ajuste pour répondre aux besoins énergétiques accrus des muscles. Le cœur se met alors à pomper plus de sang (augmentation du débit sanguin) et les poumons plus d'air, en même temps que le sang est redistribué davantage vers les muscles que vers les organes (figure 7.1). Ces ajustements cardiovasculaires permettent aux muscles de recevoir plus d'oxygène et plus de nutriments, comme le sucre et les graisses ; lorsqu'ils se répètent plusieurs fois par semaine pendant des mois, le corps s'adapte à cette surcharge et améliore son fonctionnement.

**Lorsque le maximum des changements de fonctionnement est atteint (après 12 mois et plus), le corps se transforme lui-même, ce que les experts appellent la phase des changements structuraux.** Voyons cela de plus près.

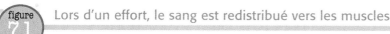

**figure 7.1** Lors d'un effort, le sang est redistribué vers les muscles

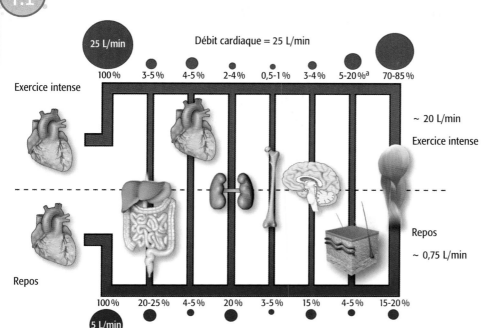

a. En fonction de la température du corps et de la température extérieure.

Wilmore, J. H., Costill, D. L., et Kenney, W. L. (2009). *Physiologie du sport et de l'exercice* (4e éd.). Bruxelles : De Boeck Université, p. 135.

## Les effets sur les poumons

La capacité pulmonaire totale, ou capacité vitale, n'est pas modifiée par l'exercice aérobique. Autrement dit, les poumons ne deviennent pas plus gros. Cependant, les muscles respiratoires deviennent nettement plus forts et endurants, permettant une meilleure utilisation des poumons. Ces changements améliorent la capacité maximale à pomper de l'air et permettent même à une personne entraînée sur le plan aérobique de pomper 50 % plus d'air qu'une personne non entraînée. Concrètement, cela revient à dire qu'on est moins rapidement essoufflé, voire pas essoufflé du tout, quand on est forme.

## Les effets sur le cœur

Si les poumons ne deviennent pas plus gros, le cœur, qui est un muscle, le devient (figure 2.4, page 24), en particulier son ventricule gauche (figure 6.3, page 170). Ce ventricule reçoit le sang oxygéné, qui sera par la suite éjecté dans l'aorte, puis acheminé vers les cellules, dont celles des muscles. Il devient plus gros de deux manières : le volume de sa cavité augmente et ses parois s'épaississent. Cela a pour effet d'augmenter sa puissance de contraction. Par conséquent, le cœur entraîné peut propulser dans le réseau sanguin, à chaque battement, une plus grande quantité de sang que le cœur sédentaire, et ce, autant au repos qu'à l'effort. Par exemple, un cœur très entraîné peut éjecter au repos jusqu'à 120 mL de sang par battement contre 75 mL pour un cœur non entraîné.

Au cours d'un exercice presque maximal, les données sont de 220 mL de sang pour le cœur très entraîné contre de 100 à 110 mL pour le cœur non entraîné. De plus, quand vous améliorez votre endurance cardiovasculaire, vous êtes capable de pomper plus de sang par minute, au repos comme à l'effort. Résultat concret: la fréquence cardiaque (FC), au repos comme à l'effort, diminue, parfois de façon spectaculaire (tableau 7.1). Précisons que ce phénomène a été associé à une diminution du risque de maladies cardiaques. Une fois l'effort aérobique terminé, la FC retourne plus rapidement au repos quand on est entraîné. Enfin, mentionnons un autre changement important: les artères coronaires (celles qui nourrissent le cœur) deviennent plus grosses à la longue, ce qui améliore l'apport de sang et donc de nutriments dans le muscle cardiaque lui-même.

**tableau 7.1** Capacité de travail du cœur selon le niveau d'entraînement cardiovasculaire (sujets masculins)

| Niveau d'entraînement cardiovasculaire | Quantité de sang éjectée du ventricule gauche par battement au repos (mL) | Quantité de sang éjectée du ventricule gauche par battement lors d'un effort quasi maximal (mL) | Fréquence cardiaque au repos (batt./min) | Capacité de pompage maximale ou débit cardiaque maximal (L/min[a]) |
|---|---|---|---|---|
| Cœurs non entraînés | 60-75 | 80-110 | 70-85 | 14-20 |
| Cœurs moyennement entraînés | 80-95 | 130-150 | 55-65 | 20-25 |
| Cœurs très entraînés | 105-120 | 160-220 + | 50 – | 30-40 |

a. L/min: litres de sang pompés en une minute.

Adapté de Wilmore, J. H., et Costill, D. L. (2002). *Physiologie du sport et de l'exercice* (2e éd.). Bruxelles: De Boeck, p. 282.

## Les effets sur les muscles squelettiques

Plusieurs changements apparaissent au fil des ans dans les muscles entraînés en endurance. Ainsi, il y a une augmentation du nombre de capillaires (minuscules vaisseaux sanguins), ce qui accroît la livraison de l'oxygène et des nutriments dans les cellules musculaires. L'extraction de l'oxygène par la cellule musculaire est plus efficace et il y a une moins grande production d'acide lactique parce que les cellules musculaires travaillent davantage dans des conditions aérobies et font davantage appel aux lipides par rapport au glucose sanguin comme source d'énergie lors d'efforts aérobiques prolongés.

On observe aussi une régénération plus rapide de l'ATP, une augmentation du nombre et de la taille des mitochondries ainsi qu'une augmentation de 7 à 22 % de la grosseur des fibres lentes. Les mitochondries sont des mini-usines à fabriquer de l'ATP en présence d'oxygène.

Il faut préciser ici que **le muscle squelettique renferme deux types de fibres: les fibres lentes (FL) et les fibres rapides (FR)**. Lorsqu'elles sont stimulées, les FL développent leur tension maximale en deux fois plus de temps que les FR. Bref, les fibres lentes sont spécialisées dans les contractions plus lentes, mais de plus longue durée. Ce n'est pas pour rien que ces fibres sont riches en capillaires, en mitochondries et en lipides (source d'énergie de longue durée) car elles fonctionnent surtout avec le

## Point de vue

Par Luc Léger, Ph.D., concepteur du test navette
**Professeur émérite (retraité), Département de kinésiologie, Université de Montréal**

### Les normes d'aptitude physique : d'où viennent-elles ?

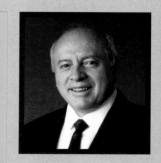

Lors du test de course navette de 20 m, Manon, 17 ans, obtient un résultat de 3,5 (dernier palier atteint). Elle est alors classée dans la catégorie faible.

Soit. Mais comment cette classification a-t-elle été faite ? Pourquoi 3,5 correspond-il à faible plutôt qu'à moyen ou à élevé ? Par ailleurs, quelle population a servi de référence pour établir la norme ? québécoise ou étrangère ? L'échantillon était-il restreint ou important ? aléatoire, c'est-à-dire déterminé par le hasard, ou formé de volontaires ? S'agissait-il de sujets actifs ? de sportifs ? Et puis, le test utilisé pour établir les normes était-il le même que pour l'évaluation de Manon ? Et le calcul des résultats, était-il également le même ? Toutes ces questions nous amènent aux critères utilisés pour établir un jeu de normes acceptable sur le plan scientifique. Ces critères, les voici.

**Le test.** Le test qui évalue votre condition physique doit être rigoureusement le même que celui qui a défini les normes. Par test, on entend aussi bien les tâches à réaliser que les méthodes de calcul des résultats.

**La population de référence.** On doit s'être conformé à des normes établies à partir d'une population semblable à la nôtre. Sinon, les normes n'auront plus de valeur. Par exemple, si elles ont été définies à partir d'une population athlétique, la moyenne des gens ordinaires ou même actifs se situera nécessairement en dessous de la moyenne des athlètes. Mais on peut volontairement choisir une norme définie en fonction de gens physiquement actifs, donc plus sévère, dans le but de stimuler les individus appartenant à une population sédentaire ou peu en forme. Enfin, il faut retenir que les normes évoluent dans le temps. Au cours des 20 dernières années, l'aptitude aérobie (ou cardiovasculaire), telle qu'elle est mesurée, par exemple, par la course navette de 20 m, a diminué de 8 % environ.

**L'échantillon de référence.** On ne peut pas tester une population tout entière pour établir une norme de référence ! On prend donc un échantillon représentatif de cette population. Des méthodes statistiques permettent de déterminer le nombre minimal de sujets requis en proportion de chaque groupe ou sous-groupe retenu (selon le sexe, l'âge, le milieu de vie, etc.). Il est préférable que le choix des sujets soit aléatoire, car les normes établies à partir de sujets volontaires ne sont pas suffisamment représentatives. En général, il faut des centaines de sujets par sous-groupe.

**Les catégories de classification.** Il existe différentes échelles de classification de la condition physique. Certaines comportent quatre niveaux (par exemple, excellent, élevé, moyen et faible), d'autres, cinq (excellent, élevé, moyen, faible et très faible). Outre ces classifications qualitatives, il faut aussi connaître les critères quantitatifs qui fixent les limites inférieures et supérieures de chaque catégorie. Par exemple, le niveau excellent, qui correspond à la tranche supérieure des résultats, peut concerner aussi bien 20 % de la population que 5 % seulement. On comprendra qu'il sera bien plus difficile d'atteindre le niveau d'excellence si seulement 5 % des gens ont des chances d'y arriver ! On comprendra aussi, par ailleurs, qu'en répartissant 100 % de la population dans 5 catégories, il n'y aura que 20 % des individus dans la catégorie moyenne, alors qu'il pourra y en avoir 68 % si l'on n'en retient que 5 % pour la catégorie excellente.

**Le type d'évaluation : normative ou critériée ?** Dans l'évaluation normative (la plus courante), les catégories de classification sont établies d'après un groupe (ou un sous-groupe) de référence et, plus particulièrement, par rapport à la moyenne de ce groupe et à la répartition des individus de part et d'autre de cette moyenne. Cela peut entraîner de la confusion. Prenons l'exemple du poids. En Amérique du Nord, les gens font de plus en plus d'embonpoint. Une évaluation normative va donc refléter un surpoids plutôt que la « normalité ». Une évaluation critériée, quant à elle, pourrait tenir compte des facteurs de risques (hypertension, diabète de type 2, taux élevé de cholestérol, etc.). Ainsi, ce sont des normes critériées qui ont été établies pour l'indice de masse corporelle (IMC) et pour le tour de taille (tableaux 8.2 et 8.3). Actuellement, il n'existe pas de normes critériées pour l'aptitude aérobie, mais cela viendra sûrement un jour.

système à oxygène. Tout au contraire, les fibres rapides excellent dans les contractions rapides et puissantes, mais de plus courte durée. Les FR sont aussi moins riches en capillaires mais mieux pourvues en glycogène, ATP et CP. **Par conséquent, si vous vous entraînez en endurance cardiovasculaire, vous entraînez du coup vos FL. Si vous faites plutôt de l'entraînement en force, vous développez davantage vos FR.**

Les biopsies musculaires[1] effectuées chez différents groupes d'athlètes confirment cela. Par exemple, les muscles des mollets des marathoniens sont très riches en FL mais pauvres en FR; ceux des sprinteurs sont très riches en FR et plus pauvres en FL. Si vous combinez les deux types d'entraînement (muscu et cardio), vous développez les deux types de fibres musculaires.

## Les effets sur le cerveau

Les effets de l'exercice sur le cœur, les os, les muscles et certains organes tels que le pancréas et le foie sont bien connus. Mais saviez-vous que l'exercice peut aussi vous monter à la tête, et plus précisément au cerveau? Un exercice aérobique peut augmenter de plus de 30 % le débit sanguin dans le cerveau! Un tel afflux de sang apporte son lot d'oxygène, de nutriments et d'hormones. Comme nous le verrons, le cerveau ne peut qu'en bénéficier.

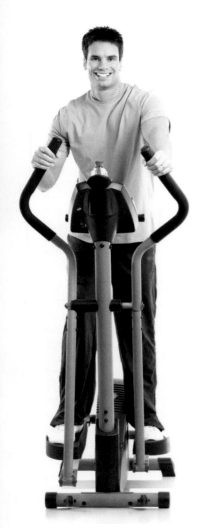

**Une plus grande activité des ondes alpha et des idées plus claires.** En se servant d'un électroencéphalogramme (appareil qui mesure l'activité électrique du cerveau), des chercheurs ont démontré que les exercices rythmiques (marche, jogging, natation, patin à roulettes, etc.) augmentent l'activité des ondes alpha dans le cerveau. Ces ondes sont associées à un état de calme, semblable à celui que ressentent les adeptes de la méditation ou du yoga. Les exercices rythmiques favoriseraient aussi la synchronisation des deux hémisphères du cerveau, en les activant simultanément. Ainsi, pendant qu'on jogge, marche ou nage, la pensée rationnelle de l'hémisphère gauche se mêlerait à la pensée intuitive et imagée de l'hémisphère droit, ce qui aurait pour effet de nous éclaircir les idées. Souvenez-vous qu'Aristote aimait faire de longues promenades pour réfléchir. Toutefois, cet effet cérébral de l'exercice n'a pas encore été absolument prouvé.

**De nouvelles cellules nerveuses?** L'exercice agirait sur la structure même du cerveau, en favorisant la formation de nouveaux neurones (cellules nerveuses) et de nouvelles connexions entre ces neurones. Ce sont là les conclusions d'études sur des souris effectuées aux États-Unis au Howard Hughes Medical Institute. Les chercheurs ont aussi observé que le cerveau des souris entraînées avait 2,5 fois plus de neurones que celui des souris sédentaires. Ces nouvelles cellules sont apparues dans l'hippocampe, une région du cerveau associée à la mémoire à court et à long terme.

**Un frein à l'atrophie du cerveau.** Des chercheurs ont découvert que l'exercice retardait l'atrophie du cerveau associée au vieillissement. Grâce à la résonance magnétique, ils ont étudié pour la première fois le cerveau de 55 volontaires âgés de 56 à 79 ans. Leurs conclusions sont stupéfiantes: le cerveau des personnes actives physiquement avait perdu beaucoup moins de substances grise et blanche que celui des personnes qui faisaient peu d'exercice. La substance grise abrite les neurones, cellules indispensables à l'apprentissage et à la mémoire, tandis que la substance blanche peut être comparée à un gigantesque réseau Internet constitué de milliards d'interconnexions (fibres nerveuses) qui transmettent les signaux émis par les neurones dans le cerveau. L'étude en question, « Aerobic fitness reduces brain tissue loss in aging humans », a été publiée en février 2003 dans la revue médicale *The Journal of Gerontology: Medical Sciences*.

---

1. Une biopsie musculaire consiste à prélever un petit échantillon de muscle pendant ou après une activité physique afin d'étudier au microscope les composantes de la cellule musculaire.

**Un cerveau mieux oxygéné et plus alerte.** Selon une étude effectuée auprès de 6000 femmes de plus de 65 ans suivies pendant 8 ans, les plus actives physiquement étaient celles dont les fonctions cognitives étaient les moins altérées. En revanche, les performances intellectuelles des femmes les moins actives physiquement avaient notablement diminué. Les auteurs ont mis aussi en évidence une relation dose-effet : plus les femmes étaient actives physiquement, moins elles couraient de risques de présenter une détérioration de leurs fonctions cognitives à la fin du suivi. Selon plusieurs chercheurs, cet effet de l'exercice sur les fonctions cognitives pourrait résulter, du moins en partie, de l'augmentation du débit sanguin dans le cerveau, parfois de plus de 30 %, et par le fait même d'un apport accru en oxygène frais et en éléments nutritifs.

**Plus de dopamine, de sérotonine et d'endorphines.** Dopamine, sérotonine et endorphines sont des neurotransmetteurs, c'est-à-dire des substances chimiques produites par les neurones pour permettre la transmission de l'influx nerveux — du « message » nerveux — d'un neurone à l'autre ou entre les neurones et des cellules de l'organisme comme celles des muscles. Or, ces neurotransmetteurs semblent aussi bénéficier de la pratique régulière de l'activité physique.

La **sérotonine** influe sur les zones cérébrales contrôlant l'humeur. On sait, par exemple, que les personnes déprimées ont un taux de sérotonine anormalement bas. Au cours des dernières années, des scientifiques ont montré qu'une activité physique régulière favorise la synthèse de la sérotonine dans le cerveau, de sorte qu'il est maintenant établi que l'exercice réduit les symptômes de la dépression au même titre qu'un antidépresseur.

La **dopamine**, quant à elle, agit sur la zone du cerveau responsable du contrôle de certains comportements tels que l'attention, la mémoire et la motricité. Les enfants atteints du syndrome du trouble déficitaire de l'attention avec hyperactivité motrice souffriraient justement d'une déficience en dopamine. Un médicament tel que le Ritalin vient contrecarrer cette déficience en stimulant la production de dopamine. Or, l'exercice a un effet dopaminergique, c'est-à-dire qu'il augmente le taux de dopamine dans le cerveau.

Quant aux **endorphines**, comme nous l'avons déjà vu, leur sécrétion dans le cerveau augmente substantiellement après que le corps a passé un certain temps en état d'exercice. Cet effet expliquerait pourquoi les femmes souffrant du syndrome prémenstruel qui deviennent actives physiquement voient leurs symptômes s'atténuer considérablement. Le taux d'endorphines est lié à l'intensité et à la durée de l'exercice. Voilà pourquoi les exercices aérobiques prolongés (jogging, vélo, ski de fond, etc.) sont les plus « endorphinogènes ».

Les résultats scolaires des élèves des écoles qui font une large place à l'éducation physique sont souvent supérieurs.

En somme, ces effets confirment que l'exercice agit sur le cerveau, à l'instar des psychotropes, en améliorant notre humeur et nos fonctions cognitives.

Ces effets de l'entraînement en endurance cardiovasculaire ainsi que d'autres qui touchent la prévention des maladies chroniques sont résumés dans la **figure 7.2**.

figure
7.2 Les effets sur la santé de l'entraînement en endurance cardiovasculaire

### Cerveau

- Détente mentale immédiate
- États de bien-être plus fréquents
- Diminution du risque d'AVC[a]
- Meilleure oxygénation du cerveau
- Augmentation de la sérotonine et de la dopamine
- Diminution du risque de dépression
- Diminution ou élimination de l'anxiété
- Diminution des pensées suicidaires
- Meilleure concentration

### Seins

- Diminution du risque de cancer du sein chez la femme

### Poumons

- Diminution de l'essoufflement à l'effort
- Meilleure extraction de l'oxygène à partir de l'air inspiré
- Diminution du risque de cancer du poumon

### Os

- Augmentation de la densité osseuse
- Diminution du risque d'ostéoporose

### Muscles

- Diminution immédiate de la tension musculaire
- Meilleure extraction de l'oxygène par la fibre musculaire
- Production retardée d'acide lactique
- Plus grande production «aérobique» d'ATP
- Augmentation de la force des tendons
- Augmentation de la réserve de créatine

### Cœur

- Meilleure oxygénation du cœur
- Diminution de la fréquence cardiaque au repos
- Diminution du risque de maladies cardiovasculaires
- Diminution du risque de crise cardiaque
- Accélération de la récupération cardiaque après l'effort
- Augmentation de la force de contraction du cœur

### Artères et sang

- Augmentation du taux de bon cholestérol (HDL)
- Diminution de la pression artérielle au repos
- Diminution du risque d'athérosclérose
- Diminution du risque de formation de caillots (thrombus)
- Maintien à long terme de l'élasticité des parois artérielles
- Diminution du risque de diabète de type 2
- Amélioration de l'efficacité des défenses immunitaires

### Réserves de graisse

- Diminution du gras sous la peau
- Diminution du gras abdominal

### Côlon

- Diminution marquée du risque de cancer du côlon

a. AVC : accident vasculaire cérébral.

En somme, cette multitude d'effets, en particulier ceux sur le cerveau, apporte une base physiologique aux études[1] qui indiquent :

- qu'après un cours d'éducation physique, l'attention et la concentration des élèves sont plus élevées ;

- que les résultats scolaires des élèves des écoles qui font une large place à l'éducation physique sont souvent supérieurs.

# Évaluez votre
## endurance cardiovasculaire

La quantité maximale d'oxygène que le corps peut consommer pendant un exercice d'intensité maximale est l'indice par excellence de l'endurance cardiovasculaire d'un individu. La mesure directe de cet indice par le biais d'une épreuve d'effort maximal (figure 7.3), permet de déterminer la **consommation maximale d'oxygène** ($VO_2$ max). Celle-ci est exprimé habituellement en millilitres d'oxygène par kilogramme de poids par minute (mL $O^2$/kg/min). Cette méthode est, en fait, la plus précise pour évaluer ce déterminant de la condition physique.

**figure 7.3** Le test de la consommation maximale d'oxygène sur tapis roulant (mesure directe)

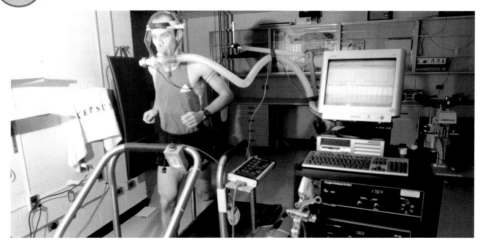

Pendant que le sujet atteint progressivement un effort cardiovasculaire d'intensité maximale, on analyse à l'aide d'appareils le contenu en oxygène et en gaz carbonique de l'air expiré. Les données, relevées de seconde en seconde, permettent de déterminer avec précision sa consommation maximale d'oxygène, c'est-à-dire le moment où, malgré l'effort physique intense, sa consommation d'oxygène n'augmente plus.

---

1. Les études en question :

Cameron, A. (2009). *Jog your memory*. Saskatoon, Sask. : City Park Collegiate.

Sallis, J. F., *et al*. (1999). Effects of health-related physical education on academic achievement : project SPARK. *Research Quarterly in Exercise and Sport, 70* : 127-134.

Shephard, R. J., et Lavallée, H. (1995). Changes of physical performance as indicators of the response to enhanced physical education. *Journal of Sports Medicine and Physical Fitness, 34* : 323-335.

Trudeau, F., *et al*. (1998). A long-term follow-up of participants in the Trois-Rivières semi-longitudinal study of growth and development. *Pediatric Exercise Science, 10* : 366-377.

Trudeau, F., *et al*. (1999). Daily primary school physical education : effects on physical activity during adult life. *Medicine & Science in Sports and Exercise, 31*(1) : 111-117.

Toutefois, cette méthode exige beaucoup de temps, un équipement coûteux, la présence de plus d'un évaluateur et un effort physique maximal. On ne peut donc pas l'utiliser pour un individu dont la santé cardiaque est douteuse. Ces tests servent surtout à évaluer des athlètes professionnels ou des sujets en bonne santé qui participent à une recherche scientifique. Le tableau 7.2 présente un classement en rang centile de la consommation maximale d'oxygène obtenue par la mesure directe chez des milliers de personnes entre 1970 et 2002. La figure 7.4 présente les valeurs de consommation maximale d'oxygène obtenues auprès d'athlètes de niveau olympique comparativement à des personnes sédentaires.

**tableau 7.2** Rang centile de la consommation maximale d'oxygène obtenue par la méthode de la mesure directe lors de tests maximaux

### Hommes

| Rang centile | 19 ans ou moins[a] | 20-29 ($n = 2234$) | 30-39 ($n = 11\ 158$) | 40-49 ($n = 13\ 109$) | 50-59 ($n = 5641$) |
|---|---|---|---|---|---|
| 90 | 55,9 + | 55,1 + | 52,1 + | 50,6 + | 49,0 + |
| 80 | 53,1 | 52,1 | 50,6 | 49,0 | 44,2 |
| 70 | 49,7 | 49,0 | 47,4 | 45,8 | 41,0 |
| 60 | 48,2 | 47,4 | 44,2 | 44,2 | 39,4 |
| 50 | 46,9 | 44,2 | 42,6 | 41,0 | 37,8 |
| 40 | 44,2 | 42,6 | 41,0 | 39,4 | 36,2 |
| 30 | 42,6 | 41,0 | 39,4 | 36,2 | 34,6 |
| 20 | 41,1 | 37,8 | 36,2 | 34,2 | 31,4 |
| 10 | 38,4 – | 34,6 – | 33,0 – | 31,4 – | 29,9 – |

### Femmes

| Rang centile | 19 ans ou moins[a] | 20-29 ($n = 1223$) | 30-39 ($n = 3895$) | 40-49 ($n = 4001$) | 50-59 ($n = 465$) |
|---|---|---|---|---|---|
| 90 | 49,4 + | 49,0 | 45,8 | 42,6 | 37,8 |
| 80 | 45,6 + | 44,2 | 41,0 | 39,4 | 34,6 – |
| 70 | 41,7 + | 41,0 | 39,4 | 36,2 | 33,0 – |
| 60 | 39,8 + | 39,4 | 36,2 | 34,6 | 31,4 – |
| 50 | 38,1 + | 37,8 | 34,6 | 33,0 | 29,9 – |
| 40 | 36,7 + | 36,2 | 33,0 | 31,4 | 28,3 – |
| 30 | 34,6 + | 33,0 | 31,4 | 29,9 | 26,7 – |
| 20 | 33,2 + | 31,4 | 29,9 | 28,3 | 25,1 – |
| 10 | 31,1 + | 28,3 | 26,7 | 25,1 | 21,9 – |

a. Les données en rang centile de la colonne 19 ans ont été estimées à partir de plusieurs sources. Elles ne proviennent donc pas de mesures directes comme c'est le cas pour les autres catégories d'âge.

Tiré de *Aerobics Center longitudinal study (ACLS), 1970-2002*. Dallas, Texas : The Cooper Institute.

Heureusement, des tests simples, rapides et économiques permettent d'estimer, avec un degré de précision acceptable, la consommation maximale d'oxygène d'un individu. Nous présentons ci-dessous quatre de ces tests, reconnus pour leur bonne corrélation avec la mesure directe de la consommation maximale d'oxygène : le test de 12 minutes de Cooper ; le test de la marche (step-test) de trois minutes ; le physitest aérobie canadien modifié ; et le test progressif de course en navette de 20 m (test de Léger-Boucher). Précisons que les tableaux de résultats de ces tests vous permettent d'inscrire un deuxième résultat si vous refaites le même test à la fin de la session ou

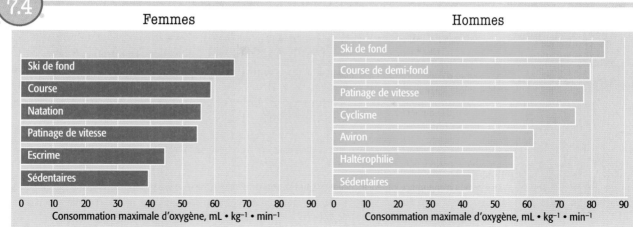

**figure 7.4** Consommation maximale d'oxygène chez des athlètes et des sédentaires

Tiré de McArdle, W., Katch, F., et Katch, V. (2001). *Physiologie de l'activité physique* (4ᵉ éd). Paris : Maloine/Edisem, p. 187.

lors de votre deuxième ou troisième cours d'éducation physique. Vous trouverez sur le Compagnon Web un autre test de cardio : le test de natation de 12 minutes de Cooper.

Pour exprimer les résultats obtenus lors d'un test d'endurance cardiovasculaire, nous avons retenu la notion de **bénéfices-santé** mise de l'avant par Santé Canada. Cette notion est intéressante parce qu'elle fait le lien avec la santé. Nous avons vu, en effet, que le niveau d'endurance cardiovasculaire était l'un des meilleurs indicateurs de longévité et de bien-être existant de nos jours (chapitre 6, page 175). Le tableau 7.3 présente les catégories de Bénéfices-santé en fonction des résultats obtenus lors de ces tests.

test de 12 minutes natation

**Précautions à prendre avant un test d'effort.** Avant de passer un test d'endurance cardiovasculaire ou tout autre test exigeant un effort physique inhabituel, il est impératif que vous preniez les précautions suivantes :

- remplissez le questionnaire sur l'aptitude à l'activité physique, ou Q-AAP (chapitre 6, page 178) pour vous assurer que votre état de santé vous autorise à faire ce test ;

- attendez au moins 75 minutes après un repas (2 heures, si le repas est copieux) et buvez deux verres d'eau, 30 minutes avant de commencer ;

- faites un exercice d'échauffement de quelques minutes (page 410) ;

- évitez les départs trop rapides ou trop lents, et essayez de maintenir une vitesse constante ;

- si l'effort devient pénible et si le protocole du test le permet (par exemple, dans le test navette, on doit suivre le rythme imposé ou on arrête tout), ralentissez, quitte à reprendre votre rythme plus tard ;

- si vous vous sentez étourdi ou très essoufflé ou si vous ressentez un malaise inhabituel, arrêtez-vous ;

- après le test et selon le type d'exercice accompli, marchez, pédalez ou nagez lentement pendant une ou deux minutes, de façon à faciliter le retour du sang vers le cœur et l'élimination de l'acide lactique produit dans les muscles.

**tableau 7.3** Catégories de bénéfices-santé pour les tests d'endurance cardiovasculaire

| Endurance cardiovasculaire | Catégorie de bénéfices-santé[a] |
|---|---|
| Très élevée | Votre niveau d'endurance cardiovasculaire se situe dans une fourchette de résultats généralement associés à des bénéfices **maximaux** pour la santé. |
| Élevée | Votre niveau d'endurance cardiovasculaire se situe dans une fourchette de résultats généralement associés à des bénéfices **considérables** pour la santé. |
| Moyenne | Votre niveau d'endurance cardiovasculaire se situe dans une fourchette de résultats généralement associés à **plusieurs bénéfices** pour la santé. |
| Faible | Votre niveau d'endurance cardiovasculaire se situe dans une fourchette de résultats généralement associés à **quelques risques** pour la santé. Pour atteindre la catégorie «moyenne», vous devrez accumuler au moins 30 minutes par jour d'activités physiques d'intensité modérée à élevée. |
| Très faible | Votre niveau d'endurance cardiovasculaire se situe dans une fourchette de résultats généralement associés à des **risques considérables** pour la santé. Pour diminuer de façon marquée ce niveau de risque et du coup atteindre la catégorie «moyenne», essayez de cumuler au moins 30 minutes par jour d'activités physiques d'intensité modérée à élevée. |

a. Adapté des catégories Bénéfices-santé de Santé Canada. (2004). *Guide du conseiller en condition physique et habitudes de vie* (3ᵉ éd.). Ottawa.

Voici les quatre tests que nous avons retenus.

# 1. Le test de marche et course de 12 minutes de Cooper

Ce test est fréquemment utilisé par les professeurs d'éducation physique. On l'effectue à l'aide d'un chronomètre et sur un parcours plat dont la **longueur en mètres** est connue : piste d'athlétisme, périmètre d'un gymnase, terrain de football ou tout autre circuit dont on a préalablement mesuré la longueur.

Ce test consiste à calculer la distance qu'un individu parcourt en joggant (ou en marchant, s'il ne peut pas garder le rythme du jogging tout le long du parcours) pendant 12 minutes. Dans l'idéal, afin de trouver le bon rythme de course et de se familiariser avec la distance qu'on peut parcourir en 12 minutes, on doit d'abord faire un essai témoin, quelques jours avant le vrai test.

Une fois le test terminé, consultez le tableau 7.4 pour déterminer votre niveau d'endurance cardiovasculaire en fonction de la distance parcourue. Cochez la case appropriée et reportez ce résultat dans le bilan 7.1.

Le tableau 7.5 présente les équivalences qu'on peut établir entre le résultat brut d'un test d'endurance cardiovasculaire et la consommation maximale d'oxygène exprimée en mL $O_2$/kg/min ou encore en METS. **Un MET (*metabolic equivalent*) équivaut à la consommation d'oxygène au repos.** Si on tient compte du poids corporel, cette consommation est de 3,5 millilitres d'oxygène par kilogramme de poids par minute (mL $O_2$/kg/ min). En supposant que vous lisez ce texte en position assise, vous êtes

**tableau 7.4** Résultats du test de marche et course de 12 minutes de Cooper

## Hommes

| Endurance cardiovasculaire[a] | 19 ans ou moins | 20-29 ans | 30-39 ans | 40-49 ans | 50-59 ans |
|---|---|---|---|---|---|
| Supérieure | > 3000 | > 2850 | > 2750 | > 2650 | > 2550 |
| Très élevée | 2800-3000 | 2700-2850 | 2600-2750 | 2500-2650 | 2400-2550 |
| Élevée | 2600-2799 | 2500-2699 | 2400-2,599 | 2300-2499 | 2200-2399 |
| Moyenne | 2300-2599 | 2200-2499 | 2200-2399 | 2100-2299 | 2000-2199 |
| Faible | 2100-2299 | 1900-2199 | 1900-2199 | 1800-2099 | 1700-1999 |
| Très faible | < 2100 | < 1900 | < 1900 | < 1800 | < 1700 |

## Femmes

| Endurance cardiovasculaire[a] | 19 ans ou moins | 20-29 ans | 30-39 ans | 40-49 ans | 50-59 ans |
|---|---|---|---|---|---|
| Supérieure | > 2500 | > 2400 | > 2300 | > 2200 | > 2100 |
| Très élevée | 2400-2500 | 2300-2400 | 2200-2300 | 2100-2200 | 2000-2100 |
| Élevée | 2200-2399 | 2100-2299 | 2000-2199 | 1900-2099 | 1800-1999 |
| Moyenne | 2000-2199 | 1900-2099 | 1800-1999 | 1700-1899 | 1600-1799 |
| Faible | 1600-1999 | 1500-1899 | 1600-1799 | 1400-1699 | 1400-1599 |
| Très faible | < 1600 | < 1500 | < 1500 | < 1400 | < 1400 |

a. Les valeurs sont exprimées en mètres. Le symbole < signifie «inférieur à» et le symbole > «supérieur à». On peut arrondir aussi la distance parcourue au demi-kilomètre près.

Cooper, K. H. (1985). *The aerobics program for total well-being: exercise, diet, emotional balance.* New York : Bantam Books.

Votre résultat : 1^{re} fois : _____ m ; cote : _____ ; 2^e fois : _____ m ; cote : _____ .

en état de métabolisme de repos ; votre dépense calorique ou consommation d'oxygène correspond donc à 1 MET. (Nous revenons plus loin sur la notion de MET.) Dans le tableau, on a utilisé le test de course de 12 minutes de Cooper. Vous pouvez faire le même exercice avec le physitest aérobie canadien modifié (page 215) ou le test progressif de course en navette de 20 m (page 220).

Il vous suffit de diviser par 3,5 la valeur de la consommation maximale d'oxygène prédite pour obtenir l'équivalent en METS. Reportez ensuite ces données (VO$_2$ max et METS) à l'endroit approprié dans le bilan 7.2 A. Elles vous serviront lorsque viendra le temps de déterminer l'intensité lors d'un exercice cardiovasculaire (page 226).

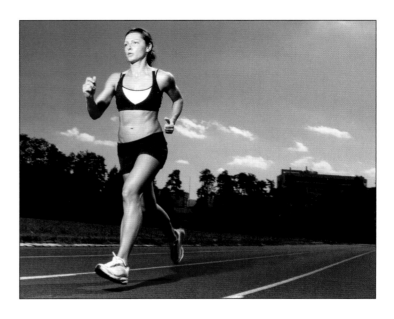

tableau
7.5 Test de course de 12 minutes, VO$_2$ max et METS

À combien de METS votre résultat correspond-il?

Voici la réponse à partir des résultats du test de course de 12 minutes de Cooper :

| Distance (km) | Consommation maximale d'oxygène prédite[a] | Valeur en METS[b] (nombre de fois le métabolisme de repos) | Exemples d'efforts physiques correspondant à votre consommation maximale d'oxygène[c] |
|---|---|---|---|
| 3,2 + | 60,2 + | 17,0 + | **16 METS et plus :** course à 16 + km/h ; vélo à 32 km/h (compétition) ; ski de fond (à vitesse maximale ou en pente ascendante). |
| 3,1 | 58,0 | 16,5 | |
| 3,0 | 55,8 | 16,0 | |
| 2,9 | 53,5 | 15,0 | **14-15 METS :** course à 14 + km/h ; patin de vitesse (compétition) ; ski de fond à 13 + km/h (compétition) ; monter rapidement des escaliers. |
| 2,8 | 51,3 | 14,5 | |
| 2,7 | 49,0 | 14,0 | |
| 2,6 | 47,0 | 13,5 | **12-13 METS :** vélo à 25-30 km/h (compétition) ; cardio sur exerciseur (200 à 250 watts) ; course à 12-13 km/h ; boxe (entraînement) ; squash, canotage vigoureux à 9,5 + km/h. |
| 2,5 | 44,5 | 13,0 | |
| 2,4 | 42,0 | 12,0 | |
| 2,3 | 40,0 | 11,5 | **10-11 METS :** soccer (compétition) ; nage vigoureuse (crawl, papillon, brasse, dos crawlé) ; water-polo ; vélo à 22-25 km/h ; step avec marche de 25-30 cm. |
| 2,2 | 39,0 | 11,0 | |
| 2,1 | 35,6 | 10,0 | |
| 2,0 | 33,4 | 9,5 | **8-9 METS :** vélo récréatif à 19-22 km/h ; cardio modéré sur tapis-roulant ou ergocycle ; step avec marche de 15-20 cm ; jogging à 8,5 km/h ; football (compétition) ; handball européen ; hockey ; escalade ; basketball. |
| 1,9 | 31,0 | 9,0 | |
| 1,8 | 29,0 | 8,0 | |
| 1,7 | 27,0 | 7,5 | **6-7 METS :** vélo récréatif à 16-19 km/h ; ergocycle 150 watts ; musculation ; jogging léger ; escrime ; soccer récréatif ; marche sportive ou à 9 km/h ; ski récréatif. |
| 1,6 | 24,5 | 7,0 | |
| 1,5 | 22,0 | 6,5 | |
| 1,4 – | 20,0 | Moins de 6,0 | **Moins de 6 METS :** vélo récréatif à 15 – km/h ; ergocycle 100 watts et moins ; badminton récréatif ; curling ; golf récréatif ; yoga ; stretching ; équitation ; taï-chi ; volleyball récréatif ; marche à 5 km/h. |

a. Calculée selon la formule suivante : (22,351 $\times$ distance en km) $-$ 11,288.

b. Calculée en divisant le nombre de la deuxième colonne par 3,5.

c. Pour une liste exhaustive de la valeur en METS des activités physiques, consultez l'annexe 1.

physitest aérobie
canadien modifié

# 2. Le physitest aérobie canadien modifié

Le physitest aérobie canadien modifié (PACm) consiste à monter et descendre deux marches de façon continue. La hauteur des marches correspond à celle de la plupart des marches qu'on trouve dans les maisons et les appartements.

Pour faire le test, vous avez besoin du matériel suivant :

- deux marches ergométriques, de 20,3 cm de hauteur chacune ;
- une marche ergométrique de 40,6 cm de hauteur ;
- l'extrait sonore du PACm ;
- un lecteur de cassettes ou de disques compacts ;
- un chronomètre ou une montre ou une horloge munie d'une aiguille des secondes ;
- un cardiofréquencemètre (souhaitable).

Si vous n'avez pas de cardiofréquencemètre, demandez la collaboration d'un partenaire qui comptera vos pulsations cardiaques ; sinon comptez-les vous-même (figure 7.5).

Pour commencer, inscrivez votre poids ci-dessous.

Votre poids : _____ kg

Déterminez ensuite le palier de départ, selon votre âge. Un palier est un bloc d'effort de trois minutes, à une cadence préétablie qui augmente de palier en palier.

- Femmes de 15 à 39 ans : 3e palier
- Femmes de 40 à 49 ans : 2e palier
- Femmes de 50 à 59 ans : 1er palier
- Hommes de 15 à 29 ans : 4e palier
- Hommes de 30 à 49 ans : 3e palier
- Hommes de 50 à 59 ans : 2e palier

**figure 7.5 Comment prendre son pouls**

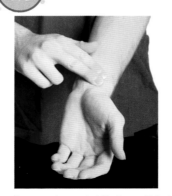
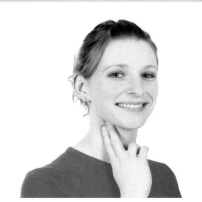

Prenez votre pouls à l'artère radiale (sur le poignet, du côté du pouce) ou à l'artère carotide (sur le cou).

Puis, montez et descendez les deux marches de 20,3 cm selon la séquence indiquée dans la figure 7.6. Si vous êtes un homme qui accède au palier 7 ou une femme qui accède au palier 8, le test se fait alors sur une seule marche de 40,6 cm. Exercez-vous à monter et descendre les marches en suivant exactement la séquence prescrite. Après avoir fait un premier palier de trois minutes tout en respectant le rythme imposé par l'extrait sonore, prenez votre fréquence cardiaque à l'aide du cardiofréquencemètre ou demandez à un partenaire de le faire. La fréquence cardiaque doit être prise pendant 10 secondes, immédiatement après la fin de l'exercice. Arrêtez le test si votre fréquence cardiaque est égale ou supérieure à celle qui est indiquée dans le tableau selon votre groupe d'âge. Sinon, passez au palier suivant.

### figure 7.6   Le PACm : montées et descentes des marches

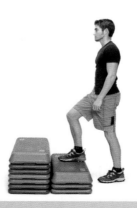

1. Posez le pied droit[a] sur la première marche.

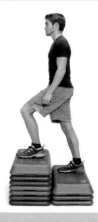

2. Posez le pied gauche sur la deuxième marche.

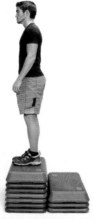

3. Posez le pied droit sur la deuxième marche, près de l'autre pied.

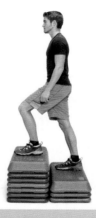

4. Posez le pied droit sur la première marche.

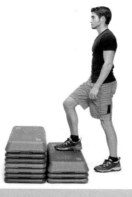

5. Posez le pied gauche sur le sol.

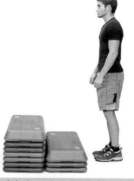

6. Posez le pied droit sur le sol, près de l'autre pied.

a. On peut commencer avec le pied gauche ou avec le pied droit.

Fréquence cardiaque limite en fonction de l'âge (hommes et femmes)

| Âge | Nombre de battements en 10 secondes |
|---|---|
| 16-24 | 28 |
| 25-31 | 27 |
| 32-38 | 26 |
| 39-45 | 25 |
| 46-52 | 24 |
| 53-59 | 23 |

Notez ci-dessous le numéro du dernier palier exécuté, votre poids et votre âge.

1<sup>re</sup> fois : Palier : _____ ; Poids en kilos : _____ ; Âge : _____

2<sup>e</sup> fois : Palier : _____ ; Poids en kilos : _____ ; Âge : _____

Déterminez le coût énergétique du dernier palier exécuté à l'aide du tableau suivant.

Coût énergétique[a] du dernier palier

| Palier | Femmes | Hommes |
|---|---|---|
| 3 | 1249 | 1646 |
| 4 | 1418 | 1859 |
| 5 | 1521 | 2098 |
| 6 | 1717 | 2284 |
| 7 | 2076 | 2400 |
| 8 | 2215 | 2750 |

a. Le coût énergétique est exprimé en litres d'oxygène par minute (L/min).

Estimez ensuite votre consommation maximale d'oxygène en mL/kg/min ($VO_2$ max) en utilisant la formule suivante :

$VO_2$ max = 42,5 + (16,6 × coût énergétique) − (0,12 × poids en kg) − (0,12 × FC finale) − (0,24 × âge)

**Résultat :**

1<sup>re</sup> fois : 42,5 + (16,6 × ___ ) − (0,12 × ___ kg) − (0,12 × ___ batt./min) − (0,24 × ___ ans) = ____ mL $O_2$/kg/min

2<sup>e</sup> fois : 42,5 + (16,6 × ___ ) − (0,12 × ___ kg) − (0,12 × ___ batt./min) − (0,24 × ___ ans) = ____ mL $O_2$/kg/min

Par exemple, Karine, 17 ans, 55 kg, a atteint le palier 6 avec une fréquence cardiaque de 174 batt./min. Selon le tableau précédent, son coût énergétique est de 1717.

Le calcul de sa consommation maximale d'oxygène donne ce qui suit :

*$VO_2$ max de Karine* = 42,5 + (16,6 × 1,717) − (0,12 × 55 kg) − (0,12 × 174 batt./min) − (0,24 × 17 ans) = 38,8 mL $O_2$/kg/min

Enfin, déterminez votre niveau d'endurance cardiovasculaire à l'aide du tableau 7.6. Dans le cas de Karine, cela donne une endurance cardiovasculaire moyenne.

tableau
7.6   Résultats du physitest aérobie canadien modifié (PACm)

### Hommes

| Consommation maximale d'oxygène[a] | 19 ans ou moins | 20-29 ans | 30-39 ans | 40-49 ans | 50 ans ou plus |
|---|---|---|---|---|---|
| Très élevée | > 59 | > 56 | > 47 | > 41 | > 37 |
| Élevée | 58-59 | 52-56 | 46-47 | 40-41 | 36-37 |
| Moyenne | 54-57 | 45-51 | 42-45 | 37-39 | 34-35 |
| Sous la moyenne | 44-53 | 40-42 | 38-41 | 34-36 | 31-33 |
| Faible | < 44 | < 40 | < 38 | < 34 | < 31 |

### Femmes

| Consommation maximale d'oxygène[a] | 19 ans ou moins | 20-29 ans | 30-39 ans | 40-49 ans | 50 ans ou plus |
|---|---|---|---|---|---|
| Très élevée | > 42 | > 39 | > 36 | > 34 | > 29 |
| Élevée | 40-42 | 37-39 | 34-37 | 32-35 | 27-29 |
| Moyenne | 37-39 | 35-36 | 31-33 | 27-31 | 25-26 |
| Sous la moyenne | 35-36 | 32-34 | 29-30 | 24-25 | 22-24 |
| Faible | < 35 | < 32 | < 30 | < 22 | < 20 |

a. Les valeurs sont exprimées en mL $O_2$/kg/min. Le symbole < signifie «inférieur à» et le symbole > «supérieur à».

Santé Canada. (2004). *Guide du conseiller en condition physique et habitudes de vie* (3e éd.). Ottawa, p. 7.30.

## 3. Le test de la marche (step-test) de 3 minutes (si vous manquez de temps)

step-test de 3 minutes

Le step-test de 3 minutes de Tecumseh est un des plus pratiques qui soit. En effet, pour le faire, vous n'avez besoin que d'une marche de 20,3 cm (8 pouces), ce qui correspond à la hauteur de la plupart des marches dans les maisons et les appartements. Ce test peut être exécuté seul, mais il est préférable d'être deux pour le faire. Une fois que vous avez trouvé une marche de la bonne hauteur, vous êtes prêt à passer à l'action.

Le test consiste à monter et descendre la marche, à raison de deux fois par 5 secondes pendant 3 minutes. Votre partenaire peut vous aider à respecter la bonne cadence en vous disant, à voix haute: «monte-monte, descend-descend» (figure 7.7). Si vous avez un métronome, réglez-le à 96 coups à la minute, ce sera encore plus précis. À la fin des 3 minutes, restez debout, attendez 30 secondes, puis prenez votre pouls pendant 30 secondes. Le nombre de battements cardiaques enregistré pendant ces 30 secondes constitue votre résultat. Consultez à présent le tableau 7.7 pour connaître votre niveau d'endurance cardiovasculaire.

figure
7.7 Le test de la marche (step-test) de 3 minutes

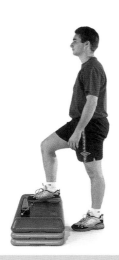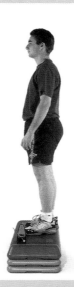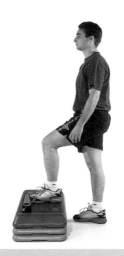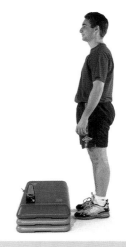

| 1. Montez la marche en y posant un pied (droit ou gauche). | 2. Puis, posez l'autre pied sur la marche. | 3. Descendez la marche en posant un pied sur le sol. | 4. Puis, posez l'autre pied sur le sol. |

Répétez ces quatre mouvements pendant trois minutes, en suivant la bonne cadence.

 tableau
7.7 Résultat du step-test de 3 minutes

### Hommes

| Endurance cardiovasculaire[a] | 18-29 ans | 30-39 ans | 40-49 ans |
|---|---|---|---|
| Très élevée | < 41 | < 42 | < 43 |
| Élevée | 41-42 | 42-43 | 43-44 |
| Moyenne | 43-47 | 44-47 | 45-49 |
| Faible | 48-51 | 48-51 | 50-53 |
| Très faible | > 51 | > 51 | > 53 |

### Femmes

| Endurance cardiovasculaire[a] | 18-29 ans | 30-39 ans | 40-49 ans |
|---|---|---|---|
| Très élevée | < 45 | < 46 | < 46 |
| Élevée | 45-46 | 46-47 | 46-47 |
| Moyenne | 47-52 | 48-53 | 48-54 |
| Faible | 53-56 | 54-56 | 55-57 |
| Très faible | > 56 | > 56 | > 57 |

a. Les valeurs sont exprimées en nombre de battements cardiaques par période de 30 secondes.

Le symbole < signifie «inférieur à» et le symbole > signifie «supérieur à».

Votre résultat : 1<sup>re</sup> fois : _____ m ; cote : _____ ; 2<sup>e</sup> fois : _____ m ; cote : _____ .

# **4.** Le test progressif de course en navette de 20 m

Le test progressif de course en navette de 20 m (test de Léger-Boucher) a été mis au point par des Québécois. Il est fort pratique quand on ne dispose pas d'une grande surface. Il s'agit de courir le plus longtemps possible en faisant des allers-retours de 20 m. Pour faire ce test, vous avez besoin d'une cassette (ou d'un CD) qui émet un bip toutes les 30 secondes, d'un lecteur de cassettes ou de disques compacts et de haut-parleurs d'une puissance adéquate. On peut se procurer l'extrait sonore auprès de la Fédération des kinésiologues du Québec au (514) 343-2471 ou à l'adresse électronique suivante : info@kinesiologue.com. Tracez dans le gymnase deux lignes parallèles espacées de 20 mètres. Afin de trouver un bon rythme de course, exercez-vous quelques fois dans les jours précédant le test, mais pas la veille.

Dès que vous êtes prêt à faire le test, échauffez-vous. Courez le plus longtemps possible en faisant des allers-retours entre les deux lignes, tout en respectant un rythme de course. La vitesse augmente de 0,5 km/h toutes les minutes (une minute correspondant à un palier), ce qui vous oblige à augmenter votre vitesse. Le test prend fin quand vous ne pouvez pas terminer le palier en cours ou suivre le rythme imposé par les bips (retard de 1 à 2 m que vous ne pouvez pas rattraper). Attention ! **Un palier doit avoir été achevé pour être validé**. Les résultats du test sont présentés dans le tableau 7.8.

tableau **7.8** Résultats du test progressif de course en navette de 20 m

### Hommes

| Endurance cardiovasculaire | 15-16 ans | 17-19 ans | VO$_2$ max[b] |
|---|---|---|---|
| Très élevée | 10 +[a] | 11 + | 54 + |
| Élevée | 8,5-9,5 | 9,5-10,5 | 47-53 |
| Moyenne | 7-8 | 8-9 | 40-46 |
| Faible | 5,5-6,5 | 6,5-7,5 | 36-39 |
| Très faible | 5 – | 6 – | 35 – |

### Femmes

| Endurance cardiovasculaire | 15-16 ans | 17-19 ans | VO$_2$ max[b] |
|---|---|---|---|
| Très élevée | 6,5 +[a] | 7 + | 45 + |
| Élevée | 5-6 | 5,5-6,5 | 41-44 |
| Moyenne | 4-4,5 | 4-5 | 35-40 |
| Faible | 3-3,5 | 3-3,5 | 29-34 |
| Très faible | 2,5 – | 2,5 – | 28 – |

a. Les valeurs sont exprimées en paliers. On note le dernier palier atteint.

b. Ces valeurs sont exprimées en mL O$_2$/kg/min. Elles sont valables pour les personnes de 15 à 19 ans.

Adapté de Olds, T. S., Tomkinson, O. T., Léger, L., et Cazorla, L. G. (2006). Worldwide variation in the performance of children and adolescents : an analysis of 109 studies of the 20-m Shuttle Run Test in 37 countries. *Journal of Sports Science*, 24(10) : 1025-1038.

Votre résultat : 1$^{re}$ fois : _____ m ; cote : _____ ; 2$^e$ fois : _____ m ; cote : _____ .

# Élaborez votre programme
## d'entraînement cardiovasculaire

Nous y sommes! Vous avez à présent entre les mains tous les outils nécessaires pour concevoir un programme d'entraînement cardiovasculaire adapté à vos capacités et à vos besoins. Pour y arriver, vous allez vous fixer un objectif réaliste, appliquer correctement les principes de l'entraînement, déterminer précisément l'intensité de vos efforts, et préciser le «Où? Quand? Comment?». Le bilan 7.2 à la fin du chapitre vous aidera à concrétiser cette démarche.

## Fixez-vous un objectif précis et réaliste

Visez ce que vous pouvez atteindre et non l'inatteignable. Ne dites pas, par exemple, «je vais améliorer mon cardio d'ici un an» ou «je me donne six mois pour être plus en forme» ou «je vais commencer bientôt à faire de l'aérobique». Ce genre d'objectifs est voué à l'échec, car il est trop vague. **Fixez-vous plutôt un objectif fondé sur un besoin réel et qui vous permet d'obtenir un résultat tangible dans un délai raisonnable.** Pour déterminer cet objectif, reportez-vous d'abord au résultat obtenu lors de l'évaluation de votre endurance cardiovasculaire. Ce résultat indique-t-il un niveau faible, moyen, élevé, voire très élevé? Une fois le besoin identifié, il est plus facile de se fixer un objectif réaliste à court terme. Cet objectif peut conduire à une amélioration de votre endurance cardiovasculaire ou simplement viser le maintien du niveau actuel s'il est élevé ou très élevé. Les trois exemples qui suivent vous aideront à formuler le vôtre dans le bilan 7.2 B.

### Jonathan, 17 ans

Il a couru 2,1 km en 12 minutes, ce qui correspond à la cote faible au test de course de 12 minutes de Cooper. Il se fixe comme objectif d'arriver à courir au moins 2,5 km en 12 minutes d'ici 6 semaines, ce qui fera passer son niveau d'endurance cardiovasculaire de faible à moyen.

### Roxanne, 19 ans

Elle a obtenu une consommation maximale d'oxygène estimée à 40 mL $O_2$/kg/min, ce qui correspond au niveau élevé au physitest aérobie canadien modifié (PACm). Membre de l'équipe de soccer de son cégep, Roxanne veut améliorer son cardio à l'approche des séries de fin de saison. Elle se fixe donc comme objectif de hausser son niveau d'endurance cardiovasculaire jusqu'au niveau très élevé, soit une consommation maximale d'oxygène supérieure à 42 mL $O_2$/kg/min. Elle compte atteindre son objectif en 5 semaines.

### Dimitri, 22 ans

Il a accumulé une distance de 450 m lors du test de 12 minutes en natation (voir le Compagnon Web), ce qui équivaut à un niveau d'endurance cardiovasculaire très faible. Déterminé à changer les choses, Dimitri se fixe comme objectif de nager au moins 550 m en 12 minutes lors d'une reprise du test. Une telle distance équivaut à un niveau d'endurance cardiovasculaire moyen. Il compte mettre 7 semaines pour y arriver.

test 12 minutes natation

# Mythe ou Réalité?

### S'entraîner tous les jours nous met encore plus en forme. Faux

Les recherches en physiologie de l'exercice montrent clairement qu'il n'y a pas de différence sensible de gain de condition physique entre les personnes qui s'entraînent 7 jours sur 7 et celles qui le font cinq fois par semaine. En revanche, les risques de blessures musculosquelettiques et de fatigue causées par le surentraînement augmentent notablement chez celles qui s'entraînent intensément tous les jours.

### L'exercice peut être dangereux pour une femme enceinte. Faux

Au contraire, l'exercice présente plusieurs avantages pour la femme enceinte. Ainsi, les recherches ont montré que les femmes enceintes physiquement actives prennent moins de poids, souffrent moins souvent de crampes nocturnes et de varices, font moins de vergetures, sont de meilleure humeur, accouchent plus facilement (notamment, la phase d'expulsion est plus courte) et récupèrent plus rapidement en cas d'accouchement difficile. Néanmoins, la femme enceinte doit éviter de pratiquer les sports de contact et les sports comportant un risque de chute (arts martiaux, sports collectifs, sports de raquette, équitation, planche à voile, etc.). Il est souhaitable qu'elle demande l'avis du médecin avant d'entreprendre un programme d'exercice ou de pratiquer un sport risqué.

### Une sportive devrait porter un soutien-gorge approprié. Vrai

Les seins sont composés de glandes mammaires et de graisse enveloppées par la peau, laquelle constitue le seul soutien naturel du sein. Si la peau se distend, le sein tend à s'affaisser, ce qui est inévitable avec le vieillissement. Mais l'exercice ne peut pas faire « tomber » les seins. Cependant, il les fait rebondir, ce qui peut être désagréable quand on pratique un sport comme la danse aérobique ou le tennis. Plus le sein est volumineux, plus les rebonds sont gênants. Faute de soutien-gorge adapté, il arrive que de petits ligaments reliant les glandes mammaires aux muscles pectoraux, les ligaments de Cooper, soient surétirés, entraînant une hypersensibilité des seins après l'exercice. La solution? Porter un soutien-gorge conçu pour le sport. Il en existe deux modèles : le premier encapsule chaque sein, ce qui leur assure un meilleur soutien, tandis que le second compresse les deux seins, ce qui redistribue leur masse sur toute la poitrine. Si vous pratiquez une activité où les bras bougent beaucoup (par exemple l'aéroboxe), optez pour un modèle muni de bretelles élastiques : il empêche le bas du soutien-gorge de remonter sur les seins. En revanche, des bretelles non élastiques sont plus appropriées pour les exercices tels que le jogging ou le vélo. Enfin, il est préférable que le soutien-gorge s'attache dans le dos et qu'il ne comporte pas de couture devant le mamelon.

### L'exercice favorise l'apparition de varices. Faux

La principale cause des varices est la gravité. Toutefois, chez certaines personnes, un facteur génétique rend les parois des veines plus sensibles aux effets de la pression exercée par le sang. Pour comprendre l'effet de la gravité sur les veines, laissez pendre vos mains. Au bout de quelques secondes seulement, les veines du dos de vos mains se gonfleront de sang. Quand vous relèverez les mains (ce qui réduit l'effet de la gravité), les veines se dégonfleront. Le même phénomène se produit dans les jambes lorsqu'on reste debout, presque immobile, pendant de longues périodes : les veines des jambes ont de plus en plus de mal à lutter contre la gravité pour renvoyer le sang vers le cœur. Toutefois, dès qu'on se met à marcher, la pression du sang sur les parois des veines passe de 100 à 20 mm Hg. Pourquoi en est-il ainsi ? Tout simplement parce que, pendant la marche, les muscles des jambes se contractent, ce qui fait remonter le sang vers le cœur (figure ci-dessous). En somme, une personne qui active ses mollets n'augmente pas ses risques d'avoir des varices, au contraire : elle les réduit. Ne dit-on pas des Tibétains, rompus aux longues marches sur le plateau himalayen, qu'ils possèdent trois cœurs : un dans la poitrine et un autre dans chaque mollet ? Si vous avez hérité d'une prédisposition aux varices, le port de bas de compression pourrait vous être utile. Certains sont d'ailleurs conçus spécialement pour l'activité physique.

### L'effet de « pompe » des muscles sur les veines

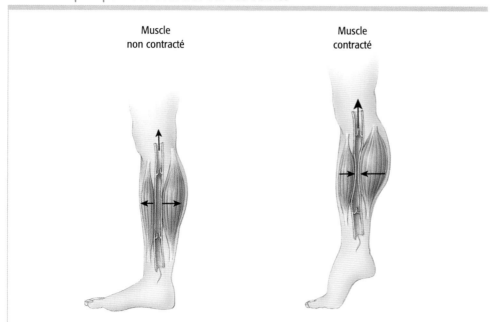

Muscle non contracté

Muscle contracté

### L'exercice peut faire cesser les règles.  Vrai

Si vous faites vraiment beaucoup d'exercice, vos règles risquent de devenir irrégulières. Elles pourraient même cesser pendant quelques mois (aménorrhée secondaire), ce qui arrive parfois aux femmes qui s'entraînent intensément plusieurs heures par jour. Une étude a montré que l'aménorrhée secondaire apparaissait chez seulement 2 % des joggeuses occasionnelles, alors qu'elle touchait 28 % des participantes à un marathon et 43 % des coureuses d'élite. Selon une autre étude, 57 % des skieuses de fond des équipes d'élite de niveau collégial (16-19 ans) ont des règles irrégulières ou font de l'aménorrhée secondaire.

# Appliquez correctement les principes de l'entraînement

Nous avons expliqué dans le chapitre 6 en quoi consistent les principes de l'entraînement physique. Il s'agit maintenant de les appliquer pour améliorer son endurance cardiovasculaire. Les moyens concrets pour y arriver sont présentés dans le tableau 7.9. Vous êtes à même de constater dans ce tableau que la **quantité minimale d'exercice** pour améliorer son endurance cardiovasculaire correspond à 3 séances de 20 minutes, sans pause, d'activités aérobiques d'intensité modérée à élevée par semaine. Chez les personnes ayant un niveau d'endurance cardiovasculaire faible ou très faible, il est possible d'améliorer ce déterminant en se limitant dans les premières semaines à 2 séances de 20 minutes au lieu de 3. Graduellement, on passera à 3 séances ou plus. Si on souhaite une amélioration marquée de l'état de ce déterminant, on visera plutôt de 4 à 5 séances de cardio d'intensité plutôt élevée d'au moins 30 minutes sans pause. Nous verrons plus loin la distinction entre une activité aérobique d'intensité modérée et une activité d'intensité élevée.

tableau 7.9  **En un coup d'œil, les principes de l'entraînement appliqués à l'endurance cardiovasculaire**

| Principes de l'entraînement | Améliorer son endurance cardiovasculaire |
|---|---|
| La spécificité (type d'exercices) | Choisir une ou plusieurs activités aérobiques : jogging, corde à sauter, step, marche sportive, natation, danse aérobique, patin à roues alignées, aéroboxe, vélo, ski de fond, triathlon, etc. **Le chapitre 12 vous aidera à choisir des activités qui vous conviennent.** Dans un deuxième temps, une fois qu'on a un meilleur cardio, on peut ajouter des exercices anaérobiques pour un entraînement par intervalles (zoom 7.2, page 228). |
| La surcharge<br><br>a) L'intensité<br><br>b) La durée<br><br><br>c) La fréquence | <br><br>Modérée à élevée (zoom 7.1, page 226).<br><br>Minimale : 20 min en mode continu[a] par séance[b].<br>Optimale : 30 min et plus par séance.<br><br>Minimale : 3 fois par semaine.<br>Optimale : 4 ou 5 fois par semaine. |
| La progression | Elle se fait en fonction de votre niveau de condition physique. Par exemple, si vous n'êtes pas en forme, l'application du principe de surcharge sera plus lente que si vous êtes moyennement en forme. Consultez les exemples de programmes progressifs de mise en forme cardiovasculaire (page 236 et suivantes). |
| L'individualité | Selon ce principe, la réponse du corps à l'activité physique varie d'une personne à l'autre. Comparez donc vos progrès surtout par rapport à votre point de départ. |
| Le maintien | Une fois votre objectif atteint, vous pouvez réduire la fréquence et la durée de vos séances de cardio, mais pas l'intensité de vos efforts aérobiques.<br>Voir les exemples qui suivent. |

a. En mode continu signifie sans arrêt ou pause pendant l'effort.

b. Cette durée minimale correspond aux recommandations de plusieurs groupes d'experts, notamment l'American College of Sports Medicine, la Société canadienne de physiologie de l'exercice et le Comité scientifique de Kino-Québec.

Revenons à nos trois nouveaux adeptes de l'entraînement, Jonathan, Roxanne et Dimitri, et voyons comment, en fonction de leurs objectifs respectifs, ils appliquent ces principes, à l'exception du principe de l'individualité qui, de par sa nature même, est appliqué de facto dès qu'on commence à s'entraîner.

## Jonathan, 17 ans et pas en forme

**Objectif** : Passer d'un niveau d'endurance cardiovasculaire faible à un niveau moyen en 6 semaines.

**Spécificité** (activité choisie) : Jogging.

**Surcharge** : 3 fois par semaine, à raison de 20 minutes par séance d'une intensité modérée.

**Progression** : Il appliquera, en partie, la progression suggérée dans le tableau 7.9.

**Maintien** (s'il y a lieu) : Une fois son objectif atteint, il réduira pendant la période d'examen au cégep son programme à 2 séances par semaine, à raison de 15 minutes par séance, en maintenant la même intensité d'effort, soit la même vitesse de jogging.

## Roxanne, 19 ans et en forme

**Objectif** : Passer d'un niveau d'endurance cardiovasculaire élevé à un niveau très élevé en 5 semaines.

**Spécificité** : Course à pied et vélo de montagne.

**Surcharge** : a) Course à pied : 3 fois par semaine, à raison de 30 minutes par séance d'intensité élevée à très élevée ; b) vélo de montagne : 1 fois par semaine (le samedi) pendant 60 minutes sur un terrain très accidenté.

**Progression** : Après la première semaine, Roxanne intercalera, toutes les 4 minutes pendant sa séance, des intervalle d'efforts très intenses d'une durée de 15 secondes. Au cours des 2 dernières semaines, ses intervalles d'efforts plus intenses passeront de 15 à 30 secondes.

**Maintien** : Une fois son objectif atteint, elle cessera la sortie en vélo de montagne, réduira son entraînement à 3 séances de 25 minutes par semaine, tout en maintenant la même intensité et en participant à ses matchs de soccer.

## Dimitri, 22 ans et vraiment pas en forme

**Objectif** : Faire passer son niveau d'endurance cardiovasculaire de très faible à moyen en 7 semaines.

**Spécificité** : Natation (longueurs de piscine).

**Surcharge** : 3 fois par semaine à raison de 25 minutes par séance d'une intensité modérée.

**Progression** : Dimitri appliquera en partie la progression suggérée dans le tableau 7.9. Il se limitera toutefois à 3 séances de 25 minutes par semaine.

**Maintien** : Entre les séances, Dimitri se contentera d'un bloc de natation de 20 minutes par semaine en maintenant sa vitesse de nage acquise dans la dernière semaine de son entraînement régulier.

# Déterminez l'intensité de vos efforts

La question de l'intensité de l'effort est capitale quand on sollicite son système cardio-vasculaire en faisant de l'exercice. **C'est d'abord une question de sécurité : ne pas imposer une surcharge de travail trop importante à son cœur si on n'est vraiment pas en forme ou qu'on a des problèmes cardiaques. Mais c'est aussi une question d'efficacité : faire travailler son cœur à une intensité suffisante pour qu'il se renforce.** Mais qu'est-ce donc qu'une «intensité suffisante» à la fois sans danger et efficace ? Voici la réponse des experts : pour la plupart des personnes apparemment en bonne santé, un effort aérobique dont l'intensité varie entre 55 et 85 % de la consommation maximale d'oxygène ($VO_2$ max) constitue une surcharge suffisante pour améliorer sans risque l'endurance cardiovasculaire. Cette surcharge est appelée zone d'entraînement aérobique. Elle correspond à des efforts d'intensité modérée à élevée (**zoom 7.1**).

Hélas, pour respecter ces pourcentages, il faudrait connaître sa consommation maximale d'oxygène, puis courir, nager ou pédaler avec un analyseur de gaz fixé au dos, ce qui serait plutôt encombrant ! Heureusement, il existe des méthodes plus simples pour déterminer sa zone d'entraînement aérobique. Les voici :

## 1. La méthode du pourcentage de la fréquence cardiaque maximale. Une

des façons les plus simples pour atteindre sa zone d'entraînement aérobique consiste à élever la fréquence de ses pulsations jusqu'à sa plage de fréquence cardiaque cible (FCC). On établit cette dernière en calculant une fourchette de pourcentages à partir de sa fréquence cardiaque maximale. C'est la méthode la plus connue. Les experts recommandent une fourchette comprise entre 65 et 90 % de la fréquence cardiaque maximale. Ces pourcentages correspondent respectivement, grosso modo, à 55 % et à 85 %

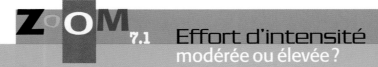

## ZOOM 7.1 Effort d'intensité modérée ou élevée ?

Comment faire la distinction entre un effort aérobique d'intensité modérée et un autre d'intensité élevée ? On peut bien entendu se baser sur son rythme respiratoire. Un effort d'intensité modérée vous fait certes respirer plus rapidement qu'au repos, mais vous êtes encore capable de parler à quelqu'un. Ce ne serait pas possible lors d'un effort d'intensité élevée, car la respiration serait alors trop rapide, vous commenceriez même à être essoufflé et vous auriez très chaud. Par contre, un effort aérobique qui augmente à peine votre rythme respiratoire est sans doute d'une intensité trop faible pour se situer dans la zone d'entraînement aérobique ; très faible amélioration de l'endurance cardio-vasculaire en vue.

On peut aussi se baser sur sa fréquence cardiaque à l'effort en relation avec son niveau de condition physique. À 65 % de la fréquence cardiaque maximale, on peut dire que l'intensité de l'effort aérobique est plutôt perçue (voir plus loin la méthode IEP) comme très modérée ; à 75 %, comme modérée ; à 85 %, modérée à élevée selon son niveau de condition physique (si on est en forme, l'intensité peut être perçue comme encore modérée mais si on ne l'est pas, elle sera perçue comme élevée) ; enfin, à 90 % et plus, elle est perçue comme élevée à très élevée.

de la consommation maximale d'oxygène (tableau 7.10). Si vous n'êtes pas en forme, utilisez au départ une fourchette comprise entre 65 et 75 % de la fréquence cardiaque maximale ; si vous êtes moyennement en forme, une fourchette entre 75 et 85 % ; si vous êtes en forme ou très en forme, une fourchette de 85 à 90 %. Toutefois, **nous recommandons aux personnes sédentaires de moins de 30 ans en bonne santé d'utiliser la fourchette des personnes moyennement en forme (de 75 à 85 %)** pour obtenir un gain notable de l'endurance cardiovasculaire dans un délai raisonnable.

**tableau 7.10** Correspondance entre la VO$_2$ max, la plage de la FCC et le niveau de condition physique

| Niveau de condition physique | Pourcentage de la VO$_2$ max[a] | Pourcentage de la FCC[b] établi à partir de la FCM[c] |
|---|---|---|
| Faible condition physique | 55-65 | 65-75 |
| Moyennement en forme ou si vous êtes âgé de moins de 30 ans et que vous avez une faible condition physique | 65-75 | 75-85 |
| En forme ou en très grande forme | 75-85 | 85-90 |

a. VO$_2$ max : consommation maximale d'oxygène.
b. FCC : fréquence cardiaque cible.
c. FCM : fréquence cardiaque maximale.

Ces efforts sont réalisés habituellement **en mode continu**, c'est-à-dire sans pause. Par exemple, vous joggez pendant 20 minutes consécutivement. On peut aussi s'entraîner en intercalant pendant l'effort des périodes d'efforts plus intenses suivies de périodes d'efforts légers. C'est ce qu'on appelle **l'entraînement par intervalles**. Consultez le zoom 7.2 à ce sujet.

Il vous reste maintenant à estimer votre fréquence cardiaque maximale. Ici encore, il existe une formule simple pour l'établir : 220 moins votre âge, multiplié par les pourcentages de la fourchette de fréquences cardiaques.

$$(220 - \text{âge}) \times 65\,\% = \text{FCC minimale}$$
$$(220 - \text{âge}) \times 90\,\% = \text{FCC maximale}$$

Cependant, pour les personnes qui s'entraînent en faisant des longueurs de piscine, le calcul de la fréquence cardiaque maximale sera quelque peu différent. En effet, des recherches ont montré que **la fréquence cardiaque maximale des nageurs entraînés, tout comme celle des débutants, est plus basse d'environ 13 battements que celle des joggeurs**. Par conséquent, si on s'entraîne en faisant des longueurs de piscine, comme le fait Ludovic, il est souhaitable de soustraire 13 battements du pouls maximal avant de faire ses calculs. Par exemple, la FCC minimale d'un étudiant de 18 ans qui veut améliorer son endurance cardiovasculaire en nageant se calculera ainsi : 220 − 13 = 207 − 18 ans = 189 × 75 % = 142 batt./min. S'il fait du jogging, sa FCC minimale sera plutôt de 220 − 18 ans = 202 × 75 % = 152 batt./min.

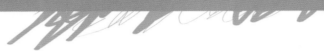

# Z°OM 7.2 Une solution intéressante : l'entraînement par intervalles

Après quelques semaines d'un régime d'exercices aérobiques d'intensité modérée en mode continu, vous pourriez intégrer dans votre séance d'activité physique de brèves périodes d'exercices un peu plus intenses, qui élèvent la fréquence cardiaque à son maximum ou tout près. C'est ce qu'on appelle l'entraînement par intervalles. Concrètement, un tel entraînement pourrait ressembler à ceci : 4 minutes de marche rapide (échauffement), puis 5 minutes de jogging léger à 7-8 km/h (intensité modérée), puis 30 secondes de jogging plus rapide à 11-12 km/h (intensité élevée à très élevée), suivies de 3 minutes de jogging léger, puis de 60 secondes de jogging plus rapide, suivi de 3 minutes de jogging léger. Si vous en avez le temps et la détermination, vous pourriez répéter cette séquence une deuxième, voire une troisième fois. Si vous vous entraînez sur un exerciseur cardiovasculaire (tapis motorisé, simulateur d'escalier, machine elliptique, vélo stationnaire, etc.) doté d'une console permettant de choisir entre plusieurs types de programmes d'entraînement, choisissez le mode « entraînement par intervalles ». Au terme de cette séance de travail par intervalles, vous aurez combiné des exercices modérés avec des exercices plus intenses, ce qui, selon les recherches, favorise une amélioration plus rapide du niveau d'endurance cardiovasculaire. Pour en savoir plus sur ce mode d'entraînement, consultez le Compagnon Web.

**Intervalles**

À présent, pour déterminer votre FCC selon la méthode du pourcentage de la fréquence cardiaque maximale, consultez la **figure 7.8**. Dans le cas de nos trois jeunes adeptes de l'entraînement, Jonathan, Roxanne et Dimitri, on obtient les FCC suivantes.

## Jonathan, 17 ans et pas en forme

**Fréquence cardiaque maximale :** $220 - 17 = 203$.

**Limite inférieure de la fourchette :** $203 \times 75\,\% = 152$ batt./min.

**Limite supérieure de la fourchette :** $203 \times 85\,\% = 173$ batt./min.

*Sa FCC se situe donc entre 152 et 173 batt./min.*

## Roxanne, 19 ans et en forme

**Fréquence cardiaque maximale :** $220 - 19 = 201$.

**Limite inférieure de la fourchette :** $201 \times 85\,\% = 171$ batt./min.

**Limite supérieure de la fourchette :** $201 \times 90\,\% = 181$ batt./min.

*Sa FCC se situe donc entre 171 et 181 batt./min.*

## Dimitri, 22 ans et vraiment pas en forme

**Fréquence cardiaque maximale :** $220 - 22 = 198 - 13$ (à cause de la natation) $= 185$.

**Limite inférieure de la fourchette :** $185 \times 75\,\% = 139$ batt./min.

**Limite supérieure de la fourchette :** $185 \times 85\,\% = 157$ batt./min.

*Sa FCC se situe donc entre 139 et 157 batt./min.*

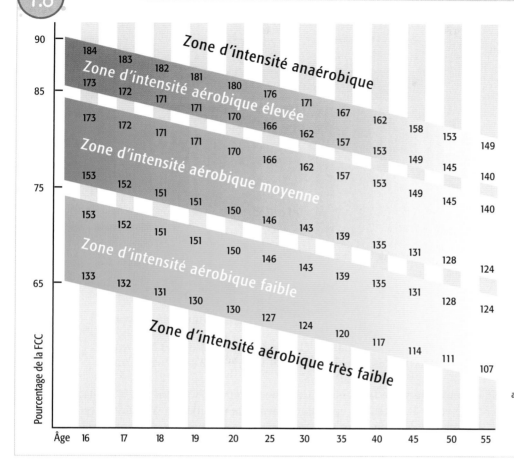

**figure 7.8** La fréquence cardiaque cible en fonction de l'âge et de la condition physique (méthode du pourcentage de la fréquence cardiaque maximale)[a]

a. Si vous vous entraînez en faisant des longueurs dans une piscine, utilisez la formule suivante pour établir votre FCC : 203 − votre âge × fourchette de pourcentage appropriée.

Enfin, la figure 7.9 montre l'évolution de la FCC selon cette méthode lors d'une séance de cardio type.

**2. La méthode de Karvonen.** Cette méthode à l'arithmétique plus complexe est cependant plus précise que la précédente parce qu'elle prend en compte la fréquence cardiaque de repos (FCR), un indicateur de l'endurance cardiovasculaire chez les personnes en bonne santé. Elle donne aussi des valeurs de FCC plus élevées. Par conséquent, la formule de Karvonen n'est pas recommandée aux personnes en mauvaise condition physique ou qui ont des problèmes cardiaques. Voici donc cette formule pour déterminer votre FCC minimale et maximale :

$$\text{FCC minimale} = [\text{RC} \times 65\,\%] + \text{FCR}$$
$$\text{FCC maximale} = [\text{RC} \times 90\,\%] + \text{FCR}$$

RC représente ici la réserve cardiaque. Celle-ci est déterminée de la manière suivante : votre fréquence cardiaque maximale (FCM) selon votre âge moins votre fréquence cardiaque de repos (FCR). Par exemple, si vous avez 18 ans et que votre FCR est de 72, votre RC se calculera ainsi : 220 − 18 = 202 (FCM) − 62 (FCR) = 130 (RC).

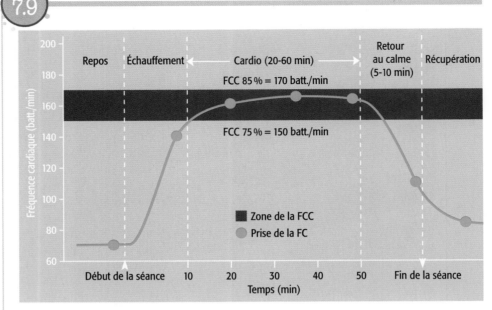

**figure 7.9** Évolution de la FC lors d'une séance de cardio type

Connaissant votre RC, vous pouvez appliquer la formule de Karvonen :

FCC minimale = [130 × 65 %] + 72 = 156 batt./min
FCC maximale = [130 × 90 %] + 72 = 189 batt./min

**calculateur FCC**

Pour connaître votre fréquence cardiaque de repos (FCR), prenez-la le matin debout à côté de votre lit. Attendez une minute avant de commencer à compter les battements. L'idéal est de prendre votre FCR trois fois dans la semaine, toujours dans les mêmes conditions, puis de faire une moyenne. Une fois que vous connaissez cette valeur, vous pouvez utiliser la formule ou encore le **calculateur FCC** en ligne sur le Compagnon Web. Comme ce calculateur établit votre FCC selon les deux méthodes, vous verrez tout de suite la différence entre les deux manières d'établir votre zone d'entraînement aérobique.

Voyons à présent ce que donne l'application de la méthode de Karvonen dans le cas de Jonathan et de Roxanne. Nous n'avons pas appliqué cette formule à Dimitri, à cause de sa très mauvaise condition physique. Dès qu'il aura passé, par exemple, du niveau très faible au niveau faible ou moyen, il pourra établir sa FCC à partir de la formule de Karvonen.

## Jonathan, 17 ans et pas en forme

**Fréquence cardiaque au repos (FCR) :** 73

**Réserve cardiaque (RC) :** [220 − 17 (âge)] − 73 (FCR) = 130

**FCC minimale :** [130 × 75 %] + 73 = 170 batt./min

**FCC maximale :** [130 × 85 %] + 73 = 183 batt./min

*Sa FCC se situe donc entre 170 et 183 batt./min. Selon l'autre méthode, sa FCC se situait entre 152 et 173 batt./min.*

### Roxanne, 19 ans et en forme

**Fréquence cardiaque au repos (FCR) :** 62

**Réserve cardiaque (RC) :** $[220 - 19 \text{ (âge)}] - 62 \text{ (FCR)} = 139$

**FCC minimale :** $[139 \times 85\%] + 62 = 180$ batt./min

**FCC maximale :** $[139 \times 90\%] + 62 = 187$ batt./min

*Sa FCC se situe donc entre 180 et 187 batt./min. Selon l'autre méthode, sa FCC se situait entre 171 et 181 batt./min.*

**3. La méthode basée sur l'intensité de l'effort perçue (IEP).** Si vous n'aimez pas vous arrêter pendant l'effort pour prendre votre pouls, la méthode basée sur l'intensité de l'effort perçue (IEP) vous conviendra peut-être mieux. Cette méthode repose sur votre perception de l'intensité d'un effort. Il existe même une échelle de fatigue, l'échelle de Borg, qui permet d'estimer l'intensité d'un effort en lui attribuant une cote entre 6 et 20 (tableau 7.11). Plus l'activité s'intensifie, plus le nombre attribué est élevé. Une IEP entre 11 et 16 équivaut, grosso modo, à une intensité se situant entre 65 et 90 % de votre fréquence cardiaque cible (FCC). Avec le temps, vous serez capable d'associer IEP et FCC, surtout à l'occasion d'un effort intense. Voyons ce que cela donne dans le cas de nos trois novices en entraînement.

**tableau 7.11** L'échelle de l'intensité de l'effort perçue (IEP)

Pour déterminer l'intensité d'une activité physique, vous pouvez utiliser l'échelle de fatigue de Borg. Elle permet d'estimer l'intensité d'un effort en lui attribuant une cote de 6 à 20. Plus l'activité est intense, plus la cote est élevée.

| Cote | Intensité de l'effort perçue (IEP) | Correspondance avec la FCC selon la méthode du pourcentage de la FCM | Lien avec une séance type d'activité physique |
|------|------------------------------------|----------------------------------------------------------------------|-----------------------------------------------|
| 6 | | Fréquence cardiaque à l'effort représentant moins de 65 % de la FCM | Échauffement et retour au calme |
| 7 | Extrêmement facile | | |
| 8 | | | |
| 9 | Très facile | | |
| 10 | | | |
| 11 | Facile à modérée | FCC 65-75 % | Zone d'entraînement aérobique |
| 12 | | | |
| 13 | Modérée à élevée | FCC 75-85 % | |
| 14 | | | |
| 15 | Élevée | FCC 90-95 % | |
| 16 | | | Zone d'entraînement anaérobique |
| 17 | Très élevée | Fréquence cardiaque à l'effort quasi maximale ou maximale | |
| 18 | | | |
| 19 | Extrêmement élevée | | |
| 20 | | | |

### Jonathan

Il pratiquera son jogging à une IEP se situant entre 12 et 14.

### Roxanne

Elle pratiquera ses deux activités aérobiques à une IEP se situant entre 14 et 16.

### Dimitri

Il pratiquera sa natation à une IEP se situant entre 12 et 14.

**4. La méthode MET.** Rappelons qu'un MET équivaut à la dépense d'énergie de l'organisme au repos, par exemple lorsqu'on est assis en train de lire. Cette dépense représente une consommation, grosso modo, de 3,5 millilitres d'oxygène par kilogramme de poids corporel par minute. Supposons que vous avez fait le test de course de 12 minutes de Cooper et que vous avez obtenu une consommation maximale d'oxygène estimée à 47 mL/kg/min (servez-vous du tableau 7.5). Pour connaître votre capacité aérobique maximale en METS, il suffit de diviser 47 par 3,5, ce qui donne environ 13,5 METS. Comme les experts recommandent une zone d'entraînement aérobique dont l'intensité varie entre 55 et 85 % de la consommation maximale d'oxygène (VO$_2$ max), il est facile d'établir cette zone à l'aide de la méthode MET, soit en utilisant le calculateur zone METS sur le Compagnon Web, soit en procédant ainsi:

**calculateur zone METS**

1. Choisir à partir du tableau 7.10 la fourchette de pourcentages appropriée à son niveau d'endurance cardiovasculaire actuel:

   - pas en forme: de 55 à 65 % de sa VO$_2$ max ou de son équivalent en METS;

   - moyennement en forme: de 65 à 75 % de sa VO$_2$ max ou de son équivalent en METS;

   - en forme: de 75 à 85 % de sa VO$_2$ max ou de son équivalent en METS.

   Dans votre cas, avec 47 mL O$_2$/kg/min ou 13,5 METS, vous êtes moyennement en forme, ce qui vous permet de travailler à une intensité se situant entre 65 et 75 % de votre VO$_2$ max. Traduit en METS, cela correspond à une dépense de 9 à 10 METS (respectivement 13,5 × 65 % et 13,5 × 75 %).

2. Ensuite, sélectionner, à partir de la liste de l'annexe 1, une ou plusieurs activités entraînant une dépense énergétique correspondant à l'intensité minimale et maximale. La valeur en METS de quelques activités aérobiques typiques est présentée dans le tableau 7.12. Dans votre cas, vous choisirez des activités entraînant une dépense soutenue de 9 à 10 METS: vélo à 19-23 km/h, step avec banc de 15-20 cm, jogging à 8,5-9,5 km/h, crawl à vitesse modérée, ski de fond sur le plat à une vitesse de 8-13 km/h, etc. De plus, cette méthode vous permet de traduire vos valeurs en METS en vitesse de course. Pour en savoir plus consultez le Compagnon Web.

**vitesse jogging**

Voyons maintenant les résultats obtenus par Jonathan, Roxanne et Dimitri avec la méthode MET. Nous avons fait les calculs pour eux.

Valeur en METS et en calories de quelques activités aérobiques populaires

tableau
7.12

| Activités aérobiques | Valeur en METS | Valeur en calories/min[a] |
|---|---|---|
| Marche lente | 2,5 | 2,9 |
| Marche ordinaire | 3,5 | 4,0 |
| Marche rapide à 5,5 km/h | 4,0 | 4,5 |
| Marche rapide en montant une côte | 6,0 | 7,0 |
| Marche très rapide sur le plat à 8 km/h | 7,5 | 8,7 |
| Marche ascendante en montagne | 8,0 | 9,3 |
| Jogging léger | 6,0 | 7,0 |
| Jogging sur place | 8,0 | 9,3 |
| Jogging ordinaire à 8 km/h | 8,0 | 9,3 |
| Jogging à 8,5 km/h | 9,0 | 10,5 |
| Jogging type cross-country | 9,0 | 10,5 |
| Jogging à 9,5 km/h | 10,0 | 11,5 |
| Course à 11 km/h | 11,0 | 13,0 |
| Course rapide à 12,5 km/h | 12,5 | 14,5 |
| Course rapide à 13 km/h | 13,5 | 15,7 |
| Course très rapide à 14,5 km/h | 15,0 | 17,5 |
| Course ultrarapide à 17,5 km/h | 18,0 | 21,0 |
| Vélo à moins de 16 km/h | 4,0-5,0 | 4,5-5,5 |
| Vélo à 16-19 km/h pour le loisir (par exemple se rendre au cégep) | 6,0 | 7,0 |
| Vélo à 19-22,5 km/h | 8,0 | 9,3 |
| Vélo à 22,5-25,5 km/h | 10,0 | 11,5 |
| Vélo à 25,5-30,5 km/h | 12,0 | 14,0 |
| Vélo à plus 32 km/h (compétition) | 16,0 | 18,5 |
| Ski de fond sur le plat à 4,5 km/h | 7,0 | 8,2 |
| Ski de fond sur le plat à 6,5-8 km/h | 8,0 | 9,3 |
| Ski de fond sur le plat à 8-13 km/h | 9,0 | 10,5 |
| Ski de fond sur le plat à plus de 13 km/h (compétition) | 10-14 | 10,5-16,3 |
| Ski de fond ascendant en montagne | 15-17 | 17,5-20,0 |
| Natation (aquaforme partie peu profonde) | 4,0 | 4,5 |
| Natation (nage dans un lac ou une rivière) | 6,0 | 7,0 |
| Natation (crawl à vitesse lente à modérée) | 7,0 | 8,2 |
| Natation (crawl à vitesse modérée à rapide) | 11,0 | 13,0 |

a. Pour une personne pesant 70 kg. Comme votre poids influe sur la dépense calorique, si vous pesez davantage, la dépense calorique sera plus élevée et si vous pesez moins, elle sera plus basse.

# En action!

Véronique T. Pedneault
**Cégep régional de Lanaudière**

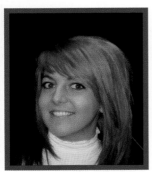

Étudiante en sciences de la nature, Véronique est une sportive heureuse. Ce qui la branche : repousser ses limites.

Pour moi, le sport est essentiel au bonheur et à la santé. J'ai commencé la danse à l'âge de sept ans. Au secondaire, j'ai continué (la danse fait partie de ma personnalité !), et j'ai commencé la compétition en hip hop. J'ai pris une concentration en basketball (j'ai eu la piqûre en suivant l'un de mes frères), et je me suis mise à la course. Maintenant, je suis membre de la troupe de danse du cégep, je fais du judo (je me défoule tout en développant de nouvelles habiletés), et je pratique l'aérobie 3 à 4 fois par semaine (j'anime aussi un midi cardio). Évidemment, je m'entraîne régulièrement au gym, où je fais du cardio-vélo.

L'activité physique me libère de tout mon stress et de toutes mes préoccupations. Après, je suis plus concentrée en classe et mes résultats scolaires sont meilleurs. Le sport a un effet très thérapeutique.

Je gère mon agenda consciencieusement, en prévoyant en premier les périodes de sport. Quand j'ai une journée de libre, je m'amuse et je vois mes amis. Et puis je travaille une fin de semaine sur deux (dans les cosmétiques ; qui a dit que les sportives étaient des garçons manqués ? J'aime briser les idées préconçues !). J'étudie au cégep pendant mes périodes libres ou le soir en rentrant. La conciliation entre toutes mes activités se fait très bien mais, c'est clair, je ne m'attarde jamais devant l'ordinateur. Quand on veut vraiment quelque chose, on trouve toujours le temps. Facile à dire ? La facilité, c'est de baisser les bras, de trouver des excuses.

Pour aimer le sport, il faut en essayer plusieurs et trouver celui qui nous fait vibrer. Ensuite, quand on comprend tout le bien qu'il nous fait, la motivation suit. Comme dit Nietzsche, l'homme qui vit vraiment est celui qui repousse sans cesse ses propres limites. Tenter d'atteindre mon but m'a toujours motivée au plus haut point. Une médaille d'or, ça me pousse à vouloir faire encore mieux !

Un grand plaisir pour moi : avoir décidé mes parents à s'entraîner au gym avec moi ! En faisant du sport, j'ai rencontré beaucoup de gens extraordinaires qui m'ont encouragée. Un jour, à mon tour, je serai là pour la relève.

---

### Jonathan (pas en forme)

**VO$_2$ max obtenue :** 36 mL O$_2$/kg/min, soit l'équivalent de 10,3 METS.

**Fourchette de pourcentages appliquée dans son cas :** de 55 à 65 % de la VO$_2$ max.

**Sa zone d'entraînement aérobie est donc la suivante :** grosso modo de 6 METS (55 %) à 7 METS (65 %).

**Activités de 6 à 7 METS :** ski de fond sur le plat à 5 km/h, natation (lente), marche très rapide à 8 km/h avec fort balancé des bras, jogging léger, vélo sur le plat à 16-19 km/h.

### Roxanne (en forme)

**VO$_2$ max obtenue :** 40 mL O$_2$/kg/min (selon le tableau 7.2), soit l'équivalent de 11,5 METS.

**Fourchette de pourcentages appliquée dans son cas :** de 75 à 85 % de la VO$_2$ max.

**Sa zone d'entraînement aérobie est donc la suivante :** de 8,5 METS (75 %) à 10 METS (85 %).

**Activités de 8,5 à 10 METS :** vélo sur le plat à 19-24 km/h, rameur stationnaire à 200 watts, step avec banc de 15-20 cm, natation (rapide), jogging à 8-9 km/h.

### Dimitri (pas en forme)

**VO$_2$ max obtenue :** 32,6 mL O$_2$/kg/min (selon le tableau 7.2), soit l'équivalent de 9 METS.

**Fourchette de pourcentages appliquée dans son cas :** de 55 à 65 % de la VO$_2$ max.

**Sa zone d'entraînement aérobie est donc la suivante :** de 5 METS (55 %) à 6 METS (65 %).

**Activités de 5 à 6 METS :** natation (lente), vélo sur le plat à 16-19 km/h, vélo stationnaire à 100 watts, jogging très léger, marche rapide sur le plat à 6,5 km/h.

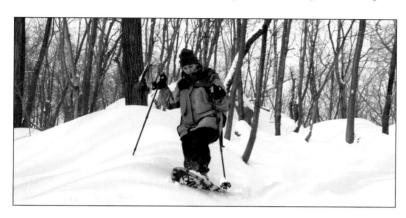

## Précisez les conditions de réalisation : Où ? Quand ? Avec qui ?

Le « Où ? Quand ? Avec qui ? » précise les conditions dans lesquelles vous allez réaliser votre programme personnel de mise en forme. Si vous ne passez pas par cette étape, vous risquez d'être comme un bateau sans gouvernail, qui change de cap au gré du vent. Prenez en charge votre programme : soyez clair, net et précis, comme le sont nos trois jeunes adeptes de l'entraînement, Jonathan, Roxanne et Dimitri.

### Jonathan

**Durée du programme :** 6 semaines, du 9 septembre au 21 octobre.

**Où :** sur le campus du cégep.

**Quand :** le lundi, le mercredi et le vendredi, de 12 h à 12 h 30.

**Avec qui :** mon copain Amir, qui est aussi peu en forme que moi et qui suivra le même programme.

### Roxanne

**Durée du programme :** 5 semaines, du 20 mai au 24 juin.

**Où :** en semaine sur les pistes cyclables de la ville où j'habite et le samedi près du chalet sur une piste accidentée.

**Quand :** le lundi, le mercredi et le vendredi, de 12 h à 12 h 45, et le samedi, de 14 h à 15 h.

**Avec qui :** mes amis Luc et Marina en semaine, avec Luc le samedi.

**Durée du programme :** 7 semaines, du 2 octobre au 20 novembre.

**Où :** piscine du cégep.

**Quand :** le lundi, le mercredi et le jeudi de 12 h à 12 h 35.

**Avec qui :** seul.

# Quelques exemples
## de progression dans l'effort

Avant de mettre la dernière main à votre programme personnel de mise en forme, rien ne vaut des exemples concrets de progression dans l'effort. Cinq exemples d'application du principe de la progression, dans autant d'activités différentes, sont proposés dans les tableaux 7.13 à 7.17. Ces tableaux vous permettront de constater, de semaine en semaine, l'application de ce principe. Examinez bien les programmes proposés ; vous en trouverez certainement un qui vous ira comme un gant !

Une précision toutefois ; les exemples qui suivent s'adressent surtout aux personnes qui mènent une vie sédentaire depuis quelque temps et qui sont donc « rouillées » sur le plan musculaire, articulaire et, aussi, cardiovasculaire. Si vous êtes physiquement actif, vous pouvez commencer un programme particulier à la semaine correspondant à votre

**tableau 7.13** Programme progressif de marche rapide

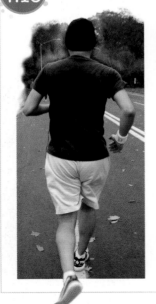

| Semaine | Durée (min) | Vitesse de marche | Intensité de l'effort | FCC (%) | Nombre de séances par semaine |
|---|---|---|---|---|---|
| 1 | 20 | Rapide (> 5 km/h) | Moyenne | 60-65 | 2 |
| 2 | 20 | Rapide | Moyenne | 60-65 | 3 |
| 3 | 25 | Rapide à très rapide (6-7 km/h) | Moyenne à élevée | 65-75 | 3 |
| 4 | 25 | Rapide à très rapide (6-7 km/h) | Moyenne à élevée | 65-75 | 4 |
| 5 | 30 | Très rapide (> 7 km/h) | Élevée | 75-85 | 4 |
| 6 | 30 | Très rapide (> 7 km/h) | Élevée | 75-85 | 4 |

forme physique actuelle. Par exemple, vous pouvez commencer à la semaine 3 ou 4, au lieu de la semaine 1. Vous trouverez aussi sur le Compagnon Web d'autres exemples de progression dans l'effort cardiovasculaire, ainsi que des exemples de programme d'entraînement pour courir un demi-marathon ou un marathon. À vous de sélectionner la dose d'exercice qui améliorera progressivement votre condition physique.

progression

**tableau 7.14** Programme progressif de jogging

| Semaine | Durée (min) | Vitesse de jogging | Intensité de l'effort | FCC (%) | Nombre de séances par semaine |
|---|---|---|---|---|---|
| 1 | 20 | Lente (< 8 km/h) | Moyenne | 65-75 | 2 |
| 2 | 20 | Lente (< 8 km/h) | Moyenne | 65-75 | 3 |
| 3 | 25 | Moyenne (8-10 km/h) | Moyenne à élevée | 75-85 | 3 |
| 4 | 25 | Moyenne à rapide (10-11 km/h) | Moyenne à élevée | 75-85 | 4 |
| 5 | 30 | Rapide (> 11 km/h) | Élevée | 85-90 | 4 |
| 6 | 30 | Rapide (> 11 km/h) | Élevée | 85-90 | 4 |

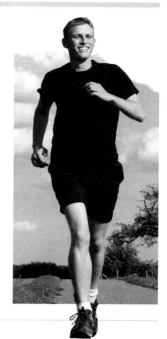

**tableau 7.15** Programme progressif de vélo sur route

| Semaine | Durée (min) | Intensité de l'effort | FCC (%) | Nombre de séances par semaine |
|---|---|---|---|---|
| 1 | 25 | Faible | 60-65 | 2 |
| 2 | 25 | Moyenne | 65-75 | 2 |
| 3 | 30 | Moyenne | 65-75 | 3 |
| 4 | 35 | Élevée | 75-85 | 4 |
| 5 | 40 | Élevée | 75-85 | 4 |
| 6 | 45 | Élevée à très élevée | 85-90 | 4 |

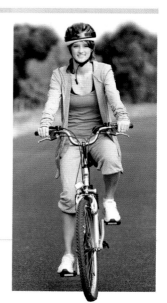

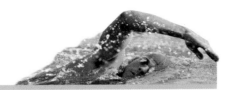

**tableau 7.16** Programme progressif de natation

| Semaine | Nombre de longueurs de piscine (ratio travail/repos) | Durée[b] (min) | Intensité de l'effort | FCC[c] (%) | Nombre de séances par semaine |
|---------|------------------------------------------------------|----------------|------------------------|-------------|-------------------------------|
| 1 | 3-R-3[a] | 15 | Faible | 60-65 | 2 |
| 2 | 3-R-3 | 20 | Moyenne | 65-75 | 2 |
| 3 | 4-R-4 | 20 | Moyenne | 65-75 | 3 |
| 4 | 6-R-6 | 25 | Moyenne à élevée | 75-85 | 4 |
| 5 | 8-R-8 | 30 | Moyenne à élevée | 75-85 | 4 |
| 6 | 10-R-10 | 35 | Élevée à très élevée | 85-90 | 4 |

a. 3-R-3 : signifie 3 longueurs, repos de 20 à 30 secondes, 3 longueurs, repos de 20 à 30 secondes, et ainsi de suite.

b. Dont une minute de repos entre les séries d'effort continu.

c. FCC applicable pour la natation (voir note figure 7.8, p. 229).

**tableau 7.17** Programme progressif de patin à roues alignées

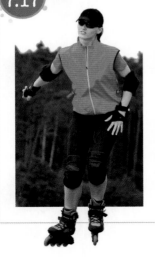

| Semaine | Durée (min) patinage | Vitesse de l'effort | Intensité | FCC (%) | Nombre de séances par semaine |
|---------|----------------------|---------------------|-----------|---------|-------------------------------|
| 1 | 20 | Lente | Faible | 60-65 | 2 |
| 2 | 20 | Moyenne | Moyenne | 65-75 | 3 |
| 3 | 25 | Moyenne | Moyenne | 65-75 | 3 |
| 4 | 25 | Moyenne à rapide | Moyenne à élevée | 75-85 | 4 |
| 5 | 30 | Moyenne à rapide | Moyenne à élevée | 75-85 | 4 |
| 6 | 35 | Rapide | Élevée à très élevée | 85-90 | 4 |

# Préparez-vous
## physiquement et mentalement

Pour augmenter vos chances d'atteindre votre objectif, vous devez être bien préparé sur le plan physique et sur le plan mental. Sans préparation, cela ne vaut pas la peine de vous lancer dans un tel projet. Nous reviendrons en détail sur cette préparation dans le chapitre 12. Voici déjà, sous la forme d'une liste de vérification, les éléments clés à inclure dans votre préparation physique et mentale à l'exercice.

- S'échauffer avant de lancer le moteur.

- Terminer sa séance par un retour au calme.

- Porter des chaussures de sport et des vêtements adéquats.
- Savoir quoi et quand manger, au fur et à mesure qu'on devient physiquement plus actif (chapitre 3).
- Savoir comment éviter la déshydratation (chapitre 3).
- Savoir adapter sa pratique de l'activité physique à son état de santé.
- Connaître et appliquer les conseils de base pour garder sa motivation.

## Je me demande

**Quand je cours, je suis automatiquement à bout de souffle. Peut-être que je ne suis pas fait pour le jogging.** Non, mais peut-être démarrez-vous trop rapidement ou avez-vous un niveau d'endurance cardiovasculaire très faible. C'est peut-être aussi pour ces deux raisons à la fois. Commencez donc par un jogging léger ou même par de la marche rapide, quitte à passer progressivement au jogging en alternant marche et jogging.

**Est-ce vrai que l'entraînement musculaire en circuit peut aussi améliorer mon endurance cardiovasculaire?** Oui, jusqu'à un certain point et à certaines conditions. Le circuit doit d'abord inclure notamment des exercices sollicitant les grandes masses musculaires des cuisses et du bassin à une intensité au moins modérée. Les temps de récupération entre les exercices doivent être brefs (moins de 30 secondes bien souvent). Le circuit doit durer au moins 30 minutes, afin que la consommation d'oxygène, et pas seulement la fréquence cardiaque à l'effort, puisse s'élever suffisamment. Dans ces conditions, la recherche a démontré que ce genre de circuit pouvait améliorer l'endurance cardiovasculaire.

**Le résultat de mon dernier test d'endurance cardiovasculaire me classait dans la catégorie très faible. Est-il possible, lors de mon prochain test, de passer à la catégorie très élevée?** Cela serait étonnant si le prochain test est dans un mois ou deux, car ce laps de temps est insuffisant pour obtenir un gain aussi spectaculaire. Par contre, c'est possible sur un horizon de quelques mois si vous appliquez un programme d'entraînement à raison d'au moins 3 séances intensives de cardio par semaine. Il est plus réaliste, cependant, d'espérer passer du niveau très faible au niveau moyen en 4 à 6 semaines parce que, justement, c'est quand on est très bas, au niveau plancher en somme, qu'on peut espérer faire des gains de forme impressionnants. D'un niveau élevé, il est au contraire plus difficile d'atteindre le niveau très élevé, parce qu'on est plus près du plafond génétique, lequel varie d'un individu à l'autre.

**Avec mes 10 minutes de marche quotidienne pour prendre l'autobus, est-ce que je fais suffisamment d'exercice cardiovasculaire?** Non. Le minimum recommandé par les experts est de 30 minutes (qui peuvent se faire en 3 blocs d'au moins 10 minutes) d'exercices d'intensité modérée par jour.

**Quand j'arrête mon jogging pendant une semaine, j'ai l'impression de tout perdre. Est-ce normal?** C'est une impression, car vous ne perdez pas tout en une semaine. Toutefois, si vous ne joggez pas pendant quelques semaines, vous allez perdre une partie de votre gain cardiovasculaire. En fait, plus vous êtes en forme sur ce plan, plus vous perdez gros quand l'absence d'entraînement se prolonge.

# Concevez maintenant
## votre programme personnel

Ça y est. Vous avez évalué votre endurance cardiovasculaire et vous connaissez les règles d'efficacité ou principes de l'entraînement vous permettant de maintenir ou d'améliorer ce déterminant de la condition physique. Vous avez donc entre les mains les outils nécessaires pour concevoir un programme personnel d'endurance cardio-vasculaire (bilan 7.2). Cependant vous aurez d'abord un petit exercice à faire : **déterminer votre zone d'entraînement aérobique en tenant compte de votre capacité cardiovasculaire telle qu'elle a été établie par les tests «cardio» que vous avez passés (bilan 7.1)**. Cet exercice est essentiel étant donné la nécessité de préciser l'intensité minimale et maximale de l'effort dans ce genre de programme.

Revenons à présent à la conception de votre programme d'entraînement cardiovasculaire. Trois étapes sont importantes pour bien concevoir un tel programme. Les voici.

**Étape A.** Vous devez d'abord **établir vos capacités physiques, ce qui vous aidera à déterminer votre besoin sur le plan de l'endurance cardiovasculaire (bilan 7.2 A)**.

**Étape B.** Ensuite, vous devez **vous fixer un objectif réaliste et précis** basé sur votre besoin à combler sur le plan cardiovasculaire (bilan 7.2 B). Vous pouvez avoir besoin d'améliorer votre cardio ou, s'il est déjà élevé, de le maintenir à son niveau actuel. Ce besoin devient en quelque sorte votre **principal facteur de motivation**. Pour ce qui est des conditions favorables ou défavorables à une pratique régulière et suffisante de l'activité physique, faites un retour sur les bilans 2.2 et 2.3 (pages 56 à 60). Vous devez ensuite déterminer une limite de temps pour atteindre cet objectif, par exemple 6 ou 8 semaines.

**Étape C.** Enfin, vous allez **préciser comment vous appliquerez les principes de l'entraînement** et quelles seront les conditions de réalisation (ou modalités d'application) qui vous permettront de passer concrètement à l'action (bilan 7.2 C). Il s'agit, en fait, de répondre à des questions d'ordre pratique : combien de temps, combien de fois par semaine, où, quand et avec qui allez-vous pratiquer votre activité physique? Étant donné l'importance de la progression lors d'exercices cardiovasculaires, nous avons prévu une fiche à remplir pour vous aider à établir une telle progression sur les deux premières semaines de votre programme personnel (bilan 7.3).

En fait, concevoir un programme personnel, donc collé sur vos capacités et vos besoins, vous permet de vérifier votre compétence à appliquer les règles inhérentes à une pratique de l'activité physique qui favorise la santé.

Consultez le Compagnon Web à la rubrique «Pour en savoir plus». Vous y trouverez des suggestions de lecture et des sites Internet à visiter.

Pour en savoir plus

# À vos méninges 7

Nom : _____ Groupe : _____ Date : _____

**1** Vrai ou faux ? Après un entraînement cardiovasculaire de longue durée…

a) La capacité pulmonaire totale ou capacité vitale est augmentée de façon marquée. _____

b) Une personne entraînée peut pomper à l'effort beaucoup plus d'air qu'une personne non entraînée. _____

c) Les artères coronaires deviennent plus grosses. _____

d) Les parois du ventricule droit du cœur s'épaississent. _____

e) La fréquence cardiaque de repos demeure inchangée. _____

**2** Indiquez cinq effets sur le cerveau de l'entraînement en endurance cardiovasculaire.

1. _____

2. _____

3. _____

4. _____

5. _____

**3** Nommez trois effets physiologiques de l'entraînement cardiovasculaire sur les muscles squelettiques.

1. _____

2. _____

3. _____

**4** Complétez le paragraphe suivant.

Le muscle squelettique renferme deux types de fibres : les fibres _____ et les fibres _____. Lorsqu'elles sont stimulées, les premières développent leur tension maximale en _____ fois plus de temps que les secondes. Bref, les premières sont spécialisées dans les _____ plus lentes, mais de plus _____ durée. Tout au contraire, les fibres _____ excellent dans les contractions _____ et puissantes, mais de plus _____ durée.

**5** Un exercice aérobique peut augmenter le débit sanguin dans le cerveau de plus de :

☐ a) 10 %.   ☐ d) 40 %.

☐ b) 20 %.   ☐ e) 50 %.

☐ c) 30 %.

# À vos méninges

7

Nom : _____ Groupe : _____ Date : _____

**6** À quoi un MET équivaut-il ?

☐ **a)** À la dépense calorique pendant un effort.

☐ **b)** À la dépense calorique au repos.

☐ **c)** À la consommation maximale d'oxygène d'un individu.

☐ **d)** À la dette d'oxygène après l'exercice.

☐ **e)** Aucune des réponses précédentes.

**7** Le niveau de consommation maximale d'oxygène (VO$_2$ max) est un indice…

☐ **a)** De l'état de santé des artères du cœur.

☐ **b)** De la capacité anaérobique.

☐ **c)** De la capacité pulmonaire.

☐ **d)** Du niveau d'endurance cardiovasculaire.

☐ **e)** De la capacité à éliminer l'acide lactique.

**8** Nommez trois tests utilisés pour évaluer l'endurance cardiovasculaire.

1. _____

2. _____

3. _____

**9** Parmi les activités physiques suivantes, laquelle correspond au principe de la spécificité quand on vise à améliorer son endurance cardiovasculaire ?

☐ **a)** La musculation.

☐ **b)** Le ski alpin.

☐ **c)** Les exercices exécutés à l'aide d'un gros ballon.

☐ **d)** Les exercices aérobiques.

☐ **e)** Les exercices d'étirement.

**10** Pour améliorer son endurance cardiovasculaire, quelle doit être l'intensité minimale de l'activité pratiquée ?

☐ **a)** Très faible.          ☐ **d)** Élevée.

☐ **b)** Faible.          ☐ **e)** Très élevée.

☐ **c)** Modérée.

# À vos méninges

**7**

Nom : _____ Groupe : _____ Date : _____

**11** Que faut-il faire pour maintenir le niveau d'endurance cardiovasculaire acquis ?

☐ **a)** Diminuer l'intensité de l'effort, mais pas la fréquence ni la durée des séances.

☐ **b)** Diminuer l'intensité et la fréquence de l'effort, mais pas la durée des séances.

☐ **c)** Diminuer l'intensité et la durée de l'effort, mais pas la fréquence des séances.

☐ **d)** Diminuer la fréquence et la durée des séances, mais pas l'intensité de l'effort.

☐ **e)** Toutes les réponses précédentes.

**12** Pour améliorer son endurance cardiovasculaire, quelle est l'intensité de l'effort adéquate (en pourcentage de la consommation maximale d'oxygène) ?

☐ **a)** De 30 à 65 %.

☐ **b)** De 40 à 75 %.

☐ **c)** De 55 à 85 %.

☐ **d)** De 60 à 95 %.

☐ **e)** Aucune des réponses précédentes.

**13** Parmi les méthodes suivantes, laquelle peut-on utiliser pour déterminer une zone d'effort aérobique à la fois efficace et sans danger ?

☐ **a)** Élever la fréquence de ses pulsations jusqu'à sa plage de fréquence cardiaque cible (FCC).

☐ **b)** Élever la fréquence de ses pulsations jusqu'à ce qu'elle atteigne 35 battements de plus que sa fréquence cardiaque au repos.

☐ **c)** Prendre son pouls avant et après l'effort.

☐ **d)** Prendre son pouls pendant l'effort.

☐ **e)** Toutes les méthodes précédentes.

**14** Complétez les phrases suivantes.

**a)** L'objectif choisi doit vous garantir un _____ concret dans un délai _____.

**b)** Les éléments clés à inclure dans votre préparation physique et mentale à l'exercice sont les suivants :

- s'échauffer avant de _____ le moteur ;

- terminer sa séance par un _____ au _____ ;

Nom : _____ Groupe : _____ Date : _____

- porter des _____ de sport et des vêtements adéquats ;
- savoir _____ manger, et quand, au fur et à mesure qu'on devient physiquement plus actif ;
- savoir comment éviter la _____ ;
- savoir adapter sa pratique de l'activité physique à son _____ de _____ ;
- connaître et appliquer les conseils de base pour garder sa _____.

**15** Comparez les deux méthodes de calcul des fréquences cardiaques cibles, c'est-à-dire la méthode de Karvonen et la méthode du pourcentage de la fréquence cardiaque maximale. Répondez par oui ou par non.

| | | Karvonen | PFCM |
|---|---|---|---|
| 1 | Prend en compte la fréquence cardiaque de réserve | | |
| 2 | Utilise la fréquence cardiaque maximale | | |
| 3 | Prend en compte l'âge | | |
| 4 | Prend en compte le sexe | | |
| 5 | Prend en compte la baisse de la fréquence maximale à cause de l'entraînement | | |

# Bilan

Ces bilans vous aideront à établir votre bilan énergétique quotidien ainsi qu'à cerner vos besoins sur le plan de l'équilibre énergétique. Ils vous aideront aussi à concevoir un programme personnel d'entraînement adapté à ces besoins. L'annexe 3 comprend d'autres fiches, qui vous permettront de compléter ce programme si nécessaire. **Dans votre cours de l'ensemble 3**, vous pourrez raffiner ce programme, l'appliquer et en assurer le suivi sur une période de plusieurs semaines puis évaluer, après-coup, sa mise en pratique.

Nom : _____ Groupe : _____ Date : _____

## Déterminez votre
### zone d'entraînement aérobique

En tenant compte de votre âge et du résultat de l'évaluation de votre niveau d'endurance cardiovasculaire, choisissez l'une ou l'autre des méthodes suivantes pour déterminer l'intensité de vos efforts cardiovasculaires.

Âge _____ ans          Fréquence cardiaque au repos (FCR) _____ batt./min

**Niveau d'endurance cardiovasculaire** tel que déterminé par des tests appropriés :

Test : _____          Résultat brut : _____

**Catégorie bénéfices-santé** (encerclez la cote correspondant au niveau obtenu[a]) :

TE    E    M    F    TF

1. **Méthode du pourcentage de la FCC**

   **a)** Déterminez votre fréquence cardiaque maximale (FCM).

   220 − _____ (votre âge) = _____ batt./min

   **b)** Déterminez votre fourchette de pourcentage en fonction de votre niveau d'endurance cardiovasculaire. **Si vous avez moins de 30 ans et êtes en bonne santé mais pas en forme, utilisez la plage 75 à 85 %.**

   65 à 75 % (pas en forme) _____

   75 à 85 % (moyennement en forme) _____

   85 à 90 % (en forme) _____

   **c)** Calculez votre FCC minimale et votre FCC maximale en fonction de votre fourchette de pourcentage (ou utilisez le calculateur sur le Compagnon Web).

   (FCM) × ____ % = ____ FCC minimale (____ batt./15 s ; ____ batt./10 s)

   (FCM) × ____ % = ____ FCC maximale (____ batt./15 s ; ____ batt./10 s)

calculateur FCC

2. **Méthode de Karvonen**

   **a)** Déterminez votre réserve cardiaque (RC).

   220 − ____ (votre âge) = ____ batt./min (FCM) − ____ FCR = ____ batt./min (RC)

a. TE : très élevé ; E : élevé ; M : moyen ; F : faible ; TF : très faible.

Nom : _____ Groupe : _____ Date : _____

**b)** Déterminez votre fourchette de pourcentage en fonction de votre niveau d'endurance cardiovasculaire. **Si vous avez moins de 30 ans et êtes en bonne santé mais pas en forme, utilisez la plage 75 à 85 %.**

65 à 75 % (pas en forme) ____

75 à 85 % (moyennement en forme) ____

85 à 90 % (en forme) ____

**calculateur FCC**

**c)** Calculez votre FCC minimale et votre FCC maximale en fonction de votre fourchette de pourcentage et selon la formule de Karvonen (ou utilisez le calculateur sur le Compagnon Web).

____ batt./min (RC) $\times$ 65 % = ____ + ____ batt./min (FCR) = ____ FCC minimale

____ batt./min (RC) $\times$ 90 % = ____ + ____ batt./min (FCR) = ____ FCC maximale

**3. Méthode MET**

**a)** Déterminez votre capacité aérobique maximale en METS.

($VO_2$ max en mL/kg/min) ____ /3,5 = ____ METS)

**b)** Déterminez votre fourchette de pourcentage en fonction de votre niveau d'endurance cardio-vasculaire. **Si vous avez moins de 25 ans et êtes en bonne santé mais pas en forme, utilisez la plage 75 à 85 %.**

55 à 65 % de votre $VO_2$ max (pas en forme) ____

65 à 75 % de votre $VO_2$ max (moyennement en forme) ____

75 à 85 % de votre $VO_2$ max (en forme) ____

**calculateur zone METS**

**c)** Déterminez votre zone d'entraînement aérobique en METS (zone METS) en fonction de votre fourchette de pourcentage (ou utilisez le calculateur sur le Compagnon Web).

____ (capacité aérobique maximale en METS) $\times$ ____ % = ____ Zone METS minimale

____ (capacité aérobique maximale en METS) $\times$ ____ % = ____ Zone METS maximale

**d)** À l'aide du tableau 7.12 (page 233) ou de l'annexe 1, déterminez une ou plusieurs activités de nature aérobique qui correspondent à votre zone d'entraînement aérobique calculée en METS.

_____

_____

_____

**4. Méthode IEP**

Servez-vous de l'échelle de l'intensité de l'effort perçue (tableau 7.11, page 231) pour déterminer votre zone d'entraînement aérobique :

Cote minimale (entre 6 et 20) : ____

Cote maximale (entre 6 et 20) : ____

# Bilan

Nom : _____ Groupe : _____ Date : _____

# Concevez votre programme personnel
## d'entraînement cardiovasculaire

### Étape A  Vos capacités physiques et votre besoin sur le plan de l'endurance cardiovasculaire

1.  **Votre capacité sur le plan médical** à faire en toute sécurité un entraînement de type cardiovasculaire modéré à intense (reportez-vous au Q-AAP, page 178)

    Aucune restriction médicale _____

    Avec restriction médicale _____ temporaire _____ permanente _____

    Précisez s'il y a une restriction : _____

2.  **Votre capacité sur le plan de l'endurance cardiovasculaire** (encerclez la cote correspondant au niveau obtenu[a]) :

    TE     E     M     F     TF

3.  **Votre besoin sur le plan cardiovasculaire** : ◯ améliorer      ◯ maintenir[b]

### Étape B  Votre objectif à court terme

**L'objectif fixé doit être précis et réaliste, c'est-à-dire mesurable et atteignable dans un délai raisonnable.**

Par conséquent, en me basant sur le besoin déterminé à l'étape A, mon objectif à court terme est le suivant (inspirez-vous au besoin des cas de Jonathan, Roxanne et Dimitri à la page 225) :

_____

_____

_____

_____

a.  TE : très élevé ; E : élevé ; M : moyen ; F : faible ; TF : très faible.
b.  Seulement si votre niveau est élevé ou très élevé.

Nom : _____ Groupe : _____ Date : _____

## Étape C  Votre programme

**1. La conception de votre programme exige que vous appliquiez les principes de l'entraînement à l'endurance cardiovasculaire.**

| Principes de l'entraînement | Modalités d'application |
|---|---|
| **Spécificité ou activité**(s) **choisie**(s) | _____ |
| **Surcharge** | **Intensité pendant l'activité[a] :**<br><br>a)  FCC min : _____ batt./min ; FCC max : _____ batt./min (méthode du pourcentage de la FCC max)<br><br>b)  FCC min : _____ batt./min ; FCC max : _____ batt./min (méthode de Karvonen)<br><br>c)  zone Mets minimale _____ zone Mets maximale _____<br><br>d)  cote IEP minimale _____ cote IEP maximale _____<br><br>**Durée de l'activité :** _____ minutes par séance<br><br>**Fréquence par semaine :**  ◯  3 fois   ◯  4 fois   ◯  5 fois |
| **Progression** | **Voir le bilan 7.3** |
| **Maintien** (ce que vous feriez si vous aviez à maintenir le niveau atteint) | Réduction du nombre de séances (de combien de fois) _____<br><br>Réduction de la durée des séances (de combien de minutes) _____ |

a.  Si vous nagez, calculez votre FCC selon la formule pour la natation.

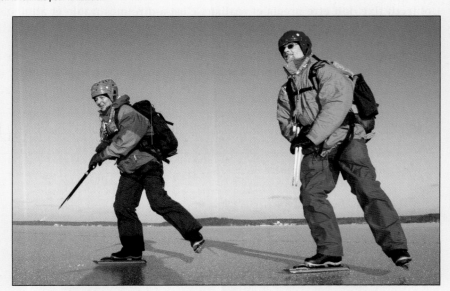

Nom : _____ Groupe : _____ Date : _____

## 2. Les conditions de réalisation

|  |  | cochez |
|---|---|---|
| **Où ?** | À mon cégep |  |
|  | Dans un autre cégep ou école _____ |  |
|  | Chez moi |  |
|  | Près de chez moi (précisez le type d'endroit) _____ |  |
|  | Dans un centre d'entraînement physique |  |
|  | Autre endroit _____ |  |

|  |  |  | cochez |
|---|---|---|---|
| **Quand ?** | Lundi | de _____ à _____ |  |
|  | Mardi | de _____ à _____ |  |
|  | Mercredi | de _____ à _____ |  |
|  | Jeudi | de _____ à _____ |  |
|  | Vendredi | de _____ à _____ |  |
|  | Samedi | de _____ à _____ |  |
|  | Dimanche | de _____ à _____ |  |

|  |  | cochez |
|---|---|---|
| **Avec qui ?** | Seul |  |
|  | Ami(s) |  |
|  | Copain, copine, conjoint, conjointe |  |
|  | Coéquipier(s) d'une équipe sportive |  |
|  | Membres de la famille |  |
|  | Autre (précisez) _____ |  |

# 7.3

## Bilan

Nom : _____ Groupe : _____ Date : _____

# Évaluez votre progression
## dans l'effort

Ce bilan vous aidera à établir une progression dans la surcharge, que vous appliquerez dans votre programme personnel **au cours des deux premières semaines**. Il suffit de remplir les cases du tableau avec vos propres données. Vous pouvez vous inspirer des tableaux 7.13 à 7.17.

| Semaine | Durée de l'effort (en minutes) et nombre de séances | Intensité de l'effort (FCC, METS) | Commentaires ou précisions s'il y a lieu |
|---|---|---|---|
| 1 | Séance 1 _____ <br> Séance 2 _____ <br> Séance 3 _____ <br> Séance 4 _____ <br> Séance 5 _____ | Séance 1 _____ <br> Séance 2 _____ <br> Séance 3 _____ <br> Séance 4 _____ <br> Séance 5 _____ | _____ <br> _____ <br> _____ <br> _____ <br> _____ |
| 2 | Séance 1 _____ <br> Séance 2 _____ <br> Séance 3 _____ <br> Séance 4 _____ <br> Séance 5 _____ | Séance 1 _____ <br> Séance 2 _____ <br> Séance 3 _____ <br> Séance 4 _____ <br> Séance 5 _____ | _____ <br> _____ <br> _____ <br> _____ <br> _____ |

## Réflexion personnelle (s'il y a lieu)

La progression que vous avez établie vous a-t-elle permis de passer en douceur à un niveau d'activité physique plus élevé ? Précisez votre réponse.

_____

_____

_____

_____

_____

_____

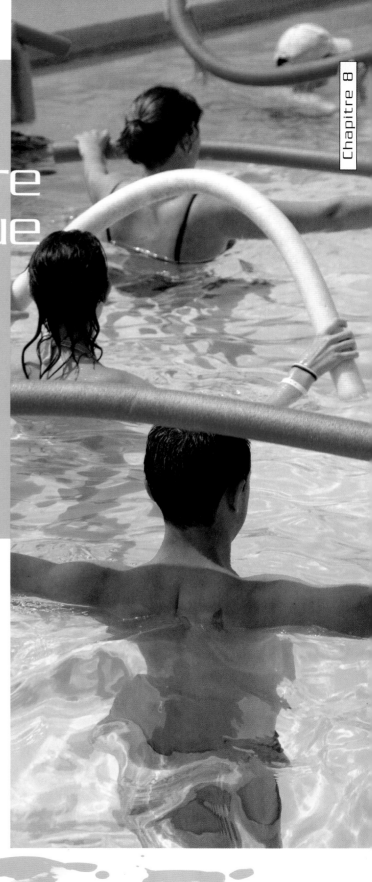

## Chapitre 8

# Viser l'équilibre énergétique

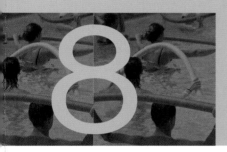

**8**

## Objectifs

- Définir l'équilibre énergétique.

- Comprendre le rôle de l'équilibre énergétique et de son corollaire, la composition corporelle, dans le maintien d'une bonne santé.

- Connaître les mesures servant à évaluer ce déterminant de la condition physique.

- Évaluer l'état de son équilibre énergétique ainsi que de sa composition corporelle.

- Savoir comment élaborer un programme personnel, visant l'équilibre énergétique, basé sur les résultats obtenus lors de l'évaluation de ce déterminant.

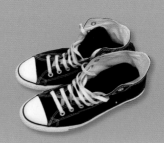

Nous avons introduit dans le chapitre 6 la notion d'équilibre éner-gétique, à titre de déterminant de la condition physique. Rappelons que cette notion fait référence à **la capacité de maintenir, sur une base régulière, un équilibre entre l'apport et la dépense énergé-tiques** (ou caloriques). Voyons cela de plus près.

# Les composantes de l'apport
## et de la dépense énergétiques

L'apport calorique quotidien est constitué de l'énergie fournie par les aliments et les bois-sons consommés pendant la journée. La dépense calorique quotidienne, elle, est d'abord constituée des besoins énergétiques incompressibles, c'est-à-dire **la dépense calorique minimale pour assurer le maintien des fonctions vitales (cœur, cerveau, respiration, digestion, maintien de la température du corps) appelée métabolisme de base (MB)**.

Les calories dépensées pour accomplir les activités de la vie quotidienne (AVQ) — s'ha-biller, manger, prendre sa douche, se rendre au cégep, etc. — s'additionnent à celles du MB. Enfin, si vous êtes physiquement actif ou très actif, il faut ajouter, à la dépense énergétique requise pour le MB et les AVQ, celle que nécessite la pratique d'activités physiques (AP), que ce soit sous forme d'exercices, sous forme d'entraînement ou sous forme de sports.

Chez la personne sédentaire, le MB représente la plus grande part de la dépense calo-rique quotidienne ; alors que chez la personne physiquement très active, ce sont plutôt les calories dépensées grâce aux activités physiques qui représentent la plus grande part de la dépense calorique quotidienne. La figure 8.1 montre comment se répartit la dépense calorique en fonction du niveau d'activité physique.

# Les atouts
## de l'équilibre énergétique

Tout au long de votre vie vous pouvez expérimenter l'une ou l'autre des situations sui-vantes, voire les trois au fil des ans. Vous pouvez être, à un moment donné, en état de déséquilibre énergétique positif (on consomme plus de calories qu'on n'en dépense) et finir par engraisser. Vous pouvez aussi vous retrouver en état de déséquilibre énergétique négatif (on dépense plus de calories qu'on n'en consomme) et maigrir. Ou encore vous pouvez vivre en état d'équilibre énergétique (EE) et profiter ainsi de plusieurs bénéfices.

L'EE est un déterminant essentiel de la condition physique. Elle vous garantit avant tout un poids santé stable, ce qui permet de tenir à distance l'obésité, le diabète de type 2, l'hypertension artérielle, l'hypercholestérolémie (taux élevé dans le sang de mauvais cholestérol), les maladies du cœur ainsi que certains cancers associés à un excès de gras (chapitres 1, 2 et 3).

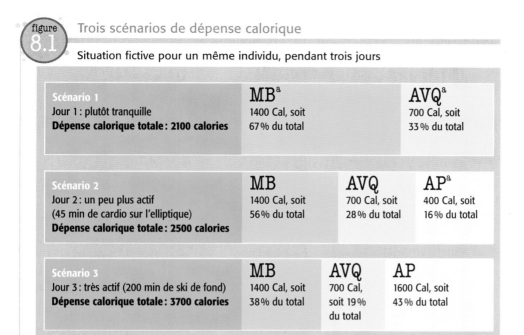

**figure 8.1** Trois scénarios de dépense calorique

Situation fictive pour un même individu, pendant trois jours

**Scénario 1**
Jour 1 : plutôt tranquille
**Dépense calorique totale : 2100 calories**

MB[a]
1400 Cal, soit
67 % du total

AVQ[a]
700 Cal, soit
33 % du total

**Scénario 2**
Jour 2 : un peu plus actif
(45 min de cardio sur l'elliptique)
**Dépense calorique totale : 2500 calories**

MB
1400 Cal, soit
56 % du total

AVQ
700 Cal, soit
28 % du total

AP[a]
400 Cal, soit
16 % du total

**Scénario 3**
Jour 3 : très actif (200 min de ski de fond)
**Dépense calorique totale : 3700 calories**

MB
1400 Cal, soit
38 % du total

AVQ
700 Cal,
soit 19 %
du total

AP
1600 Cal, soit
43 % du total

a. MB : métabolisme de base.
   AVQ : activités de la vie quotidienne.
   AP : activités physiques (exercice, entraînement, sport).
Adapté de Ledoux, M., *et al.* (2006). *Nutrition, sport et performance.* Montréal : Geo Plein Air, p. 15.

Il y a plus encore. **Un poids stable facilite la pratique de l'activité physique**, parce que votre liberté de mouvement n'est pas entravée par un surplus de poids. À long terme, **l'équilibre énergétique diminue aussi le risque d'arthrose précoce** dans les articulations des membres inférieurs. En effet, un excès de poids, dû la plupart du temps à un surplus de gras, augmente la charge à supporter, donc la pression sur les articulations porteuses, en particulier le genou. Aussi l'arthrose du genou est-elle trois fois plus fréquente chez les obèses que chez la moyenne des hommes (le risque est cependant moins élevé chez les femmes obèses).

La **colonne vertébrale**, pièce maîtresse du squelette (chapitre 11), subit aussi de fortes tensions, voire des déformations en présence d'un déséquilibre énergétique prolongé, cause d'embonpoint et d'obésité. Par ailleurs, la personne qui doit déplacer chaque jour 10, 20 ou 30 kg en trop a moins envie de faire de l'exercice. Or, le mouvement est indispensable pour préserver la lubrification naturelle des articulations ainsi que leur amplitude de mouvement. En somme, c'est un cercle vicieux : plus on engraisse, moins on a envie de bouger et plus les articulations s'ankylosent. Mais perdre trop de poids n'est pas mieux puisqu'une maigreur excessive affecte la densité des os et des vertèbres, ce qui les rend plus fragiles et sujets à l'ostéoporose (chapitre 2).

En fin de compte, ce déterminant de la condition physique est aussi important que l'endurance cardiovasculaire. En effet, un déséquilibre énergétique prolongé (figure 8.2) conduit à l'embonpoint ou à l'obésité ou encore à une insuffisance de poids.

figure
8.2 Quand l'équilibre énergétique se rompt

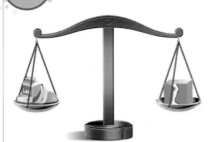

Plateaux égaux = poids stable

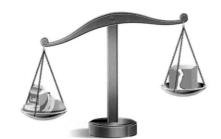

Plateaux inégaux, lorsque les apports en énergie dépassent régulièrement les besoins = surplus de poids (embonpoint ou obésité)

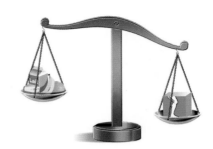

Plateaux inégaux, lorsque les besoins en énergie dépassent régulièrement les apports = poids insuffisant (maigreur ou extrême maigreur)

# L'équilibre énergétique
## et la composition corporelle: indissociables

On l'a vu, l'apport et la dépense caloriques influent sur le poids et par conséquent sur la composition corporelle. Celle-ci est associée à la masse grasse et à la masse maigre, qui constituent justement le poids corporel (figure 8.3). La **masse grasse** correspond à l'ensemble des réserves de gras du corps (gras sous la peau, gras autour des viscères et de certains autres organes), tandis que la **masse maigre** est composée de tout ce qui n'est pas du gras (os, muscles, organes, tissus conjonctifs et liquides corporels). Les quantités relatives de masse grasse et de masse maigre sont déterminées par des facteurs génétiques et environnementaux.

## Les facteurs génétiques

**Le sexe.** En proportion du poids corporel, l'homme a, en général, plus de muscles et moins de gras que la femme; et la femme, plus de gras et moins de muscles que son compagnon. Voilà déjà une différence inéluctable entre les corps. Une autre différence liée au sexe: la mise en réserve des excédents de gras. Chez l'homme, les surplus adipeux ont tendance à s'installer à l'abdomen (obésité centrale) et chez la femme, aux hanches et aux cuisses (obésité périphérique). D'ailleurs, cette répartition des surplus de gras a suscité dans l'esprit des nutritionnistes l'image de deux fruits, la forme pomme, attribuée à l'homme, et la forme poire, à la femme (figure 8.4).

Il semble que cette caractéristique héréditaire soit le fait en bonne partie d'une enzyme: la lipoprotéine lipase (LPL). Cette dernière facilite la capture des graisses et leur stockage dans les cellules adipeuses. Ainsi, chez les femmes, les cellules adipeuses des cuisses et des hanches produisent beaucoup de LPL, tandis que chez les hommes, ce sont les cellules adipeuses de l'abdomen qui en produisent beaucoup.

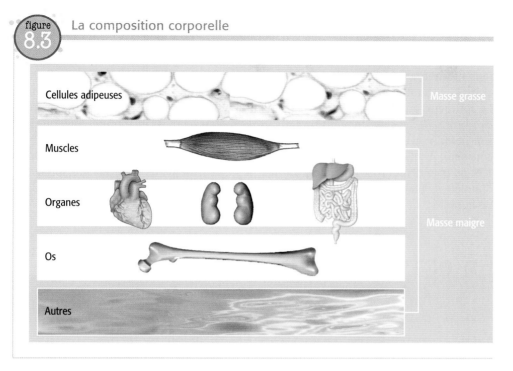

**figure 8.3** La composition corporelle

Cellules adipeuses

Masse grasse

Muscles

Organes

Masse maigre

Os

Autres

Nonobstant les considérations esthétiques, cette configuration garantit à la femme une meilleure santé cardiovasculaire. C'est que le gras abdominal, en particulier le gras fixé aux viscères, est plus nocif pour la santé que le gras logé aux cuisses et aux hanches. On l'a vu, le gras abdominal est associé à un risque accru de maladies cardiovasculaires, de diabète de type 2 et, vraisemblablement, de cancer (chapitre 2). Mais attention, après 40 ans, pour des raisons encore obscures, les surplus de gras chez la femme vont de plus en plus à l'abdomen.

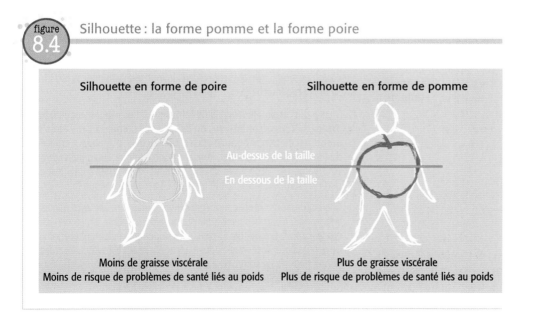

**figure 8.4** Silhouette : la forme pomme et la forme poire

Silhouette en forme de poire

Silhouette en forme de pomme

Au-dessus de la taille
En dessous de la taille

Moins de graisse viscérale
Moins de risque de problèmes de santé liés au poids

Plus de graisse viscérale
Plus de risque de problèmes de santé liés au poids

**Le type physique.** L'héritage génétique de vos parents fait en sorte que vous avez de petits ou de gros os, que vous êtes filiforme, costaud ou bien en chair. Pour comprendre de quoi on parle, placez côte à côte un marathonien, un sprinteur et un lanceur de poids, tous de calibre olympique. N'êtes-vous pas frappé par la différence de forme de leurs corps ? Le marathonien, qui a besoin d'être léger pour faire un bon temps, est ultramince. Le sprinteur, qui a besoin de puissance pour bondir du bloc de départ, est tout en muscles. Enfin, le lanceur de poids, qui a surtout besoin de puissance brute, quel que soit son poids, car il n'est pas question ici de vitesse, exhibe un corps costaud plutôt bien coussiné. À tel point qu'il a, en moyenne, des réserves de gras estimées à 26 % contre 8 % pour le coureur de marathon. En fait, le lanceur de poids type, malgré son statut d'athlète de haut niveau, est presque obèse selon les normes de l'Organisation mondiale de la santé !

# En action !

Mathieu Hains
**Cégep de Sherbrooke**

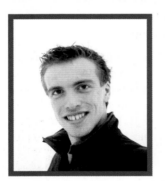

Volleyball, ski de fond, cardio et muscu, Mathieu fait une dizaine d'heures d'activité physique par semaine. Résultat : il a trouvé la fierté et l'équilibre !

Avant d'entrer au cégep, je n'étais pas très actif. J'étais plutôt concentré sur mes études. Un peu trop… On me disait que l'activité physique m'aiderait à me sentir mieux. Moi, je n'en étais pas convaincu. Mais je me suis décidé.

Or, non seulement l'activité physique ne me brime ni dans mes études ni dans ma vie sociale, mais elle me permet d'en profiter tellement mieux ! Je m'entraîne tôt dans la journée. Je me débarrasse de ce que j'aime le moins, la musculation et l'endurance cardiovasculaire. Mais cela me procure une telle fierté que ça en vaut vraiment la peine. De plus, une activité physique, si dure soit-elle, procure du soulagement ; après, on peut se relaxer en profondeur. Plein de pensées stressantes nous occupent toujours la tête. Or, bouger et souffrir reposent le cerveau : comment penser à ses tourments, par exemple une mauvaise note à un examen, quand tout ce qu'on perçoit, ce sont les appels de ses muscles ? D'autres activités, comme la lecture ou la musique, aident à se changer les idées. Sauf qu'elles n'empêchent pas toujours de penser… Et puis, quand j'ai le sentiment d'avoir accompli quelque chose dans la journée, je m'endors facilement. Sinon, je me tourmente.

À ceux qui disent « je n'ai pas de temps pour l'activité physique », je demande : « Vous accordez-vous du temps pour dormir ? » Oui ? Alors vous avez aussi du temps pour l'exercice. Car l'activité physique n'enlève pas de temps, elle en redonne ! Pensez-y. Combien d'heures passez-vous à vous retourner dans votre lit en attendant le sommeil ? Ça, c'est de la perte de temps. Et quel est le remède ? L'activité physique !

Chacun de nous cherche à se sentir bien, à vivre une vie dynamique et à son image. Chacun cherche constamment l'équilibre entre vie sociale, études, travail, famille, etc. L'activité physique est un élément prédominant de cet équilibre. Tout est lié : bouger incite à mieux s'alimenter, à garder une bonne hygiène de sommeil, à s'entourer d'un large réseau social. Ensuite, le mieux-être entraîne la volonté. Et on continue !

Mais les athlètes n'ont guère le choix. S'ils veulent gagner des médailles, ils doivent avoir le physique de l'emploi, c'est-à-dire, dans le jargon scientifique, le **somatotype** qui convient. Prenant en compte les principales composantes du poids corporel — les os, les muscles et la graisse —, les experts ont déterminé trois types physiques: l'ectomorphe, le mésomorphe et l'endomorphe. L'**ectomorphe**, ou type osseux, est filiforme et doté d'une ossature délicate. Ses muscles sont longs et fins, ses épaules et son bassin plutôt étroits. Le marathonien en est le modèle parfait. Le **mésomorphe**, ou type musculaire, affiche au contraire une bonne musculature, des épaules larges et un tronc de forme triangulaire. C'est le sprinteur. Enfin, l'**endomorphe** se caractérise par une stature imposante, de gros os et un corps rondouillard. C'est le lanceur de poids.

Toutefois, la plupart des gens présentent un **mélange d'au moins deux types physiques**, avec prédominance de l'un sur l'autre. Par exemple, vous pouvez avoir hérité, de votre père ou de votre mère, d'une petite ossature (tendance ectomorphe) mais être tout de même assez musclé (tendance mésomorphe). Dans ce cas, les spécialistes de l'anthropométrie vous classeront comme un méso-ectomorphe ou un ecto-mésomorphe, selon que c'est la musculature ou la délicatesse de l'ossature qui prédomine chez vous. La connaissance de votre type physique peut vous aider à comprendre pourquoi, par exemple, vous engraissez facilement (tendance endormorphe) ou ne vous musclez pas rapidement (tendance ectomorphe).

Vous pouvez vous faire une certaine idée de votre type physique en répondant aux questions qui suivent et en vous rappelant qu'en général, nous sommes un mélange de deux types.

1. Avez-vous de petits os, des muscles minces, les épaules et le bassin étroits? Si oui, vous êtes de tendance ectomorphe.

2. Avez-vous une bonne musculature, les épaules larges et la taille plutôt mince (tronc en forme de triangle)? Si oui, vous êtes de tendance mésomorphe.

3. Avez-vous de gros os, les épaules rondes et un corps plutôt bien enveloppé? Si oui, vous êtes de tendance endomorphe.

Sur le Compagnon Web, vous aurez accès à plus d'informations à ce sujet.

Ectomorphe

Mésomorphe

Endomorphe

somatotype

## Les facteurs environnementaux

**La grossesse et les premières années de vie.** Les gènes ne dirigent pas tout: l'environnement dans lequel ils ont baigné dans les premières années de l'enfance compte aussi. Des études ont démontré qu'une prise excessive de poids pendant la grossesse de la mère ou la suralimentation du bébé dans sa première année de vie favorisait non seulement le grossissement des cellules adipeuses, mais aussi leur multiplication. Or, plus ces cellules sont nombreuses, plus le risque d'obésité augmente et plus il est difficile (mais pas impossible) de maigrir par la suite. **Ainsi, les obèses ont, en moyenne, trois fois plus de cellules adipeuses que les non-obèses** : 75 milliards contre 27 milliards. Quand des obèses maigrissent, leurs cellules adipeuses diminuent en volume, mais leur nombre demeure le même. Voilà qui annonce une rechute rapide, s'il y a reprise des habitudes qui ont conduit au surplus de gras. Ainsi, un environnement particulier peut conduire à un surplus de gras à l'âge adulte.

**L'équilibre énergétique.** Après l'hérédité, **l'équilibre énergétique est le facteur qui a le plus d'influence sur notre composition corporelle**. On en a pour preuve que le principe de base de tous les régimes amaigrissants ou engraissants (à la suite d'une maladie, par exemple, on peut vouloir prendre du poids) repose sur la rupture temporaire de cet équilibre. Une fois l'objectif atteint, on visera le retour à l'équilibre énergétique.

# Évaluez votre
## équilibre énergétique

Et vous, êtes-vous en état d'équilibre énergétique ? Autrement dit, dépensez-vous l'énergie que vous consommez ? Pour le savoir, vous devez évaluer dans un premier temps vos besoins énergétiques quotidiens tant sur le plan de l'apport que sur celui de la dépense. Dans un deuxième temps, vous allez évaluer l'importance de vos réserves de gras. Il faut, en effet, aller plus loin et vérifier si ce bilan énergétique ponctuel touche notre composition corporelle et en l'occurrence notre masse grasse.

## L'évaluation de vos besoins énergétiques

Pour évaluer vos besoins énergétiques, vous allez déterminer, pendant une période de 24 heures, d'une part votre apport calorique et d'autre part votre dépense calorique (incluant l'estimation de votre métabolisme de base). Le bilan 8.1 vous permet de faire ce relevé pour une journée type et d'en tirer les conclusions appropriées quant à votre équilibre énergétique.

## L'évaluation de vos réserves de graisse

Plusieurs méthodes permettent d'évaluer les réserves de graisse du corps humain sans oublier leur distribution qui, on l'a vu, joue un grand rôle dans l'évaluation des risques pour la santé. Les chercheurs ont recours à des méthodes très précises, mais coûteuses et souvent consommatrices de temps. La figure 8.5 présente quelques-unes de ces méthodes.

Heureusement, vous pouvez recourir à des évaluations plus simples et accessibles à tout le monde qui vous donneront une bonne idée de vos réserves de graisse et de votre poids santé. C'est ce qui compte en réalité. Nous vous proposons trois mesures : **la mesure des plis cutanés, l'indice de masse corporelle (IMC) et la mesure du tour de taille**. La première permet une estimation de vos réserves de graisse. La deuxième situe votre

**figure 8.5** Quelques méthodes de laboratoire pour évaluer le pourcentage de graisse

Ces méthodes sont souvent utilisées par des scientifiques dans un but de recherche ou bien par des entraîneurs désirant évaluer avec le plus de précision possible la composition corporelle des athlètes qu'ils encadrent.

**Ⓐ Méthode basée sur le déplacement de l'eau ou pesée hydrostatique.** La densité du corps est évaluée par la différence de poids au sol et sous l'eau. À partir de cette donnée, on estime le taux de masse grasse. C'est une méthode très précise. Évidemment, pour faire ce test, il ne faut pas craindre de rester sous l'eau plusieurs secondes, ce qui n'est pas à la portée de tous.

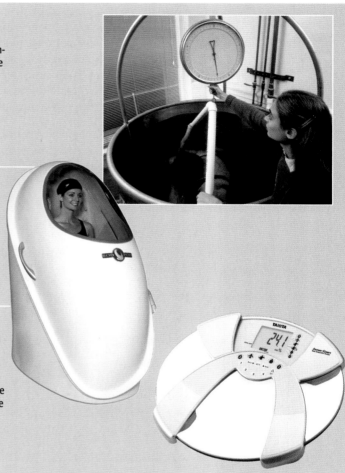

**Ⓑ Méthode basée sur le déplacement d'air.** Avec cette méthode, plus pratique que la pesée hydrostatique, le pourcentage de graisse est établi à partir du poids du sujet et de la quantité d'air déplacé par ce dernier une fois assis dans la cabine hermétique en forme d'œuf. Le test dure environ cinq minutes, mais l'équipement est très cher.

**Ⓒ Méthode par impédance bioélectrique.** Le courant électrique traverse plus facilement la masse maigre que la masse grasse. Partant de ce fait, on peut calculer le pourcentage de masse grasse en fonction du temps que met le courant électrique à parcourir le corps du sujet. Pour effectuer cette mesure, on pose ses pieds nus sur une balance impédancemètre munie de deux plaques où passe un faible courant électrique (on ne ressent rien).

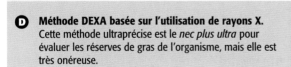

**Ⓓ Méthode DEXA basée sur l'utilisation de rayons X.** Cette méthode ultraprécise est le *nec plus ultra* pour évaluer les réserves de gras de l'organisme, mais elle est très onéreuse.

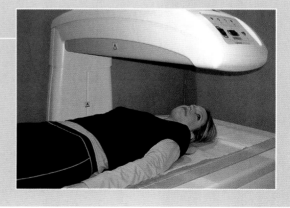

poids par rapport à la notion de poids santé. Enfin, la troisième s'intéresse à la distribution de vos réserves de gras, un indice de santé important à associer avec l'IMC. Reportez les résultats de ces mesures dans le bilan 8.2 (page 282).

**1. La mesure des plis cutanés.** On peut évaluer les réserves de graisse avec un degré de précision acceptable en mesurant l'épaisseur des plis cutanés à l'aide d'un **adipomètre**, un petit appareil muni de pinces et calibré en millimètres. Cet appareil renseigne sur la quantité de graisse logée sous la peau. Le résultat est traduit en pourcentage de graisse dans le poids corporel total. Plus le nombre de plis mesurés est grand, plus on s'approche de la précision des tests utilisés par les scientifiques. Mais si le temps manque, la méthode à trois plis est suffisante pour savoir si, grosso modo, on est maigre, ni maigre ni gras, gras ou très gras. En effet, la marge d'erreur de cette méthode équivaut pratiquement à celle des cinq plis (0,1 % de différence).

On mesure habituellement les trois plis sur le côté droit du corps. Comme la distribution de la graisse varie selon le sexe, on ne prend pas les mesures aux mêmes endroits chez les femmes et chez les hommes (figure 8.6).

figure 8.6    La mesure de l'épaisseur des plis cutanés

### Chez l'homme

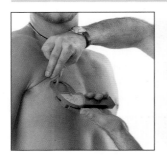

Pli à la poitrine

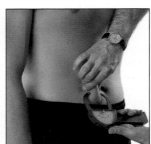

Pli à l'abdomen

### Chez la femme

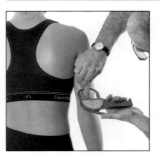

Pli au triceps

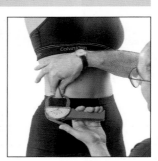

Pli au-dessus de l'os iliaque

### Chez l'homme et la femme

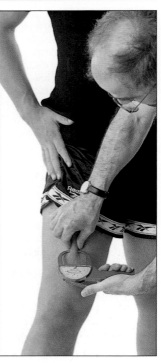

Pli à mi-cuisse

Une fois les trois mesures obtenues, additionnez-les et consultez le tableau 8.1 pour connaître votre pourcentage de graisse et sa signification. Précisons qu'il existe une autre façon de mesurer le gras : c'est la **balance impédancemètre**.

Il y a surplus de gras lorsque le pourcentage de graisse est supérieur à 20 % chez l'homme et 25 % chez la femme. Reste à voir maintenant où sont situés ces surplus avant de conclure qu'ils sont nuisibles à la santé. On le saura avec la mesure du tour de taille qu'on verra plus loin. **Toutefois, à moins de 5 % de gras pour les hommes et à moins de 10 % pour les femmes, feu rouge** : il faut alors vous demander si vos habitudes alimentaires sont adéquates et si vous mangez suffisamment !

**2.** L'indice de masse corporelle. L'indice de masse corporelle (IMC) est une mesure valable de la relation entre le poids et la santé. Cependant, cet indice seul ne suffit pas pour les personnes de moins de 18 ans ou de plus de 65 ans, les femmes enceintes ou qui allaitent, de même que les personnes très musclées, comme les athlètes, qui sont lourdes à cause de leur masse musculaire et non de leur masse grasse.

Vous pouvez déterminer votre IMC de trois façons : en utilisant la formule de calcul de l'IMC ci-dessous ; en utilisant le nomogramme de la figure 8.7 ou en utilisant le calculateur sur le Compagnon Web. Reportez-vous au tableau 8.2 pour savoir ce que l'indice calculé signifie pour votre santé.

calculateur IMC

Formule pour calculer son IMC : poids (kg)/taille (m) au carré. Par exemple, François pèse 85 kg et mesure 1,80 m. Son IMC sera de : $85/(1,8 \times 1,8) = 26$.

**tableau 8.1** Résultats du test de l'estimation du pourcentage de graisse

### Hommes

| Catégorie de personne | Total des trois plis (mm) | Graisse (%)[a] |
|---|---|---|
| Très maigre | < 27 | < 7 |
| Maigre | 27-41 | 7-12 |
| Dans la moyenne (ni maigre, ni grasse) | 42-56 | 12,1-16 |
| Grasse | 57-88 | 16,1-25 |
| Très grasse (obésité possible) | > 88 | > 25 |

### Femmes

| Catégorie de personne | Total des trois plis (mm) | Graisse (%)[a] |
|---|---|---|
| Très maigre | < 24 | < 10 |
| Maigre | 24-36 | 10-15 |
| Dans la moyenne (ni maigre, ni grasse) | 37-55 | 15,1-22 |
| Grasse | 56-82 | 22,1-30 |
| Très grasse (obésité possible) | > 82 | > 30 |

a. Si vous avez plus de 30 ans, ajoutez 0,15 % par année.

Le symbole < signifie «inférieur à» et le symbole > «supérieur à».

Comment déterminer votre indice de masse corporelle : le nomogramme de l'IMC

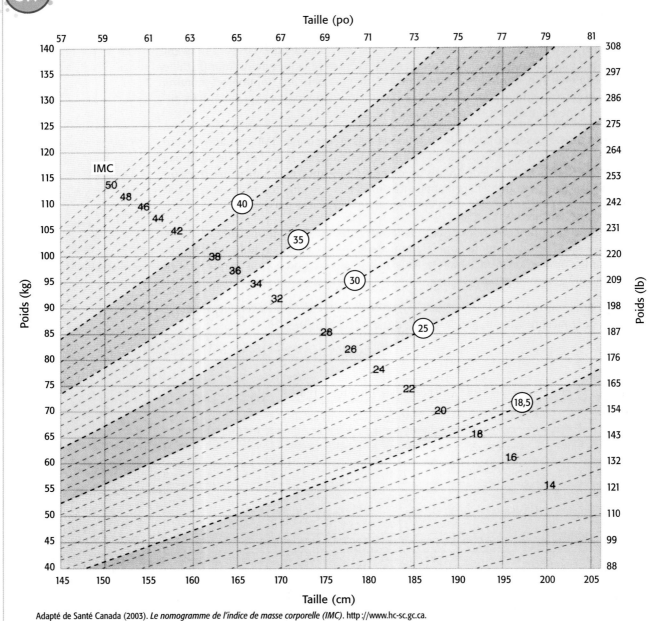

Adapté de Santé Canada (2003). *Le nomogramme de l'indice de masse corporelle (IMC)*. http://www.hc-sc.gc.ca.

**tableau 8.2** Comment interpréter votre IMC

| Classification | Catégorie de l'IMC (kg/m²)[a] | Risque de développer des problèmes de santé |
|---|---|---|
| Poids insuffisant | < 18,5 | Accru |
| Poids normal | 18,5-24,9 | Moindre |
| Excès de poids | 25,0-29,9 | Accru |
| Obésité classe I | 30,0-34,9 | Élevé |
| Obésité classe II | 35,0-39,9 | Très élevé |
| Obésité classe III (extrême) | > = 40 | Extrêmement élevé |

a. Le symbole < signifie «inférieur à», et le symbole > «supérieur à».

Santé Canada. (2003). *Lignes directrices canadiennes pour la classification du poids chez les adultes.* Ottawa: Ministre des Travaux publics et Services gouvernementaux du Canada.

Votre résultat: 1re fois: IMC _____ ; cote: _____ ; 2e fois: IMC _____ ; cote: _____ .

**3.** **La mesure du tour de taille.** Cette mesure est désormais incontournable quand on parle de poids santé, parce qu'elle permet d'estimer les réserves de gras abdominal, le plus nocif des gras (chapitre 2). En fait, pour vous faire une bonne idée du niveau de risque que constituent vos réserves de graisse et, surtout, leur distribution, associez la mesure de votre tour de taille à l'indice de masse corporelle que vous avez obtenu, puis consultez les tableaux 8.3 et 8.4.

À présent voici comment mesurer correctement votre tour de taille:

1. Dégagez votre région abdominale de tout vêtement, ceinture ou accessoire. Tenez-vous debout devant un miroir, les pieds écartés à la largeur de vos épaules et l'abdomen détendu. Passez le galon à mesurer autour de votre taille.

**tableau 8.3** Tour de taille et risque de maladie

| Hommes | | Femme | | Risque de maladie[a] |
|---|---|---|---|---|
| centimètres | pouces | centimètres | pouces | |
| > 120 | > 47 | > 110 | > 43,5 | Très élevé |
| 100-120 | 39,5-47 | 90-109 | 35,5-43 | Élevé |
| 80-99 | 31,5-39 | 70-89 | 28,5-35 | Faible |
| < 80 | < 31,5 | < 70 | < 28,5 | Très faible |

a. Maladies cardiovasculaires, hypertension, diabète de type 2 et, peut-être, certains cancers.

Le symbole < signifie «inférieur à», et le symbole > «supérieur à».

Tiré de ACSM. (2005). *ACSM guidelines for exercise testing and prescription* (7e éd.). Philadelphie: Lippincott, Williams & Wilkins, p. 6.

Votre résultat: 1re fois: _____ cm; cote: _____ ; 2e fois: _____ cm; cote: _____ .

figure
8.8
La mesure du tour de taille

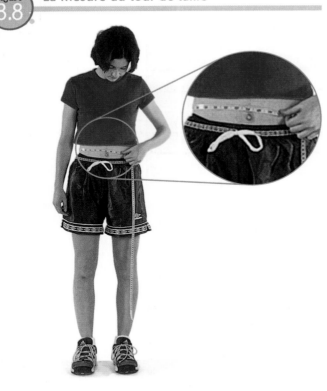

2. Utilisez le côté de la main ou de l'index, pas le bout des doigts, afin de localiser l'extrémité supérieure de vos hanches en appuyant sur l'os vers le haut et vers l'intérieur. **Conseil :** Plusieurs personnes prennent la partie de l'os de la hanche située vers l'avant pour le haut de la hanche. Cette partie de l'os de la hanche n'est pas vraiment la plus haute, mais en la suivant vers le haut et vers l'arrière sur les côtés du corps, vous découvrirez le véritable point le plus haut de vos hanches.

3. À l'aide d'un miroir, alignez le bord inférieur du galon sur le haut de vos hanches des deux côtés du corps.

4. Assurez-vous que le galon est parallèle au sol et qu'il n'est pas tordu.

5. Détendez-vous et prenez deux respirations normales. Après la deuxième, resserrez le ruban autour de votre taille (figure 8.8). Il doit être confortablement ajusté sans s'enfoncer dans la peau. **Conseil :** Rappelez-vous de conserver votre abdomen détendu à ce moment. Tout en respirant normalement, lisez la mesure indiquée sur le galon. Visionnez aussi l'animation sur le Compagnon Web.

tableau
8.4
Tour de taille, IMC et risque de maladie

| Classification | IMC | Risque relatif de problèmes de santé[a] par rapport à une personne ayant un poids et un tour de taille acceptables | |
|---|---|---|---|
| | | Hommes : 102 cm (40 po) ou moins | Hommes : > 102 cm (> 40 po) |
| | | Femmes : 88 cm (35 po) ou moins | Femmes : > 88 cm (> 35 po) |
| Poids insuffisant | < 18,5 | Accru | NP[b] |
| Poids normal ou poids santé | 18,5-24,9 | Faible | Accru |
| Excès de poids | 25,0-29,9 | Accru | Élevé |
| Obésité classe I | 30,0-34,9 | Élevé | Très élevé |
| Obésité classe II | 35,0-39,9 | Très élevé | Très élevé |
| Obésité classe III (extrême) | > 39,9 | Extrêmement élevé | Extrêmement élevé |

a. Diabète de type 2, hypertension et maladies cardiovasculaires.

b. NP : non pertinent.

Adapté de National Institutes of Health. (2000). *The practical guide : identification, evaluation and treatment of overweight and obesity in adults.* http://www.nhlbi.nih.gov/guidelines/obesity/prctgd_c.pdf

# Mythe ou Réalité?

## Le muscle atrophié se transforme en graisse. **Faux**

Une cellule musculaire ne peut pas se transformer en cellule adipeuse, pas plus qu'une banane ne peut devenir un citron. En revanche, chez les personnes qui deviennent sédentaires, les protéines musculaires se dégradent et finissent par disparaître (catabolisme), d'où une diminution du volume des muscles. Comme l'inactivité physique entraîne une faible dépense énergétique, les stocks de graisse, eux, augmentent. La combinaison de ces deux facteurs peut donner l'impression que le muscle, devenu flasque, s'est transformé en graisse, mais ce n'est pas le cas.

## Les exercices localisés font maigrir là où on veut. **Faux**

Si c'était vrai, les dactylos auraient les doigts les plus maigres de la planète ! Cette croyance, encore fort répandue, n'a en fait aucun fondement scientifique. Lorsque des muscles actifs ont besoin de carburant, la graisse est libérée dans la circulation sanguine pour leur être acheminée. Par conséquent, la graisse fournie aux muscles du ventre peut provenir d'un dépôt de tissu adipeux situé derrière l'omoplate ! Des chercheurs ont comparé la circonférence des bras et le dépôt graisseux sous la peau des bras de joueurs de tennis de haut calibre. Les résultats montrent que la circonférence du bras frappeur (le bras droit pour la plupart) est nettement supérieure à celle de l'autre bras. C'est parce que le bras dominant est plus musclé. Cependant, le bras dominant n'est pas plus maigre que l'autre : la mesure du tissu adipeux n'indique aucune différence notable entre le bras gauche et le bras droit. Le surentraînement du bras dominant ne s'accompagne donc pas d'une réduction locale des dépôts de graisse.

## L'exercice n'est pas un moyen efficace de maigrir. **Faux**

Au contraire, c'est une des meilleures méthodes pour maigrir réellement, c'est-à-dire perdre de la graisse (tableau ci-dessous). Beaucoup de régimes dits amaigrissants ne réduisent en rien les tissus adipeux et font surtout perdre du tissu musculaire et de l'eau.

**Changements survenus chez des jeunes femmes après 16 semaines d'entraînement cardiovasculaire**

| Plis cutanés | Avant (mm) | Après (mm) | Changement absolu (mm) | Changement (%) |
|---|---|---|---|---|
| Triceps | 22,5 | 19,4 | −3,1 | −13,8 |
| Sous l'omoplate | 19,0 | 17,0 | −2,0 | −10,5 |
| Au-dessus de la crête iliaque | 34,5 | 30,2 | −4,3 | −12,8 |
| Abdomen | 33,7 | 29,4 | −4,3 | −12,8 |
| Devant de la cuisse | 21,6 | 18,7 | −2,9 | −13,4 |
| Total | 131,3 | 114,7 | −16,6 | −12,6 |

Tiré de McArdle, W. D., Katch, F. I., et Katch, V. L. (2000). *Essentials of Exercise Physiology* (2e éd.). Philadelphie : Lippincott, Williams & Wilkins, p. 515.

# Élaborez un programme
## d'entraînement pour contrôler vos réserves de gras

Conserver son poids santé, donc son équilibre énergétique, représente un véritable défi dans notre monde caractérisé par une offre de nourriture sans précédent (chapitre 3) et une réduction constante de l'effort physique au quotidien (chapitre 2). Les experts en nutrition parlent même d'**environnement obésogène**, c'est-à-dire qui favorise l'obésité ou à tout le moins l'accumulation de gras corporel bien au-delà des besoins réels. En fait, les taux d'embonpoint et d'obésité ne cessent d'augmenter un peu partout dans le monde, y compris dans les pays en voie de développement.

Vous sentez-vous concerné parce que vous avez de la difficulté à maintenir votre équilibre énergétique ? Si la réponse est oui, cette partie du chapitre est spécifiquement conçue à votre intention. Vous y trouverez la même démarche que celle proposée dans le chapitre 7 pour élaborer un programme d'entraînement personnel, mais destinée cette fois à maintenir l'équilibre énergétique.

## Se fixer un objectif

Les tests et les mesures auxquels vous vous êtes soumis ainsi que les bilans 8.1 et 8.2 vous permettent de tirer l'une des trois conclusions suivantes au sujet de votre équilibre énergétique et de votre composition corporelle, les deux étant indissociables :

1. vous êtes en état d'équilibre énergétique et vous avez un poids santé ; OU

2. vous êtes en état de déséquilibre énergétique positif (vos apports en énergie dépassent vos besoins) et vous avez un excès de poids plus ou moins important ; OU

3. vous êtes en état de déséquilibre énergétique négatif (vos apports en énergie ne répondent pas à vos besoins) et vous avez un poids insuffisant (chapitre 3). Cette situation est la moins fréquente de toutes.

À partir de là, vous pouvez vous fixer un objectif précis et réaliste. Prenons pour exemple les cas de Cédrik et de Sandra.

### Cédrik, 18 ans

Ayant délaissé la pratique du tennis et du hockey après son secondaire 4, Cédrik s'est quelque peu enrobé depuis son entrée au cégep (il est en 2e année), puisqu'il mange autant sinon plus qu'avant et qu'il a moins de temps à consacrer au sport depuis qu'il occupe un emploi 20 heures par semaine. Heureusement qu'il a son cours d'éducation physique, sinon il serait le parfait sédentaire. Il reste qu'il a désormais un excès de poids et de gras (IMC à 29 et tour de taille à 96 cm). Déterminé à ne pas grossir davantage, Cédrik veut même réduire son tour de taille de quelques centimètres, ce qui fera baisser du coup son IMC. Pour y arriver, **il se fixe comme objectif d'augmenter pendant 6 semaines sa dépense énergétique hebdomadaire de quelque 1500 calories. Il pense aussi être capable de réduire son apport en énergie de quelque 500 calories.**

## Sandra, 17 ans

Joueuse de basketball douée et aguerrie, Sandra a toujours été physiquement très active, jusqu'à un accident de voiture alors qu'elle était en secondaire 5. C'était un soir d'hiver et la chaussée était glissante. Bilan : fracture du tibia gauche et entorse lombaire sévère. Elle a dû quitter l'équipe de basket et faire de la physio pendant plusieurs semaines. Heureusement, il n'y a pas eu de séquelles permanentes. Mais elle a pris du poids (IMC à 27 et tour de taille à 84 cm) et n'est pas enchantée de cela. Comme elle a été invitée à se joindre à l'équipe de basket du cégep à la deuxième session, soit dans environ un mois et demi, **Sandra se fixe comme objectif de ramener son IMC dans la catégorie poids santé, donc à 25 ou moins. Elle se donne cinq semaines**. Ce faisant, elle sait que ses réserves de gras fondront d'autant.

## Appliquer les principes de l'entraînement

Pour atteindre leur objectif respectif, Cédrik comme Sandra devront appliquer correctement les principes de l'entraînement (tableau 8.5). Chacun doit se rappeler que pour réduire ses réserves de gras par l'exercice dans un délai raisonnable, il faut augmenter de façon marquée sa dépense calorique quotidienne ou hebdomadaire.

Voyons, de manière concrète, comment ces principes sont appliqués par Cédrik et Sandra, en précisant que dans le cas de Cédrik s'ajoute un volet alimentaire. Pour le suivi, Cédrik et Sandra tiendront un journal de bord en se servant de la fonction agenda de leur cellulaire (figure 8.9). Ils pourraient aussi le faire en ligne sur le Compagnon Web.

journal de bord

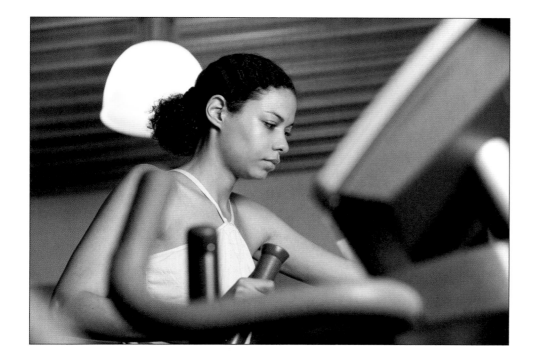

**tableau 8.5** Les principes de l'entraînement appliqués à l'équilibre énergétique

| Principes de l'entraînement | Viser l'équilibre énergétique |
|---|---|
| La spécificité (type d'exercices) | Choisir une ou plusieurs activités qui augmenteront sensiblement votre dépense énergétique quotidienne ou hebdomadaire. Il s'agit bien souvent d'activités aérobiques. La musculation est également un entraînement d'appoint bénéfique, car elle favorise un gain de masse musculaire, ce qui a pour effet de stimuler le métabolisme de base (chapitre 9). |
| La surcharge  a) L'intensité  b) La durée  c) La fréquence | Modérée.  Minimale : 30 min par séance.  Souhaitable : de 45 à 60 min et plus par séance.  Minimale : 5 fois par semaine.  Idéale : tous les jours. |
| La progression | Elle se fait en fonction de la condition physique. Si vous n'êtes pas en forme, l'application du principe de surcharge sera plus lente que si vous êtes, par exemple, moyennement en forme. Consultez les exemples de programmes progressifs de mise en forme cardiovasculaire présentés au chapitre 7 (tableaux 7.13 à 7.17). |
| L'individualité | Selon ce principe, la réponse du corps à l'activité physique varie d'une personne à l'autre. Il en va de même pour la variation des réserves de gras à la suite d'un programme d'exercice. Ainsi, certaines personnes maigrissent plus rapidement que d'autres, et vice-versa. Comparez donc surtout vos progrès par rapport à votre point de départ. |
| Le maintien | Une fois votre objectif atteint, vous pouvez réduire la fréquence et la durée de vos séances d'entraînement, mais pas l'intensité de vos efforts. Toutefois, dans le cas de l'équilibre énergétique, et en toute logique, une fois votre objectif atteint, vous devriez idéalement maintenir la même dépense énergétique hebdomadaire afin d'éviter un retour au déséquilibre entre vos apports et vos besoins en énergie. |

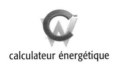

calculateur énergétique

## Cédrik

**Objectif.** Chaque semaine pendant 6 semaines, augmenter sa dépense énergétique d'environ 1500 calories (il utilisera le calculateur énergétique sur le Compagnon Web) et réduire son apport alimentaire de quelque 500 calories (il se référera au chapitre 3).

**Spécificité.** Début par la marche d'entraînement (de 125 à 135 pas par minute) pour en arriver au jogging. Il marchera dans le parc près de chez lui.

**Surcharge.** Six fois par semaine (il fera relâche le dimanche), à raison de 35 minutes par séance d'une intensité modérée.

**Progression.** Il s'inspirera, en partie, de la progression suggérée dans les tableaux 7.13 et 7.14. La première semaine, il fera 30 minutes de marche d'entraînement à 125-130 pas par minute en maintenant une FCC représentant 65 % de sa FCM (**figure 8.9**). La deuxième semaine, il intégrera le jogging pendant la moitié du

figure
8.9  Journal de bord de Cédrik et de Sandra

### Le journal de bord de Cédrik (semaine type en vitesse de croisière) tel qu'il est tenu sur son cellulaire

| Lundi | Mardi | Mercredi | Jeudi | Vendredi | Samedi | Dimanche |
|---|---|---|---|---|---|---|
| Jogging : 35 min à 75 % de ma FCM | Jogging : 35 min à 75 % de ma FCM | Jogging : 35 min à 70 % de ma FCM (j'ai réduit un peu mon intensité aujourd'hui) | Jogging : 35 min à 75 % de ma FCM. Volet alimentaire : salade poulet et fruits au lieu du *fast food* habituel | Jogging : 35 min à 75 % de ma FCM | Jogging : 30 min à 75 % de ma FCM (coupé 5 min parce que j'avais un point tenace sur le côté) | Relâche |
| Dépense calorique estimée selon le calculateur : 265 | Dépense calorique estimée selon le calculateur : 265 | Dépense calorique estimée selon le calculateur : 245 | Dépense calorique estimée selon le calculateur : 265 | Dépense calorique estimée selon le calculateur : 265 | Dépense calorique estimée selon le calculateur : 230 | |

Coupure calorique estimée par le calculateur en ligne : 522 calories
Dépense calorique de la semaine :     1535 calories
+ Coupure calorique de la semaine :     522 calories
= Total global de calories en moins :  2057 calories     **Wow ! J'ai dépassé ma cible !**

### Le journal de bord de Sandra (semaine type en vitesse de croisière) tel qu'il est tenu sur son cellulaire

| Lundi | Mardi | Mercredi | Jeudi | Vendredi | Samedi | Dimanche |
|---|---|---|---|---|---|---|
| 30 min sur appareil elliptique à 75 % de ma FCM | 30 min sur appareil elliptique à 75 % de ma FCM | 35 min sur appareil elliptique à 75 % de ma FCM | 35 min sur appareil elliptique à 75 % de ma FCM | 40 min sur appareil elliptique à 80 % de ma FCM | Relâche | Relâche |

Calcul de mon IMC : 26     **(première baisse depuis 2 semaines : youpi !)**

temps d'entraînement et visera une FCC de 70 % de sa FCM. La troisième semaine, il prendra sa vitesse de croisière, soit 35 minutes de jogging (enfin, il essaiera !) par séance, à une FCC représentant 75 % de sa FCM.

**Maintien** (s'il y a lieu). Une fois son objectif atteint, il réduira son programme, pendant la période d'examens au cégep, à 3 séances par semaine à raison de 20 minutes par séance, en maintenant la même intensité d'effort, soit la même vitesse de jogging.

**Volet alimentaire.** Ayant pris l'habitude de manger du *fast food*[1] les lundis et jeudis au resto près du cégep, il remplacera le jeudi midi son menu habituel (hamburger double, frites, boisson gazeuse et sundae) par un repas nutritif mais plus pauvre en calories (salade au poulet avec jus de pomme et salade de fruits). En se référant au chapitre 3, Cédrik a pu estimer que ce simple changement dans le menu réduira son apport calorique hebdomadaire d'environ 500 calories (repas rapide à 1450 calories contre repas nutritif et léger à 950 calories).

1. *Fast food* : restauration rapide souvent riche en calories, en gras et en sel mais pauvre en nutriments.

## Point de vue

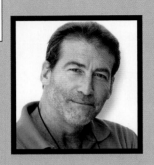

Par Paul Boisvert, Ph.D.
**Chaire de recherche Merck Frosst/IRSC sur l'obésité**

**Contrôle du poids à long terme : rôle de l'activité physique dans l'équilibre énergétique**

L'équilibre énergétique (EE) implique tout un processus d'interactions complexes. Il s'agit d'établir l'équivalence entre, d'une part, l'apport d'énergie fourni par l'alimentation et, d'autre part, la dépense d'énergie assurée par le métabolisme basal et l'activité physique. L'EE est finement régulé dans le cerveau par l'intégration de nombreux signaux périphériques provenant du tissu graisseux, du système gastro-intestinal ainsi que du pancréas, et indiquant le niveau de la réserve d'énergie. Ainsi un écart positif du bilan énergétique de seulement 100 Cal par jour (5 %) suffit pour augmenter la masse corporelle de 5 kg en un an[a].

Pour la plupart d'entre nous, le moyen le plus simple de maintenir l'EE est l'activité physique. En effet, plus un individu est sédentaire, plus il lui est difficile de résister aux tentations de la surconsommation d'aliments, et plus il prend du poids. Ces tentations ont diverses sources : les facteurs génétiques, la publicité, la malbouffe et la restauration rapide, les grosses portions, l'environnement socioculturel, le stress, etc. Chez le sédentaire, l'EE dépend surtout d'un contrôle cognitif, volontaire. À l'inverse, plus un individu est actif physiquement, plus son corps a de la facilité à réguler la faim et la satiété pour atteindre l'EE, donc, maintenir un poids stable à long terme. Chez lui, l'EE dépend d'un contrôle instinctif, naturel.

Si vous avez tendance à gagner du poids facilement, quelle qu'en soit la raison, et que vous voulez rétablir votre EE, vous devrez ajuster certaines de vos habitudes. Dans une perspective à long terme, vous avez le choix. Soit vous réduisez l'apport calorique de certains aliments – de préférence la malbouffe et les boissons sucrées –, soit vous dépensez plus d'énergie en pratiquant davantage d'activités physiques. Il suffit généralement de couper ou de dépenser 100 Cal par jour, en moyenne, pour prévenir le gain de poids à long terme.

Si vous voulez perdre du poids, sachez que l'activité physique seule fait peu maigrir, puisque les besoins en calories de l'organisme tendent à s'ajuster à la hausse en fonction de la dépense énergétique. Pour être efficace, l'activité physique doit donc soutenir la restriction alimentaire. Elle le fait de deux façons.

Premièrement, l'activité physique, sous forme d'exercices aérobiques ou de musculation, assure le maintien de la masse musculaire, « détournant » en quelque sorte les calories au profit des muscles. La perte de poids due à la restriction alimentaire se traduira donc plutôt en perte de masse grasse qu'en perte de muscle et d'eau. Deuxièmement, l'activité physique facilite la réduction de l'apport calorique alimentaire. Ainsi, pour une perte de poids de 1 livre (500 g ou 3500 Cal) par semaine chez une personne sédentaire, la réduction calorique par l'exercice est de l'ordre d'environ 30 % (150 Cal par jour) et celle de la restriction alimentaire, de 70 % (350 Cal par jour).

Naturellement, pour une perte de 2 livres par semaine (1 kg ou 7000 Cal), la restriction alimentaire et la dépense énergétique par l'exercice devraient en principe doubler, ce qui est beaucoup plus exigeant sur les deux plans ! En fait, une perte de 5 à 10 % de la masse corporelle est suffisante pour apporter de nombreux bénéfices sur les plans de la santé et de l'apparence physique. Si vous souhaitez perdre plus de poids et plus rapidement, faites appel à un professionnel de la santé.

---

a. Cent calories représentent environ 9 croustilles ou 15 minutes de marche rapide à intensité modérée.

---

### Sandra

**Objectif.** Réduire son IMC de 27 à 25 ou moins en 4 semaines en faisant du cardio sur l'elliptique à la salle d'entraînement du cégep (elle calculera son IMC chaque semaine).

**Spécificité.** Exerciseur cardiovasculaire (appareil elliptique).

**Surcharge.** Cinq fois par semaine (elle fera relâche le week-end), à raison de 40 minutes par séance d'une intensité modérée.

**Progression.** S'étant déjà souvent entraînée sur l'elliptique avant son accident, Sandra fera d'abord, lors des 3 premières séances, 30 minutes de cardio à 75 % de sa fréquence cardiaque maximale (FCM) en se référant à la figure 8.9. Puis, pour les 3 séances suivantes, elle passera à 35 minutes à 80 % de sa FCM. Par la suite, elle prendra sa vitesse de croisière, soit 40 minutes à 85 % de sa FCM, ce qui augmentera encore davantage sa dépense énergétique par séance.

**Maintien.** Comme ce programme d'entraînement se termine pratiquement au moment où commencera la saison de basket, Sandra maintiendra ses acquis en s'entraînant 2 fois par semaine à raison de 2 heures de basket intensif et d'un match le week-end.

# Maigrir par l'exercice :
## ce qu'il faut savoir

Si Cédrik et Sandra ont recours à l'exercice pour réduire leur masse grasse et ainsi revenir à un état d'équilibre énergétique, ce n'est pas par hasard. Ils ont appris dans leurs cours d'éducation physique et à la santé, et ce depuis le secondaire, que l'exercice est une excellente approche pour maintenir un poids santé ou maigrir sans nuire à sa santé comme peuvent le faire, par exemple, certaines diètes farfelues (chapitre 3). En prime, l'exercice raffermit le corps, renforce le cœur, consolide les os et rend l'esprit léger. Encore faut-il appliquer la bonne formule ! Voici ce qu'il faut retenir quand on veut utiliser l'exercice pour contrôler son poids.

**1.** Maigrir par l'exercice réduit la masse grasse et préserve la masse maigre. Si vous suivez un régime pauvre en calories, il est certain que vous finirez par perdre du poids et du gras. Hélas, la recherche a démontré qu'après un tel régime, vous aurez aussi perdu de la masse maigre, en l'occurrence du muscle. Au contraire, si vous choisissez de maigrir par l'exercice, vous perdrez du gras sans perdre de muscle. Vous obtiendrez peut-être même, comme cela arrive assez souvent, un léger gain de masse maigre (figure 8.10).

**figure 8.10** L'exercice fait perdre du gras et protège les muscles

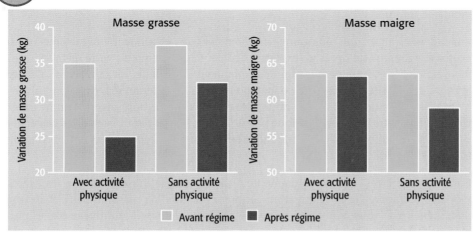

Tiré de Wilmore, J. H., et Costill, D. L. (2002). *Physiologie du sport et de l'exercice* (2ᵉ éd.). Bruxelles : De Boeck, p. 679.

**2.** L'approche « exercices aérobiques d'intensité modérée » est à privilégier. Cette approche est réaliste. Si vous voulez maigrir et que vous n'êtes pas en forme, vous aurez plus de facilité à faire des exercices aérobiques modérés que des exercices vigoureux. Au bout du compte, vous risquerez moins de tout lâcher après quelques séances.

Cette approche est sûre. En effet, même si vous n'êtes pas en forme, vous pouvez faire, en toute sécurité, des exercices aérobiques d'intensité modérée, puis, par la suite, d'intensité modérée à élevée, sans courir le risque de vous blesser ou de nuire à votre santé. Au contraire, une personne en mauvaise condition physique qui se met subitement à faire des exercices intenses augmente ce risque de façon significative.

Cette approche permet de faire de l'exercice tous les jours parce que, justement, l'effort n'est pas intense. Si vous faisiez un effort intense, vous seriez tenu de vous accorder de temps en temps des jours de repos pour permettre à vos muscles de récupérer.

**De plus, comme, par définition, un exercice aérobique modéré provoque une moins grande fatigue musculaire et cardiovasculaire qu'un exercice intense et donc anaérobique, on est plus enclin à prolonger l'effort. L'approche modérée permet de faire de l'exercice plus longtemps, donc de dépenser beaucoup de calories.**

En outre, plus on fait de l'exercice aérobique, plus on utilise les graisses comme source d'énergie. En effet, à dépense énergétique égale, les athlètes qui pratiquent des activités d'endurance, tels le marathon, le cyclisme ou le biathlon, utilisent plus de graisses que les gens moyennement en forme. C'est là un des effets intéressants de l'entraînement physique : l'organisme privilégie de plus en plus les graisses comme carburant, réservant ainsi les glucides (dont les réserves dans l'organisme sont limitées, ne l'oublions pas) pour les efforts intenses.

**3.** L'approche « exercices d'intensité élevée à très élevée » est aussi un bon choix, si vous êtes en bonne condition physique, notamment sur le plan cardiovasculaire. D'abord, ces exercices vous feront dépenser autant, sinon plus, de calories que des exercices modérés, mais en moins de temps. Par exemple, si vous joggez à bonne allure pendant 20 minutes et si vous pesez 70 kg, vous dépenserez environ 180 calories. Pour dépenser le même nombre de calories en marchant d'un pas rapide, il vous faudra au moins 35 minutes.

Ensuite, vous aurez une plus grande « dette d'énergie » envers votre organisme après un exercice vigoureux qu'après un exercice modéré. Par conséquent, votre métabolisme demeurera élevé plus longtemps afin de rembourser cette dette. En fait, selon la durée et le degré d'intensité de l'exercice, le métabolisme peut demeurer élevé pendant plusieurs heures. Vous continuerez donc à brûler des calories, même après avoir terminé un exercice intense. Cette dépense calorique post-exercice, souvent « oubliée » dans le calcul des calories perdues, est tout de même importante, surtout si elle se répète trois ou quatre fois par semaine.

Enfin, les exercices vigoureux augmentent plus la masse musculaire que les exercices modérés (comparez le physique d'un sprinteur à celui d'un marathonien). Il en résulte deux bénéfices : vous maintenez votre métabolisme de base à un niveau élevé (plus la masse maigre est importante, plus le métabolisme de base est élevé), et vous vous protégez contre la fonte musculaire qui survient souvent avec l'âge.

**4.** Le combo cardio-muscu est très efficace pour maigrir. On l'a vu, les exercices aérobiques d'intensité modérée à élevée sont associés à une forte dépense calorique. Si vous combinez à ces exercices un programme de musculation, vous accélérez la fonte de vos réserves adipeuses excédentaires. En effet, la musculation favorise un gain de masse musculaire, gain qui élève le métabolisme de base. Dans le chapitre 9, vous trouverez toutes les informations nécessaires pour concevoir un bon programme de musculation.

**5.** La dépense énergétique de l'exercice est cumulative. Certains gourous des régimes amaigrissants prétendent qu'il faut faire des tonnes d'exercices pour perdre du poids. Cette idée est à jeter à la poubelle. En réalité, l'effet anti-kilos de l'exercice est cumulatif. Il est ridicule de dire que, pour perdre 0,45 kg (1 lb), il faut jouer au tennis pendant 9 heures, au golf pendant 22 heures ou au volley-ball pendant 32 heures ! En effet, si vous marchez d'un pas rapide 50 minutes par jour pendant 10 jours, vous dépenserez presque 3500 calories, soit l'équivalent de… 0,45 kg. L'effet de l'exercice sur votre bilan énergétique (rapport entre l'entrée de calories et la sortie de calories) est cumulatif, et non instantané.

**6.** Maigrir par l'exercice protège les réserves d'eau. Bien sûr, l'exercice nous fait transpirer, perdre de l'eau qu'on remplace habituellement dans l'heure qui suit en buvant… de l'eau. Ce ne sont pas à ces réserves d'eau que nous faisons allusion ici, mais à celles qui se combinent au glycogène, forme de glucose en réserve dans les muscles. Cette eau emprisonnée dans les muscles est libérée chaque fois que les cellules musculaires utilisent du glycogène comme source d'énergie. Plus précisément, pour chaque gramme de glycogène utilisé, vous perdez 2,7 g d'eau. Quand vous suivez une diète hypocalorique, surtout si elle est pauvre en glucides, votre organisme en vient rapidement à utiliser le glycogène des muscles comme source d'énergie. Cela a pour effet de libérer de grandes quantités d'eau et de

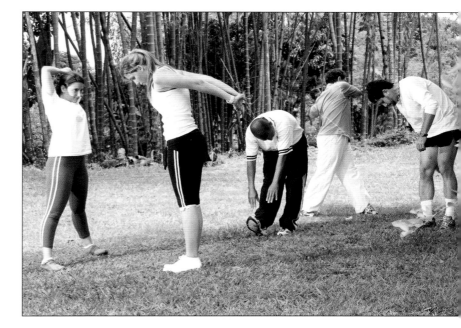

vous donner l'agréable — mais illusoire — impression de maigrir. En fait, dans les premiers jours d'un régime amaigrissant, la perte de poids est en grande partie due à cette eau libérée par l'utilisation du glycogène. En maigrissant par l'exercice, surtout s'il est léger et prolongé, vos muscles ne brûlent presque pas de glycogène ; vous ne perdez donc pas beaucoup d'eau intramusculaire. Voilà une autre bonne raison de troquer une fois pour toutes le régime hypocalorique contre l'exercice.

Consultez le Compagnon Web à la rubrique « Pour en savoir plus ». Vous y trouverez des suggestions de lecture et des sites Internet à visiter.

Pour en savoir plus

# Je me demande

**On m'a dit que, pour une même distance, la marche brûle autant de calories que la course à pied. Est-ce possible ?** Oui, mais seulement si la marche est très rapide. Par exemple, une marche à 8 km/h vous fera dépenser plus de calories que le jogging léger.

**Je ne peux pas faire de jogging, car j'ai un surplus de poids important. Qu'est-ce que je peux faire à la place ?** Il y a beaucoup de solutions de rechange au jogging. Il suffit de choisir une activité où vos pieds n'ont pas à supporter le poids de votre corps (vélo mobile ou stationnaire, natation, ski de fond, raquette à neige, etc.). La marche rapide peut aussi s'avérer intéressante.

**Est-ce vrai que si je fais des redressements assis en plus du vélo stationnaire, je vais accélérer la perte de gras à la taille ?** Non. Le vélo stationnaire, donc les exercices aérobiques, sont les plus efficaces pour réduire à la longue le gras du ventre, tandis que les exercices localisés comme les redressements assis raffermissent les muscles du ventre sans faire fondre le gras. Toutefois, la combinaison des deux types d'exercices vous donnera un ventre à la fois moins enrobé et plus ferme.

**Mon entraîneur me recommande de faire des exercices cardiovasculaires à 60 % de la FC max, car il dit que si j'augmente l'intensité, je vais brûler des glucides et pas des graisses. A-t-il raison ?** Oui, si on s'en tient aux substrats qui fournissent de l'énergie. En effet, plus l'effort est intense, plus les muscles utilisent les glucides comme source d'énergie. Mais, finalement, ce qui compte c'est la dépense calorique totale par séance et pas la provenance des calories, qu'elles viennent des glucides ou des graisses. Une calorie est une calorie.

**Ma copine dit que le meilleur exerciseur cardiovasculaire est l'appareil elliptique, car il fait travailler les fesses et les bras. C'est important pour moi, car mes réserves de graisse sont situées sur mes fesses et mes triceps.** Le simulateur d'escalier muni de bras (*Stairmaster*) est aussi bon pour faire travailler les muscles des fesses et des bras. Par contre, solliciter ces muscles, quel que soit l'appareil, va les renforcer et les raffermir. Ce n'est qu'après un certain temps, variable d'une personne à l'autre, que les dépôts de graisse dans ces zones peuvent diminuer puisque l'exercice aérobique réduit globalement la masse grasse.

**À la fin de mon entraînement, je réussis toujours à perdre 2 livres… par contre je ne réussis jamais à conserver mon nouveau poids.** C'est normal, car vous avez perdu presque exclusivement de l'eau.

**Pour favoriser la perte de graisse, est-il préférable de faire son entraînement à jeun le matin ?** Non. S'entraîner à jeun ne va pas accélérer la perte de graisse mais peut, par contre, faire baisser davantage le taux de sucre dans le sang (glycémie), lequel est à son plus bas le matin à jeun. Résultat possible : manquer assez rapidement d'énergie pour compléter sa séance d'entraînement, à cause d'une glycémie devenue trop basse.

# À vos méninges

**8**

Nom : _____ Groupe : _____ Date : _____

**1** Quelle source d'énergie utilise-t-on à mesure qu'on améliore sa capacité aérobique ?

- [ ] **a)** Les graisses.
- [ ] **b)** Les glucides.
- [ ] **c)** Les protéines.
- [ ] **d)** Les graisses et les sucres.
- [ ] **e)** Les protéines et les lipides.

**2** Pourquoi est-ce important d'évaluer les réserves de graisse abdominale ?

- [ ] **a)** Parce qu'on accumule plus facilement ce type de graisse.
- [ ] **b)** Parce que la graisse abdominale est dangereuse pour la santé.
- [ ] **c)** Parce que la graisse abdominale est difficile à éliminer.
- [ ] **d)** Parce que la graisse abdominale favorise les maux de dos.
- [ ] **e)** Aucune des réponses précédentes.

**3** Indiquez deux mesures utilisées pour déterminer son poids santé.

**1.** _____

**2.** _____

**4** Pour réduire ses réserves de graisse, combien de fois par semaine, idéalement, devrait-on faire de l'exercice ?

- [ ] **a)** Deux fois.
- [ ] **b)** Trois fois.
- [ ] **c)** Quatre fois.
- [ ] **d)** Cinq fois.
- [ ] **e)** Tous les jours.

**5** Pourquoi un muscle inactif ne se transforme-t-il pas en graisse ?

- [ ] **a)** Parce que les cellules musculaires ne peuvent pas se transformer en cellules adipeuses.
- [ ] **b)** Parce que les glucides en réserve dans le muscle sont éliminés par la voie urinaire.
- [ ] **c)** Parce que les protéines se dégradent et sont éliminées par la voie urinaire.
- [ ] **d)** Parce que les lipides en réserve dans le muscle sont métabolisés dans le foie.
- [ ] **e)** Pour aucune des raisons précédentes.

Nom : _____ Groupe : _____ Date : _____

**6** Complétez les phrases suivantes.

a) Maigrir par _____ protège les réserves _____.

b) L'exercice _____ et l'exercice prolongé font plus appel aux

_____ qu'aux glucides comme carburant.

c) La dépense énergétique de l'exercice est _____.

d) Le combo _____ est très _____ pour maigrir.

e) L'approche « exercices _____ d'intensité _____ »

est la méthode à privilégier pour perdre du _____.

f) Maigrir par l'exercice réduit la masse _____ et préserve la masse

_____.

**7** Marc, 19 ans, étudie au cégep depuis un an. En passant différents tests et mesures dans son cours d'éducation physique, il a appris que son IMC était de 27 et que son tour de taille était rendu à 92 cm. Il n'est pas vraiment surpris de ces résultats puisqu'il n'a jamais été très actif physiquement, à part, heureusement, son cours d'édu. Mais il est résolu à maigrir. Il veut ramener son IMC à 25 et moins et gagner aussi un ou deux crans à sa ceinture. Cet objectif, il veut l'atteindre en 7 semaines. En vous inspirant des programmes de Cédrik et de Sandra ainsi que de votre connaissance des principes de l'entraînement, complétez le programme de Luc.

Spécificité : _____

Surcharge : _____

Progression : _____

Maintien : _____

**8** Votre oncle René veut savoir si sa composition corporelle est dangereuse pour sa santé et s'il est obèse. Vous lui avez fait passer les tests du chapitre 8. Vous avez recueilli les résultats suivants :

| Tour de taille : 103 cm |
| IMC : 29 |

Qu'allez-vous lui dire ? _____

**9** Comment définiriez-vous l'équilibre énergétique ?

_____

**10** Quelles sont, quant au poids corporel, les deux conséquences d'un déséquilibre énergétique prolongé ?

1. _____

2. _____

# À vos méninges

## 8

Nom : _____ Groupe : _____ Date : _____

**11** Donnez deux avantages d'avoir un poids corporel stable.

1. _____

2. _____

**12** Un excès de poids augmente le risque d'arthrose précoce dans les articulations des membres inférieurs parce que cette situation…

☐ **a)** Affaiblit les os.

☐ **b)** Augmente la pression sur les articulations porteuses.

☐ **c)** Diminue l'amplitude du mouvement.

☐ **d)** Augmente le risque de blessures articulaires.

☐ **e)** Aucune de ces réponses.

**13** Nommez les deux facteurs génétiques qui influent au départ sur la composition corporelle.

1. _____

2. _____

**14** Vrai ou faux ?

| | | Vrai | Faux |
|---|---|---|---|
| **a)** | Chez l'homme, les surplus de gras ont tendance à s'installer à l'abdomen. | | |
| **b)** | La personne de tendance ectomorphe affiche des épaules larges. | | |
| **c)** | La femme a, en général, moins de muscles et plus de gras que l'homme. | | |
| **d)** | La mesure des plis cutanés est la méthode la plus précise pour estimer le pourcentage de graisse. | | |
| **e)** | L'IMC seul suffit pour déterminer le poids santé d'une personne. | | |

**15** Complétez les phrases suivantes.

**a)** La masse grasse est constituée _____.

**b)** La masse maigre est constituée _____.

Nom : _____ Groupe : _____ Date : _____

**16** Nommez trois méthodes précises pour évaluer le pourcentage de graisse.

1. _____

2. _____

3. _____

**17** Pourquoi le poids n'est-il pas un indicateur de santé suffisant ?

☐ **a)** Il ne prend pas en considération la masse grasse.

☐ **b)** Il ne prend pas en considération la distribution de la graisse.

☐ **c)** Il ne prend pas en considération la quantité de masse musculaire.

☐ **d)** Toutes les réponses sont bonnes.

☐ **e)** Aucune de ces réponses n'est bonne.

**18** Si vous commencez à faire de l'activité physique et si vous voulez améliorer votre composition corporelle, l'approche privilégiée est celle des exercices aérobiques d'intensité modérée. Pourquoi ?

☐ **a)** Elle permet d'augmenter la masse musculaire.

☐ **b)** Elle permet d'éviter l'épuisement.

☐ **c)** Elle permet d'éviter les blessures.

☐ **d)** Elle permet à la longue l'optimisation de l'utilisation des lipides comme source d'énergie.

☐ **e)** Aucune de ces réponses.

# Bilan

Ces bilans vous aideront à établir votre bilan énergétique quotidien ainsi qu'à cerner vos besoins sur le plan de l'équilibre énergétique. Ils vous aideront aussi à concevoir un programme personnel d'entraînement adapté à ces besoins. L'annexe 3 comprend d'autres fiches, qui vous permettront de compléter ce programme si nécessaire. **Dans votre cours de l'ensemble 3**, vous pourrez raffiner ce programme, l'appliquer et en assurer le suivi sur une période de plusieurs semaines puis évaluer, après coup, sa mise en pratique.

Nom : _____ Groupe : _____ Date : _____

## Établissez votre bilan énergétique quotidien

Pour établir un tel bilan, il faut faire le relevé de son apport et de sa dépense énergétiques pour une journée type, c'est-à-dire une journée qui représente bien son train-train quotidien. Rappelons que la dépense énergétique quotidienne (DEQ) inclut les besoins énergétiques associés au métabolisme de base (MB), aux activités de la vie quotidienne (AVQ) et aux activités physiques comme l'exercice et le sport (AP). Quant à l'apport énergétique quotidien (AEQ), il est déterminé par la valeur calorique des aliments et des boissons consommés dans une journée type. Ce bilan vous donne une certaine idée de vos dépenses et de vos entrées de calories. Avant de tirer des conclusions définitives sur l'état de votre équilibre énergétique, il faudra mettre ce bilan en lien avec celui de votre composition corporelle (bilan 8.2) pour avoir un portrait plus complet de votre équilibre énergétique à long terme.

### Étape A Votre dépense énergétique quotidienne (DEQ)

Estimez votre DEQ en utilisant une des formules suivantes en fonction de votre sexe et de votre âge. Ces formules proviennent de Santé Canada et tiennent compte de toutes les dépenses d'énergie, soit le MB plus l'AVQ plus l'AP (figure 8.1).

**Hommes (18 ans ou moins)**

DEQ = 88,5 − (61,9 × âge) + CA × {(26,7 × poids) + (903 × taille)} + 25

**Hommes (19 ans et plus)**

DEQ = 662 − (9,53 × âge) + CA × {(15,91 × poids) + (539,6 × taille)}

**Femmes (18 ans ou moins)**

DEQ = 135,3 − (30,8 × âge) + CA × {(10,0 × poids) + (934 × taille)} + 25

**Femmes (19 ans et plus)**

DEQ = 354 − (6,91 × âge) + CA × {(9,36 × poids) + (726 × taille)}

Dans ces formules, le poids est exprimé en kilogrammes et la taille en mètres. **CA signifie coefficient d'activité physique**. Le tableau de la page suivante présente les CA en fonction de l'âge, du sexe et du niveau d'activité physique quotidien.

Nom : _____ Groupe : _____ Date : _____

| | Sédentaire : | Moyennement actif : | Actif : | Très Actif : |
|---|---|---|---|---|
| | activités quotidiennes de base (p. ex. tâches ménagères, marcher pour se rendre à l'autobus) | activités quotidiennes de base PLUS de 30 à 60 minutes[a] d'activités physiques modérées par jour (p. ex. marcher à une vitesse de 5 à 7 km/h) | activités quotidiennes de base PLUS un minimum de 60 minutes[a] d'activités physiques modérées par jour | activités quotidiennes de base plus un minimum de 60 minutes[a] d'activités physiques modérées par jour PLUS 60 minutes[a] d'activités physiques vigoureuses ou 120 minutes[a] d'activités physiques modérées |
| **Hommes 18 ans ou –** | 1,00 | 1,13 | 1,26 | 1,42 |
| **Hommes 19 ans et +** | 1,00 | 1,11 | 1,25 | 1,48 |
| **Femmes 18 ans ou –** | 1,00 | 1,16 | 1,31 | 1,56 |
| **Femmes 19 ans et +** | 1,00 | 1,12 | 1,27 | 1,45 |

a. En mode continu ou par blocs d'activité physique d'au moins 10 minutes.

Source : Santé Canada (http://www.hc-sc.gc.ca/fn-an/nutrition/reference/table/index-fra.php#eeer).

Établissons, par exemple, la DEQ de :

Sylvain, moyennement actif :

$88,5 - (61,9 \times 18 \text{ ans}) + 1,13 \times \{(26,7 \times 73 \text{ kg}) + (903 \times 1,76 \text{ m})\} + 25 = 2998$ calories (DEQ)

Natasha, active :

$135,3 - (30,8 \times 17 \text{ ans}) + 1,31 \times \{(10,0 \times 60 \text{ kg}) + (934 \times 1,7 \text{ m})\} + 25 = 2500$ calories (DEQ)

## À vous maintenant !

calculateur DEQ

**Utilisez la formule appropriée ou encore le calculateur sur le site web**

Votre âge : _____

Votre poids (kg) : _____

Votre taille (m) : _____     Votre IMC[a] : _____     Votre tour de taille (cm)[a] : _____

Votre CA : _____

a. Voir le bilan 8.2

Nom : _____ Groupe : _____ Date : _____

**Hommes (18 ans ou moins)**

88,5 − (61,9 × ____ âge) + CA ____ × {(26,7 × ____ poids) + (903 × ____ taille)} + 25 = ____ (DEQ)

ou

**Hommes (19 ans et plus)**

662 − (9,53 × ____ âge) + CA ____ × {(15,91 × ____ poids) + (539,6 × ____ taille)} = ____ (DEQ)

ou

**Femmes (18 ans ou moins)**

135,3 − (30,8 × ____ âge) + CA ____ × {(10,0 × ____ poids) + (934 × ____ taille)} + 25 = ____ (DEQ)

ou

**Femmes (19 ans et plus)**

354 − (6,91 × ____ âge) + CA ____ × {(9,36 × ____ poids) + (726 × ____ taille)} = ____ (DEQ)

**Votre DEQ moyenne est de _____ calories par jour.**

## Étape B   Votre apport énergétique quotidien (AEQ)

Reportez ici le bilan (en valeur calorique) de votre journal alimentaire détaillé (chapitre 3).

AEQ moyen : _____ calories par jour

Mettez ici côte à côte les valeurs de votre DEQ et de votre AEQ.

DEQ : _____ calories

AEQ : _____ calories

Êtes-vous, pour une journée type, en état d'équilibre énergétique ? Expliquez votre réponse.

◯ **Oui**    ◯ **Non**

_____

_____

_____

_____

_____

_____

# Bilan

Nom : _____ Groupe : _____ Date : _____

## Dressez le profil
## de votre composition corporelle

Reportez ici les résultats des mesures qui concernent la composition corporelle.

**1. Votre pourcentage de gras (s'il y a lieu)**

Résultat : _____ %

Selon le tableau 8.1 (page 261), vous êtes une personne :

◯ Très maigre

◯ Maigre

◯ Dans la moyenne

◯ Grasse

◯ Très grasse

**2. Votre IMC**

Résultat : _____

Selon le tableau 8.2 (page 263), votre IMC indique :

◯ Poids insuffisant

◯ Poids normal

◯ Excès de poids

◯ Obésité (IMC de 30 et +)

**3. Votre tour de taille combiné à votre IMC**

Résultat (tour de taille) : _____ cm

Connaissant votre IMC et votre tour de taille, consultez le tableau 8.4 (page 264) pour connaître votre risque relatif de maladies associé à ces deux mesures.

Risque relatif de maladie (cochez au bon endroit) :

◯ Faible    ◯ Accru    ◯ Élevé    ◯ Très élevé    ◯ Extrêmement élevé

### Réflexion personnelle

Quelle conclusion tirez-vous du bilan de votre équilibre énergétique en lien avec le profil de votre composition corporelle ?

_____

_____

_____

Si votre IMC, associé à votre tour de taille, présente un risque plus ou moins élevé de problèmes de santé ou encore s'il affecte votre bien-être, que comptez-vous faire ?

_____

_____

_____

# Bilan 8.3

Nom : _____ Groupe : _____ Date : _____

# Concevez votre programme personnel
## d'équilibre énergétique

### Étape A  Votre capacité et votre besoin sur le plan de l'équilibre énergétique

1. **Votre capacité sur le plan médical** à faire en toute sécurité un entraînement de type cardiovasculaire modéré (reportez-vous au Q-AAP, page 178)

   Aucune restriction médicale _____

   Avec restriction médicale _____temporaire _____permanente _____

   Précisez s'il y a une restriction : _____

   _____

2. **Votre besoin sur le plan de l'équilibre énergétique**

   Afin de savoir s'il y a lieu pour vous de concevoir et d'appliquer un tel programme, répondez à la question suivante :

   Selon votre bilan énergétique quotidien (bilan 8.1) et le profil actuel de votre composition corporelle (bilan 8.2), sentez-vous le besoin de réduire vos réserves de graisse ou de les maintenir à leur niveau actuel ?

   ◯ **réduire**     ◯ **maintenir**

### Étape B  Votre objectif à court terme

**L'objectif fixé doit être précis et réaliste, c'est-à-dire mesurable et atteignable dans un délai raisonnable.**

Par conséquent, en me basant sur le besoin déterminé à l'étape A, mon objectif à court terme est le suivant (inspirez-vous au besoin des cas de Cédrik et Sandra aux pages 266-267) :

_____

_____

_____

_____

_____

_____

Nom : _____ Groupe : _____ Date : _____

## Étape C  Votre programme

1. **La conception de votre programme exige que vous appliquiez les principes de l'entraînement à l'endurance cardiovasculaire.**

| Principes de l'entraînement | Modalités d'application |
|---|---|
| **Spécificité ou activité(s) choisie(s)** | _____ |
| **Surcharge** | **Intensité pendant l'activité[a] :**<br><br>a)  FCC min : _____ batt./min ; FCC max : _____ batt./min (méthode du pourcentage de la FCC max)<br><br>b)  FCC min : _____ batt./min ; FCC max : _____ batt./min (méthode de Karvonen)<br><br>c)  zone METS minimale _____ zone METS maximale _____<br><br>d)  cote IEP minimale _____ cote IEP maximale _____<br><br>**Durée de l'activité :** _____ minutes par séance<br><br>**Fréquence par semaine :** ◯ 3 fois   ◯ 4 fois   ◯ 5 fois |
| **Progression** | **Voir le bilan 8.4** |
| **Maintien** (ce que vous feriez si vous aviez à maintenir le niveau atteint) | Réduction du nombre de séances (de combien de fois) _____<br><br>Réduction de la durée des séances (de combien de minutes) _____ |

a.  Si vous nagez, calculez votre FCC selon la formule pour la natation.

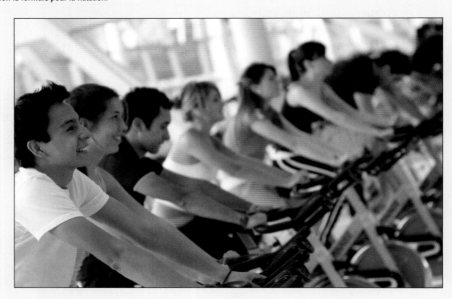

Nom : _____ Groupe : _____ Date : _____

## 2. Les conditions de réalisation

| | | cochez |
|---|---|---|
| **Où ?** | À mon cégep | |
| | Dans un autre cégep ou école _____ | |
| | Chez moi | |
| | Près de chez moi (précisez le type d'endroit) _____ | |
| | Dans un centre d'entraînement physique | |
| | Autre endroit _____ | |

| | | | cochez |
|---|---|---|---|
| **Quand ?** | Lundi | de _____ à _____ | |
| | Mardi | de _____ à _____ | |
| | Mercredi | de _____ à _____ | |
| | Jeudi | de _____ à _____ | |
| | Vendredi | de _____ à _____ | |
| | Samedi | de _____ à _____ | |
| | Dimanche | de _____ à _____ | |

| | | cochez |
|---|---|---|
| **Avec qui ?** | Seul | |
| | Ami(s) | |
| | Copain, copine, conjoint, conjointe | |
| | Coéquipier(s) d'une équipe sportive | |
| | Membres de la famille | |
| | Autre (précisez) _____ | |

# Bilan 8.4

Nom : _____ Groupe : _____ Date : _____

## Évaluez votre progression dans l'effort

Ce bilan vous aidera à établir une progression dans la surcharge, que vous appliquerez dans votre programme personnel **au cours des deux premières semaines**. Il suffit de remplir les cases du tableau avec vos propres données. Vous pouvez vous inspirer des tableaux 7.13 à 7.17.

| Semaine | Durée de l'effort (en minutes) et nombre de séances | Intensité de l'effort (FCC, Mets ) | Commentaires ou précisions s'il y a lieu |
|---|---|---|---|
| 1 | Séance 1 _____<br>Séance 2 _____<br>Séance 3 _____<br>Séance 4 _____<br>Séance 5 _____ | Séance 1 _____<br>Séance 2 _____<br>Séance 3 _____<br>Séance 4 _____<br>Séance 5 _____ | _____<br>_____<br>_____<br>_____<br>_____ |
| 2 | Séance 1 _____<br>Séance 2 _____<br>Séance 3 _____<br>Séance 4 _____<br>Séance 5 _____ | Séance 1 _____<br>Séance 2 _____<br>Séance 3 _____<br>Séance 4 _____<br>Séance 5 _____ | _____<br>_____<br>_____<br>_____<br>_____ |

## Réflexion personnelle (s'il y a lieu)

La progression que vous avez établie vous a-t-elle permis de passer en douceur à un niveau d'activité physique plus élevé ? Précisez votre réponse.

_____

_____

_____

_____

_____

_____

## Chapitre 9

# Améliorer
## sa vigueur
# musculaire

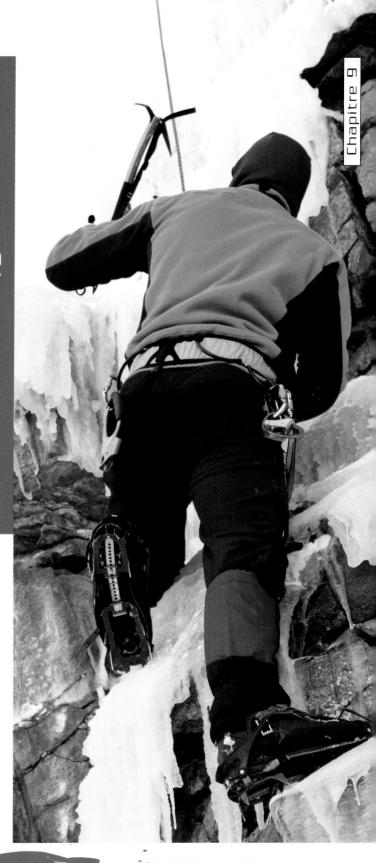

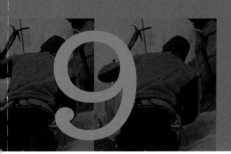

# Objectifs

- Connaître les effets physiologiques de l'entraînement musculaire.

- Connaître les tests d'évaluation de la force et de l'endurance musculaires.

- Évaluer sa capacité physique et son besoin sur le plan de la force et de l'endurance musculaires.

- Connaître les différentes méthodes pour développer sa vigueur musculaire.

- Savoir appliquer les principes de l'entraînement physique au développement de la force et de l'endurance musculaires.

- Élaborer un programme personnel d'amélioration de la vigueur musculaire d'après les résultats obtenus lors de l'évaluation.

Toujours en route vers une vie physiquement active, vous allez à présent concevoir un programme personnel visant à développer un autre déterminant clé de la condition physique : la vigueur musculaire. La démarche est la même que celle proposée dans les chapitres 7 et 8 : seules changent les modalités d'application. Les bilans, à la fin de ce chapitre, vous aideront à concrétiser votre démarche. Mais, d'abord, rappelons ce qu'est la vigueur musculaire.

> " Le Guinness des muscles : le muscle le plus minuscule : le stapédien (1 mm de long) situé dans l'oreille moyenne ; le plus imposant : le grand fessier ; le plus rapide, le muscle de la paupière ; le plus puissant : le masséter ou muscle de la mâchoire ; enfin le plus important : incontestablement le muscle cardiaque ! "
>
> AUTEUR INCONNU

# La vigueur musculaire
## et ses composantes

La vigueur musculaire correspond principalement à deux qualités du muscle : la force et l'endurance. **Un muscle est fort** quand il peut développer une forte tension au moment d'une contraction maximale. Soulever une lourde valise, déplacer le frigo ou essayer d'ouvrir une portière d'auto coincée sont des actions qui font appel à la force musculaire (**figure 9.1 A**). Précisons que la force musculaire nous renvoie souvent à deux autres notions : la puissance et l'hypertrophie musculaires.

La **puissance** musculaire est l'aspect explosif de la force. Par exemple, Vincent et Martin sont capables de soulever tous les deux 75 kg au développé couché sur le banc (page 318), sauf que Vincent peut le faire en deux fois moins de temps. Il est donc deux fois plus puissant que Martin. C'est pour cette raison que l'on trouve la notion de temps dans la formule utilisée pour calculer la puissance musculaire : puissance = [force × distance]/ temps. Les haltérophiles s'entraînent beaucoup en puissance, parce que leur but est de lever des charges de plus en plus lourdes en appliquant des techniques particulières comme l'arraché et l'épaulé-jeté (**figure 9.1 B**).

Quant à l'**hypertrophie**, elle renvoie au volume du muscle. Il est fréquent, en effet, de constater le grossissement des muscles à la suite d'un entraînement prolongé avec des poids et haltères. Poussé à l'extrême, le développement hypertrophique du muscle conduit au culturisme, ou *body building*, un type d'entraînement qui vise un gain impressionnant de masse musculaire dans un but esthétique (**figure 9.1 C**). Ajoutons que l'hypertrophie musculaire est nettement plus marquée chez l'homme que chez la femme ; nous verrons pourquoi un peu plus loin. Sur le plan énergétique, le développement de la force, de la puissance ou de l'hypertrophie musculaires sollicitent principalement le système ATP-CP et le système à glycogène (chapitre 6).

**Un muscle est endurant** quand il peut répéter ou maintenir pendant un certain temps une contraction modérée (**figure 9.1 D**). Exécuter plusieurs demi-redressements du tronc, laver une voiture, transporter des sacs d'épicerie ou quelques livres ou encore repeindre sa chambre sont des actions qui font appel à l'endurance musculaire. On parle d'**endurance musculaire dynamique** si la contraction modérée est répétitive, et d'**endurance musculaire statique** si la contraction modérée est maintenue un certain temps. Sur le plan énergétique, ce déterminant de la condition physique fait appel au système à oxygène et à glycogène (chapitre 6).

**figure 9.1** Les quatre visages de la vigueur musculaire

**A. La force :**
le gymnaste canadien et champion olympique Kyle Shewfelt, aux anneaux

**B. La puissance :**
l'haltérophile québécoise Maryse Turcotte en pleine action

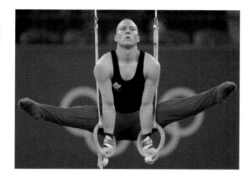

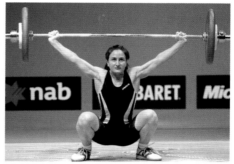

**C. L'hypertrophie :**
le culturiste québécois Simon Lafontaine affichant son impressionnante masse musculaire lors d'un concours

**D. L'endurance :**
la marathonienne québécoise, Suzanne Munger

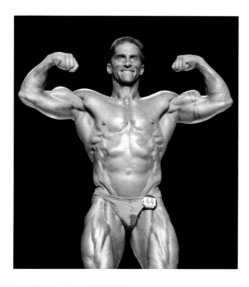

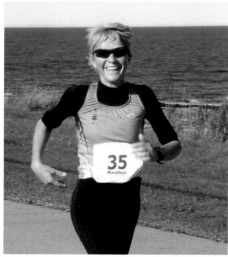

# Les effets physiologiques
## de l'entraînement musculaire

On a vu, au chapitre 6, qu'améliorer sa vigueur musculaire apporte plusieurs bénéfices dans la vie de tous les jours. Ces bénéfices sont possibles parce que des changements majeurs surviennent dans le muscle même, comme nous allons le voir.

## Effet sur les unités motrices

Depuis maintenant plus de 6 mois, David, 18 ans, fait de la musculation à raison de 3 séances de 50 minutes par semaine. Au bout de deux semaines déjà, il avait remarqué qu'il pouvait lever des charges plus lourdes qu'au début. Bref, qu'il était devenu plus fort, bien que ses muscles n'aient pas pris de volume. Stéphanie, qui fait de la musculation avec David, a noté le même phénomène. **Comment, en effet, peut-on devenir plus fort sans avoir de plus gros muscles ? La réponse se trouve dans l'unité motrice.**

Avant d'expliquer ce qu'est une unité motrice, faisons un retour sur la figure 6.2 (page 168). Elle nous fait voir que le muscle est constitué de milliers de fibres qui sont, en fait, de longues cellules en forme de cylindre ayant la propriété de se contracter et de se relâcher. Ces fibres sont regroupées en paquets, les faisceaux, un faisceau pouvant contenir de 10 à plus de 100 fibres. Pour qu'elles se contractent, ces fibres doivent recevoir une décharge nerveuse, qui est ni plus ni moins l'équivalent d'une décharge électrique. C'est là qu'intervient l'**unité motrice**, composée d'un neurone moteur et des fibres musculaires qu'il innerve. Rappelons qu'un neurone est une cellule nerveuse qui achemine un influx nerveux vers des organes cibles, dans ce cas-ci les muscles.

**L'unité motrice : un distributeur d'électricité.** On peut comparer le fonctionnement de l'unité motrice (figure 9.2) à un poste de distribution de l'électricité qui alimenterait un certain nombre de maisons. Ainsi, une unité motrice peut alimenter en influx nerveux quelques fibres seulement ou quelques centaines, selon la grosseur et la fonction du muscle. Par exemple, dans les petits muscles qui font bouger les yeux, le neurone moteur de chaque unité motrice active à peine 15 fibres musculaires. Il faut dire que les mouvements oculaires requièrent de la finesse et non pas de la puissance. Par contre, un seul neurone moteur du quadriceps fémoral (muscle du devant de la cuisse) est connecté à plus de 2000 fibres et ce gros muscle contient des centaines de neurone moteurs !

Quand le neurone moteur décharge son influx nerveux, toutes les fibres qu'il innerve se contractent en même temps, et de façon maximale. Il n'y a pas de demi-mesure ! Plus la contraction du muscle est intense, plus il y a d'unités motrices qui entrent en action et de fibres qui se contractent. Supposons, par exemple, que votre biceps contienne 250 unités motrices. Si vous soulevez un crayon, il est probable que seulement une ou deux unités motrices s'activeront, puisque la contraction est très légère. Mais si, dans votre cours de musculation, vous soulevez par une flexion de l'avant-bras un haltère très lourd, il est probable que plus de 150 unités motrices entrent alors en action.

**100 % de contraction, 70 % d'activation.** Logiquement, lors d'une contraction très intense, voire maximale, on s'attendrait à ce que 100 % des unités motrices soient activées. Or, environ 70 % le sont. Pourquoi ? C'est qu'on est ici en présence d'un mécanisme de

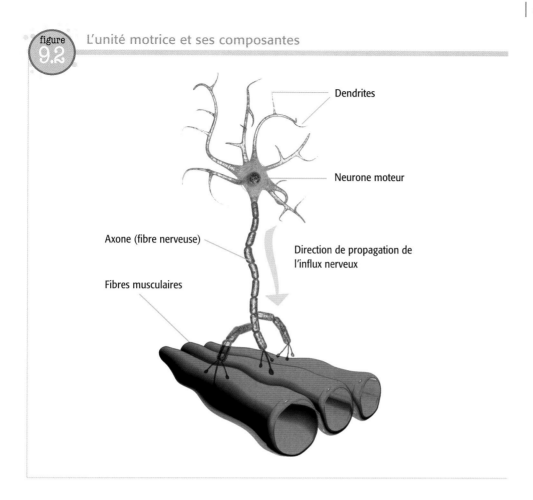

**figure 9.2** L'unité motrice et ses composantes

Dendrites

Neurone moteur

Axone (fibre nerveuse)

Direction de propagation de l'influx nerveux

Fibres musculaires

protection de l'organisme. En effet, l'activation simultanée de toutes les unités motrices dans un muscle pourrait lui causer une blessure, par exemple une déchirure, tant la force générée serait élevée. En somme, le muscle se protège contre lui-même.

C'est donc grâce à leurs unités motrices que David et Stéphanie sont devenus plus forts avant d'avoir des muscles plus gros. Si vous faites régulièrement de la musculation ou des efforts musculaires, il vous arrivera la même chose, parce que vous activerez de plus en plus d'unités motrices. En fait, **c'est comme si on augmentait la force du courant électrique dans le muscle**. Un des premiers effets de l'entraînement musculaire est donc d'ordre nerveux.

## Effet sur la grosseur des fibres

David et Stéphanie n'en restent pas là dans leur observation des effets de l'entraînement musculaire. Après plus de quatre mois de musculation, ils constatent qu'ils ont non seulement encore gagné en vigueur musculaire, mais que cette fois, leurs muscles ont grossi. C'est qu'à la longue, leurs fibres musculaires sont devenues plus grosses : elles ont fabriqué plus de protéines contractiles (anabolisme musculaire). Il se peut aussi que le nombre de fibres ait augmenté, certaines d'entre elles se divisant en deux nouvelles fibres, un phénomène biologique appelé **hyperplasie**. Précisons qu'à l'inverse, l'insuffisance d'exercice conduit à une perte de protéines contractiles (catabolisme musculaire) et à l'atrophie du muscle, comme on l'a vu au chapitre 2.

**Chez l'homme, l'hypertrophie est plus marquée que chez la femme, parce que le taux de testostérone dans son sang est plus élevé.** Cette hormone est un **androgène**, c'est-à-dire qu'elle accentue les caractères masculins. C'est pour cette raison que la prise de stéroïdes anabolisants combinée à la musculation provoque une hausse marquée de la masse musculaire, autant chez l'homme que chez la femme qui abuse de ces substances illégales et potentiellement nuisibles à la santé (**zoom 9.1**).

## Effet sur les types de fibres

Si David et Stéphanie peuvent aisément ressentir ou observer certains effets de l'entraînement (se sentir mieux dans sa peau, devenir plus vigoureux, voir son corps se remodeler et s'affermir), ils devront, pour en constater d'autres, recourir à une biopsie musculaire (prélèvement d'un fragment de muscle) et à un microscope électronique. En effet, quand on utilise ces moyens, on découvre que l'entraînement avec des charges lourdes améliore la capacité énergétique des fibres rapides (chapitre 6), en augmentant les réserves d'ATP et de CP dans les muscles, et développe la taille de tous les types de fibres. La recherche a même démontré que ce type d'entraînement pouvait, après plusieurs mois, transformer les fibres lentes en fibres rapides.

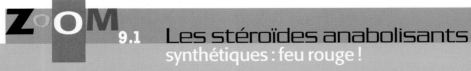

# Z°OM 9.1 Les stéroïdes anabolisants
## synthétiques : feu rouge !

Les stéroïdes anabolisants (stanozol, cypionate de testostérone, oxymétholone, etc.) sont des molécules d'origine synthétique dont la structure s'apparente à celle de la testostérone. Ceux qui les consomment les surnomment souvent «jus» ou «poudre blanche». Or, ces produits ne doivent être prescrits que pour des motifs médicaux. Leur vente libre est donc illégale. Pourtant, des athlètes, des adeptes du culturisme (hommes et femmes) et des jeunes qui souhaitent gonfler rapidement leurs muscles s'en procurent de façon clandestine. Même des ados peuvent en obtenir dans certains gyms. Le hic, c'est que les stéroïdes anabolisants, souvent hélas consommés à forte dose, sont associés à des risques sérieux pour la santé :

- réduction définitive de la taille par arrêt de la croissance en longueur des os chez les jeunes en période de croissance ;

- effets féminisants chez l'homme (développement des seins, atrophie des testicules, etc.) et masculinisants chez la femme (diminution du volume des seins, mue de la voix et développement du système pileux) ;

- modification de la personnalité (l'individu devient plus agressif, rageur et même violent) ;

- apparition de maladies cardiovasculaires, d'hépatites et même de cancer du foie.

Quant à l'entraînement en endurance musculaire (charges légères soulevées plusieurs fois), il améliore surtout la capacité des fibres lentes à utiliser l'oxygène apporté par la circulation sanguine locale. Le tableau 9.1 présente un résumé des effets de l'entraînement musculaire.

**tableau 9.1** Un résumé des effets physiologiques de l'entraînement musculaire

| Si vous vous entraînez surtout en force : | Si vous vous entraînez surtout en endurance : |
|---|---|
| • Augmentation du nombre d'unités motrices recrutées lors d'une contraction musculaire intense.<br><br>• Amélioration de la réponse neuromusculaire.<br><br>• Augmentation de la grosseur des fibres à contraction rapide et lente et (éventuellement) de leur nombre dans les muscles entraînés. Résultat : des muscles plus gros et plus fermes.<br><br>• Augmentation des réserves de CP et d'ATP dans les fibres à contraction rapide. | • Augmentation de la grosseur des fibres à contraction lente et (éventuellement) de leur nombre dans les muscles entraînés. Résultat : des muscles plus finement découpés, mais pas beaucoup plus gros qu'avant l'entraînement.<br><br>• Amélioration de la réponse neuromusculaire.<br><br>• Amélioration de la capacité aérobique des fibres à contraction lente. |

# Évaluez
## votre force musculaire

Il existe plusieurs tests d'évaluation de la force musculaire, certains s'exécutant sur des appareils spécialisées et coûteux (figure 9.7). Nous vous en présentons un, accessible à tous et réputé pour sa justesse de prédiction : le test de la force de préhension. Sur le Compagnon Web vous trouverez un autre test, celui-là de puissance. Il s'agit du test du **saut vertical**.

**saut vertical**

**Le test de la force de préhension à l'aide d'un dynamomètre.** Ce test mesure la force statique (ou isométrique) maximale des muscles de l'avant-bras, c'est-à-dire la force de préhension des mains. En règle générale, les individus qui ont une force de préhension élevée ont tendance à être forts aussi dans d'autres régions musculaires. C'est pour cette raison que ce test constitue un indicateur de la force globale d'un individu. Il se fait à l'aide d'un dynamomètre.

L'évaluation de la force musculaire à l'aide d'un dynamomètre

**figure 9.3**

Une fois l'appareil en main, ajustez la prise de telle sorte que les phalanges moyennes (c'est-à-dire les os situés au milieu des doigts) de votre main dominante reposent sur l'extrémité mobile de la poignée du dynamomètre (figure 9.3). Quand vous êtes prêt, serrez la poignée de toutes vos forces en gardant le bras allongé et éloigné du corps. Expirez lentement pendant la contraction. Durant l'épreuve, ni votre main ni le dynamomètre ne doivent toucher au corps ou à quelque objet que ce soit. Faites deux essais pour chaque main et notez chaque fois la tension enregistrée sur le cadran. Additionnez le meilleur résultat obtenu pour la main droite et pour la main gauche. Pour trouver votre niveau de force musculaire, consultez le tableau 9.2.

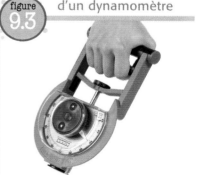

**tableau 9.2** Résultats du test de la force de préhension

### Hommes

| Force musculaire[a] | 19 ans et moins | 20-29 ans | 30-39 ans | 40-49 ans | 50 ans et plus |
|---|---|---|---|---|---|
| Très élevée | > 107 | > 114 | > 114 | > 107 | > 101 |
| Élevée | 98-107 | 104-114 | 104-114 | 97-107 | 92-100 |
| Moyenne | 90-97 | 95-103 | 95-103 | 88-96 | 84-91 |
| Faible | 79-89 | 84-94 | 84-94 | 80-87 | 76-83 |
| Très faible | < 79 | < 84 | < 84 | < 80 | < 75 |

### Femmes

| Force musculaire[a] | 19 ans et moins | 20-29 ans | 30-39 ans | 40-49 ans | 50 ans et plus |
|---|---|---|---|---|---|
| Très élevée | > 67 | > 69 | > 70 | > 68 | > 61 |
| Élevée | 60-67 | 63-69 | 63-70 | 61-68 | 54-60 |
| Moyenne | 53-59 | 58-62 | 58-62 | 54-60 | 49-53 |
| Faible | 48-52 | 52-57 | 51-57 | 49-53 | 45-48 |
| Très faible | < 48 | < 52 | < 51 | < 49 | < 44 |

a. Force musculaire combinée de la main droite et de la main gauche.

Les valeurs sont exprimées en kilogrammes. Le symbole < signifie «inférieur à» et le symbole > signifie «supérieur à».

Tiré de Santé Canada. (2004). *Guide du conseiller en condition et habitudes de vie* (3e éd.). Ottawa: p. 7-48 et 7-49.

Votre résultat (à reporter s'il y a lieu dans le bilan 9.1):
1re fois : main droite : _____ kg ; main gauche : _____ kg ; total : _____ kg.
2e fois : main droite : _____ kg ; main gauche : _____ kg ; total : _____ kg.

# Évaluez
## votre endurance musculaire

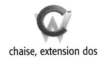

chaise, extension dos

Pour évaluer ce déterminant, on exige habituellement un effort répétitif, modéré et prolongé, ce que permettent le test des demi-redressements du tronc et celui des pompes. Sur le Compagnon Web, vous trouverez deux autres tests, évaluant cette fois l'endurance musculaire statique (tenir le plus longtemps possible une position représentant un effort d'intensité modérée) : il s'agit du test de la chaise et du test de l'extension du dos en position statique.

**Le test des demi-redressements du tronc.** Les abdominaux sont les muscles de la paroi antérolatérale de l'abdomen (figure 9.4). Ils sont quatre : **le droit de l'abdomen** ; **l'oblique externe** ; **l'oblique interne** ; **le transverse** (le muscle le plus profond). Selon Tortora et Derrickson[1], la contraction du droit de l'abdomen, de l'oblique externe et de l'oblique interne permet la flexion de la colonne vertébrale et la compression de

---

1. Tortora, G. J., et Derrickson, B. (2007). *Principes d'anatomie et de physiologie* (2e éd.). Saint-Laurent : ERPI, p. 374.

## Je me demande

**Pourquoi mes muscles sont-ils gonflés après ma séance de muscu?** Il est très fréquent d'observer le grossissement immédiat d'un muscle après un exercice de musculation le moindrement vigoureux. Ce phénomène, que les physiologistes appellent l'*hypertrophie transitoire*, est un simple œdème, non douloureux, dû à une infiltration, dans le muscle sollicité, de liquide provenant du plasma. Ce liquide y retournera quelques heures après l'exercice.

**Puis-je augmenter ma force très rapidement par la musculation?** Oui. Un programme de musculation visant le développement de la force (et non pas de l'endurance) musculaire peut conduire à des gains de 25 à 100 %, parfois même davantage. Tout cela en l'espace de trois à six mois! En fait, il n'est pas rare qu'en suivant un cours de musculation à raison de deux séances par semaine pendant un trimestre, on arrive à doubler, voire tripler ses charges pour certains exercices.

**Faut-il absolument prendre des suppléments de protéines pour gagner de la masse?** Non. Si on fait beaucoup de musculation (plus de trois séances d'une heure par semaine), il suffit d'ajouter à son régime alimentaire un peu plus d'aliments riches en protéines et le tour est joué. Pour en savoir plus sur les suppléments protéiniques, lisez le zoom 3.5 à la page 87.

**Est-il vrai que le sommeil facilite la synthèse des protéines musculaires à la suite des entraînements de jour?** Oui, parce que lorsqu'on dort, le corps récupère et s'autorépare en quelque sorte. Pour en savoir plus sur les bienfaits du sommeil sur la condition physique, lisez les pages 119 à 123.

**figure 9.4** Les muscles abdominaux

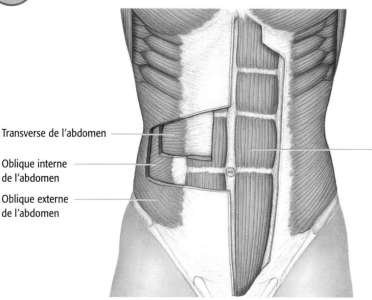

Transverse de l'abdomen

Oblique interne de l'abdomen

Oblique externe de l'abdomen

Droit de l'abdomen

l'abdomen, compression qui facilite l'expulsion des selles et de l'urine ainsi que l'expiration forcée (par exemple lors de l'accouchement). La contraction d'un côté des obliques (par exemple les obliques du côté droit) permet la rotation de la colonne vertébrale et sa flexion latérale, notamment dans la région lombaire. Enfin, la contraction du transverse entraîne elle aussi la compression de l'abdomen. C'est ce qui se produit, par exemple, quand on tousse ou qu'on se mouche.

Si l'endurance musculaire en général est importante, celle des abdominaux l'est tout particulièrement. On peut y voir une raison esthétique : des abdominaux fermes font un ventre plus plat et affinent la silhouette. Mais le rôle essentiel de ces muscles est d'agir comme une *sangle naturelle* qui stabilise la posture et protège le bas du dos (chapitre 11), fixe le bassin et soutient les viscères. Des abdominaux faibles, au contraire, contribuent à l'apparition de douleurs dans le bas du dos et à la descente des viscères, elle-même associée à la constipation et aux hernies abdominales. Il est donc très utile de garder ces muscles en forme.

Les tests de demi-redressements du tronc sont nombreux. Certains exigent du matériel (tapis, métronome, ruban adhésif, etc.), une mise en scène élaborée et le concours d'un partenaire. D'autres ne requièrent pratiquement pas de matériel et peuvent se faire en groupe ou seul à la maison avec un minimum de préparation. Ces tests de terrain sont tout aussi valides que ceux exigeant plus de temps et d'accessoires.

Parmi eux, on peut retenir le test des demi-redressements pieds non retenus avec décollement complet des omoplates du sol. Pour effectuer ce test, allongez-vous sur le dos, les bras le long du corps et les genoux légèrement fléchis pour bien plaquer le bas du dos sur le sol (**figure 9.5**). Pointez le menton vers la poitrine et redressez le tronc en faisant glisser les mains jusqu'aux rotules, ce qui permet aux omoplates de se décoller complètement du sol ; expirez pendant cette phase de l'exercice. Puis revenez au sol. Il est très important d'expirer pendant la levée du tronc. **Faites le maximum de répétitions pendant 60 secondes.** Vous pouvez ralentir la cadence ou vous arrêter quelques secondes, c'est

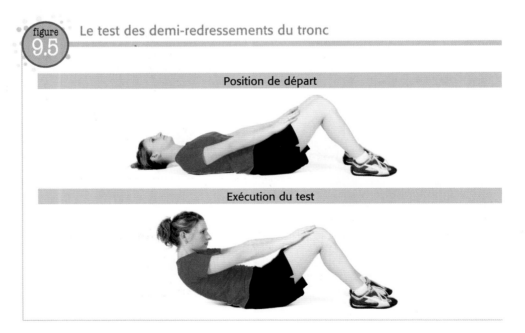

**figure 9.5**  Le test des demi-redressements du tronc

Position de départ

Exécution du test

une évaluation, pas une compétition. Quand vous n'arrivez plus à décoller complètement les omoplates, le test est terminé. Consultez alors le tableau 9.3 pour connaître votre niveau d'endurance. Vous trouverez sur le Compagnon Web un autre test pour les abdominaux.

test cadencé

**Le test des pompes.** Il est également utile d'évaluer l'endurance des muscles du haut du corps et de l'arrière des bras. Ces muscles jouent un rôle de premier plan dans plusieurs activités physiques et tâches de la vie courante : pousser des meubles lourds, ranger des objets pesants sur des tablettes, gravir une côte en ski de fond, faire des smashs au tennis ou au volley-ball, etc. L'un des meilleurs tests permettant d'évaluer l'endurance de ces muscles est celui des pompes, ou extensions des bras.

Il consiste à exécuter correctement le plus grand nombre possible de pompes sans limite de temps. Selon votre vigueur musculaire, vous pouvez exécuter les pompes en appui soit sur les mains et les pieds (position habituelle), soit sur les mains et les genoux (position modifiée). Cette dernière position permet de maintenir plus facilement le dos droit pendant l'épreuve. En position habituelle : étendez-vous sur le ventre en appui sur les mains (distantes de la largeur des épaules) et sur les pieds (collés ensemble), puis, sans plier le dos, faites une extension complète des bras. Revenez ensuite à la position de départ, le dos toujours droit, jusqu'à ce que le menton touche au tapis. Respirez normalement

**tableau 9.3  Résultats du test des demi-redressements du tronc**

### Hommes

| Endurance musculaire[a] | 18-29 ans | 30-39 ans | 40-49 ans[b] |
|---|---|---|---|
| Très élevée | > 74 | > 59 | > 49 |
| Élevée | 61-74 | 51-59 | 41-49 |
| Moyenne | 46-60 | 41-50 | 26-40 |
| Faible | 31-45 | 26-40 | 16-25 |
| Très faible | < 31 | < 26 | < 16 |

### Femmes

| Endurance musculaire[a] | 18-29 ans | 30-39 ans | 40-49 ans[b] |
|---|---|---|---|
| Très élevée | > 59 | > 49 | > 39 |
| Élevée | 51-59 | 41-49 | 31-39 |
| Moyenne | 41-50 | 26-40 | 16-30 |
| Faible | 26-40 | 16-25 | 5-15 |
| Très faible | < 26 | < 16 | < 5 |

a. Les valeurs sont exprimées en nombre de répétitions exécutées en une minute.

b. Normes non disponibles pour 50 ans et plus.

Le symbole < signifie «inférieur à» et le symbole > signifie «supérieur à».

Adapté de Faulkner, R. A. et coll. (1989). A partial curl-up protocol for adults based on two procedures. *Journal canadien des sciences appliquées au sport / Canadian Journal of Applied Sports Science,* 14 : 135-141.

Votre résultat (à reporter s'il y a lieu dans le bilan 9.2) :
1re fois : _____ redr. assis ; cote : _____ ; 2e fois : _____ redr. assis ; cote : _____

pendant le test. En position modifiée : la seule différence est que vous vous appuyez sur les genoux plutôt que sur les pieds (figure 9.6). Le test prend fin lorsque vous n'arrivez plus à exécuter correctement les mouvements après deux essais consécutifs. Retenez que c'est la qualité de l'exécution qui compte et non seulement la quantité de pompes. Consultez ensuite le tableau 9.4 pour connaître votre endurance ; les normes masculines ont été établies à partir de la position habituelle, et les normes féminines, à partir de la position modifiée.

### figure 9.6   Le test des pompes

| Position habituelle | Position modifiée |
|---|---|

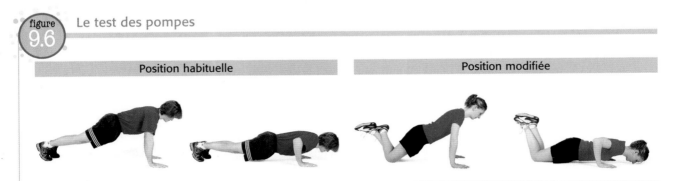

### tableau 9.4   Résultats du test des pompes

#### Hommes

| Endurance musculaire[a] | 19 ans et moins | 20-29 ans | 30-39 ans | 40-49 ans | 50 ans et plus |
|---|---|---|---|---|---|
| Très élevée | > 38 | > 35 | > 29 | > 21 | > 20 |
| Élevée | 29-38 | 29-35 | 22-29 | 17-21 | 13-20 |
| Moyenne | 23-28 | 22-28 | 17-21 | 13-16 | 10-12 |
| Faible | 18-22 | 17-21 | 12-16 | 10-12 | 7-9 |
| Très faible | < 18 | < 17 | < 12 | < 10 | < 7 |

#### Femmes

| Endurance musculaire[a] | 19 ans et moins | 20-29 ans | 30-39 ans | 40-49 ans | 50 ans et plus |
|---|---|---|---|---|---|
| Très élevée | > 32 | > 29 | > 26 | > 23 | > 20 |
| Élevée | 25-32 | 21-29 | 20-26 | 15-23 | 11-20 |
| Moyenne | 18-24 | 15-20 | 13-19 | 11-14 | 7-10 |
| Faible | 12-17 | 10-14 | 8-12 | 5-10 | 2-6 |
| Très faible | < 12 | < 10 | < 8 | < 5 | < 2 |

a. Les valeurs sont exprimées en nombre de répétitions exécutées sans limite de temps.

Le symbole < signifie « inférieur à » et le symbole > signifie « supérieur à ».

Tiré de Santé Canada. (2004). *Guide du conseiller en condition et habitudes de vie* (3e éd.). Ottawa : p. 7-48 et 7-49.

Votre résultat (à reporter s'il y a lieu dans le bilan 9.2) :
1re fois : _____ pompes ; cote : _____ ; 2e fois : _____ pompes ; cote : _____

# Les méthodes
## d'entraînement musculaire

Pour rendre un muscle plus vigoureux, il faut lui opposer une résistance lorsqu'il se contracte. Cette résistance peut être créée de plusieurs façons :

- par le poids du corps (par exemple, une traction à la barre) ;
- par une partie du poids du corps (par exemple, des demi-redressements du tronc) ;
- par des muscles en contraction qui s'opposent entre eux (par exemple, presser les paumes des mains l'une contre l'autre) ;
- par un objet extérieur qui offre une résistance (par exemple, des poids libres, des appareils de musculation, des bandes élastiques, de gros ballons d'exercice et tout autre exerciseur).

Ces différentes façons d'opposer une résistance au muscle ont donné lieu à quatre méthodes d'entraînement permettant le développement systématique de l'une ou l'autre des composantes de la vigueur musculaire (force, puissance, hypertrophie, endurance). Il s'agit des méthodes à base d'exercices isométriques, isotoniques, isocinétiques et de la méthode par électrostimulation du muscle (cette dernière est présentée sur le Compagnon Web). Voyons cela de plus près.

électrostimulation

**La méthode à base d'exercices isométriques, ou statiques.** Cette méthode consiste à contracter le muscle alors que la résistance est immobile (figure 6.6, page 181). Pendant cette contraction dite isométrique, la longueur du muscle ne change pas. Ce type d'exercice permet un gain de force localisé surtout à l'angle où s'effectue la contraction isométrique. Il est très utile quand on ne peut pas bouger un membre dans toute son amplitude, à la suite d'une blessure par exemple, ou si on souhaite renforcer ses muscles un peu tout le temps, un peu partout, et sans avoir à se changer (au travail, en classe, devant la télé, etc.). **Pour être efficace, la contraction isométrique doit durer au moins 5 ou 6 secondes et être le plus intense possible**. Il est nécessaire d'effectuer une telle contraction plus d'une fois. C'est l'application ici du principe de surcharge dont on a traité au chapitre 6.

**La méthode à base d'exercices dynamiques, ou isotoniques.** C'est de loin la plus répandue des méthodes de développement musculaire. Elle consiste à contracter le muscle alors que la résistance est mobile et la vitesse du mouvement, variable. Pendant la contraction dynamique, la longueur du muscle change. Ce type de contraction comprend deux phases : la concentrique et l'excentrique. Lors de la **phase concentrique**, les fibres du muscle sollicité raccourcissent pendant l'effort, tandis que lors de la **phase excentrique**, les fibres du muscle sollicité allongent pendant l'effort (figure 6.6). Cette méthode améliore la force, la puissance ou l'endurance d'un muscle dans toute l'amplitude du mouvement et non seulement à un angle déterminé, comme dans le cas des exercices isométriques. Les exercices dynamiques peuvent se faire à mains libres, avec des poids libres ou à l'aide d'appareils de musculation (zoom 9.2).

**La méthode à base d'exercices pliométriques.** Un autre type d'exercice isotonique consiste à exécuter un exercice dynamique avec un rebond (figure 6.6). Quand on exécute un saut vertical ou quand on saute de part et d'autre d'un banc d'exercice, on fait

# Z°OM 9.2 Poids libres ou appareils de musculation ?
## Chacun a ses avantages et ses inconvénients.

**Les poids libres**. Leur principal avantage, c'est leur grande polyvalence. Ils permettent d'exécuter tous les mouvements qu'autorise une articulation, donc tous ceux que peut nécessiter une pratique sportive. De plus, parce qu'il faut manipuler la charge à soulever, on active un plus grand nombre d'unités motrices (page 290) dans les muscles. Non seulement dans ceux qui sont impliqués dans le mouvement en cours, mais aussi dans les muscles périphériques qui interviennent dans la manipulation de la barre ou de l'haltère ainsi que dans les muscles de l'équilibre postural. C'est sans doute pour ces raisons que, souvent, les personnes qui visent un développement musculaire intégral, ainsi que les athlètes de haut niveau, préfèrent les poids libres aux appareils, même les plus sophistiqués. Il est essentiel cependant d'exécuter correctement les mouvements avec les poids libres et de toujours s'assurer que les disques de métal des barres sont bien retenus par les collets de serrage. Sinon, gare aux blessures ! Certains exercices, comme le développé couché sur le banc, requièrent même la présence d'un surveillant.

**Les appareils de musculation.** Leur principal avantage est la sécurité du mouvement : c'est le mécanisme de l'appareil et non l'utilisateur qui assure le déplacement de la charge. En permettant une grande stabilité du tronc (il faut toutefois boucler sa ceinture quand il y en a une), ces appareils protègent le bas du dos. Par ailleurs, grâce à leur conception (ils sont dotés d'une came, de pistons hydrauliques, etc.), la plupart des appareils de musculation offrent une résistance variable pendant l'effort. Cela permet aux muscles sollicités de développer le maximum de force tout le long du mouvement et quel que soit l'angle de l'articulation impliquée. En revanche, ils coûtent cher, prennent beaucoup de place et exigent un entretien régulier. On peut profiter de ces appareils sans débourser un sou grâce à son cours d'éducation physique ou à un coût raisonnable en s'abonnant à un centre de conditionnement.

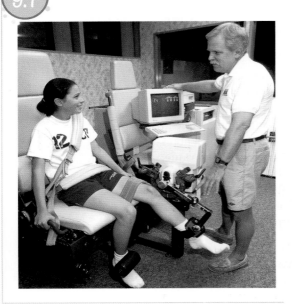

**figure 9.7** Appareil isocinétique d'entraînement et d'évaluation de la force

de la « pliométrie ». Mais comme les exercices pliométriques sollicitent intensément les tendons et mettent les muscles, de manière soudaine et répétitive, sous forte tension, il est souhaitable d'avoir des muscles déjà bien entraînés avant de suivre cette méthode.

## La méthode à base d'exercices isocinétiques. 
Cette méthode, très efficace pour développer la force et la puissance musculaires, fait appel à des appareils qui permettent d'exécuter un mouvement à une vitesse constante, quelle que soit la force générée pendant l'exécution (**figure 9.7**). Ce qui revient à dire que sur de telles machines, on peut contracter ses muscles à leur maximum tout au long du mouvement. Voilà pourquoi l'exercice isocinétique excelle à développer rapidement la force musculaire. Toutefois, sa pratique suppose d'être déjà rompu aux efforts musculaires intenses, sous peine de blesser ses tendons. De plus, on doit avoir accès à des appareils spéciaux (et coûteux !) qui permettent une vitesse d'exécution constante. En somme, ce mode d'entraînement n'est pas accessible à tout le monde.

# L'ABC
## de votre programme personnel

À présent que vous connaissez les différentes méthodes d'entraînement musculaire, il est temps de passer à l'action et d'élaborer votre programme personnel à l'aide des bilans présentés à la fin de ce chapitre (pages 331 à 336). Vous avez, pour l'essentiel, trois choses à faire : vous fixer un objectif basé sur un ou plusieurs des besoins que vous avez identifiés lors des tests d'évaluation de votre vigueur musculaire ; appliquer les principes de l'entraînement à la vigueur musculaire ; et préciser les conditions de réalisation de votre programme.

## Un objectif précis et réaliste

Votre objectif doit s'arrimer aux capacités et besoins déterminés lors des tests d'évaluation de votre vigueur musculaire. **Il doit aussi être précis et réaliste, c'est-à-dire mesurable et atteignable dans un délai raisonnable.** C'est la seule façon de ne pas le perdre de vue en cours de route. Cette étape est cruciale, parce que la nature de votre objectif précise les groupes musculaires qui doivent être entraînés et comment ils le seront. Voyons quels objectifs se sont fixés Maryse et Georges.

### Maryse, 17 ans

Elle a obtenu la cote faible, 49 kg, au test du dynamomètre. Elle se fixe comme objectif d'améliorer sa force musculaire globale pour atteindre en 12 semaines le niveau élevé, soit une force de préhension d'au moins 60 kg.

### Georges, 18 ans

Lors du test d'endurance musculaire des abdominaux, il a obtenu la cote faible, ayant exécuté 36 demi-redressements assis. Il se fixe comme objectif de réussir, au bout de 4 semaines, au moins 61 demi-redressements, c'est-à-dire d'atteindre le niveau élevé.

## L'application des principes de l'entraînement à la vigueur musculaire

Pour atteindre leur objectif, Maryse et Georges devront appliquer les principes de l'entraînement au développement de leur vigueur musculaire. Même chose pour vous.

Débutons avec le plus important : le principe de la **surcharge**. Si vous faites des exercices à mains libres (demi-redressements assis, pompes, etc.), la surcharge s'applique de la façon suivante. L'**intensité** est déterminée par la partie de votre corps que vous déplacez, de même que par le nombre de répétitions. La **durée** est le temps requis pour exécuter toutes vos répétitions. La **fréquence** est le nombre de fois que vous ferez cet exercice dans la semaine.

Si vous utilisez des poids et haltères ou des appareils de musculation, le principe de surcharge s'applique plutôt ainsi : l'exercice classique vise à déplacer un certain poids, une ou plusieurs fois (**répétitions**), ce qui constitue une **série** qu'on peut aussi reprendre à

# ZOOM 9.3 Comment déterminer votre 1RM

Si vous avez accès à une salle de musculation, vous pouvez mesurer votre force en soulevant des charges à l'aide de poids libres ou d'appareils de musculation. C'est le test du **1RM**, ou **résistance maximale**. Après un échauffement, on détermine son 1RM en faisant des répétitions avec des charges de plus en plus lourdes jusqu'au moment où on ne peut soulever une charge qu'une seule fois. Il est recommandé de s'accorder un repos d'une à trois minutes entre les séries. Il y a forcément autant de 1RM à déterminer qu'il y a d'exercices à faire dans votre programme. Ce test du 1RM, très précis, exige beaucoup de temps et d'énergie. De plus, si vos muscles sont sous-entraînés ou insuffisamment échauffés, ou encore si vous ne soulevez pas correctement la charge, vous risquez de vous blesser. Ce test n'est donc pas destiné à tout le monde. Il existe cependant deux formules, très connues des spécialistes, qui permettent de prédire le poids maximal qu'on peut soulever une seule fois (1RM) à partir d'une charge moins lourde qu'on peut soulever quelques fois. Les voici :

**❶ Formule de Brzycki**

**1RM = poids soulevé (kg)/[1,0278 − (rép. × 0,0278)]**, où rép. signifie «nombre de répétitions exécutées avant d'être fatigué». Pour appliquer cette formule, vous devez savoir combien de fois vous pouvez soulever une charge donnée. Ce nombre ne doit pas dépasser 10, et la dernière répétition doit être difficile. Par exemple, supposons que vous avez réalisé 7 répétitions dans l'exercice du développé couché sur le banc (page 378) en utilisant un poids de 45 kg. L'estimation de votre 1RM sera alors la suivante : *1RM = 45 kg/[1,0278 − (7 × 0,0278)] = 54 kg.*

**❷ Formule Nebraska**

**1RM = poids soulevé × [1 + (0,0333 × rép.)]**. Si on garde l'exemple utilisé pour appliquer la formule de Brzycki, soit 7 levées (rép.) d'un poids de 45 kg, on obtient le calcul suivant :
*1RM = 45 kg × [1 + (× 7 rép.)] = 55 kg.*

Si vous préférez, vous pouvez utiliser le **calculateur du 1RM** qu'on trouve sur le Compagnon Web. Ce calculateur vous donne deux résultats du 1RM à partir de ces deux formules.

1RM

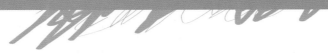

volonté. Le poids à déplacer, soit l'intensité de la surcharge, est généralement exprimé en pourcentage du poids le plus lourd qu'on peut soulever une seule fois, soit la résistance maximale, ou 1RM[1] (zoom 9.3).

Par exemple, supposons que votre 1RM pour la flexion des bras (exercice 1, page 316), tel qu'il a été établi selon une des méthodes proposées dans le zoom 9.3, est de 8 kg. Si vous devez faire 10 répétitions de ce mouvement avec une charge qui représente disons 60 % de votre 1RM, la charge à soulever sera donc théoriquement de 5 kg (60 % de 8 kg). Nous disons théoriquement, parce que vous devez vous assurer qu'à la dixième répétition, vous ressentez une bonne fatigue musculaire localisée au biceps. Si ce n'est pas le cas et que vous êtes incapable de faire 10 répétitions ou que, au contraire, à la dixième vous sentez que vous pouvez en faire 3 ou 4 de plus, vous devrez alors ajuster la charge à la baisse ou à la hausse.

---

1. L'expression «répétition maximale» est une traduction littérale de l'anglais *repetition maximum*, et l'expression correcte en français est «résistance maximale».

Selon la charge soulevée et le nombre de répétitions et de séries, vous pouvez développer l'une ou l'autre des composantes suivantes de la vigueur musculaire : force, hypertrophie, puissance ou endurance. Enfin, le temps requis pour effectuer séries et répétitions pour chacun des exercices choisis constitue la durée de la séance. Comme le développement équilibré de la musculature implique plusieurs exercices sollicitant l'ensemble des muscles, une séance de musculation complète peut facilement dépasser les 40 minutes, échauffement et retour au calme non inclus.

Quant à la fréquence, les recommandations les plus récentes des spécialistes de la musculation[1] sont de 2 à 3 séances d'entraînement par semaine pour les non-entraînés (débutants), de 3 à 4 séances pour les entraînés (intermédiaires) et de 4 à 5 séances pour les très entraînés (avancés).

Les tableaux 9.5 et 9.6 présentent en détail l'application des principes de l'entraînement à la vigueur musculaire. Les pratiques décrites dans ces tableaux reposent sur l'utilisation d'exercices isotoniques (ou dynamiques). Elles sont non seulement très répandues dans les cégeps, mais aussi reconnues par les spécialistes de la musculation pour leur grande efficacité. Pour en savoir plus sur ces pratiques, consultez le Compagnon Web.

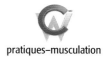

pratiques–musculation

**tableau 9.5** Les principes de l'entraînement appliqués au développement musculaire

| Principes de l'entraînement | Programmes | | |
| --- | --- | --- | --- |
| | Développement de l'endurance musculaire | Développement de la force musculaire | Développement de la puissance |
| **La spécificité** | Exercices dynamiques d'intensité modérée à mains libres[a] ou à l'aide de poids et haltères ou encore d'appareils de musculation. Les exercices sont choisis en fonction du ou des objectifs visés. | Exercices dynamiques d'intensité élevée à l'aide de poids et haltères ou encore d'appareils de musculation. Les exercices sont choisis en fonction du ou des objectifs visés. | Exercices dynamiques d'intensité très élevée à l'aide de poids et haltères ou encore d'appareils de musculation. Les exercices sont choisis en fonction du ou des objectifs visés. |
| **La surcharge** | Voir le tableau 9.6. | | |
| **La progression** | Si vous débutez en musculation, limitez l'intensité et la durée des exercices lors des premières séances. Si vous visez un gain de force, commencez avec des charges légères comme celles utilisées en endurance. Si, au contraire, vous êtes habitué à faire de la musculation, vous optimisez votre progression, facilitez votre récupération et ménagez muscles et tendons en ayant recours à la **périodisation**, c'est-à-dire en variant le volume et l'intensité de vos séances (page 308). | | |
| **L'individualité** | La réponse du corps à l'entraînement musculaire peut varier beaucoup d'une personne à l'autre, même si les deux font les mêmes routines d'exercices. Par conséquent, comparez toujours les résultats obtenus par rapport à votre point de départ. | | |
| **Le maintien** | Une fois votre objectif atteint, vous pouvez réduire la fréquence et la durée de vos séances, mais pas l'intensité de vos efforts. Par exemple, si vous faisiez 3 séries de 10 répétitions à 70 % du 1RM (page 302), 4 fois par semaine, vous pouvez passer à 1 série de 10 répétitions à 70 % du 1RM, 2 fois par semaine. | | |

a. Ainsi que leur nom l'indique, les exercices à mains libres ne requièrent aucun accessoire. On utilise le poids du corps ou d'une partie de ce dernier comme résistance (exemples : demi-redressements du tronc, pompes).

1. American College of Sports Medicine. (2009). Progression models in resistance training for healthy adults. *Medicine & Science in Sports & Exercise, 41*(3) : 687-708.

**tableau 9.6 — L'application du principe de surcharge à l'entraînement musculaire**

### OBJECTIF : FORCE

| Niveau | Charge à déplacer (intensité) | Répétitions et séries (durée) | Repos entre les séries | Vitesse du mouvement[b] | Fréquence | Ajustement de la charge[c] |
|--------|------|------|------|------|------|------|
| Débutant | 60-70 % 1RM[a] | 8-12 rép. 1-3 séries | 2-3 min pour les exercices impliquant de gros muscles et des charges lourdes<br>1-2 min pour les autres exercices | Lente à modérée | 2-3 fois par semaine | 2 à 10 % d'augmentation de la charge lorsque vous pouvez faire 1 ou 2 rép. de plus pendant 2 séances consécutives. |
| Entraîné | 60-70 % 1RM | 8-12 rép. Plusieurs séries | 2-3 min pour les exercices impliquant de gros muscles et des charges lourdes<br>1-2 min pour les autres exercices | Modérée | 3-4 fois par semaine | 2 à 10 % d'augmentation de la charge lorsque vous pouvez faire 1 ou 2 rép. de plus pendant 2 séances consécutives. |
| Très entraîné | 80-100 % 1RM | 1-6 rép. en périodisation (page 308) Plusieurs séries | 2-3 min pour les exercices impliquant de gros muscles et des charges lourdes<br>1-2 min pour les autres exercices | Lente à rapide | 4-6 fois par semaine | 2 à 10 % d'augmentation de la charge lorsque vous pouvez faire 1 ou 2 rép. de plus pendant 2 séances consécutives. |

a. 1RM : voir zoom 9.3.

b. La vitesse du mouvement est la vitesse à laquelle on exécute l'aller-retour du mouvement. Exemples de vitesse en secondes : lente : 1-0-2 ou 2-0-3. Le premier chiffre représente la phase concentrique (l'aller), le deuxième chiffre, le point mort du mouvement, et le troisième chiffre, la phase excentrique (le retour).

c. L'ajustement de la charge est primordial si on veut continuer à améliorer sa vigueur musculaire.

Données tirées du plus récent avis scientifique de l'American College of Sports Medicine. (2009). Progression models in resistance training for healthy adults. *Medicine & Science in Sports & Exercise, 41*(3) : 687-708.

### OBJECTIF : HYPERTROPHIE

| Niveau | Charge à déplacer | Répétitions et séries | Repos entre les séries | Vitesse du mouvement | Fréquence | Ajustement de la charge |
|--------|------|------|------|------|------|------|
| Débutant | 70-85 % 1RM | 8-12 rép. 1-3 séries | 1-2 min | Lente à modérée | 2-3 fois par semaine | 2 à 10 % d'augmentation de la charge lorsque vous pouvez faire 1 ou 2 rép. de plus pendant 2 séances consécutives. |
| Entraîné | 70-85 % 1RM | 8-12 rép. 1-3 séries | 1-2 min | Lente à modérée | 2-3 fois par semaine ou 4 fois par semaine si on entraîne le haut et le bas du corps sur des journées différentes | 2 à 10 % d'augmentation de la charge lorsque vous pouvez faire 1 ou 2 rép. de plus pendant 2 séances consécutives. |
| Très entraîné | 70-100 % 1RM | Rép. 1-12 en périodisation (page 308) 3-6 séries avec accent sur 6-12 rép. | 2-3 min pour les exercices impliquant de gros muscles et des charges lourdes<br>1-2 min pour les autres exercices | Lente à rapide selon la charge, le nombre de rép. et le but visé par chaque exercice | 4-6 fois par semaine | 2 à 10 % d'augmentation de la charge lorsque vous pouvez faire 1 ou 2 rép. de plus pendant 2 séances consécutives. |

OBJECTIF : PUISSANCE (en plus de l'entraînement en force)

| Niveau | Charge à déplacer ; répétitions et séries | Repos entre les séries | Vitesse du mouvement | Fréquence | Ajustement de la charge |
|---|---|---|---|---|---|
| Débutant et entraîné | Pour augmenter sa puissance, il faut augmenter sa force et aussi sa vitesse d'exécution (aspect explosif de la puissance). C'est pourquoi on fait deux entraînements en un. En plus de l'entraînement en force : 1 à 3 séries de 3-6 rép. avec charges légères à modérées 30-60 % 1RM pour le haut du corps ; 0-60 % 1RM pour le bas du corps | 2-3 min pour les exercices impliquant les muscles profonds lorsque l'intensité est élevée 1-2 min pour les autres exercices | Lente à modérée pour le travail en force Rapide avec les charges légères | 2-3 fois par semaine pour débutant 3-4 fois par semaine pour entraîné | 2 à 10 % d'augmentation de la charge lorsque vous pouvez faire 1 ou 2 rép. de plus pendant 2 séances consécutives. |
| Très entraîné | Même entraînement que pour le débutant et l'entraîné, mais en augmentant la vitesse d'exécution. De plus, on ajoute : Plusieurs séries à 85-100 % 1RM, 1-5 rép. 3-6 séries de 1-6 rép. en périodisation | 2-3 min pour les exercices impliquant les muscles profonds lorsque l'intensité est élevée 1-2 min pour les autres exercices | Modérée à très rapide | 4-5 fois par semaine | 2 à 10 % d'augmentation de la charge lorsque vous pouvez faire 1 ou 2 rép. de plus pendant 2 séances consécutives. |

OBJECTIF : ENDURANCE

| Niveau | Charge à déplacer | Répétitions et séries | Repos entre les séries | Vitesse du mouvement | Fréquence | Ajustement de la charge |
|---|---|---|---|---|---|---|
| Débutant | 50-70 % 1RM | 10-15 rép. 1-3 séries | Moins de 1 min (10-15 rép.) | Lente (10-15 rép.) | 2-3 fois par semaine | 2 à 10 % d'augmentation de la charge lorsque vous pouvez faire 1 ou 2 rép. de plus pendant 2 séances consécutives. |
| Entraîné | 50-70 % 1RM | 10-15 rép. + Plusieurs séries | Moins de 1 min (10-15 rép.) 1-2 min (15 +) | Modérée à rapide (15 +) | 2-3 fois par semaine ou 4 fois par semaine si on entraîne le haut du corps une journée et le bas du corps le lendemain | 2 à 10 % d'augmentation de la charge lorsque vous pouvez faire 1 ou 2 rép. de plus pendant 2 séances consécutives. |
| Très entraîné | 40-80 % 1RM | 10-25 rép. + en périodisation (page 308) Plusieurs séries | Moins de 1 min (10-15 rép.) 1-2 min (15 +) | Modérée à rapide (15 +) | 4-6 fois par sem. | 2 à 10 % d'augmentation de la charge lorsque vous pouvez faire 1 ou 2 rép. de plus pendant 2 séances consécutives. |

# En action!

Marc-André Daoust
**Cégep régional de Lanaudière**

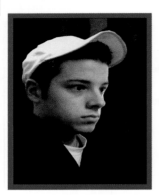

Marc-André étudie en sciences humaines, profil monde. Son objectif : devenir policier. Et pour cela, il lui faut être en super forme, maintenant et à long terme.

J'ai toujours rêvé de devenir policier. C'est mon objectif. Et sachant que les critères d'admission au programme de techniques policières sont très exigeants tant sur le plan physique que sur le plan scolaire, je donne beaucoup d'importance à l'activité physique.

J'ai choisi la natation et l'entraînement musculaire et cardiorespiratoire. Les deux se complètent bien. Ça me motive et me donne la volonté de continuer.

J'ai remarqué que ma concentration est bien meilleure après mes séances d'activité physique. Alors souvent, avant d'étudier, je vais courir. Cela facilite grandement la mémorisation et la compréhension. Sans compter que ça aide aussi pour la motivation en général. Mon intérêt pour les études a augmenté.

Naturellement, j'ai un horaire chargé. Et pour arriver à m'entraîner comme je le fais une heure et demie tous les jours, à consacrer 24 heures par semaine à mon emploi, à voir mes amis fréquemment et à poursuivre mes études, même si elles ne me demandent pas énormément de temps et d'effort, je dois bien gérer mon temps. J'y arrive. En plus, je réussis à décrocher de très bons résultats scolaires. Toutefois, je néglige légèrement mes heures de sommeil… Je dois régler ça. En fait, il suffit de se donner des objectifs réalisables et qui nous tiennent à cœur. Ensuite, il faut rester maître de son horaire et mettre les priorités aux bonnes places !

Le fait d'entreprendre les démarches pour atteindre un but, de travailler étape par étape et de parvenir à multiplier les réussites m'apporte une grande richesse intérieure. Un sentiment de fierté et d'accomplissement. Moins de stress sur les épaules et une satisfaction personnelle : c'est essentiel pour l'estime de soi et la confiance en soi.

Quand j'aurai terminé mes études et que je me retrouverai sur le marché du travail, je sais que je continuerai à faire de l'activité physique. C'est sûr ! Mon objectif premier, aujourd'hui, c'est d'être apte à accomplir les tests de course et de natation. Mais à long terme, rester en forme en tant que policier sera toujours d'une grande importance pour ma carrière ainsi que pour ma santé.

Voyons maintenant comment Maryse et Georges comptent appliquer les principes de l'entraînement pour atteindre leur objectif.

## Maryse

**Objectif** : Passer d'un niveau de force musculaire faible à un niveau élevé en 12 semaines.

**Spécificité** : Exercices dynamiques avec charges (poids libres et appareils de musculation).

**Surcharge** : À raison de 3 séances de 50 minutes par semaine à la salle d'entraînement de son cégep, elle fera 2 séries de 10 répétitions à 60-70 % du 1RM, et ce, à partir de 10 exercices sollicitant les muscles des bras, du haut du dos, de la poitrine, du ventre, des cuisses et des jambes. Elle choisira ses exercices à même le répertoire aux pages 313 à 325. Son tempo pour les exercices, à l'exception de celui pour les abdominaux, sera le suivant : 2-0-3, soit 2 secondes en concentrique et 3 secondes en excentrique. Elle s'accordera un repos de 2 minutes entre les séries pour les exercices sollicitant les gros muscles et 1 minute pour les autres. Chaque séance comprendra un échauffement de 10 minutes, 40 minutes de musculation et 10 minutes de retour au calme avec exercices d'étirement. Enfin, Maryse suivra les conseils sur la musculation que vous trouverez plus loin (pages 308 à 311).

**Progression** : Lors des 4 premières séances, Maryse lèvera des charges plus légères que celles prévues, soit à 40-50 % du 1RM, afin d'habituer graduellement ses muscles à ces nouveaux efforts. Par la suite, elle lèvera les charges prévues dans son programme. C'est ce qu'on appelle une **surcharge progressive**. Dès qu'elle pourra faire 2 répétitions de plus sans difficulté, et ce, pendant 2 séances consécutives, elle veillera à augmenter la charge à soulever pour revenir à un maximum de 10 répétitions.

**Maintien** : Une fois son objectif atteint, Maryse réduira son volume d'exercice de la façon suivante : elle passera à 2 séances par semaine et à une série de 10 répétitions, mais toujours à 60-70 % de son 1RM.

### Georges

**Objectif** : Passer d'un niveau d'endurance musculaire faible pour les abdominaux à un niveau élevé en 4 semaines.

**Spécificité** : Exercice dynamique à mains libres.

**Surcharge** : Une minute par jour de demi-redressements assis, tous les jours chez lui pendant 4 semaines.

**Progression** : Lors des 4 premières séances, Georges se limitera à 30 secondes de demi-redressements assis par jour. Puis, lors des 4 séances suivantes, il passera à 45 secondes pour passer ensuite à 60 secondes par séance.

**Maintien** : Une fois son objectif atteint, Georges entend préserver sa nouvelle vigueur musculaire. Il continuera donc à faire une minute de demi-redressements, mais 4 fois par semaine au lieu de 7.

## Les conditions de réalisation

On l'a vu dans les chapitres précédents, les conditions de réalisation fixent les détails qui comptent pour beaucoup dans la poursuite d'un programme d'entraînement physique. Ces détails, rappelons-le, concernent le «Où ? Quand ? Avec qui ?». Voyons les conditions de réalisation établies par Maryse et Georges.

### Maryse

**Durée du programme** : 12 semaines, du 7 septembre au 13 novembre.

**Où** : à la salle de musculation de son collège.

**Quand** : les lundis, mercredis et vendredis de 12 h à 12 h 50.

**Avec qui** : sa copine Stéphanie, qui souhaite elle aussi améliorer sa force musculaire en vue de la saison de ski alpin.

### Georges

**Durée du programme** : 4 semaines, du 5 au 31 octobre.

**Où** : chez lui, dans sa chambre.

**Quand** : tous les jours en se levant le matin.

**Avec qui** : seul.

# Quelques conseils particuliers
## pour la musculation

Avant de mettre la touche finale à votre programme personnel, lisez les conseils qui suivent. Ils vous aideront à exécuter les exercices de façon encore plus sûre et plus efficace. Puis jetez un coup d'œil au **Répertoire d'exercices de musculation** (pages 313 à 325) : vous y trouverez certainement ceux dont vous avez besoin pour développer (ou maintenir) votre vigueur musculaire.

**1.** Utilisez la technique de périodisation. Cette technique consiste à varier le volume d'exercice et l'intensité des efforts en modulant les combinaisons d'exercices, de répétitions, de charges et de séries. Il a été démontré que cette variation dans l'entraînement permettait à l'adepte de continuer à progresser dans son programme de musculation, tout en évitant la fatigue et le surentraînement. Sur le plan psychologique, la périodisation brise la monotonie en proposant différents menus, ce qui n'est pas à négliger. La figure 9.8 illustre un exemple de périodisation chez un athlète qui s'entraîne en vue de participer à un triathlon, une épreuve d'ultra-endurance qui fait appel à la force, à la puissance et à l'endurance musculaires. Il reste qu'on l'utilise de plus en plus

## Mythe ou Réalité?

**Il est impossible de produire une grande force sans faire de musculation et sans avoir de gros muscles.** Faux

Certaines personnes, sous l'effet d'un stress intense (par exemple, une situation où leur vie est subitement mise en danger) peuvent générer une force souvent qualifiée de «surhumaine». C'est que dans une situation hors de l'ordinaire, perçue par le cerveau comme une question de vie ou de mort, toutes les unités motrices sont activées en même temps, ce qui permet la contraction de presque 100 % des fibres des muscles sollicités.

**Dès qu'un muscle devient totalement inactif, par exemple à la suite d'une blessure, il perd rapidement de sa force.** Vrai

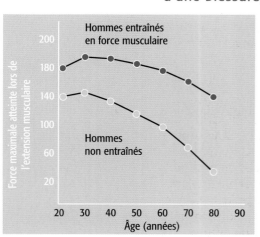

Il faut moins de six heures pour que le rythme de la synthèse des protéines commence déjà à ralentir. Cela signifie le début de l'atrophie du muscle, c'est-à-dire la diminution de son volume. De plus, lors de la première semaine d'inactivité musculaire, le muscle voit sa force diminuer de 3 à 4 % par jour. Par la suite, la perte de force est moins prononcée. Heureusement, la reprise de l'activité physique s'accompagne d'une récupération rapide de la force musculaire et, à plus long terme, de la masse musculaire.

**La musculation ne peut rien contre le déclin de la force qui se produit au cours du vieillissement.** Faux

Au contraire, comme l'illustre le graphique ci-contre. On peut noter que des hommes entraînés de 80 ans conservent un niveau de force équivalent à celui de jeunes hommes sédentaires de 20 ans !

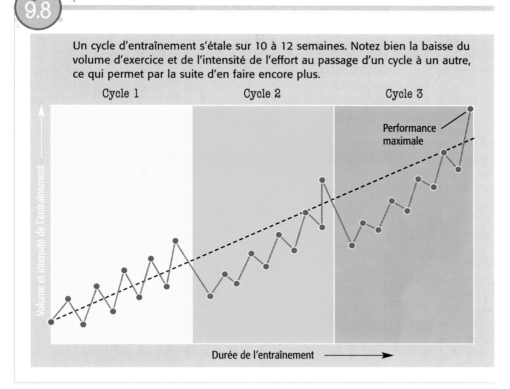

**figure 9.8**

Un exemple de périodisation chez un athlète se préparant pour le triathlon

Un cycle d'entraînement s'étale sur 10 à 12 semaines. Notez bien la baisse du volume d'exercice et de l'intensité de l'effort au passage d'un cycle à un autre, ce qui permet par la suite d'en faire encore plus.

chez les débutants en musculation, afin de réduire le risque de malaises musculaires (douleurs pendant l'effort et courbatures) tout en soutenant la motivation. Pour en savoir plus sur cette technique, consultez le Compagnon Web.

périodisation

**2.** Visez un développement harmonieux et équilibré de votre musculature.
Pour y arriver, vous devez inclure des exercices pour les muscles controlatéraux (gauches et droits), ceux du haut et du bas du corps ainsi que ceux qui s'opposent dans leur action (muscles agonistes et antagonistes). Précisons que le muscle agoniste est celui qui se contracte pendant que le muscle antagoniste se détend et s'allonge pour permettre la contraction du muscle agoniste. Par exemple, si vous contractez le biceps, le triceps se relâche pour permettre la flexion du bras.

**3.** Établissez votre séquence d'exercices de façon à préserver votre énergie.
L'ordre des exercices est fondamental. Commencez toujours une séance par ceux qui sollicitent les grands muscles (quadriceps, fessiers, pectoraux, etc.) ou plusieurs articulations (développé couché ou assis, papillon, traction à la poitrine, etc.). Vous risquez de manquer d'énergie bien avant la fin de votre séance si vous commencez par des exercices qui sollicitent de petits muscles (triceps, mollets, pronateurs de l'avant-bras, etc.) ou une seule articulation (flexion du bras, extension du poignet). Il vaut mieux, également, terminer la séance par des exercices qui aident à stabiliser la posture, comme ceux qui sollicitent les abdominaux et les dorsaux. La figure 9.9 montre une séquence type qui respecte cette règle. Enfin, pour un gain de force optimal, on suggère aux habitués de la musculation de privilégier les poids et haltères plutôt que les appareils.

**4.** Ajoutez à votre routine des exercices de gainage et d'autres sur surfaces instables. Les premiers sont des exercices statiques qui renforcent principalement les muscles stabilisateurs du tronc, c'est-à-dire les muscles qui aident au maintien de la posture. Dans le chapitre 11, vous trouverez quelques exemples d'exercices de gainage pour la posture. Les seconds sont des exercices qu'on exécute sur une surface instable, par exemple un gros ballon ou un Bosu (demi-ballon, figure 9.10). L'instabilité de la surface d'appui augmente l'activité musculaire, notamment celle des muscles stabilisateurs.

figure 9.9    Un exemple de séquence de travail en musculation

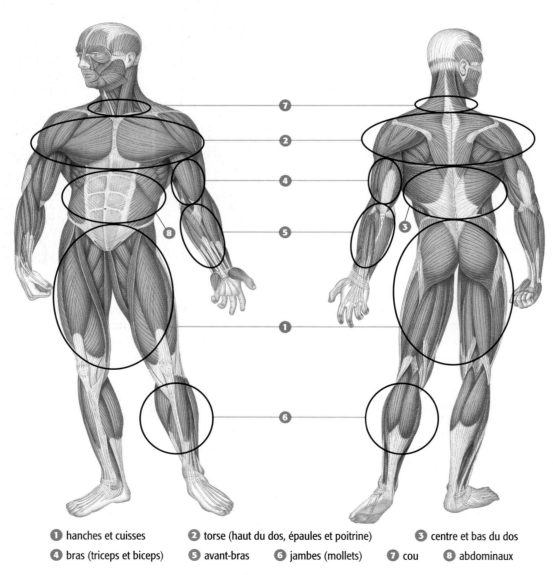

**❶** hanches et cuisses          **❷** torse (haut du dos, épaules et poitrine)          **❸** centre et bas du dos
**❹** bras (triceps et biceps)     **❺** avant-bras     **❻** jambes (mollets)     **❼** cou     **❽** abdominaux

**5.** Adoptez une position qui stabilise votre corps. De cette façon, vous isolez les muscles sollicités. Tenez-vous solidement sur vos pieds, les abdominaux légèrement contractés (léger gainage), afin de maintenir une bonne posture au niveau lombaire. Si les abdominaux sont relâchés alors que vous levez une charge en position debout, vous risquez de creuser le bas du dos.

**6.** Expirez pendant la phase la plus intense de l'effort. C'est au moment où vous soulevez ou déplacez le poids que vous devez expirer : vous évitez ainsi de bloquer votre respiration, ce qui pourrait vous étourdir (zoom 9.4).

**7.** Exécutez lentement l'aller-retour de chaque mouvement en mettant l'accent sur la phase excentrique. Cette règle permet au muscle de rester sous tension plus longtemps et donc de travailler plus intensément. De plus, en évitant d'exécuter des mouvements rapides, vous réduisez d'autant le risque de blessure. Toutefois, si vous êtes un habitué de la musculation, la vitesse d'exécution pourra être rapide, en fonction de l'objectif visé.

**8.** Arrêtez-vous dès que vous ressentez une douleur. Par mesure de prudence, interrompez un exercice dès que vous ressentez une

figure
9.10

Exercice de musculation sur un Bosu

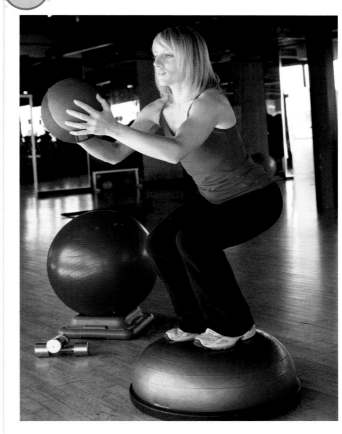

douleur. Si elle s'estompe, vous pouvez continuer, mais en réduisant la charge à soulever ou l'intensité de l'exercice. Toutefois, sachez qu'au début, les courbatures (douleurs qui apparaissent le lendemain ou le surlendemain) sont fréquentes (chapitre 13).

**9.** Commencez par un échauffement et terminez par des étirements. Vous maintiendrez ainsi un bon équilibre entre force et souplesse. Certes, vous voulez que vos muscles se raffermissent, mais vous ne voulez quand même pas devenir raide comme une barre ! En outre, même si vous avez l'habitude des étirements statiques pendant votre échauffement, sachez qu'ils peuvent réduire temporairement votre force musculaire (page 353). Faites plutôt ces derniers lors du retour au calme et remplacez-les par des exercices d'étirement dynamiques lors de votre échauffement. Celui-ci dure en moyenne 10 minutes, le temps de faire un peu de cardio pour augmenter la température dans les muscles, des étirements dynamiques et quelques exercices spécifiques (comme des exercices avec une charge légère). Pour les étirements postmusculation, consultez le répertoire d'exercices du chapitre 10.

Consultez le Compagnon Web à la rubrique « Pour en savoir plus ». Vous y trouverez des suggestions de lecture et des sites Internet à visiter.

Pour en savoir plus

# ZOOM 9.4 La manœuvre de Valsalva

Bloquer sa respiration (manœuvre de Valsalva) pendant un effort peut causer des étourdissements. Voici pourquoi. Avant un effort, le sang retourne librement au cœur, et la pression artérielle est alors normale (A). Mais si vous bloquez votre respiration en faisant un effort, les veines (qui ramènent le sang au cœur) sont fortement comprimées à cause de la forte pression qui règne à l'intérieur des cavités abdominale et thoracique. Résultat : moins de sang retourne au cœur, d'où une augmentation momentanée de la pression artérielle, qui compense la réduction de l'apport sanguin (B). Mais comme il y a de moins en moins de sang qui remplit les cavités cardiaques, la pression artérielle finit par chuter brusquement (C). Dans ces conditions, le sujet peut voir des «points noirs», pour ne pas dire des «étoiles», voire se sentir étourdi pendant l'effort. Si la pression artérielle descend en deçà d'un certain niveau, on peut même perdre conscience. Par conséquent, quand vous faites des activités exigeant un effort, expirez pendant que vous forcez! Vous ne vous en porterez que mieux.

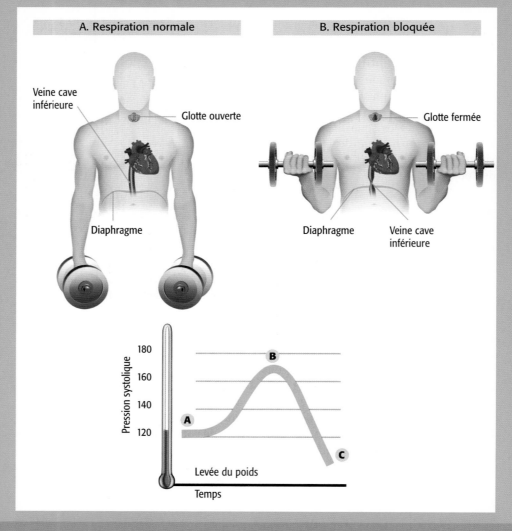

A. Respiration normale

Veine cave inférieure
Glotte ouverte
Diaphragme

B. Respiration bloquée

Glotte fermée
Diaphragme
Veine cave inférieure

Pression systolique
180
160
140
120

A
B
C

Levée du poids
Temps

# Répertoire d'exercices
## de musculation

Ce répertoire présente des séries d'exercices de base pour améliorer la vigueur des principaux groupes musculaires. Certains s'exécutent à l'aide d'appareils de musculation, d'autres à l'aide de divers accessoires (poids libres, bande élastique, gros ballon, chaise, mur) ; d'autres, enfin, se font simplement à mains libres (vous trouverez des exemples de ces derniers sur le Compagnon Web). Le choix est donc varié et tous y trouveront leur compte. Si certains de ces exercices sont nouveaux pour vous, exécutez-les en présence d'une personne compétente. Cela vaut particulièrement pour les exercices à l'aide d'appareils ou de poids libres.

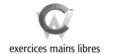

exercices mains libres

Pour chaque exercice du répertoire, les muscles principalement sollicités sont indiqués ; les nombres entre parenthèses renvoient aux deux **planches anatomiques** (figures 9.11 et 9.12) qui vous aideront à bien localiser ces muscles.

Voici un mini-plan du répertoire d'exercices.

A. Exercices effectués à l'aide d'appareils ou de poids libres

B. Exercices effectués à l'aide de bandes élastiques

C. Exercices effectués à l'aide d'un gros ballon

D. Exercices isométriques

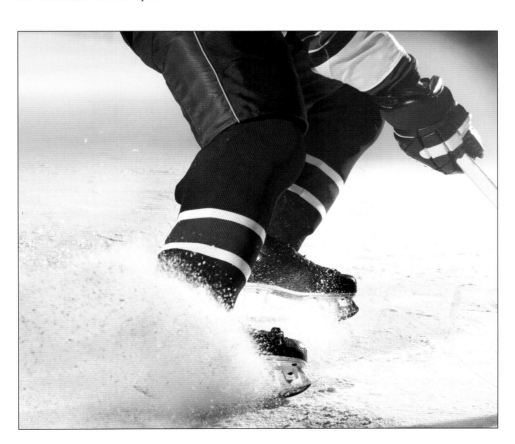

figure
9.11
Planche anatomique des muscles de la face antérieure

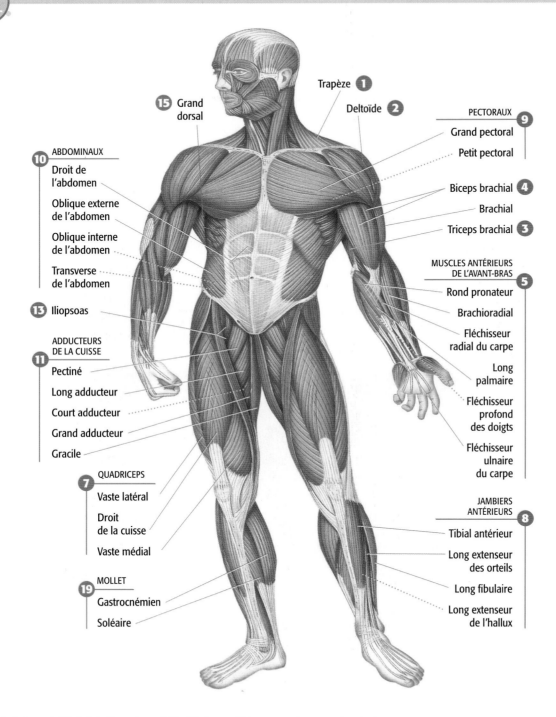

Trapèze **1**

Deltoïde **2**

**15** Grand
dorsal

PECTORAUX **9**

Grand pectoral

Petit pectoral

ABDOMINAUX
**10**
Droit de
l'abdomen

Oblique externe
de l'abdomen

Oblique interne
de l'abdomen

Transverse
de l'abdomen

Biceps brachial **4**

Brachial

Triceps brachial **3**

MUSCLES ANTÉRIEURS
DE L'AVANT-BRAS **5**

Rond pronateur

Brachioradial

Fléchisseur
radial du carpe

Long
palmaire

Fléchisseur
profond
des doigts

Fléchisseur
ulnaire
du carpe

**13** Iliopsoas

ADDUCTEURS
DE LA CUISSE
**11**
Pectiné

Long adducteur

Court adducteur

Grand adducteur

Gracile

QUADRICEPS
**7**
Vaste latéral

Droit
de la cuisse

Vaste médial

JAMBIERS
ANTÉRIEURS **8**

Tibial antérieur

Long extenseur
des orteils

Long fibulaire

Long extenseur
de l'hallux

MOLLET
**19**
Gastrocnémien

Soléaire

Légende : La ligne pointillée (…) signifie que le muscle identifié n'est pas visible parce que c'est un muscle profond.

Adapté de Tortora, G. J., et Derrickson, B. (2007). *Principes d'anatomie et de physiologie* (2ᵉ éd.). Saint-Laurent : ERPI, p. 358. Reproduit avec l'autorisation de John Wiley & Sons, Inc.

**figure
9.12** Planche anatomique des muscles de la face postérieure

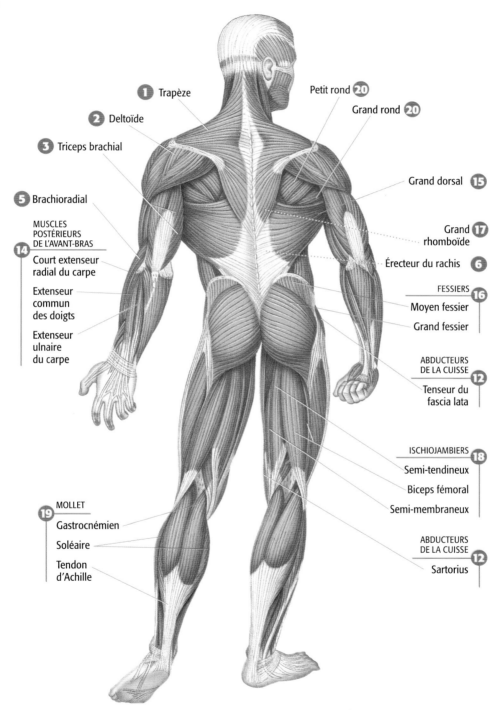

**1** Trapèze

**2** Deltoïde

**3** Triceps brachial

**5** Brachioradial

MUSCLES
POSTÉRIEURS
DE L'AVANT-BRAS
**14**
Court extenseur
radial du carpe

Extenseur
commun
des doigts

Extenseur
ulnaire
du carpe

Petit rond **20**

Grand rond **20**

Grand dorsal **15**

Grand **17**
rhomboïde

Érecteur du rachis **6**

FESSIERS **16**

Moyen fessier

Grand fessier

ABDUCTEURS
DE LA CUISSE
**12**
Tenseur du
fascia lata

ISCHIOJAMBIERS **18**

Semi-tendineux

Biceps fémoral

Semi-membraneux

ABDUCTEURS
DE LA CUISSE
**12**

Sartorius

MOLLET
**19**
Gastrocnémien

Soléaire

Tendon
d'Achille

Légende : La ligne pointillée (…) signifie que le muscle identifié n'est pas visible parce que c'est un muscle profond.

Adapté de Tortora, G. J., et Derrickson, B. (2007). *Principes d'anatomie et de physiologie* (2ᵉ éd.). Saint-Laurent : ERPI, p. 359. Reproduit avec l'autorisation de John Wiley & Sons, Inc.

## A. Exercices effectués à l'aide d'appareils ou de poids libres

### Les prises

| Prise en supination | Prise en pronation |
|---|---|
| 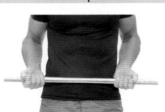 | 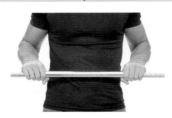 |

### 1. Flexion de l'avant-bras

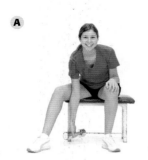
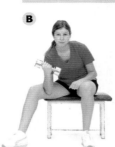

*Muscles principalement sollicités:* **biceps** (4ᵃ).

En position assise, un haltère court dans la main droite, le coude droit appuyé contre l'intérieur de la cuisse droite (A), exécutez une flexion de l'avant-bras (B). Revenez à la position de départ. Exécutez le nombre de répétitions que vous vous êtes fixé et répétez l'exercice avec l'avant-bras gauche.

### 2. Flexion des avant-bras (variante)

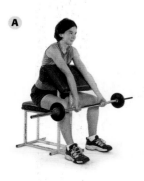
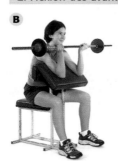

*Muscles principalement sollicités:* **biceps** (4).

En position assise sur le banc pour flexions et extensions, les avant-bras en extension et posés sur l'appui-bras, les mains tenant la barre de l'haltère long (A), exécutez une flexion des avant-bras (B). Revenez à la position de départ.

### 3. Flexion des poignets

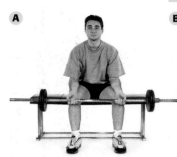
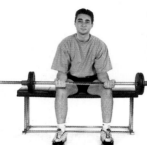

*Muscles principalement sollicités:* **muscles antérieurs des avant-bras** (5).

En position assise, les avant-bras reposant sur les cuisses, les poignets en extension et les mains en supination tenant la barre de l'haltère long (A), exécutez une flexion des poignets (B). Revenez à la position de départ.

a. Les numéros entre parenthèses renvoient aux planches anatomiques (figures 9.11 et 9.12) afin de vous aider à mieux repérer les muscles.

## 4. Extension des poignets

*Muscles principalement sollicités :* **muscles postérieurs des avant-bras** (14).

En position assise, les avant-bras reposant sur les cuisses, les poignets en flexion et les mains en pronation tenant la barre de l'haltère long (A), exécutez une extension des poignets (B). Revenez à la position de départ.

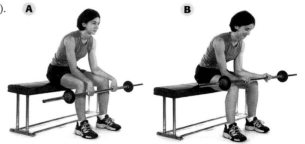

## 5. Écarté-rapproché des bras en position assise

*Muscles principalement sollicités :* **pectoraux** (9) **et deltoïdes** (2).

En position assise, placez les avant-bras sur les coussins écartés (A) et ramenez-les vers le visage (B). Revenez à la position de départ.

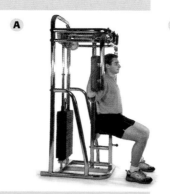
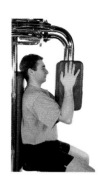

## 6. Écarté-rapproché des bras en position couchée

*Muscles principalement sollicités :* **pectoraux** (9).

En position couchée sur un banc d'exercice, les pieds écartés à la largeur des épaules ou posés sur le banc (pour effacer le creux dans le bas du dos), les bras à la verticale, les coudes légèrement fléchis, un haltère court dans chaque main (A), écartez les bras sur les côtés jusqu'à la hauteur des épaules (B). Revenez à la position de départ.

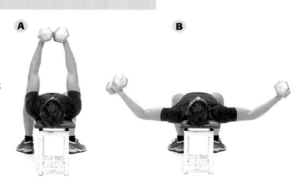

## 7. Élévation latérale des bras

*Muscles principalement sollicités :* **deltoïdes** (2).

En position assise, les genoux fléchis et appuyés contre les rouleaux inférieurs, les avant-bras appuyés sous les rouleaux supérieurs (A), élevez les bras sur les côtés jusqu'à la hauteur des épaules (B). Revenez à la position de départ.

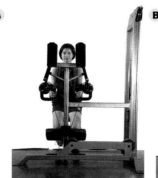
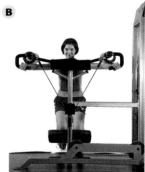

## 8. Élévation latérale des bras (variante)

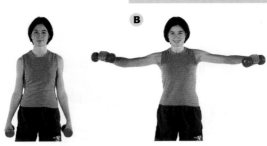

**A**     **B**

*Muscles principalement sollicités:* **deltoïdes** (2).

En position debout, les pieds écartés, les bras le long du corps, le dos droit, un haltère court dans chaque main (A), élevez les bras sur les côtés jusqu'à la hauteur des épaules, les coudes légèrement fléchis (B). Revenez à la position de départ.

## 9. Élévation latérale des bras avec le tronc fléchi (papillon)

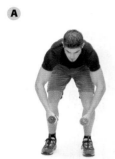
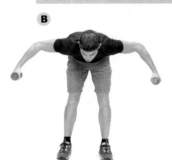

**A**     **B**

*Muscles principalement sollicités:* **deltoïdes** (2), **rhomboïdes** (17) et **grands dorsaux** (15).

En position debout, les pieds légèrement écartés, les genoux fléchis, le tronc fléchi à l'horizontale, un haltère court dans chaque main (A), élevez les bras sur les côtés jusqu'à la hauteur des épaules, les coudes légèrement fléchis (B). Revenez à la position de départ.

## 10. Développé assis

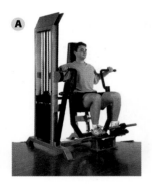
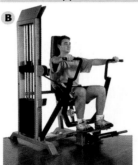

**A**     **B**

*Muscles principalement sollicités:* **pectoraux** (9) et **triceps** (3).

En position assise, les pieds appuyés sur les cale-pieds, les avant-bras fléchis, les mains tenant les poignées horizontales de l'appareil (A), poussez ces dernières jusqu'à ce que les avant-bras soient entièrement dépliés (B). Revenez à la position de départ.

## 11. Développé couché sur le banc

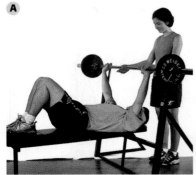
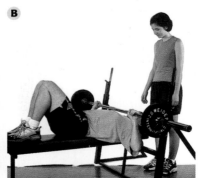

**A**     **B**

*Muscles principalement sollicités:* **pectoraux** (9) et **triceps** (3).

En position couchée, les genoux fléchis, les pieds appuyés solidement sur le banc, les bras en extension, les mains tenant la barre de l'haltère long (A), amenez la barre vers la poitrine (B). Revenez à la position de départ. (Cet exercice se fait avec l'aide d'un partenaire.)

## 12. Extension de l'avant-bras en position assise

*Muscles principalement sollicités:* **triceps** (3) et **deltoïdes** (2).

En position assise sur un banc d'exercice, la tête et le dos droits, le bras gauche allongé au-dessus de la tête, un haltère court dans la main gauche (A), fléchissez l'avant-bras pour amener l'haltère derrière la nuque (B). Revenez à la position de départ. Exécutez le nombre de répétitions que vous vous êtes fixé et répétez l'exercice avec l'autre bras.

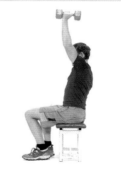
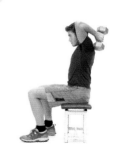

## 13. Élévation des épaules

*Muscles principalement sollicités:* **trapèzes** (1).

En position debout, les pieds écartés à la largeur des épaules, le dos droit, les bras allongés, les mains tenant la barre d'un haltère long (A), élevez les épaules vers les oreilles (B). Revenez à la position de départ.

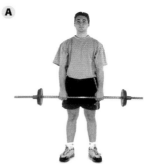
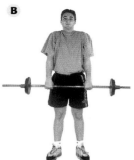

## 14. Élévation de la barre

*Muscles principalement sollicités:* **trapèzes** (1) et **deltoïdes** (2).

En position debout, les pieds écartés à la largeur des épaules, le dos droit, les bras allongés, les mains tenant la barre d'un haltère long (A), élevez la barre jusqu'au niveau des épaules (B). Revenez à la position de départ.

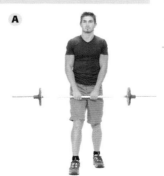
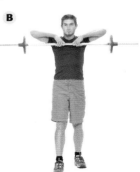

## 15. Yo-yo

*Muscles principalement sollicités:* **muscles des avant-bras** (5, 14) et **deltoïdes** (2).

En position debout, les pieds écartés à la largeur des épaules, les bras allongés devant vous, les mains tenant le bâton auquel est suspendu un disque de fer (A), faites tourner le bâton pour enrouler la corde et faire monter le disque (B), puis faites tourner le bâton dans le sens inverse pour dérouler la corde et faire redescendre le disque.

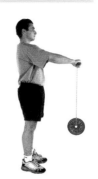
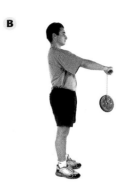

## 16. Flexion des jambes

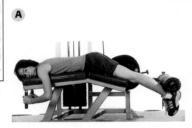 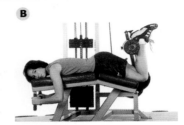

*Muscles principalement sollicités :* **ischiojambiers** (18).

En position couchée, les pieds placés sous les rouleaux, les genoux dépassant l'extrémité du banc et les mains tenant les poignées du banc pour stabiliser le tronc (A), exécutez une flexion des jambes (B). Revenez à la position de départ.

## 17. Extension des jambes

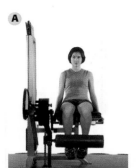 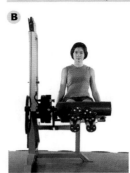

*Muscles principalement sollicités :* **quadriceps** (7).

En position assise, les pieds sous les rouleaux, l'arrière des genoux en contact avec l'extrémité du banc et les mains tenant les poignées de l'appareil pour stabiliser le tronc (A), exécutez une extension des jambes jusqu'à ce qu'elles soient entièrement dépliées (B). Revenez à la position de départ.

## 18. Balancé de la jambe

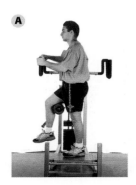 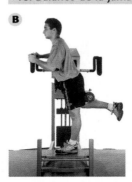

*Muscles principalement sollicités :* **grands fessiers** et **moyens fessiers** (16).

En position debout, la cuisse droite en flexion, l'arrière du genou droit appuyé contre le rouleau, les mains tenant les poignées de l'appareil pour garder l'équilibre (A), exécutez lentement une extension de la cuisse (B). Revenez à la position de départ. Répétez l'exercice avec la cuisse gauche.

## 19. Élévation sur le bout des pieds en position debout

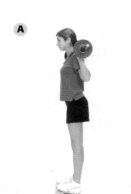 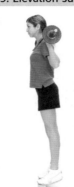

*Muscles principalement sollicités :* **gastrocnémiens** (19).

En position debout, tête et corps droits, l'haltère long appuyé sur les épaules, l'avant des pieds posé sur un bloc de bois (A), élevez-vous sur la pointe des pieds tout en maintenant le corps droit (B). Revenez à la position de départ.

## 20. Traction à la poitrine

*Muscles principalement sollicités :* **grands dorsaux** (15), **biceps** (4) et **pectoraux** (9).

En position assise, le tronc légèrement incliné vers l'arrière, les cuisses appuyées sous le rouleau, agrippez la barre (A) et amenez-la jusqu'à la hauteur des épaules (B). Revenez à la position de départ.

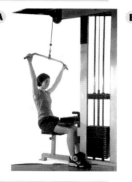
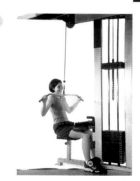

## 21. Traction à un bras sur le banc (*one-dumbbell rowing*)

*Muscles principalement sollicités :* **grands dorsaux** (15).

Le genou droit et la main droite en appui sur le banc, le pied gauche posé sur le sol, le genou gauche légèrement fléchi, un haltère court dans la main gauche (A), amenez l'haltère jusqu'à la poitrine (B). Revenez à la position de départ. Exécutez le nombre de répétitions que vous vous êtes fixé et répétez l'exercice avec l'autre bras.

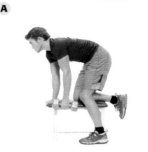
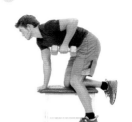

## 22. Écarté-rapproché des cuisses en position assise (adduction)

*Muscles principalement sollicités :* **adducteurs des cuisses** (11).

En position assise, la ceinture bouclée à la taille et les mains tenant les poignées de l'appareil pour stabiliser le tronc, l'intérieur des cuisses appuyé contre les appuis coussinés, les jambes écartées (A), rapprochez ces dernières en serrant les genoux (B). Revenez à la position de départ.

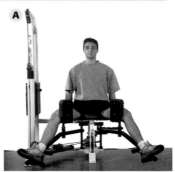
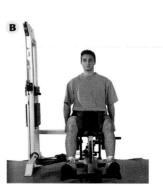

## 23. Écarté-rapproché des cuisses en position assise (abduction)

*Muscles principalement sollicités :* **abducteurs des cuisses** (12).

En position assise, la ceinture bouclée à la taille et les mains tenant les poignées de l'appareil pour stabiliser le tronc, l'extérieur des cuisses appuyé contre les appuis coussinés, les genoux rapprochés (A), écartez ces derniers (B). Revenez à la position de départ.

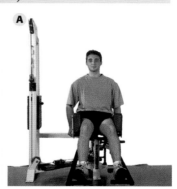
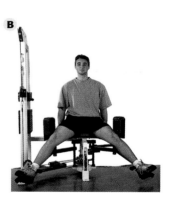

# B. Exercices effectués à l'aide de bandes élastiques

Pour environ 15 $, vous pouvez vous procurer, dans un magasin d'articles de sport, une bande élastique conçue spécialement pour la musculation. Il existe même des ensembles de bandes offrant une gamme variée de degrés de résistance. Deux conseils importants d'utilisation : étirez et relâchez toujours la bande élastique de façon lente et continue ; pendant un exercice, conservez en tout temps une certaine tension dans la bande élastique.

### 24. Extension de l'avant-bras

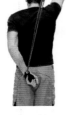

*Muscles principalement sollicités :* **triceps** (3) et **deltoïdes** (2).

En position debout, une extrémité de la bande élastique dans chaque main, la main gauche placée dans le dos, à la hauteur des fesses, et la main droite au-dessus de la tête, les bras fléchis, exécutez une extension complète de l'avant-bras droit sans bouger la main gauche. Revenez à la position de départ. Exécutez le nombre de répétitions que vous vous êtes fixé. Répétez l'exercice avec l'autre bras.

### 25. Flexion de l'avant-bras

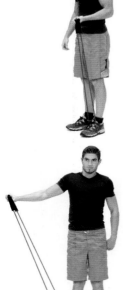

*Muscles principalement sollicités :* **biceps** (4).

En position debout, les jambes légèrement écartées, une extrémité de la bande élastique enroulée autour du pied droit, l'autre extrémité solidement empoignée par la main gauche, le poignet aligné avec l'avant-bras, exécutez une flexion complète du bras. Revenez à la position de départ. Exécutez le nombre de répétitions que vous vous êtes fixé. Répétez l'exercice avec l'autre bras.

### 26. Élévation latérale du bras

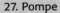

*Muscles principalement sollicités :* **deltoïdes** (2).

En position debout, les jambes légèrement écartées, le milieu de la bande élastique passé sous le pied droit et ses extrémités solidement empoignées par la main droite, levez le bras droit, en gardant le coude légèrement fléchi, jusqu'à la hauteur de l'épaule. Revenez à la position de départ. Exécutez le nombre de répétitions que vous vous êtes fixé. Répétez l'exercice avec l'autre bras.

### 27. Pompe

*Muscles principalement sollicités :* **triceps** (3), **trapèzes** (1) et **deltoïdes** (2).

En appui sur les pieds et les mains, le corps droit, la bande élastique passée dans le dos à la hauteur des omoplates et solidement tenue, exécutez des pompes à un rythme lent.

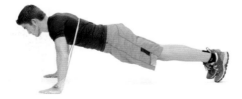

### 28. Extension de la jambe

*Muscles principalement sollicités :* **gastrocnémiens** (19).

En position assise, la jambe gauche allongée, la jambe droite pliée à environ 90°, la bande élastique passée sous la plante du pied gauche (A), exécutez une extension complète de ce dernier (B). Revenez à la position de départ. Exécutez le nombre de répétitions que vous vous êtes fixé. Répétez l'exercice avec l'autre jambe.

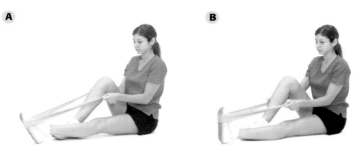

## C. Exercices effectués à l'aide d'un gros ballon

Vous pouvez acheter un gros ballon d'exercice dans les grandes surfaces ou dans les magasins d'articles de sport. Son prix varie de 20 à 45 $ selon le format et la marque. En règle générale, la grosseur de ballon recommandée aux débutants est celle qui permet d'avoir, en position assise, les cuisses parallèles au sol, c'est-à-dire les genoux pliés à 90°. Au début, il vaut mieux ne pas trop gonfler le ballon. Un ballon mou est en effet plus facile à maîtriser qu'un dur.

| Votre taille (m) | Diamètre du ballon d'exercice (cm) |
|---|---|
| < 1,50 | 45 |
| 1,50 - 1,70 | 55 |
| 1,71 - 1,88 | 65 |
| > 1,88 | 75 |

Le symbole < signifie « inférieur à » et le symbole > signifie « supérieur à ».

### 29. Extension dorsale

*Muscles principalement sollicités :* **érecteurs du rachis** (6), **grands dorsaux** (15) et **fessiers** (16).

Les genoux appuyés sur le sol et bien écartés, l'abdomen appuyé sur le ballon, les mains aux oreilles (A), relevez lentement le tronc jusqu'à ce que la poitrine ne touche presque plus le ballon (B). Revenez lentement à la position de départ.

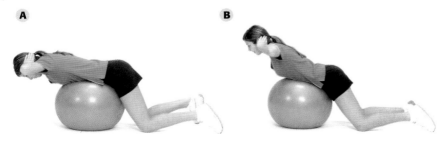

### 30. Écarté des bras sur gros ballon

*Muscles principalement sollicités :* **deltoïdes** (2), **grands dorsaux** (15), **rhomboïdes** (17) et **grands ronds** (20).

Les genoux appuyés sur le sol et bien écartés, l'abdomen appuyé sur le ballon, la tête maintenue dans l'alignement du tronc, les mains à peine au-dessus du sol de chaque côté, un haltère court dans chaque main (A), tout en gardant les coudes fléchis, écartez lentement les bras de côté jusqu'à ce que les mains soient à la hauteur des épaules (B). Revenez lentement à la position de départ.

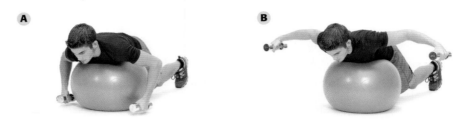

### 31. Élévation du bassin

*Muscles principalement sollicités :* **ischiojambiers** (18), **érecteurs du rachis** (6) et **fessiers** (16).

Allongé sur le dos, les mollets rapprochés et appuyés sur le ballon, les bras allongés sur le sol de chaque côté du corps (A), décollez lentement les fesses du sol jusqu'à ce que les cuisses et le tronc forment une ligne oblique (B). Revenez lentement à la position de départ.

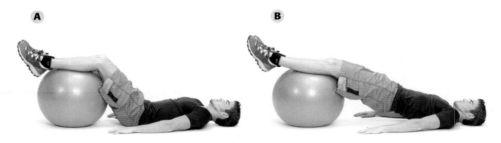

### 32. Demi-redressement du tronc

*Muscles principalement sollicités :* **abdominaux** (10).

Les fesses et le dos appuyés sur le ballon, les pieds écartés à la largeur des épaules sur le sol, les bras croisés sur la poitrine (les mains peuvent se trouver à la hauteur des oreilles ou plus bas) (A), relevez lentement le tronc jusqu'à ce que le bas du dos touche à peine le ballon (B). Revenez lentement à la position de départ.

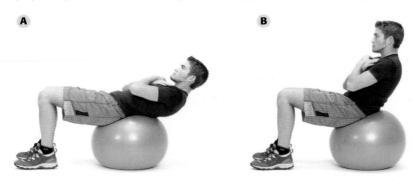

# D. Exercices isométriques

Les exercices de musculation isométriques sont «portatifs»: on peut les faire à peu près n'importe où, et sans vêtements particuliers! Pour obtenir des résultats notables, la contraction isométrique doit durer au moins cinq secondes et être le plus intense possible. Il est aussi très important d'expirer lentement, lèvres pincées, pendant toute la durée de la contraction. Il est préférable d'effectuer chaque contraction isométrique au moins deux fois.

## 33. Paume contre paume

*Muscles principalement sollicités :* **pectoraux** (9) et **deltoïdes** (2).

En position debout ou assise, les coudes fléchis et les avant-bras à l'horizontale, joignez les paumes l'une contre l'autre et pressez le plus fort possible.

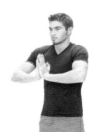

## 34. Extension du bras bloquée

*Muscles principalement sollicités :* **triceps** (3).

En position debout ou assise, le bras gauche légèrement fléchi, bloquez le mouvement d'extension complète du bras avec la main droite. Exécutez le nombre de répétitions que vous vous êtes fixé. Répétez l'exercice avec l'autre bras.

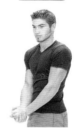

## 35. Flexion du bras bloquée

*Muscles principalement sollicités :* **biceps** (4).

En position debout ou assise, le bras gauche fléchi, bloquez le mouvement de flexion du bras avec la main droite. Exécutez le nombre de répétitions que vous vous êtes fixé. Répétez l'exercice avec l'autre bras.

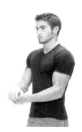

## 36. Genoux bloqués de l'intérieur

*Muscles principalement sollicités :* **adducteurs des cuisses** (11).

En position debout ou assise, le tronc légèrement fléchi, les genoux légèrement fléchis, bloquez le rapprochement des genoux en plaçant entre ces derniers les poings fermés.

## 37. Genoux bloqués de l'extérieur

*Muscles principalement sollicités :* **abducteurs des cuisses** (12).

En position debout ou assise, les mains appuyées sur la face externe des genoux, bloquez l'écartement de ces derniers.

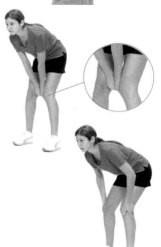

# À vos méninges

# 9

Nom : _____ Groupe : _____ Date : _____

**1** Nommez les quatre composantes de la vigueur musculaire.

1. _____

2. _____

3. _____

4. _____

**2** Complétez les phrases suivantes.

a) Un muscle est _____ quand il peut développer une forte _____

_____ au moment d'une contraction _____.

b) La _____ musculaire est l'aspect explosif de la _____.

c) L'hypertrophie renvoie au _____ du muscle.

d) Un muscle est _____ quand il peut répéter ou maintenir pendant un

certain temps une contraction _____.

**3** Vrai ou faux ?

| | | Vrai | Faux |
|---|---|---|---|
| **a)** | L'unité motrice sert à acheminer l'influx nerveux dans les fibres musculaires. | | |
| **b)** | Une unité motrice peut alimenter en influx nerveux une seule fibre musculaire à la fois. | | |
| **c)** | Plus la contraction du muscle est intense, plus il y a d'unités motrices qui entrent en action, donc de plus en plus de fibres se contractent. | | |
| **d)** | Lors d'une contraction très intense, voire maximale, 100 % des unités motrices sont activées au maximum. | | |
| **e)** | Il est impossible de devenir plus fort sans avoir des muscles plus gros. | | |

**4** À partir de la figure 9.2, identifiez au moins trois composantes de l'unité motrice.

1. _____

2. _____

3. _____

Nom : _____ Groupe : _____ Date : _____

**5** Chez l'homme, l'hypertrophie du muscle est plus marquée que chez la femme, à cause …

☐ **a)** De la concentration plus élevée d'insuline dans son sang.

☐ **b)** De la concentration plus élevée de testostérone dans son sang.

☐ **c)** De la concentration plus élevée d'œstrogènes dans son sang.

☐ **d)** Du plus grand nombre d'unités motrices dans ses muscles.

☐ **e)** Aucune des réponses précédentes.

**6** Nommez trois effets nuisibles pour la santé de la consommation de stéroïdes anabolisants.

**1.** _____

**2.** _____

**3.** _____

**7** Nommez trois effets physiologiques de l'entraînement musculaire.

**1.** _____

**2.** _____

**3.** _____

**8** Laquelle de ces composantes de la vigueur musculaire le dynamomètre permet-il d'évaluer ?

☐ **a)** L'hypertrophie du muscle.　　☐ **d)** La force du muscle.

☐ **b)** L'endurance du muscle.　　☐ **e)** La capacité aérobique du muscle.

☐ **c)** La puissance du muscle.

**9** Nommez deux tests permettant d'évaluer l'endurance musculaire.

**1.** _____

**2.** _____

**10** Complétez la phrase suivante.

Le rôle essentiel des abdominaux est d'agir comme une _____ naturelle qui

stabilise la _____ et protège le bas du _____, fixe le

_____ et soutient les _____.

Nom : _____ Groupe : _____ Date : _____

**11** Nommez les quatre muscles situés dans l'abdomen.

1. _____

2. _____

3. _____

4. _____

**12** Le test des pompes permet d'évaluer :

☐ **a)** L'endurance des biceps.

☐ **b)** L'endurance des triceps.

☐ **c)** L'endurance des pectoraux.

☐ **d)** L'endurance des muscles du haut du corps et de l'arrière des bras.

☐ **e)** L'endurance des abdominaux.

**13** Nommez quatre méthodes d'entraînement musculaire.

1. _____

2. _____

3. _____

4. _____

**14** Complétez les phrases suivantes.

**a)** La méthode à base d'exercices _____ consiste à contracter le muscle alors que la _____ est immobile.

**b)** La méthode à base d'exercices _____ consiste à contracter le muscle alors que la résistance est _____ et la vitesse du mouvement, variable.

**c)** La méthode à base d'exercices _____ consiste à exécuter un exercice _____ avec un rebond.

**d)** La méthode à base d'exercices _____ fait appel à des appareils qui permettent d'exécuter un mouvement à une vitesse _____, quelle que soit la force générée pendant l'exécution.

# À vos méninges

## 9

Nom : _____ Groupe : _____ Date : _____

**15** Parmi les énoncés suivants, lequel est vrai ?

- [ ] **a)** L'exercice isotonique ne déplace pas la résistance.
- [ ] **b)** L'exercice isométrique n'améliore pas la force du muscle.
- [ ] **c)** L'exercice isotonique est exécuté à une vitesse constante.
- [ ] **d)** L'exercice isométrique déplace la résistance.
- [ ] **e)** L'exercice isocinétique est exécuté à une vitesse constante.

**16** Quelle est la méthode de développement musculaire la plus répandue dans les cégeps ?

- [ ] **a)** La méthode à base d'exercices isométriques.
- [ ] **b)** La méthode à base d'exercices pliométriques.
- [ ] **c)** La méthode à base d'étirements FNP.
- [ ] **d)** La méthode par électrostimulation du muscle.
- [ ] **e)** La méthode à base d'exercices isotoniques, ou dynamiques.

**17** Qu'est-ce que le 1RM ?

- [ ] **a)** Un poids qu'on déplace au moins une fois.
- [ ] **b)** Un poids qu'on déplace lorsque le muscle est en contraction excentrique.
- [ ] **c)** Un poids tellement lourd qu'on ne peut pas le déplacer.
- [ ] **d)** Le poids le plus lourd qu'on peut déplacer une fois.
- [ ] **e)** Aucune des réponses précédentes.

**18** Idéalement, combien de RM un débutant doit-il faire par série pour développer la force musculaire à l'aide de poids libres ?

- [ ] **a)** De 1 à 6.
- [ ] **b)** De 8 à 12.
- [ ] **c)** De 13 à plus de 25.
- [ ] **d)** Plus de 25.
- [ ] **e)** Aucune des réponses précédentes.

Nom : _____ Groupe : _____ Date : _____

**19** Idéalement, à quel pourcentage du 1RM un débutant doit-il travailler pour développer sa force musculaire ?

☐ **a)** De 30 à 40 % du 1RM.

☐ **b)** De 40 à 50 % du 1RM.

☐ **c)** De 50 à 60 % du 1RM.

☐ **d)** De 60 à 70 % du 1RM.

☐ **e)** De 70 à 80 % du 1RM.

**20** En musculation, à quelle vitesse est-il souhaitable d'exécuter le mouvement aller-retour quand on est débutant et qu'on vise la force ?

☐ **a)** Rapide.

☐ **b)** Lente.

☐ **c)** Lente à modérée.

☐ **d)** Modérée à rapide.

☐ **e)** La vitesse d'exécution n'a pas d'importance.

**21** Par quels exercices devrait-on commencer une séance de musculation ?

☐ **a)** Les exercices qui sollicitent les petits muscles.

☐ **b)** Les exercices qui sollicitent les grands muscles.

☐ **c)** Les exercices qui sollicitent une seule articulation.

☐ **d)** Les exercices qui sollicitent les muscles stabilisateurs.

☐ **e)** Aucune des réponses précédentes.

# Bilan

Ces bilans vous aideront à cerner vos capacités et vos besoins sur le plan de la vigueur musculaire. Ils vous aideront aussi à concevoir dans ses grandes lignes un programme personnel d'entraînement adapté à ces capacités et à ces besoins. L'annexe 3 comprend d'autres fiches, qui vous permettront de compléter ce programme si nécessaire. **Dans votre cours de l'ensemble 3**, vous pourrez raffiner ce programme, l'appliquer et en assurer le suivi sur une période de plusieurs semaines puis évaluer, après coup, sa mise en pratique.

Nom : _____ Groupe : _____ Date : _____

# Concevez votre programme personnel de force musculaire

## Étape A  Vos capacités physiques et vos besoins sur le plan de la force musculaire

(encerclez la lettre correspondant au niveau obtenu)

**Test 1 (dynamomètre)**

Résultat : _____ kg

Votre besoin : ◯ améliorer  ◯ maintenir[b]

TE[a]    E    M    F    TF

**Test 2 :** _____

Résultat : _____ kg

Votre besoin : ◯ améliorer  ◯ maintenir

TE    E    M    F    TF

**Test 3 :** _____

Résultat : _____ kg

Votre besoin : ◯ améliorer  ◯ maintenir

TE    E    M    F    TF

a. TE : très élevé ; E : élevé ; M : moyen ; F : faible ; TF : très faible
b. Seulement si votre niveau est élevé ou très élevé.

Nom : _____ Groupe : _____ Date : _____

## Étape B  Votre objectif

L'objectif fixé doit être précis et réaliste, c'est-à-dire mesurable et atteignable dans un délai raisonnable.

Par conséquent, en me basant sur le ou les besoin(s) identifié(s) à l'étape A, mon objectif est le suivant (vous pouvez vous inspirer du cas de Maryse, page 301) :

_____

_____

_____

## Étape C  Votre programme

1.  **La conception de votre programme exige que vous appliquiez les principes de l'entraînement à la force musculaire.**

    **La spécificité :** Exercices dynamiques à l'aide de charges : _____

    Autre type d'exercices (s'il y a lieu) : _____

    Exercices retenus : voir plus loin la fiche

    **La surcharge :**

    **a)** L'intensité : Répétitions (rép.) : _____ % du 1RM _____ Série(s) : _____

    **b)** La durée du repos entre les séries : pour les exercices impliquant de gros muscles _____ secondes ou _____ minute(s) ; pour les autres exercices _____

    **c)** La durée totale approximative d'une séance : _____ minutes

    **d)** La fréquence : _____ fois par semaine

    **La progression** (précisez brièvement comment vous entendez appliquer ce principe en donnant un exemple concret de progression surtout en ce qui concerne l'ajustement des charges à déplacer ; vous aurez l'occasion dans le portfolio de revenir de manière détaillée sur l'application de ce principe) :

    _____

    _____

    **Le maintien** (précisez brièvement ce que vous feriez si vous deviez appliquer ce principe ; vous aurez l'occasion dans le portfolio de revenir de manière détaillée sur l'application de ce principe) :

    _____

    _____

Nom : _____ Groupe : _____ Date : _____

## 2. Les conditions de réalisation

|  |  | cochez |
|---|---|---|
| **Où ?** | À mon cégep |  |
|  | Dans un autre cégep ou école _____ |  |
|  | Chez moi |  |
|  | Près de chez moi (précisez le type d'endroit) _____ |  |
|  | Dans un centre d'entraînement physique |  |
|  | Autre endroit _____ |  |

|  |  | cochez |
|---|---|---|
| **Quand ?** | Lundi | de _____ à _____ |  |
|  | Mardi | de _____ à _____ |  |
|  | Mercredi | de _____ à _____ |  |
|  | Jeudi | de _____ à _____ |  |
|  | Vendredi | de _____ à _____ |  |
|  | Samedi | de _____ à _____ |  |
|  | Dimanche | de _____ à _____ |  |

|  |  | cochez |
|---|---|---|
| **Avec qui ?** | Seul |  |
|  | Ami(s) |  |
|  | Copain, copine, conjoint, conjointe |  |
|  | Coéquipier(s) d'une équipe sportive |  |
|  | Membres de la famille |  |
|  | Autre (précisez) _____ |  |

# Bilan 9.2

Nom : _____ Groupe : _____ Date : _____

# Concevez votre programme personnel d'endurance musculaire

## Étape A  Vos capacités physiques et vos besoins sur le plan de l'endurance musculaire

(encerclez la lettre correspondant au niveau obtenu)

**Test 1 (demi-redressements assis en 1 minute)**

Résultat : _____

Votre besoin :  ◯ améliorer  ◯ maintenir[b]

TE[a]  E  M  F  TF

**Test 2 : (pompes : nombre maximal atteint)**

Résultat : _____

Votre besoin :  ◯ améliorer  ◯ maintenir

TE  E  M  F  TF

**Test 3 (s'il y a lieu) :** _____

Résultat : _____

Votre besoin :  ◯ améliorer  ◯ maintenir

TE  E  M  F  TF

**Test 4 (s'il y a lieu) :** _____

Résultat : _____

Votre besoin :  ◯ améliorer  ◯ maintenir

TE  E  M  F  TF

a. TE : très élevé ; E : élevé ; M : moyen ; F : faible ; TF : très faible
b. Seulement si votre niveau est élevé ou très élevé.

Nom : _____ Groupe : _____ Date : _____

## Étape B  Votre objectif

L'objectif fixé doit être précis et réaliste, c'est-à-dire mesurable et atteignable dans un délai raisonnable.

Par conséquent, en me basant sur le ou les besoin(s) identifié(s) à l'étape A, mon objectif est le suivant (vous pouvez vous inspirer du cas de Georges, page 301) :

_____

_____

## Étape C  Votre programme

1. **La conception de votre programme exige que vous appliquiez les principes de l'entraînement à l'endurance musculaire.**

   **La spécificité :**  Exercices dynamiques à l'aide de charges : _____

   Exercices dynamiques à mains libres : _____

   Exercices retenus : voir la fiche 3 de l'annexe 3

   **La surcharge :**

   **a)** L'intensité (si vous travaillez avec des charges) : Répétitions (rép.) _____ % du 1RM : _____

   Série(s) : _____

   Ou durée choisie pour exécuter le plus grand nombre de répétitions pour chaque exercice :

   - exercice 1 : _____ secondes, répété _____ fois avec _____ secondes de repos entre chaque série de répétitions
   - exercice 2 : _____ secondes ; répété _____ fois avec _____ secondes de repos entre chaque série de répétitions
   - exercice 3 : _____ secondes ; répété _____ fois avec _____ secondes de repos entre chaque série de répétitions

   **b)** La durée totale approximative d'une séance : _____ minutes.

   **c)** La fréquence : _____ fois par semaine.

   **La progression :** (précisez brièvement comment vous entendez appliquer ce principe en donnant un exemple concret de progression ; vous aurez l'occasion dans le portfolio de revenir de manière détaillée sur l'application de ce principe) :

   _____

   _____

   **Le maintien :** (précisez brièvement ce que vous feriez si vous deviez appliquer ce principe ; vous aurez l'occasion dans le portfolio de revenir de manière détaillée sur l'application de ce principe) :

   _____

   _____

Nom : _____ Groupe : _____ Date : _____

## 2. Les conditions de réalisation

| Où ? | | cochez |
|---|---|---|
| | À mon cégep | |
| | Dans un autre cégep ou école _____ | |
| | Chez moi | |
| | Près de chez moi (précisez le type d'endroit) _____ | |
| | Dans un centre d'entraînement physique | |
| | Autre endroit _____ | |

| Quand ? | | cochez |
|---|---|---|
| | Lundi          de _____ à _____ | |
| | Mardi          de _____ à _____ | |
| | Mercredi       de _____ à _____ | |
| | Jeudi          de _____ à _____ | |
| | Vendredi       de _____ à _____ | |
| | Samedi         de _____ à _____ | |
| | Dimanche       de _____ à _____ | |

| Avec qui ? | | cochez |
|---|---|---|
| | Seul | |
| | Ami(s) | |
| | Copain, copine, conjoint, conjointe | |
| | Coéquipier(s) d'une équipe sportive | |
| | Membres de la famille | |
| | Autre (précisez) _____ | |

## Chapitre 10

# Améliorer
## sa flexibilité

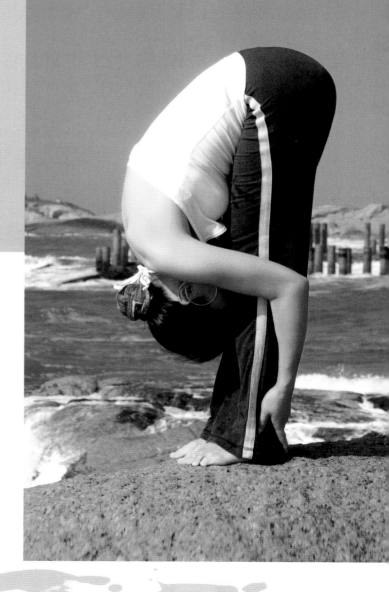

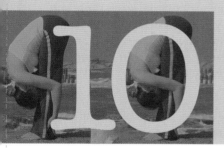 **10**

## Objectifs

- Définir la flexibilité.
- Reconnaître les facteurs qui affectent la flexibilité.
- Identifier les effets de la flexibilité.
- Connaître les différents types d'étirement.
- Savoir élaborer un programme personnel de flexibilité.

Vous faites du vélo. Vous levez des haltères. Vous skiez. Vous roulez sur le bitume en patins à roulettes. Vous nagez. Vous jouez au soccer. Bref, vos muscles ne sont pas en manque de contractions. Tant mieux pour votre cardio et votre vigueur musculaire. Mais il se pourrait que vos muscles soient en manque d'étirements. Et si vous êtes sédentaire, ils sont probablement en manque de tout ! Or, rappelez-vous la fable du chêne et du roseau. Quand le vent fou s'amena, le roseau plia, mais le chêne cassa. Avec nos muscles, c'est pareil. Souples, ils obéissent et s'allongent en douceur. Raides, ils se braquent comme si on étirait un vieil élastique. Et s'ils deviennent aussi raides, c'est parce qu'on oublie de les étirer de temps à autre. À la longue, ils perdent leur élasticité naturelle et raccourcissent. Alors, un faux mouvement et scrouche... le muscle court, brutalement étiré, cède : c'est bien souvent la blessure musculaire.

En fait, la souplesse ou la raideur du tissu musculaire renvoient à une notion plus large : la flexibilité articulaire ou, plus simplement, la flexibilité.

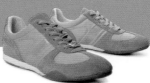

# Les facteurs
## qui influent sur la flexibilité

La flexibilité est la **capacité de bouger avec aisance une articulation dans toute son amplitude sans ressentir de raideur ni de douleur**. Il y a autant de degrés de flexibilité qu'il y a d'articulations. Ainsi, vous pouvez être flexible au niveau des épaules mais pas au niveau des hanches. Vous pouvez même être flexible à l'épaule droite mais pas à l'épaule gauche. Plusieurs facteurs influent sur notre flexibilité (tableau 10.1). Voyons cela en détail.

**Le type d'articulation.** Il existe plusieurs types d'articulations, chacun offrant une amplitude de mouvement différente. Par exemple, l'articulation du coude ou celle du genou (articulations trochléennes) ne permettent qu'un mouvement d'ouverture (extension) et de fermeture (flexion), comme la charnière d'une porte. En revanche, l'articulation de la hanche ou celle de l'épaule (articulations sphéroïdes) permettent des mouvements dans plusieurs directions, ce qui génère une plus grande amplitude que l'articulation de type charnière (figure 10.1).

tableau
**10.1**  Les facteurs associés à la flexibilité

| |
|---|
| Le type d'articulation |
| La capsule articulaire, les ligaments et les gènes |
| La température et le moment de la journée |
| Les mécanismes de protection du muscle |
| Les blessures et l'arthrose |
| La grossesse |
| Le niveau d'activité physique |

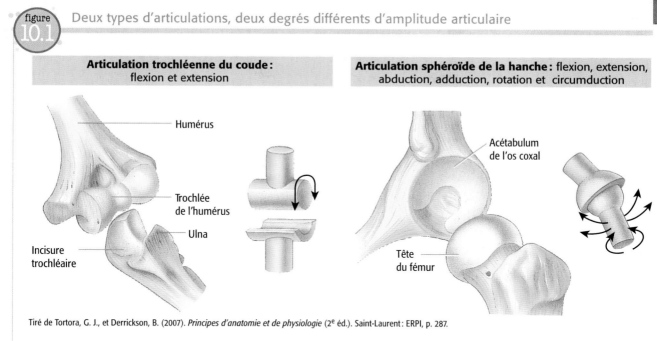

**figure 10.1** Deux types d'articulations, deux degrés différents d'amplitude articulaire

Tiré de Tortora, G. J., et Derrickson, B. (2007). *Principes d'anatomie et de physiologie* (2ᵉ éd.). Saint-Laurent : ERPI, p. 287.

**La capsule articulaire, les ligaments et les gènes.** Les os qui forment une articulation mobile sont solidement tenus ensemble par une capsule articulaire et des ligaments (figure 10.2). Le degré de rigidité ou d'élasticité de ces deux structures est influencé au premier chef par l'hérédité. Ainsi, dans certains cas, les ligaments sont génétiquement hyperlaxes, ce qui permet une amplitude de mouvement hors de l'ordinaire (zoom 10.1). Dans d'autres cas, un mauvais alignement articulaire, lui aussi dû à l'hérédité, peut réduire le degré d'amplitude articulaire.

**figure 10.2** Autopsie d'une articulation mobile

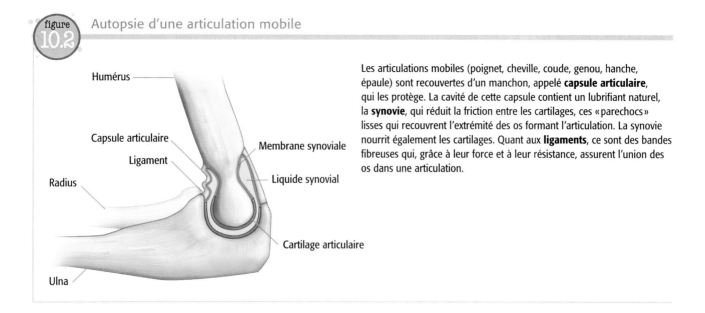

Les articulations mobiles (poignet, cheville, coude, genou, hanche, épaule) sont recouvertes d'un manchon, appelé **capsule articulaire**, qui les protège. La cavité de cette capsule contient un lubrifiant naturel, la **synovie**, qui réduit la friction entre les cartilages, ces «parechocs» lisses qui recouvrent l'extrémité des os formant l'articulation. La synovie nourrit également les cartilages. Quant aux **ligaments**, ce sont des bandes fibreuses qui, grâce à leur force et à leur résistance, assurent l'union des os dans une articulation.

# Z°OM 10.1  Les hypersouples

Nous avons tous vu au cirque ou à la télévision une jeune contorsionniste appuyée sur les avant-bras, les fesses par-dessus la nuque, nous faire un large sourire comme si elle était assise dans un *lazy-boy*. Ou nous nous souvenons peut-être d'amis d'enfance qui étendaient le coude ou le genou bien au-delà de 180°, ramenaient le majeur sur le dos de leur main ou formaient des nœuds bizarres avec leurs doigts comme s'il s'agissait de morceaux de pâte à modeler. Ébahis devant de telles contorsions, nous nous demandions comment ils faisaient ! En fait, la plupart des « personnes caoutchouc » sont nées comme ça. C'est le syndrome de l'hypermobilité articulaire, comme disent les experts.

## Des ligaments hyperlâches

Pour comprendre ce syndrome, il faut savoir que la mobilité d'une articulation est limitée notamment par des bandes de tissu élastiques (à cause du collagène) qu'on appelle ligaments. Chez les personnes hypermobiles, ces ligaments sont très élastiques, ce qui permet à leurs articulations d'avoir une amplitude hors du commun. Cette laxité ligamentaire se rencontre surtout chez les jeunes filles (les contorsionnistes masculins sont plus rares) et semble se transmettre de génération en génération.

**La température et le moment de la journée.** La chaleur assouplit, la froideur raidit. Ainsi, une élévation de la température corporelle, à la suite d'un échauffement par exemple, améliore la flexibilité. À l'inverse, un refroidissement du corps est associé à une baisse de la flexibilité. On est aussi habituellement plus flexible l'après-midi que le matin parce que les muscles sont un peu plus chauds qu'au réveil.

**Les mécanismes de protection du muscle.** Le muscle contient des récepteurs spécialisés, sensibles à l'étirement des fibres (réflexe myotatique) ou à leur contraction (réflexe tendineux). Le **réflexe myotatique** s'active dès qu'un muscle est soudainement étiré. Le muscle, ignorant ce qui lui arrive, se contracte pour résister à cet étirement qui pourrait lui causer une blessure. Pensez ici au petit coup que donne le médecin sur le tendon qui passe devant le genou. Ce coup étire brusquement le tendon. Même si cet étirement marqué ne dure qu'une fraction de seconde, cela déclenche la contraction réflexe du muscle avant de la cuisse qui fait lever la jambe. Par conséquent, si vous étirez un peu trop un muscle, il résistera à l'étirement en se contractant ; mais, après quelques secondes, ce réflexe disparaît, favorisant le relâchement des fibres. Le **réflexe tendineux**, quant à lui, s'active lors d'une contraction importante du muscle. Ce réflexe détend le muscle afin d'empêcher la production d'une trop grande force, qui pourrait endommager le muscle lui-même, les tendons et même l'os où est fixé le muscle. Par exemple, si on dépose un objet plus lourd que vous ne le pensiez sur vos avant-bras, ces derniers vont s'allonger le temps d'une seconde ou deux avant de fléchir à nouveau pour soutenir l'objet. Ces deux réflexes influent donc momentanément sur la flexibilité d'une articulation.

**Les blessures et l'arthrose.** Les blessures, anciennes ou récentes, peuvent affecter de façon temporaire ou permanente la flexibilité d'une articulation, de même que l'érosion de son cartilage, laquelle conduit à l'arthrose (figure 10.3). Soulignons ici que certains athlètes victimes du surentraînement, de blessures à répétition ou, pire, des deux, souffrent d'arthrose précoce (usure du cartilage) et voient forcément leur flexibilité réduite.

**La grossesse.** Sous l'influence de la relaxine, une hormone sécrétée par les ovaires chez la femme enceinte, les ligaments qui fixent les os du coccyx et du pubis deviennent plus lâches et plus extensibles. Dans certains cas, les os du pubis peuvent même s'écarter de 1 à 2 cm. Cette nouvelle laxité articulaire permet d'élargir la cavité pelvienne, ce qui facilitera le passage du bébé lors de l'accouchement. Après la grossesse, la production de relaxine diminue et les ligaments du bassin retrouvent leur élasticité initiale.

**Le niveau d'activité physique.** Dernier de la liste mais non le moindre, ce facteur joue un rôle clé dans la flexibilité. De nombreuses études ont prouvé que si on pratique régulièrement des activités physiques associées à des étirements musculaires, on préserve, voire améliore la souplesse des muscles et, par là, la flexibilité des articulations. Donc, tout entraînement ou activité physique qui occasionne un allongement des fibres et de leur enveloppe, le fascia (figure 6.2, page 168), améliore l'amplitude de mouvement. En fait, muscles, tendons et fascias sont responsables de plus de 50 % des gains et des pertes de flexibilité au cours de la vie. Ainsi, être physiquement actif retarde un des effets du vieillissement, qui est de provoquer le raccourcissement des fibres musculaires ainsi que la rigidité de la capsule articulaire. Mieux encore, l'exercice améliore la lubrification des articulations en rendant moins visqueuse la synovie. Bonne nouvelle pour les cartilages qui, comme on dit, baignent alors dans l'huile. Malheureusement, l'inverse est aussi vrai. Si on devient sédentaire, on ne tarde pas aussi à devenir moins flexible.

Vous aurez compris que le présent chapitre traitera du seul facteur sur lequel on peut agir afin d'améliorer ou de maintenir sa flexibilité de façon durable, c'est-à-dire le facteur activité physique.

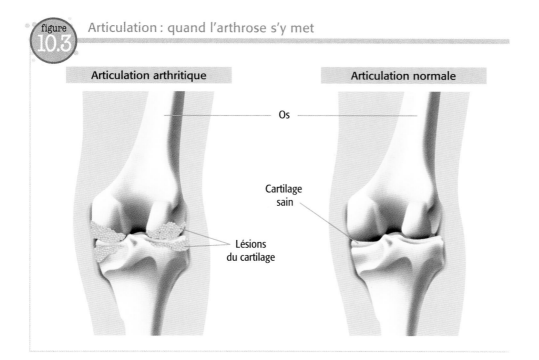

figure
10.3

Articulation : quand l'arthrose s'y met

**Articulation arthritique**

**Articulation normale**

Os

Cartilage sain

Lésions du cartilage

# Les atouts
## de la flexibilité

La flexibilité est probablement le déterminant de la condition physique le plus négligé dans un programme de mise en forme, et ce parfois même chez des athlètes. Il semble, en effet, qu'on pense souvent à améliorer son cardio et sa vigueur musculaire avant son amplitude de mouvement. Pourtant, entraîner sa flexibilité apporte plusieurs bénéfices (tableau 10.2), comme nous allons le voir.

 **tableau 10.2**    Les atouts du roseau

| |
|---|
| Réduction des malaises et douleurs associés aux tensions musculaires |
| Plus grande liberté de mouvement |
| Diminution du risque de blessures et de la fatigue lombaire |
| Plus grande mobilité de la colonne vertébrale |
| Gestes plus faciles et plus précis |
| Flexibilité durable |

**Réduction des malaises et douleurs associés aux tensions musculaires.** Voilà un bénéfice qui touche à la fois la santé physique et la santé psychologique. Dès les premières secondes d'un étirement musculaire, on se sent mieux physiquement, comme si on était libéré de la tension musculaire accumulée dans ses muscles souvent à son insu. Ce bien-être physique fait aussi du bien mentalement. On se sent ragaillardi après quelques étirements. En outre, les étirements aident à réduire la raideur et même la douleur que l'on ressent parfois à la nuque, aux épaules et au dos à la suite de mauvaises postures et du stress (chapitre 11).

**Plus grande liberté de mouvement.** Quand on fait régulièrement des étirements, les muscles finissent par s'allonger de manière durable. Les articulations gagnent alors en amplitude, ce qui permet une plus grande liberté de mouvement.

**Diminution du risque de blessures et de la fatigue lombaire.** En augmentant son amplitude de mouvement, on profite de bénéfices supplémentaires, à commencer par la réduction du risque de blessure. La raison en est fort simple : un membre peut bouger plus loin avant que des fibres musculaires ne s'endommagent et causent, par exemple, une élongation du muscle. De plus, les étirements dans le bas du dos atténuent la sensation de lourdeur et de fatigue lombaire qu'expérimentent les personnes qui travaillent longtemps debout. Enfin, en cas de blessure, ce sont d'abord les exercices d'étirement qui redonneront au muscle touché sa mobilité antérieure.

**Plus grande mobilité de la colonne vertébrale.** Les étirements assouplissent les muscles et les tissus conjonctifs rattachés à la colonne vertébrale, qui devient ainsi plus mobile. Des gestes simples, comme se pencher vers l'avant ou l'arrière ou bien tourner la tête en stationnant sa voiture, gagnent en aisance. Des études ont démontré que même chez des personnes âgées, un bon programme d'étirement musculaire augmente la mobilité de la colonne vertébrale.

**Mouvements plus faciles et plus précis.** Être flexible, c'est être plus fluide, plus gracieux dans ses mouvements. En fait, des muscles souples sont plus obéissants et favorisent une meilleure circulation de l'influx nerveux. Des conditions idéales pour générer une meilleure coordination motrice et, par conséquent, une meilleure performance. Pourquoi pensez-vous que les sprinteurs, ces montagnes de muscles, font du stretching tous les jours?

**Flexibilité durable.** Enfin, le muscle peut rester souple jusqu'à un âge très respectable si on l'étire régulièrement. Les yogis octogénaires qui se relaxent en appui sur la tête et les jambes en lotus en sont la preuve bien vivante! En fait, à entretien égal, on perd sa force musculaire bien avant sa souplesse.

# En action !

Albert-Dominic Larouche
**Collège de Maisonneuve**

Je joue au hockey depuis plusieurs années et encore au moins une fois par semaine. Je pratique aussi des sports de planche (surf, planche à neige et planche nautique). Et, depuis huit mois, je me suis lancé à fond dans la pratique d'un nouveau concept d'entraînement: le crossfit, à raison de cinq ou six fois par semaine (et parfois deux fois par jour!).

Le crossfit se pratique en gymnase. Il est constitué de mouvements d'haltérophilie, de gymnastique et de pliométrie. L'entraînement est la plupart du temps basé sur une sorte de circuit, différent chaque jour. Quand je commence, je sais que ce ne sera pas facile. Mais à la fin, alors que je n'aurais jamais pensé y arriver, j'ai un sentiment de dépassement si fort que j'en suis devenu accro. C'est une dépendance tellement positive que je ne veux pas m'en guérir!

En techniques policières, on est encouragé à s'entraîner et à faire du sport. Les sacrifices à faire pour concilier études et entraînement ne sont pas difficiles pour moi. J'aime m'entraîner, c'est un grand besoin chez moi. Alors je fais des choix. Je sors moins qu'avant et je prends moins d'alcool, car je connais les conséquences des abus, le lendemain… À mes yeux, ce ne sont pas des sacrifices, ce sont des choix de vie. Et puis, je fais vraiment attention à ce que je mange. Avant, je mangeais n'importe quoi. Aujourd'hui, je suis conscient de ce qu'il me faut. Je vérifie toujours les ingrédients et je choisis mes aliments.

Le crossfit, même s'il est très difficile, m'aide à trouver un équilibre dans ma vie. Il n'est pas rare, quand j'ai fini, que je m'effondre au sol tellement j'ai tout donné. C'est un sentiment d'inconfort, mais il dure au plus 15 minutes. Après, je suis content des résultats et j'en sors gagnant. Depuis que je m'entraîne, j'ai gagné beaucoup d'assurance et de confiance en moi, je suis mieux dans ma tête et dans mon corps et ma concentration s'est renforcée. Mes travaux scolaires me paraissent plus faciles et me procurent un sentiment de bien-être. Les résultats, dans les études comme dans les sports, sont une source de motivation grandissante. Alors il ne faut jamais abandonner.

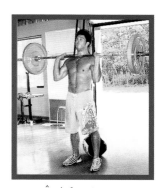

Âgé de 19 ans, Albert-Dominic est étudiant en 2e année de techniques policières et s'adonne depuis peu au crossfit. Cette activité a changé sa vie. Pour son plus grand bien-être !

# Évaluez
## votre flexibilité

En principe, on devrait évaluer la flexibilité de toutes les articulations, mais les tests seraient bien trop nombreux ! De plus, les meilleurs tests de flexibilité permettent de mesurer directement l'amplitude de l'angle formé par l'articulation, soit l'amplitude angulaire, à l'aide d'instruments spécialisés (goniomètre, flexomètre, clinomètre). Or, ces tests demandent beaucoup de temps. Nous vous suggérons des tests de terrain qui vous donneront un bon aperçu de votre flexibilité. **Les tests retenus évaluent la flexibilité de l'arrière des cuisses, du bas du dos, du tronc, des épaules et des hanches, régions potentiellement à risque de blessures en cas de trop grande raideur musculaire et articulaire**. Rappelez-vous que cette évaluation sert aussi à comparer votre degré de flexibilité *avant* un programme d'activité physique avec celui que vous obtenez *après* un tel programme. C'est le progrès réalisé qui compte.

Un dernier point. Évitez de faire ces tests si vos muscles sont froids ; échauffez-les légèrement ou répétez le mouvement lentement quelques fois avant de l'exécuter dans le cadre d'une évaluation où vous allez donner votre maximum.

## 1. Le test du lever du bâton en position couchée

Le degré de flexibilité de l'épaule est un bon indicateur de la liberté de mouvement du haut du corps. Le test du lever du bâton et celui des mains dans le dos évaluent l'amplitude de mouvement de cette articulation. Pour le premier test, vous avez besoin d'un bâton (un manche à balai convient très bien). Couchez-vous à plat ventre, le menton appuyé contre le sol, les bras tendus devant dans le prolongement des épaules, les mains écartées à la largeur des épaules. Prenez le bâton et, s*ans fléchir les poignets ni les coudes, ni décoller le menton du sol*, levez lentement le bâton le plus haut possible et tenez la position d'étirement maximal sans douleur pendant deux ou trois secondes (**figure 10.4**). Un partenaire peut évaluer la hauteur à laquelle vous levez le bâton. Consultez ensuite le **tableau 10.3** pour connaître le degré de flexibilité de vos épaules.

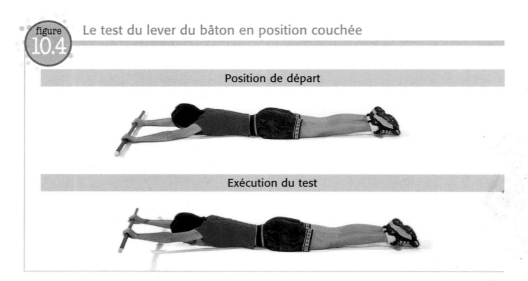

**figure 10.4** — Le test du lever du bâton en position couchée

Position de départ

Exécution du test

vidéo
test bâton

**tableau 10.3** Résultats du test du lever du bâton en position couchée

| Position atteinte | Degré de flexibilité |
|---|---|
| Bâton levé nettement plus haut que la tête. | Très élevé (TE) |
| Bâton levé juste au-dessus de la tête. | Élevé (E) |
| Bâton levé au niveau de la tête. | Moyen (M) |
| Bâton levé à peine au-dessus du sol. | Faible (F) |
| Bâton qui reste collé au sol. | Très faible (TF) |

Votre résultat (à reporter dans le bilan 10.1) : 1<sup>re</sup> fois : _____ ; 2<sup>e</sup> fois : _____ .

## 2. Le test des mains dans le dos en position debout

Ce test, on ne peut plus simple, s'exécute debout et vous donne une très bonne idée du degré de flexibilité de chacune de vos épaules. Pour évaluer la flexibilité de l'épaule gauche, procédez comme suit. Amenez d'abord la main gauche, paume tournée vers vous, derrière la nuque, en passant par-dessus votre épaule gauche ; faites ensuite remonter la main droite derrière le dos, paume retournée. Essayez alors de joindre les deux mains et tenez la position d'étirement maximal sans douleur pendant deux ou trois

## Je me demande

**Si je m'étire, est-ce que je réduis ma masse musculaire ?** Non, car il n'y a aucun lien entre étirement et masse musculaire. Ce qui fait fluctuer la masse musculaire, c'est la pratique régulière ou non d'activités faisant appel à la vigueur musculaire et en particulier à la force et à la puissance.

**Est-il préférable de faire un échauffement avant mes étirements dans le cadre d'un programme d'amélioration de la flexibilité ?** Oui, puisque le but de l'échauffement est d'élever la température dans les muscles. Or, un muscle chaud est plus facile à étirer, plus obéissant, qu'un muscle froid. De plus, le muscle chaud, une fois étiré, revient plus rapidement à sa longueur initiale. Enfin, l'influx nerveux circule mieux dans un muscle chaud.

**Faut-il que j'étire l'ensemble de mes muscles ou seulement certains en particulier ?** Il est souhaitable d'étirer l'ensemble de ses muscles. C'est que la plupart des muscles squelettiques travaillent par paire : un muscle agoniste et un muscle antagoniste, chacun assumant une fonction à la fois opposée et complémentaire. Par exemple, le biceps permet la flexion de l'avant-bras et le triceps, son extension. Par conséquent, si l'antagoniste et l'agoniste ne sont pas de la même longueur, un déséquilibre des tensions risque d'apparaître entre eux. C'est pour cette raison qu'il est préférable de renforcer l'ensemble de ses muscles.

secondes (figure 10.5). Pour évaluer la flexibilité de votre épaule droite, refaites le test en commençant par la main droite. Reportez-vous au tableau 10.4 pour interpréter vos résultats. Si vous constatez une grande différence entre la flexibilité de l'épaule dominante (la droite pour les droitiers) et l'autre, il serait sage d'assouplir d'abord le côté le moins flexible.

figure 10.5 Le test des mains dans le dos en position debout

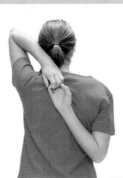

vidéo
test mains dos

tableau 10.4 Résultats du test des mains dans le dos en position debout

### A. La main droite par-dessus l'épaule droite

| Position atteinte | Degré de flexibilité |
|---|---|
| Les paumes des mains glissent l'une sur l'autre. | Très élevé (TE) |
| Les bouts des doigts glissent les uns sur les autres. | Élevé (E) |
| Les bouts des majeurs se touchent. | Moyen (M) |
| Les doigts ne se touchent pas du tout. | Faible (F) |
| Les mains sont éloignées l'une de l'autre. | Très faible (TF) |

Votre résultat (à reporter dans le bilan 10.1) : 1re fois : _____ ; 2e fois : _____.

### B. La main gauche par-dessus l'épaule gauche

| Position atteinte | Degré de flexibilité |
|---|---|
| Les paumes des mains glissent l'une sur l'autre. | Très élevé (TE) |
| Les bouts des doigts glissent les uns sur les autres. | Élevé (E) |
| Les bouts des majeurs se touchent. | Moyen (M) |
| Les doigts ne se touchent pas du tout. | Faible (F) |
| Les mains sont éloignées l'une de l'autre. | Très faible (TF) |

Votre résultat (à reporter dans le bilan 10.1) : 1re fois : _____ ; 2e fois : _____.

# 3. Le test de flexion du tronc en position assise

Ce test évalue la flexibilité des hanches et de la région lombaire de même que la souplesse des muscles ischiojambiers (situés à l'arrière des cuisses). Nous vous présentons deux versions de ce test : la version assise face à un mur et celle avec flexomètre. Les deux tests (a et b) se font en chaussettes.

**a) La version assise face à un mur.** Asseyez-vous, les jambes bien étendues, les pieds appuyés contre un mur (ou un meuble) et espacés à une distance similaire à la largeur des épaules. Penchez le tronc lentement vers l'avant, sans plier les genoux, et tenez la position d'étirement maximal sans douleur pendant deux ou trois secondes (figure 10.6). Si vous ne pouvez pas atteindre le mur du bout des doigts, c'est que vos mollets et vos ischiojambiers sont raides. Si vous touchez le mur du bout des doigts ou, mieux, avec les poings, bravo ! Votre tronc est flexible dans cette position (tableau 10.5).

**b) La version avec flexomètre.** Asseyez-vous, jambes bien étendues, la plante des pieds contre le flexomètre et les pieds espacés à une distance similaire à la largeur des épaules. Ajustez la hauteur du flexomètre de façon que vos orteils reposent contre la barre supérieure. La face interne de la plante des pieds est placée à 2 cm du bord de la

**figure 10.6** Le test de flexion du tronc en position assise face à un mur

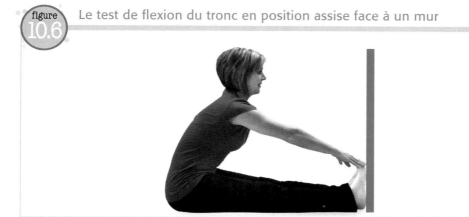

vidéo
test flexion tronc

**tableau 10.5** Résultats du test de flexion du tronc en position assise

| Position atteinte | Degré de flexibilité |
|---|---|
| Les paumes des mains touchent le mur. | Très élevé (TE) |
| Les poings touchent le mur. | Élevé (E) |
| Le bout des doigts touche le mur. | Moyen (M) |
| Le bout des doigts ne touche pas le mur. | Faible (F) |
| Le bout des doigts n'atteint pas la cheville. | Très faible (TF) |

Votre résultat (à reporter dans le bilan 10.1) : 1$^{re}$ fois : _____ ; 2$^{e}$ fois : _____ .

règle. Le test peut commencer. Jambes et bras tendus, paumes vers le sol, penchez-vous lentement en avant et poussez aussi loin que possible, du bout des doigts, la glissière le long de l'échelle (figure 10.7). Maintenez la position au moins 2 secondes. En baissant la tête, vous pourrez atteindre une plus grande distance. Si vous pliez les jambes, le test n'est pas valide. Faites l'exercice 2 fois et enregistrez le meilleur résultat. Consultez le tableau 10.6 pour connaître votre cote.

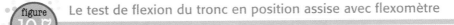

**figure 10.7** Le test de flexion du tronc en position assise avec flexomètre

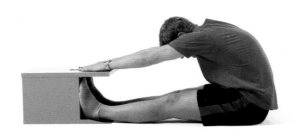

vidéo
test flexomètre

**tableau 10.6** Résultats du test de flexion du tronc en position assise avec flexomètre

| Flexion du tronc[a] | 15-19 ans | | 20-29 ans | | 30-39 ans | | 40-49 ans | |
|---|---|---|---|---|---|---|---|---|
| | Homme | Femme | Homme | Femme | Homme | Femme | Homme | Femme |
| Très élevée (TE) | > 38 | > 42 | > 39 | > 40 | > 37 | > 40 | > 34 | > 37 |
| Élevée (E) | 34-38 | 38-42 | 34-39 | 37-40 | 33-37 | 36-40 | 29-34 | 34-37 |
| Moyenne (M) | 29-33 | 34-37 | 30-33 | 33-36 | 28-34 | 32-35 | 24-28 | 30-33 |
| Faible (F) | 24-28 | 29-33 | 25-29 | 28-32 | 23-27 | 27-31 | 18-23 | 25-29 |
| Très faible (TF) | < 24 | < 29 | < 25 | < 28 | < 23 | < 27 | < 18 | < 25 |

Votre résultat (à reporter dans le bilan 10.1) : 1re fois : _____ ; 2e fois : _____ .

a. Les valeurs sont exprimées en centimètres. Le symbole < signifie « inférieur à » et le symbole > « supérieur à ».

Source : Société canadienne de physiologie de l'exercice. (2004). *Guide du conseiller en condition physique et habitudes de vie* (3e éd.).

## 4. Le test de rotation du tronc en position debout

Ce test évalue la flexibilité du tronc et des épaules lors d'une rotation. Tracez d'abord une ligne verticale sur un mur. Puis, les pieds écartés à la largeur des épaules, tenez-vous dos au mur et à la ligne verticale à une distance correspondant à la longueur de vos bras. Ensuite allongez les bras devant à l'horizontale, tournez lentement le tronc vers la droite tout en expirant pour toucher le mur du bout des doigts (figure 10.8). Pendant le test, vos bras doivent demeurer allongés et parallèles au sol. Tournez lentement vos hanches, vos épaules et vos genoux **tout en maintenant vos pieds en contact avec le sol** et tenez la position d'étirement maximal sans douleur pendant deux ou trois secondes. Marquez l'endroit où vos doigts touchent le mur (un partenaire peut vous aider) et mesurez la distance entre la marque et la ligne verticale. Si la marque est avant la ligne, votre cote sera négative. Au contraire, si la marque dépasse la ligne, la cote devient positive. Répétez le test du côté gauche et faites une moyenne des deux résultats, puis consultez le tableau 10.7.

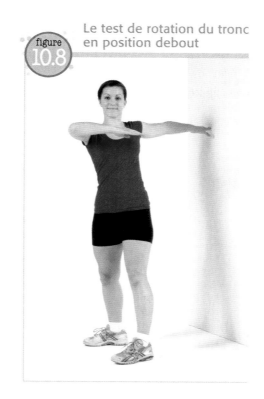

**figure 10.8** Le test de rotation du tronc en position debout

vidéo
test tronc

**tableau 10.7** Résultats du test de rotation du tronc en position debout

| Position atteinte | Degré de flexibilité |
|---|---|
| 20 cm + | Très élevé (TE) |
| 15-19 cm | Élevé (E) |
| 10-14 cm | Moyen (M) |
| 1-9 cm | Faible (F) |
| 0 cm – (si la marque est avant la ligne verticale) | Très faible (TF) |

Votre résultat (à reporter dans le bilan 10.1) : 1re fois : _____ ; 2e fois : _____.

## 5. Le test de l'aine

Ce test évalue la flexibilité de la hanche en position d'adduction et, par ricochet, la souplesse des adducteurs. Chaussures enlevées, asseyez-vous à l'indienne, c'est-à-dire les genoux fléchis pointant vers l'extérieur le plus loin possible et les pieds réunis (figure 10.9). À partir de cette position, agrippez vos pieds et tirez lentement les chevilles le plus près possible de l'aine. Tenez la position d'étirement maximal sans douleur pendant deux ou trois secondes. Mesurez la distance entre les talons et l'aine. Consultez le tableau 10.8 pour connaître votre résultat.

### figure 10.9 — Le test de l'aine

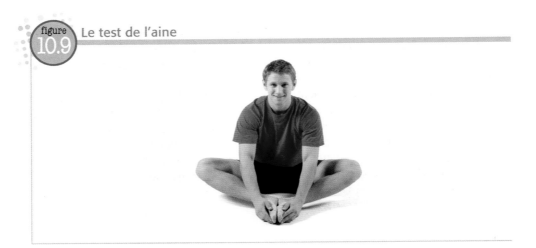

### tableau 10.8 — Résultats du test de l'aine

| Position atteinte | Degré de flexibilité |
|---|---|
| 5 cm – | Très élevé (TE) |
| 6 à 10 cm | Élevé (E) |
| 11 à 15 cm | Moyen (M) |
| 16 à 24 cm | Faible (F) |
| 25 cm + | Très faible (TF) |

Votre résultat (à reporter dans le bilan 10.1) : 1re fois : _____ ; 2e fois : _____.

# Les différentes façons
## d'étirer un muscle

On a vu précédemment que le facteur activité physique est celui sur lequel on peut le plus agir tout au long de sa vie pour améliorer ou préserver sa flexibilité. Alors comment fait-on pour assouplir un muscle et améliorer ainsi son amplitude de mouvement ? C'est simple : on l'étire régulièrement. **On peut le faire de plusieurs façons : avec élan, sans élan, en maintenant la position d'étirement, en contractant le muscle avant de l'étirer ou bien en le contractant pendant l'étirement.**

Toutes ces manières ont leurs avantages ainsi que leurs inconvénients. Et certaines s'adressent plus spécifiquement aux athlètes ou aux personnes physiquement très actives pour qui la flexibilité est une composante importante de l'entraînement. Voyons cela.

## S'étirer avec élan : l'étirement balistique

Cet étirement, dit balistique, utilise l'effet rebond d'un muscle subitement étiré pour gagner de la flexibilité. On s'étire donc par à-coups. Par exemple, pour augmenter l'amplitude de leur coup de pied, les joueurs de soccer exécutent des balancés vigoureux de la jambe qui miment le coup de pied (figure 10.10 A). Toutefois, ce type d'étirement comporte un risque élevé de blessure s'il est pratiqué par des personnes sédentaires ou peu flexibles au niveau de l'articulation sollicitée. En effet, les étirements balistiques, plutôt brusques, sollicitent davantage le réflexe myotatique, lequel déclenche une contraction pendant l'étirement, ce qui peut finir par causer une blessure. De plus, un contrôle inadéquat de la vitesse de mouvement peut amener une articulation au-delà de son amplitude normale et causer une blessure musculaire ou ligamentaire. En fait, ce sont surtout les personnes entraînées, ayant déjà atteint un bon degré de flexibilité, qui utilisent les étirements balistiques ; elles les exécutent alors, de préférence, après un bon échauffement et à la suite d'étirements plus progressifs et plus doux.

## Mythe  Réalité?

### Les étirements statiques sont néfastes pour la force. Vrai mais à très court terme seulement.

Des études récentes ont fait état, en effet, d'une réduction de 5 à 9 % de la force dans l'heure qui suit l'exécution d'étirements statiques. Mais le niveau initial de force se rétablit ensuite. Pour une personne qui s'entraîne un peu pour garder la forme, cette diminution momentanée de la force ne porte pas vraiment à conséquence.

### Les étirements pendant l'échauffement diminuent le risque de blessures. Faux

La recherche prouve qu'il n'y a pas plus de risques de blessures chez les individus qui incluent des étirements dans leur échauffement que chez ceux qui ne le font pas. L'échauffement, c'est-à-dire l'augmentation de la température dans les muscles, aide, par contre, à réduire le risque de blessure parce que les muscles sont déjà chauds au moment du passage à une activité plus intense. En fait, pour les activités ne nécessitant pas un haut degré de flexibilité, par exemple la course à pied, il est préférable de se contenter de quelques étirements dynamiques à la fin de l'échauffement et de faire les étirements statiques après la séance. Toutefois, même si les étirements pendant l'échauffement ne semblent pas protéger contre les blessures, il reste qu'il faut allonger régulièrement ses muscles pour les garder souples et obéissants. En effet, des muscles trop courts augmentent le risque de se blesser pendant l'activité, surtout si elle comporte des déplacements rapides et imprévisibles.

### La musculation réduit la flexibilité. Faux

Ce qui nuit à la flexibilité, c'est l'insuffisance d'étirements. Or, en musculation, les mouvements sont certes exécutés avec des charges, mais aussi dans la pleine amplitude du mouvement, surtout quand on travaille avec des poids libres. C'est comme si on faisait des étirements dynamiques avec une charge. Cependant, à la fin de la séance de musculation, mieux vaut faire quelques étirements, statiques ou dynamiques, afin de délier les muscles qui ont été très sollicités.

## S'étirer sans élan : l'étirement dynamique

Il s'agit ici d'un mouvement ample à vitesse variable, comme ceux que l'on fait pour s'échauffer : cercles de bras, rotations des épaules, toucher alternatif des orteils avec la main opposée, flexions latérales, torsions du tronc, etc. (figure 10.10 B). Exécutés vers la fin de l'échauffement, alors que les muscles sont chauds, ces mouvements les délient. Pour bien ressentir l'effet d'étirement de ce type d'exercice, on répète chacun de 15 à 20 fois dans sa pleine amplitude, en restant toutefois en deçà du seuil de douleur. La recherche indique clairement que les étirements dynamiques améliorent l'amplitude du mouvement, et donc la flexibilité. Vous trouverez sur le Compagnon Web des vidéos d'étirements dynamiques.

**vidéos
étirement dynamique**

## S'étirer en maintenant la position : l'étirement statique

On étire le muscle lentement jusqu'à une position qui provoque un léger inconfort, sans plus. On maintient ensuite cette position un certain temps (figure 10.10 C), afin d'éliminer l'effet du réflexe myotatique (contraction réflexe) et de profiter du réflexe tendineux

---

**figure 10.10** Différentes façons d'étirer un muscle

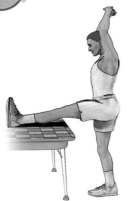

**A** **Étirement balistique :** on s'étire en prenant un élan.

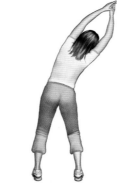

**B** **Étirement dynamique :** on bouge pendant l'étirement mais sans prendre d'élan.

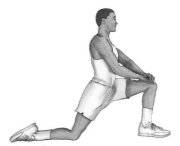

**C** **Étirement statique :** on s'étire puis on maintient la position d'étirement un certain temps.

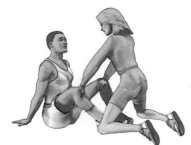

**D** **Étirement FNP :** on contracte d'abord le muscle, on relâche puis on l'étire.

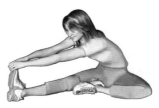

**E** **Étirement isométrique :** on s'étire pendant que le muscle est contracté (ici le pied est retenu pendant la contraction isométrique du mollet).

(décontraction réflexe). S'il s'agit de s'étirer simplement pour récupérer et détendre ses muscles après une séance d'activité vigoureuse, on maintiendra l'étirement environ 10 secondes. Mais pour maintenir ou améliorer sa flexibilité (gain d'amplitude), il est habituellement recommandé de tenir la position d'étirement entre 20 et 40 secondes, puis de répéter l'exercice au moins 3 fois, en s'accordant une pause de 20 à 30 secondes entre chaque répétition. Quant aux athlètes qui ont besoin d'un haut niveau de flexibilité, ils tiendront plutôt de 30 à plus de 60 secondes. Par ailleurs, certaines études[1] ont démontré que les étirements statiques exécutés pendant l'échauffement, comme il est recommandé normalement de le faire, réduisent la force et probablement aussi la coordination du muscle étiré durant l'heure qui suit. C'est pourquoi les athlètes pratiquant un sport qui exige force et puissance feront mieux d'exécuter ce type d'étirement *après* leur séance d'entraînement plutôt qu'avant.

L'étirement statique peut être actif ou passif. Il est **actif** quand, pour étirer un muscle, on contracte son muscle antagoniste (page 309). Par exemple, vous êtes allongé sur le dos et levez une jambe à la verticale afin d'étirer les muscles ischiojambiers (arrière de la cuisse). Pour tenir ainsi la jambe, l'antagoniste des ischiojambiers, le quadriceps (avant de la cuisse), doit se contracter. Cette forme d'étirement ne permet toutefois pas l'allongement optimal des fibres musculaires. Par contre, si on applique une force extérieure — une résistance — on peut étirer davantage les fibres musculaires. La résistance peut être assurée par un partenaire qui tient votre jambe et l'amène, lentement, vers votre poitrine. L'étirement est **passif** lorsque le muscle antagoniste n'entre pas en action ou très peu. Par exemple, assis et jambes bien étendues, vous penchez le tronc lentement vers l'avant jusqu'à la position d'étirement des ischiojambiers, alors que le quadriceps reste inactif.

## S'étirer après avoir contracté le muscle : l'étirement contracte-relâche (FNP)

Des études l'ont montré, on obtient un plus grand relâchement de la fibre musculaire si on la contracte d'abord. Ces étirements s'appuient sur le principe appelé technique de facilitation neuromusculaire proprioceptive (FNP). Voici un exemple d'étirement contracte-relâche. Commencez par étirer lentement le muscle que vous voulez assouplir jusqu'à l'atteinte de la position d'étirement maximal sans douleur. Puis, contractez-le fortement pendant 5 ou 6 secondes. L'idéal, ici, est qu'un partenaire puisse créer une résistance en bloquant le membre pendant la contraction. Enfin, relâchez le muscle et enchaînez avec un étirement passif tenu de 20 à 40 secondes (figure 10.10 D). Répétez

1. Behm, D. G., Bambury, A., Cahill, F., et Power, K. (2004). Effect of acute static stretching on force, balance, reaction time, and movement time. *Medicine & Science in Sports & Exercise, 36*(8): 1397-1402.

Cramer, J. T., Housh, T. J., Weir, J. P., Johnson, G. O., Coburn, J. W., et Beck, T. W. (2005). The acute effects of static stretching on peak torque, mean power output, electromyography, and mechano-myography. *European Journal of Applied Physiology, 93*(5-4): 530-539.

Knudson, D., Bennet, K., Corn, R., Leick, D., et Smith, C. (2000). Acute effects of stretching are not evident in the kinematics of the vertical jump. *Research Quarterly for Exercise and Sport, 71*(supplément): A-30.

Rosenbaum, D., et Hennig, E. M. (1995). The influence of stretching and warm-up exercises on Achilles tendon reflex activity. *Journal of Sport Sciences, 13*(6): 481–490.

Yamaguchi, T., Ishii, K. (2005). Effects of static stretching for 30 seconds and dynamic stretching on leg extension power. *Journal of Strength & Conditioning Research, 19*(3): 677-683.

l'étirement au moins 3 fois en vous accordant une pause de 20 à 30 secondes entre chaque répétition. Cette technique serait plus efficace que l'étirement statique pour améliorer la flexibilité d'une articulation. Elle exige cependant plus de temps et la participation d'un partenaire. Si vous êtes athlète et pratiquez un sport exigeant de la force et de la puissance, exécutez ce type d'étirement après votre séance d'entraînement plutôt qu'à l'échauffement.

## S'étirer pendant qu'on contracte le muscle: l'étirement isométrique

Il s'agit en fait d'un étirement statique qui implique une résistance du muscle ou du groupe musculaire en train d'être étiré. Cette résistance prend la forme d'une contraction isométrique (page 180) qui peut être créée par un partenaire ou un objet (mur, chaise, élastique, etc.). Cette façon d'assouplir un muscle serait plus efficace que l'étirement statique. Si on reprend l'exemple donné précédemment d'un étirement statique actif avec partenaire, la différence, ici, c'est qu'au moment où le partenaire qui tient votre jambe l'amène lentement vers votre poitrine, vous résistez à ce mouvement en contractant les muscles étirés, soit les ischiojambiers. Un autre exemple bien connu d'étirement isométrique est l'étirement du mollet, debout en position de fente, en poussant sur un mur (figure 10.10 E). Pousser sur un mur en gardant le pied arrière en appui sur le sol déclenche alors une contraction isométrique du mollet pendant son étirement. On recommande de tenir l'étirement isométrique de 6 à 15 secondes, de se relâcher pendant 20 à 30 secondes, puis de répéter l'étirement au moins 3 fois en s'accordant une pause de 20 à 30 secondes entre chaque répétition. Ce type d'étirement est souvent utilisé chez les adeptes des arts martiaux. Mais il ne convient pas aux personnes sédentaires et peu flexibles, car le risque de blessure musculaire est élevé.

# Les principes de l'entraînement et la flexibilité

Les tests de flexibilité ont révélé à Vincent, 18 ans, que ses muscles étaient plutôt raides. Il s'en doutait un peu, parce qu'il est plus ou moins sédentaire depuis qu'il s'est blessé au dos en troisième secondaire. Et puis, il travaille maintenant quelque 15 heures par semaine, en plus d'étudier à temps plein au cégep. La bonne nouvelle, c'est que Vincent est déterminé à retrouver la souplesse et l'aisance dans les mouvements qu'il avait avant sa blessure, au temps où il pratiquait le karaté.

Il se demande toutefois comment s'y prendre, étant donné les nombreuses méthodes d'étirement des muscles. Il peut faire d'abord une chose toute simple: se servir des exercices utilisés lors des tests. Afin de continuer dans la simplicité, Vincent peut choisir l'étirement statique (en mode passif), parce qu'il donne de bons résultats tout en étant très sécuritaire. De plus, il n'a pas besoin de partenaire. Pour le reste, il appliquera les principes de l'entraînement à ce déterminant de la condition physique. Voyons cela de plus près.

**La spécificité.** Il va de soi que pour assouplir un muscle, il faut faire les exercices d'étirement qui sollicitent les régions musculaires visées. Il faut aussi choisir la façon de s'étirer : étirement balistique, dynamique, statique (passif ou actif), contracte-relâche (FNP) ou isométrique.

### Vincent (18 ans)

Le jeune homme choisira les exercices utilisés dans les tests et utilisera la méthode de l'étirement statique en mode passif.

**La surcharge.** Il ne s'agit pas ici d'étirements exécutés seulement pour compléter un échauffement ou délier ses muscles après une séance d'activité physique. On renvoie plutôt à l'intensité, à la durée et à la fréquence des exercices d'étirement conçus pour améliorer la flexibilité. Si vous faites des **étirements dynamiques pour devenir plus flexible**, l'intensité recherchée est la pleine amplitude de mouvement jusqu'à la position d'étirement maximal sans douleur. Au début, l'exécution du mouvement est plutôt lente. Et il faut prendre le temps de faire entre 15 et 20 répétitions. Pour les étirements de type statique, il faut s'en tenir aux durées recommandées, c'est-à-dire entre 20 et 40 secondes (30 et 60 secondes chez les athlètes dans certains cas). Même chose pour les étirements contracte-relâche, sauf que la contraction doit durer de 5 à 6 secondes avant de passer à l'étirement. Quant aux étirements isométriques, la durée de la phase d'étirement devrait être de 6 à 15 secondes. Pour tous les types d'étirement, on répète le mouvement 3 fois avec une pause de 20 à 30 secondes entre chaque répétition ; la fréquence hebdomadaire recommandée est d'au moins 3 fois.

### Vincent

La bonne intensité, lors d'un étirement statique, est celle qui permet d'atteindre en douceur la zone d'étirement maximale sans douleur (figure 10.11). Ce principe s'appliquera à chacun des exercices des tests. Une fois cette zone atteinte, Vincent maintiendra la position d'étirement pendant un certain temps, de préférence 30 secondes. Il répétera cet étirement au moins 3 fois en se relâchant 30 secondes entre chaque étirement. S'il veut utiliser efficacement son temps, il peut faire les 4 exercices à la suite et répéter le tout 3 fois. Enfin, Vincent fera, chez lui, 3 séances d'étirement par semaine, soit les lundi, mercredi et samedi. Durée de son programme d'étirement : 6 semaines.

**La progression.** L'application de ce principe d'entraînement à la flexibilité est plutôt simple. Il s'agit, d'une séance à l'autre, d'étirer un peu plus les muscles sollicités sans jamais franchir le seuil de la douleur. On peut aussi modifier progressivement la durée de l'étirement. Par exemple, au début du programme on peut tenir la position d'étirement 10 secondes seulement, passer ensuite à 15 secondes, puis à 20 et ainsi de suite jusqu'à 30 ou 40 secondes, selon son objectif de durée. On peut de même augmenter le nombre de répétitions par exercice. Dans le cas de l'étirement statique, on peut commencer avec 2 répétitions, passer à 3 la semaine suivante et éventuellement à 4 si tel est son objectif. Dans le cas de l'étirement dynamique, on peut débuter avec 10 répétitions, continuer avec 15, pour arriver à une vingtaine de répétitions par mouvement. Enfin, on peut varier la fréquence hebdomadaire : de 2 fois au début, à 3, puis 4 ou 5, toujours selon l'objectif fixé.

### Vincent

Vu les cotes faibles et même très faibles à l'évaluation de sa flexibilité, il se fixe comme objectif réaliste d'atteindre la catégorie moyenne pour chacun des exercices choisis, qui sont en même temps, rappelons-le, des tests de flexibilité. Cet objectif détermine du coup sa progression d'une semaine à l'autre, ainsi que la durée totale de son programme personnel d'entraînement. Par conséquent, au cours des 3 premières séances, il maintiendra la position d'étirement pendant 10 secondes. Il fera chaque exercice une fois, en relâchant 15 secondes entre chacun. La première semaine, Vincent se limitera à 2 séances, puis il essaiera graduellement d'étirer un peu plus ses muscles et de tenir un peu plus longtemps la pause d'étirement maximal sans douleur : 15 secondes, puis 20, puis 25 et finalement 30 secondes. Il augmentera aussi progressivement le nombre de répétitions pour en atteindre 3 par mouvement. La troisième semaine, Vincent passera à 3 séances et son temps de récupération entre les étirements passera progressivement de 15 à 30 secondes.

**Le maintien.** Les règles de ce principe s'appliquent à la flexibilité comme aux autres déterminants de la condition physique. C'est-à-dire qu'une fois l'objectif atteint, on peut réduire le volume d'entraînement en abaissant le nombre de répétitions de chaque exer-

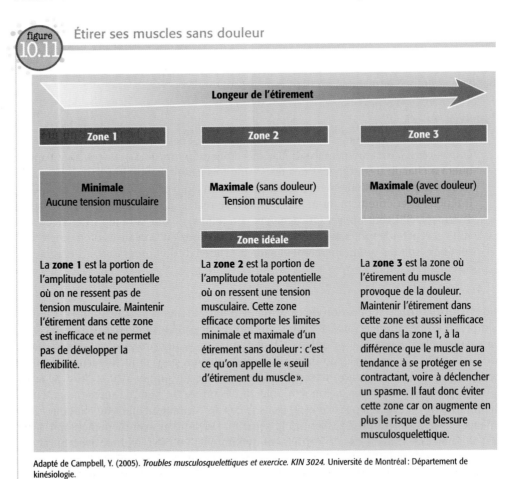

**figure 10.11** Étirer ses muscles sans douleur

Longeur de l'étirement

| Zone 1 | Zone 2 | Zone 3 |
|---|---|---|
| **Minimale** Aucune tension musculaire | **Maximale** (sans douleur) Tension musculaire | **Maximale** (avec douleur) Douleur |

Zone idéale

La **zone 1** est la portion de l'amplitude totale potentielle où on ne ressent pas de tension musculaire. Maintenir l'étirement dans cette zone est inefficace et ne permet pas de développer la flexibilité.

La **zone 2** est la portion de l'amplitude totale potentielle où on ressent une tension musculaire. Cette zone efficace comporte les limites minimale et maximale d'un étirement sans douleur : c'est ce qu'on appelle le «seuil d'étirement du muscle».

La **zone 3** est la zone où l'étirement du muscle provoque de la douleur. Maintenir l'étirement dans cette zone est aussi inefficace que dans la zone 1, à la différence que le muscle aura tendance à se protéger en se contractant, voire à déclencher un spasme. Il faut donc éviter cette zone car on augmente en plus le risque de blessure musculosquelettique.

Adapté de Campbell, Y. (2005). *Troubles musculosquelettiques et exercice. KIN 3024.* Université de Montréal : Département de kinésiologie.

cice ainsi que le nombre de séances par semaine (mais pas moins que deux), sans toutefois diminuer l'intensité de l'exercice (le seuil d'étirement et la durée du maintien de l'étirement restent les mêmes). Autre option pour maintenir sa flexibilité : pratiquer des activités physiques qui font appel à ce déterminant (taï-chi, yoga, gymnastique artistique, arts du cirque, etc.).

### Vincent

Il réduira la série de 3 répétitions à 2 par mouvement. La fréquence hebdomadaire passera aussi de 3 à 2. Il continuera cependant à faire chaque exercice jusqu'à l'atteinte de la zone d'étirement maximal sans douleur, qu'il maintiendra 30 secondes.

# Quelques conseils
## pour s'étirer en douce

**1.** Rappelez-vous d'abord les précautions suivantes :

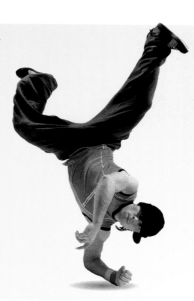

- **Ne confondez pas échauffement et étirement.** L'échauffement vise à augmenter la température du corps et donc des muscles. Il peut inclure des exercices d'étirement, exécutés habituellement vers la fin de la période. Les étirements utilisés au cours de l'échauffement ou lors du retour au calme visent à délier et à assouplir les muscles. Mais si l'activité qui suit exige une bonne amplitude de mouvement, il faudra que les étirements soient plus spécifiques et plus nombreux. Nous reviendrons en détail sur l'échauffement dans le **chapitre 12** ;

- **Ne vous étirez pas au point de ressentir une douleur,** car vous pourriez blesser le muscle ainsi surétiré ;

- **Étirez très lentement un muscle froid,** puisque ses fibres sont alors en mode de résistance à l'allongement ;

- **Évitez les mouvements avec rebond,** sauf si vous êtes un athlète déjà souple et bien échauffé ;

- **N'étirez surtout pas un muscle blessé**, sous peine d'aggraver la blessure.

**2.** Lors de l'échauffement, privilégiez les étirements dynamiques, que vous exécuterez vers la fin, lorsque vos muscles seront plus chauds. Vous pourrez ainsi vous étirer avec une plus grande amplitude, sans irriter vos tendons et vos fibres musculaires. Faites de 10 à 20 répétitions de chaque étirement dynamique afin de maximiser votre préparation physique.

**3.** Faites aussi des étirements pendant le retour au calme. Profitez de cette période pour faire quelques étirements statiques et dynamiques. Vos muscles sont encore chauds et ces étirements pourraient contribuer à prévenir les courbatures mais, surtout, ils préserveront votre flexibilité. Dans le cas des étirements statiques et comme il s'agit d'un retour au calme, vous pouvez tenir la position d'étirement maximal sans douleur quelque 10 secondes seulement, à moins que vous ne teniez à entraîner en même temps votre flexibilité. Il faudra respecter alors la prescription des 20 à 40 secondes et des 3 répétitions par exercice.

**4.** Choisissez des étirements adaptés à votre condition physique. Si, pour diverses raisons, l'amplitude de mouvement d'une ou de plusieurs de vos articulations est limitée de façon importante, tenez-en compte dans vos étirements et respectez cette limite. Il se peut aussi que vous n'ayez aucune difficulté à faire un étirement qui n'est pas recommandé pour certaines personnes (par exemple, debout, jambes tendues, exécuter une flexion profonde du tronc pour aller toucher ses orteils). Le degré naturel de flexibilité et de laxité ligamentaire peut varier énormément d'une personne à l'autre. Ce qu'il faut retenir, c'est de cesser un étirement qui cause de la douleur ou une sensation désagréable inhabituelle au niveau de la zone sollicitée.

**5.** Faites, autant que possible, des étirements en lien avec l'activité pratiquée. Chaque activité physique, chaque sport, sollicite de manière différente la flexibilité des articulations et la souplesse des muscles. Par exemple, la pratique du jogging exige la souplesse des tendons d'Achille et des mollets en particulier ; le golf, celle du dos et des épaules ; le cyclisme, celle des hanches et des cuisses ; et le hockey, un peu tout cela à la fois. Il est donc souhaitable, à la fin de l'échauffement et lors du retour au calme, d'intégrer quelques exercices d'étirement particuliers à votre pratique de l'activité physique.

**6.** Étirez-vous et respirez ! Il n'est pas rare de voir quelqu'un s'étirer la bouche fermée et le visage rouge. Erreur ! Il faut respirer quand on s'étire, car cela facilite l'étirement du muscle. Pendant un étirement statique, on expire lentement, habituellement pendant la phase d'étirement du muscle. Lors du maintien de l'étirement, qui peut durer plusieurs secondes, on respire normalement. On peut même profiter de la période où on maintient l'étirement pour pratiquer la respiration abdominale (page 115). Lors d'étirements dynamiques, on respire normalement, mais on respire !

**7.** Si vous avez un partenaire, optez pour les étirements de type contracte-relâche (FNP). Ils sont plus efficaces que les étirements statiques. Cependant votre partenaire et vous devez avoir assez l'habitude de travailler ensemble pour savoir comment vous éviter mutuellement le surétirement d'un muscle.

**8.** Variez l'angle des étirements. Quand on regarde une planche anatomique (page 314) on remarque que les muscles ne sont pas droits sur toute leur longueur. Plusieurs (tibial antérieur, biceps fémoral, iliopsoas, par exemple) ont même des formes un peu tordues. Variez donc l'angle des étirements afin de solliciter toutes les fibres du muscle ou du groupe musculaire étiré. Par exemple, il suffit parfois de tourner le pied vers l'extérieur ou un peu plus vers l'intérieur pour varier l'angle d'étirement des fibres.

**9.** Étirez-vous pour chasser les tensions musculaires dues au stress. Vous êtes tendu après deux heures de cours ? Roulez alors les épaules de l'arrière vers l'avant et vice-versa ou exécutez quelques haussements d'épaules ou de petites rotations de la tête. La détente musculaire ressentie sera instantanée. Pendant la pause, étirez vos bras vers le haut en vous grandissant. Bref, à défaut de faire du cardio pour se déstresser, rien ne vaut quelques étirements pour se détendre les muscles.

# Répertoire d'exercices
## de flexibilité

Ce répertoire présente quelques exercices d'étirement de base. Certains s'exécutent à mains libres, d'autres avec l'aide d'un accessoire (mur, gros ballon). Le choix est donc varié et peut convenir à tous les goûts. Pour chaque exercice, les muscles principalement sollicités sont indiqués ; les nombres entre parenthèses renvoient aux deux *planches anatomiques* présentées au chapitre 9 (figures 9.11 et 9.12, pages 314-315), afin de vous aider à bien localiser ces muscles. Si certains de ces exercices sont nouveaux pour vous, assurez-vous qu'une personne compétente vous conseillera lorsque vous les exécuterez.

## A. Quelques exemples d'étirements statiques

Rappelez-vous que pour chacun de ces exercices, il est recommandé de tenir la pause d'étirement optimal de 20 à 40 secondes et de répéter l'étirement au moins 3 fois, avec quelques secondes de pause entre chacun des étirements.

### 1. Étirement du devant des bras et des avant-bras

*Muscles principalement étirés*: **biceps** (4) et **muscles antérieurs de l'avant-bras** (5).

À quatre pattes, les mains bien à plat sur le sol et les doigts tournés vers les genoux, gardez la position le temps voulu.

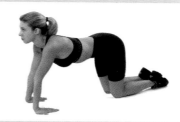

### 2. Étirement de l'arrière du bras et de l'épaule

*Muscles principalement étirés*: **triceps** (3) et **deltoïde** (2).

Debout, les genoux légèrement fléchis pour ne pas cambrer le dos, amenez un bras fléchi derrière la tête et tirez lentement le coude vers l'arrière et le bas avec la main opposée (A). Gardez la position le temps voulu. Répétez l'exercice avec l'autre bras. **Variante** : amener le coude droit à l'horizontale devant la poitrine et tirez lentement vers la gauche (B). Gardez la position le temps voulu. Répétez l'exercice avec l'autre bras.

**A** 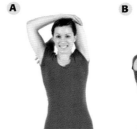  **B**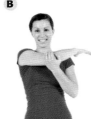

### 3. Torsion lombaire

*Muscles principalement étirés*: **obliques de l'abdomen** (10), **muscles du bas du dos** (6) et **abducteurs des cuisses** (12).

Allongé sur le dos, le genou gauche croisé sur la cuisse droite (A), amenez le genou gauche le plus près possible du sol du côté gauche, de façon à provoquer une torsion du tronc (B). Gardez la position le temps voulu. Répétez l'exercice avec l'autre jambe. (Cet exercice est déconseillé en cas de problèmes de dos ; dans le doute, consultez un médecin.)

**A**

**B**

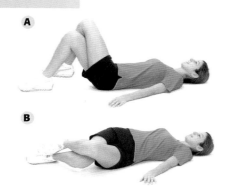

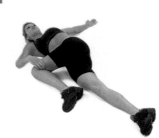

### 4. Torsion lombaire (variante)

*Muscles principalement étirés*: **obliques de l'abdomen** (10), **muscles du bas du dos** (6) et **abducteurs des cuisses** (12).

Sur le dos, le bras gauche écarté du corps et reposant au sol, la jambe droite allongée, amenez le genou gauche sur le sol du côté droit. Gardez la position le temps voulu. Répétez l'exercice avec l'autre jambe. (Cet exercice est déconseillé en cas de problèmes de dos; dans le doute, consultez un médecin.)

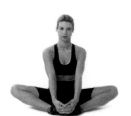

### 5. Pause du yogi

*Muscles principalement étirés*: **adducteurs de la cuisse** (11) et **iliopsoas** (13).

En position assise, la tête et le corps droits, les genoux écartés, les mains agrippant les pieds qui se touchent par la plante, abaissez les genoux le plus près du sol. Gardez la position le temps voulu.

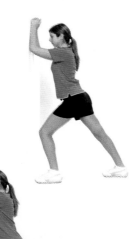

### 6. Étirement du mollet

*Muscles principalement étirés*: **gastrocnémiens** (19).

En position debout, les avant-bras appuyés, à la largeur des épaules, contre un mur, la jambe gauche fléchie, la pointe du pied gauche contre le mur, la jambe droite en retrait, allongez cette dernière jusqu'au seuil d'étirement en gardant les deux pieds bien à plat sur le sol. Gardez la position le temps voulu. Répétez l'exercice avec l'autre jambe.

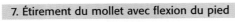

### 7. Étirement du mollet avec flexion du pied

*Muscles principalement étirés*: **gastrocnémiens** (19).

En position debout, les avant-bras appuyés, à la largeur des épaules, contre un mur, les jambes non fléchies, l'avant du pied gauche fléchi et appuyé contre un mur, avancez les hanches vers ce dernier jusqu'au seuil d'étirement. Gardez la position le temps voulu. Répétez l'exercice avec l'autre jambe.

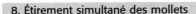

### 8. Étirement simultané des mollets

*Muscles principalement étirés*: **gastrocnémiens** (19).

En position debout, les mains appuyées, à la largeur des épaules, contre un mur, les coudes fléchis vers l'extérieur, la partie avant des pieds reposant sur un bloc de bois, descendez les talons jusqu'au seuil d'étirement.

Gardez la position le temps voulu.

## 9. Étirement du devant de la jambe

*Muscles principalement étirés*: **jambiers antérieurs** (8).

En position debout, les avant-bras appuyés, à la largeur des épaules, contre un mur, la jambe droite fléchie et rapprochée du mur, la jambe gauche en retrait avec la pointe posée sur le sol, tendez le dessus du pied jusqu'au seuil d'étirement. Gardez la position le temps voulu. Répétez l'exercice avec l'autre jambe.

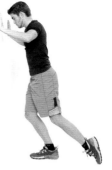

## 10. Étirement du tendon d'Achille

*Muscles principalement étirés*: **partie inférieure du mollet** englobant le tendon d'Achille (19).

En position debout, les avant-bras appuyés, à la largeur des épaules, contre un mur, la jambe gauche fléchie, la pointe du pied gauche appuyée contre le mur, la jambe droite en retrait et fléchie elle aussi, augmentez la flexion de cette dernière jusqu'au seuil d'étirement, en gardant les deux pieds bien à plat sur le sol. Gardez la position le temps voulu. Répétez l'exercice avec l'autre jambe.

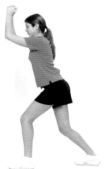

## 11. Étirement en position assise (version 1)

*Muscles principalement étirés*: **gastrocnémiens** (19) et **ischiojambiers** (18).

En position assise, la jambe droite allongée, le pied gauche plaqué contre l'intérieur de la cuisse droite, inclinez-vous lentement vers l'avant, tout en évitant d'arrondir le dos, jusqu'au seuil d'étirement. Gardez la position le temps voulu. Répétez l'exercice avec l'autre jambe.

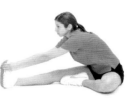

## 12. Étirement du devant de la cuisse

*Muscles principalement étirés*: **quadriceps** (7) et **iliopsoas** (13).

En position de génuflexion, le genou droit posé sur le sol, amenez le bassin vers l'avant jusqu'au seuil d'étirement. Gardez la position le temps voulu. Répétez l'exercice avec l'autre jambe.

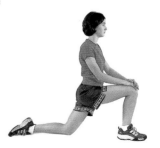

## 13. Étirement du devant de la cuisse à l'aide d'une serviette.

*Muscles principalement étirés*: **quadriceps** (7)

Sur le ventre, la jambe droite fléchie, passez une serviette autour de la cheville et tirez-la lentement vers les fesses jusqu'au seuil d'étirement. Gardez la position le temps voulu. Répétez de l'autre côté.

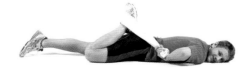

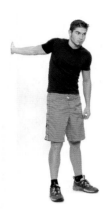

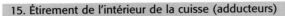

### 14. Étirement du bras et de l'épaule

*Muscles principalement étirés* : **biceps** (4), **pectoraux** (9) et **deltoïdes** (2).

En position debout, le dos tourné à un mur, les hanches fixes, appuyez la paume de la main droite contre le mur à la hauteur de l'épaule droite. Faites pivoter vos hanches lentement vers la gauche jusqu'au seuil d'étirement. Gardez la position le temps voulu. Répétez l'exercice avec l'autre bras.

### 15. Étirement de l'intérieur de la cuisse (adducteurs)

*Muscles principalement étirés* : **adducteurs de la cuisse** (11) et **mollets** (19).

Debout, les mains sur les hanches, exécutez une fente latérale en fléchissant le genou droit jusqu'au seuil d'étirement. Gardez la position le temps voulu. Répétez de l'autre côté.

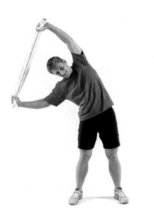

### 16. Étirement des obliques avec une serviette

*Muscles principalement étirés* : **obliques externes** (10), **obliques internes** (10) et **triceps** (3).

Debout, une serviette dans les mains, amenez les bras au-dessus de la tête et inclinez le tronc vers le côté droit en tirant lentement sur la serviette avec la main droite jusqu'au seuil d'étirement. Gardez la position le temps voulu. Répétez de l'autre côté.

### 17. Étirement général de tout le corps

*Muscles principalement étirés* : **pratiquement tous les muscles du devant du corps**.

En position couchée, les bras à l'horizontale au-dessus de la tête, allongez toutes les parties du corps (le cou, les bras, le torse et les jambes) jusqu'au seuil d'étirement. Gardez la position le temps voulu.

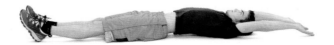

# B. Quelques exemples d'étirements dynamiques

Rappelez-vous que vous devez exécuter ces exercices dans la plus grande amplitude possible sans ressentir de douleur et qu'il est recommandé de répéter chacun de 15 à 20 fois.

## 18. Cercle des bras

*Muscles principalement étirés* : **muscles de l'épaule** (1, 2).

Debout, jambes écartées à la largeur des épaules, exécutez des cercles de bras de l'avant vers l'arrière puis de l'arrière vers l'avant.

vidéo
cercle des bras

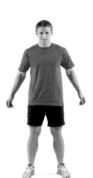 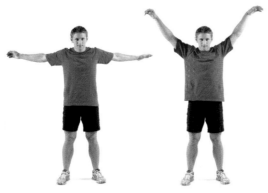 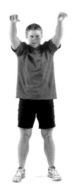 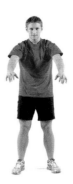 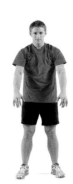

## 19. Toucher alternatif des orteils, tronc fléchi

*Muscles principalement étirés* : **muscles du bas du dos** (6), **obliques** 10), **rotateurs du tronc** (non visibles) et **muscles arrière des cuisses** (18).

Debout, tronc fléchi, touchez successivement les orteils du pied gauche, puis du pied droit.

vidéo
toucher alternatif

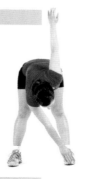 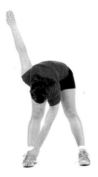

## 20. Flexion latérale du tronc

*Muscles principalement étirés* : **obliques** (10) et **intercostaux** (non visibles).

Debout, jambes écartées à la largeur des épaules, mains le long du corps, exécutez des flexions latérales du tronc.

 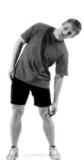 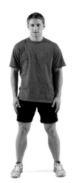 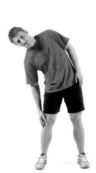

vidéo
flexion latérale

Consultez le Compagnon Web à la rubrique « Pour en savoir plus ». Vous y trouverez des suggestions de lecture et des sites Internet à visiter.

Pour en savoir plus

# À vos méninges 10

Nom : _____ Groupe : _____ Date : _____

**1** Parmi les tests suivants, lequel permet d'évaluer la flexibilité des épaules ?

☐ **a)** Le test de la flexion du tronc en position assise.

☐ **b)** Le test des mains dans le dos en position debout.

☐ **c)** Le test des pompes.

☐ **d)** Le test des demi-redressements du tronc.

☐ **e)** Aucune des réponses précédentes.

**2** Nommez trois façons d'étirer un muscle.

**1.** _____

**2.** _____

**3.** _____

**3** Quel est le principal inconvénient des étirements balistiques ?

☐ **a)** Ils n'imitent pas suffisamment le geste répété.

☐ **b)** Ils augmentent le risque de blessure chez les personnes sédentaires.

☐ **c)** Leur pratique exige beaucoup de temps.

☐ **d)** Ils sont trop particuliers au geste répété.

☐ **e)** Aucune des réponses précédentes.

**4** Quelle est la durée idéale d'un étirement statique ?

☐ **a)** Moins de 5 secondes.

☐ **b)** Entre 5 et 10 secondes.

☐ **c)** Entre 10 et 20 secondes.

☐ **d)** Entre 20 et 40 secondes.

☐ **e)** Plus d'une minute.

**5** Choisissez, parmi les définitions suivantes, celle qui définit le mieux la flexibilité.

☐ **a)** Capacité d'étirer un muscle sans douleur.

☐ **b)** Capacité de faire un mouvement ample sans ressentir de raideur ni de douleur.

☐ **c)** Capacité de bouger une articulation dans toute son amplitude sans ressentir de raideur ni de douleur.

☐ **d)** Capacité de faire bouger une articulation au-delà de son amplitude.

☐ **e)** Aucune de ces définitions.

# À vos méninges 10

Nom : _____ Groupe : _____ Date : _____

**6** Nommez 4 facteurs qui influent sur la flexibilité.

1. _____

2. _____

3. _____

4. _____

**7** Vrai ou faux ?

|   |   | Vrai | Faux |
|---|---|------|------|
| **a)** | L'articulation de type charnière permet des mouvements dans plusieurs directions. | | |
| **b)** | Le degré de rigidité ou d'élasticité de la capsule articulaire et des ligaments est influencé au premier chef par notre hérédité. | | |
| **c)** | Une élévation de la température corporelle par un échauffement améliore de facto, mais jusqu'à un certain point seulement, la flexibilité. | | |
| **d)** | Le réflexe myotatique s'active dès qu'un muscle se contracte soudainement. | | |
| **e)** | Sous l'influence de neurotransmetteurs comme la sérotonine, les ligaments qui fixent les os du coccyx et du pubis deviennent plus lâches et plus extensibles chez la femme enceinte. | | |

**8** Complétez les phrases suivantes.

a) L'exercice améliore la lubrification des articulations en rendant la synovie moins

_____.

b) Quand vous faites régulièrement des _____, les fibres du muscle et leur

enveloppe (fascia) finissent par _____ de manière _____

_____.

c) En augmentant votre _____ de mouvement, vous réduisez du coup votre

risque de _____.

**9** Nommez 3 tests de flexibilité.

1. _____

2. _____

3. _____

# 10 À vos méninges

Nom : _____ Groupe : _____ Date : _____

**10** Associez à chaque définition le type d'étirement correspondant.

| Définition | | Type d'étirement | |
|---|---|---|---|
| **1.** | S'étirer avec élan. | **a)** | Étirement isométrique. |
| **2.** | S'étirer sans élan. | **b)** | Étirement contracte-relâche(FNP). |
| **3.** | S'étirer en maintenant la position. | **c)** | Étirement balistique. |
| **4.** | Contracter le muscle avant de l'étirer. | **d)** | Étirement statique. |
| **5.** | S'étirer en contractant le muscle. | **e)** | Étirement dynamique. |

**11** Associez chaque définition au principe de l'entraînement correspondant tel qu'on l'applique pour améliorer sa flexibilité en utilisant les étirements statiques.

| Définition | | Principe de l'entraînement | |
|---|---|---|---|
| **1.** | Selon ce principe, pour assouplir un muscle, il faut faire des exercices d'étirement qui sollicitent les régions musculaires visées. Il faut choisir aussi la façon de s'étirer, puisqu'il y en a plusieurs. | **a)** | Surcharge. |
| **2.** | Ce principe renvoie à l'intensité, à la durée et à la fréquence des exercices d'étirement utilisés pour améliorer la flexibilité. | **b)** | Maintien. |
| **3.** | Une fois son objectif atteint, on peut réduire le volume d'entraînement en réduisant le nombre de répétitions de chaque exercice ainsi que le nombre de séances par semaine, mais sans diminuer l'intensité de l'exercice. | **c)** | Progression. |
| **4.** | L'application de ce principe de l'entraînement à la flexibilité est plutôt simple. Il s'agit, d'une séance à l'autre, d'étirer un peu plus les muscles sollicités sans toutefois jamais atteindre le seuil de la douleur. | **d)** | Spécificité. |

**12** Vrai ou faux ?

| | | Vrai | Faux |
|---|---|---|---|
| **a)** | Il faut faire surtout des étirements dynamiques pendant le retour au calme. | | |
| **b)** | Il faut faire surtout des étirements balistiques pendant le retour au calme. | | |
| **c)** | Pour atteindre la zone d'étirement optimale, il faut ressentir une légère douleur. | | |

# 10.1
# Bilan

Ce bilan vous aidera à cerner vos capacités et vos besoins sur le plan de la flexibilité. Il vous aidera aussi à concevoir un programme personnel d'entraînement adapté à ces capacités et à ces besoins. L'annexe 3 comprend d'autres fiches, qui vous permettront de compléter ce programme si nécessaire. **Dans votre cours de l'ensemble 3**, vous pourrez raffiner ce programme, l'appliquer et en assurer le suivi sur une période de plusieurs semaines puis évaluer, après coup, sa mise en pratique.

Nom : _____ Groupe : _____ Date : _____

## Concevez votre programme personnel de flexibilité

### Étape A  Vos capacités physiques et vos besoins sur le plan de la flexibilité

Encerclez la lettre correspondant au niveau obtenu lors de l'évaluation et précisez votre besoin pour chacun des tests.

**Test du lever du bâton en position couchée**
Votre besoin : ◯ améliorer  ◯ maintenir[b]

TE[a]   E   M   F   TF

**Test des mains dans le dos en position debout**
Votre besoin : ◯ améliorer  ◯ maintenir

TE   E   M   F   TF

**Test de flexion du tronc en position assise**
Résultat en cm s'il y a lieu : _____ cm
Votre besoin : ◯ améliorer  ◯ maintenir

TE   E   M   F   TF

**Test de rotation du tronc en position debout**
Votre besoin : ◯ améliorer  ◯ maintenir

TE   E   M   F   TF

**Test de l'aine**
Votre besoin : ◯ améliorer  ◯ maintenir

TE   E   M   F   TF

**Autre test :** _____
Votre besoin : ◯ améliorer  ◯ maintenir

TE   E   M   F   TF

a.  TE : très élevé ; E : élevé ; M : moyen ; F : faible ; TF : très faible.

b.  Seulement si votre niveau est élevé ou très élevé.

Nom : _____ Groupe : _____ Date : _____

## Étape B  Votre objectif

**Déterminez un objectif précis et réaliste[a] selon les capacités et les besoins précisés à l'étape A.**

Mon objectif : _____

a.  Dans le cas de la flexibilité, l'objectif peut être simple (par exemple, améliorer la flexibilité de mes ischios et du bas du dos) ou double (par exemple, améliorer la flexibilité de mes ischios et du bas du dos ainsi que celle de l'aine).

## Étape C  Votre programme

**1.  Appliquez à ce déterminant les principes de l'entraînement.**

### La spécificité

**a)**  Cochez d'abord le type d'étirement utilisé.

◯ Exercices d'étirement dynamique  ◯ Exercices d'étirement du type contracte-relâche

◯ Exercices d'étirement statique actif  ◯ Exercices d'étirement isométrique

◯ Exercices d'étirement passif

**b)**  Dressez ensuite la liste des exercices d'étirement retenus.

| | Nom de l'exercice[a] | Muscles étirés[b] |
|---|---|---|
| 1. | | |
| 2. | | |
| 3. | | |
| 4. | | |
| 5. | | |
| 6. | | |
| 7. | | |
| 8. | | |

a.  Si vous choisissez vos exercices dans le répertoire du chapitre 10 (pages 359 à 363), vous pouvez simplement utiliser leur numérotation.

b.  Référez-vous aux planches anatomiques (chapitre 9, pages 314-315) pour identifier les muscles étirés.

Nom : _____ Groupe : _____ Date : _____

## La surcharge

Précisez les modalités d'intensité, de durée et de fréquence hebdomadaire.

**a)** Dans le cas de l'étirement statique :

- maintenir la position d'étirement pendant _____ secondes.
- répéter le mouvement _____ fois avec une pause de _____ secondes entre chaque étirement.

**b)** Dans le cas de l'étirement contracte-relâche :

- maintenir la contraction pendant _____ secondes et se laisser étirer pendant _____ secondes.
- répéter le mouvement _____ fois avec une pause de _____ secondes entre chaque étirement.

**c)** Dans le cas de l'étirement isométrique :

- maintenir la contraction tout en s'étirant pendant _____ secondes.
- répéter le mouvement _____ fois avec une pause de _____ secondes entre chaque étirement.

**d)** Dans le cas de l'étirement dynamique :

- mouvement dans la pleine amplitude articulaire mais sans douleur et répétez _____ fois (minimum de 10 répétitions).
- répéter la série _____ fois.

**e)** Durée totale approximative d'une séance d'étirement : _____ minutes.

**f)** Fréquence : _____ fois par semaine.

## La progression

Il s'agit ici d'appliquer de manière progressive la surcharge que vous avez définie précédemment.

## Le maintien (ce que vous feriez si vous aviez à maintenir le niveau atteint) :

Réduction du nombre de séances (de combien de fois) _____

Réduction de la durée des séances (de combien de minutes) _____

Nom : _____ Groupe : _____ Date : _____

## 2. Les conditions de réalisation

| | | cochez |
|---|---|---|
| **Où ?** | À mon cégep | |
| | Dans un autre cégep ou école _____ | |
| | Chez moi | |
| | Près de chez moi (précisez le type d'endroit) _____ | |
| | Dans un centre d'entraînement physique | |
| | Autre endroit _____ | |

| | | cochez |
|---|---|---|
| **Quand ?** | Lundi | de _____ à _____ | |
| | Mardi | de _____ à _____ | |
| | Mercredi | de _____ à _____ | |
| | Jeudi | de _____ à _____ | |
| | Vendredi | de _____ à _____ | |
| | Samedi | de _____ à _____ | |
| | Dimanche | de _____ à _____ | |

| | | cochez |
|---|---|---|
| **Avec qui ?** | Seul | |
| | Ami(s) | |
| | Copain, copine, conjoint, conjointe | |
| | Coéquipier(s) d'une équipe sportive | |
| | Membres de la famille | |
| | Autre (précisez) _____ | |

## Chapitre 11

# Améliorer
## sa posture
## et protéger
## son dos

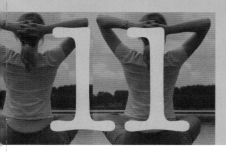

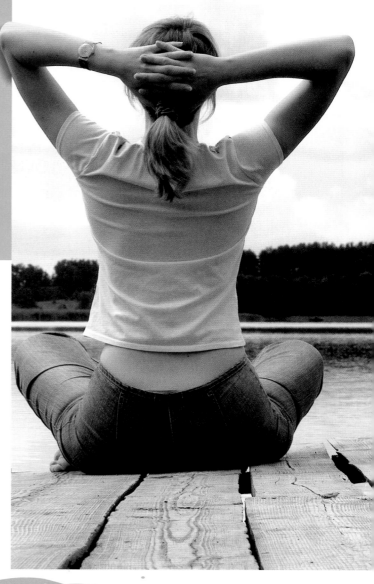

## Objectifs

- Définir la posture idéale.
- Connaître les caractéristiques d'une bonne posture.
- Distinguer les trois principales déviations de la colonne vertébrale.
- Discerner les groupes musculaires associés à la posture lombaire.
- Reconnaître les bonnes et les mauvaises postures.
- Faire le bilan de vos postures et l'interpréter correctement.

Posture ! Le mot lui-même semble chargé d'impératifs : « Baissez les épaules, rentrez le ventre, serrez les fesses, gardez la tête droite ! » Appliquées à la lettre, ces recommandations nous feraient marcher comme des militaires à la parade. Or, bien se tenir n'implique pas être aussi raide et si peu naturel ! Si c'était le cas, notre colonne vertébrale aurait la forme d'un pilier et non celle, gracieuse et souple, d'un S allongé.

> « À partir du moment où l'homme est devenu un bipède et où il a assumé la position debout, il s'est fait un ennemi de la gravité, qu'il combat depuis ce moment. »
>
> J. A. JONES

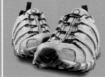

Notre structure ondulée permet de répartir sur une grande surface osseuse le poids supporté par notre colonne vertébrale en position debout. L'évolution humaine vers la position debout a transformé en quelque sorte notre colonne en amortisseur vertical. C'est d'ailleurs pour cette raison qu'entre les os, appelés vertèbres, qui forment la colonne vertébrale, on trouve une sorte de coussinet flexible contenant un noyau gélatineux : le disque intervertébral. Les vertèbres, au nombre de 33, abritent aussi la moelle épinière et assurent le passage sécuritaire des nerfs (figure 11.1). Si la colonne était droite, elle comporterait beaucoup moins de vertèbres, ce qui réduirait d'autant la surface osseuse totale. Mais la pression sur les vertèbres inférieures serait alors telle que nous aurions tous mal au dos dès nos premiers pas !

**figure 11.1** La structure ondulée de la colonne vertébrale

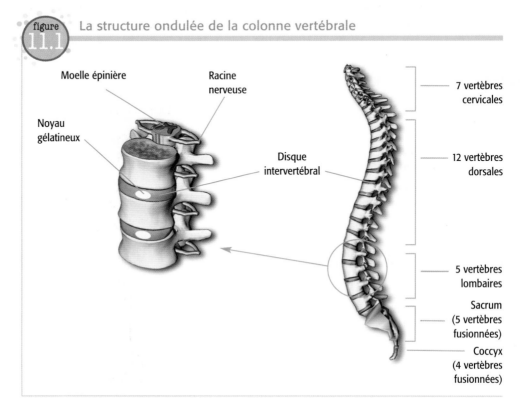

Moelle épinière

Racine nerveuse

Noyau gélatineux

Disque intervertébral

7 vertèbres cervicales

12 vertèbres dorsales

5 vertèbres lombaires

Sacrum (5 vertèbres fusionnées)

Coccyx (4 vertèbres fusionnées)

# La colonne vertébrale :
## déviations et hernie discale

Au sommet de ce génial assemblage osseux qu'est la colonne vertébrale, trône le crâne, parfaitement aligné au-dessus de la cage thoracique, elle-même alignée sur le bassin, où viennent s'attacher les dernières vertèbres. **Une bonne posture maintient cet harmonieux alignement du crâne, de la cage thoracique et du bassin** (figure 11.2). Toute posture qui rompt cet alignement pendant un certain temps est mauvaise, parce qu'elle crée des tensions parmi les quelque 40 muscles et les ligaments qui soutiennent la colonne et lui permettent de bouger. Précisons que certains de ces muscles, plutôt petits et fixés seulement aux vertèbres, permettent des ajustements fins, parfois imperceptibles, de la posture. Ce sont les **muscles stabilisateurs** ou fixateurs de la colonne. Si, par exemple, vous travaillez de longues heures devant un écran d'ordinateur placé trop haut ou trop bas, il se créera des tensions, notamment dans les muscles de votre cou et du haut du dos. À la fin de la journée, vous aurez probablement la nuque raide, sinon un mal de tête dit tensionnel, c'est-à-dire dû à une surdose de tension musculaire. L'équilibre des muscles posturaux peut être rompu aussi par le stress (zoom 11.1). Enfin, la mauvaise posture peut aussi résulter d'un surplus de gras, notamment à l'abdomen.

À la longue, les mauvaises postures entraînent des déviations vertébrales, qui sont à l'origine de nombreux maux de dos. Les trois déviations les plus importantes sont la lordose, la cyphose et la scoliose. Ces trois types de déviation réduisent l'espace entre les vertèbres, accroissant le risque de compression de la trentaine de nerfs qui traversent l'épine dorsale. Par exemple, en cas de forte lordose (hyperlordose), il arrive qu'une vertèbre lombaire et le sacrum aient tellement dévié qu'ils exercent une pression douloureuse sur les racines nerveuses situées à proximité. Examinons brièvement ces trois déviations.

figure
11.2

Quand l'alignement harmonieux de la colonne vertébrale est rompu

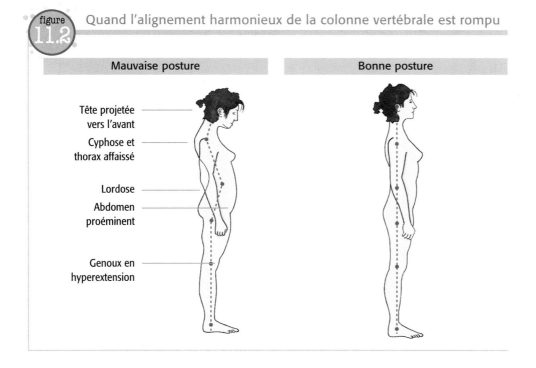

Mauvaise posture

Bonne posture

Tête projetée vers l'avant

Cyphose et thorax affaissé

Lordose

Abdomen proéminent

Genoux en hyperextension

## Z°O°M 11.1 Émotions et maux de dos

Vous avez bien lu. Il existe une relation, parfois même étroite, entre nos émotions et les maux de dos. Voici ce que dit à ce sujet le docteur John Tanner, éminent spécialiste de la colonne vertébrale, dans son livre *La santé de votre dos*[a] :

« Souvent, les patients qui consultent pour un mal de dos confient être dans une période de stress intense et demandent à leur médecin si cela a quelque chose à voir avec leurs douleurs dorsales. La réponse est oui. Il est normal qu'un stress émotionnel prolongé puisse entraîner des modifications fonctionnelles dans l'organisme et influe sur notre manière d'utiliser la colonne vertébrale et nos muscles. De plus, la tension musculaire due à des émo-

tions refoulées provoque bien souvent des douleurs cervicales, ainsi que des maux de tête et de dos.

L'humeur quotidienne peut déclencher aussi des maux de dos. En fait, la posture reflète fréquemment l'humeur. Quand on se sent triste et déprimé, la tête a tendance à se relâcher et les épaules à se voûter. Quand on est résigné ou pessimiste, on se courbe même davantage. […] Vous vous apercevrez que les jours où vous êtes heureux, joyeux ou enthousiaste, votre dos oubliera de se faire remarquer. […] Le mal de dos est, en fait, la façon dont l'organisme se révolte contre le stress, physique ou psychologique, qui lui est imposé et ralentit de facto son activité. »

a. Tanner, J. (2004). *La santé de votre dos*. Montréal : ERPI, 24-25.

## Mythe ou Réalité ?

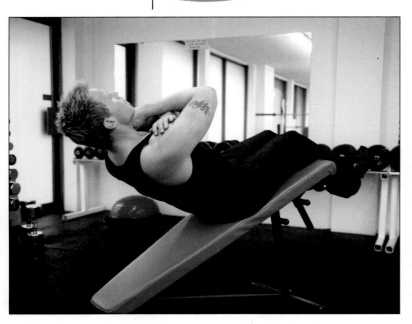

### Les personnes physiquement actives n'ont pas à se préoccuper de leur posture. Faux

On peut être actif et avoir de mauvaises postures pendant ses activités physiques et dans la vie de tous les jours. Il faut même porter une attention particulière à sa posture quand on pratique des activités comme la musculation, la gymnastique, le golf ou les arts martiaux. Les gens flexibles n'ont aucun problème de posture.

### Il n'est jamais trop tard pour améliorer sa posture. Vrai

On peut, en fait, améliorer sa posture sa vie durant. Même à 70 ans. Notre corps a une étonnante capacité de régénération et de résilience.

# La lordose

C'est probablement la déviation la plus répandue. La lordose se caractérise par un creux lombaire plus ou moins prononcé et une rotation importante du bassin vers l'avant. On peut naître avec une prédisposition à la lordose, mais la plupart du temps cette déviation résulte d'un déséquilibre dans le travail des muscles destinés à maintenir le bassin dans une position correcte (figure 11.3). Avec le temps, la dépression lombaire sollicite de plus en plus les muscles dorsaux, provoquant spasmes, fatigue et douleur chronique dans le bas du dos : c'est la lombalgie. La lordose est aussi associée aux menstruations douloureuses et à une augmentation du risque de blessures au dos.

**figure 11.3** Les muscles associés à la posture lombaire

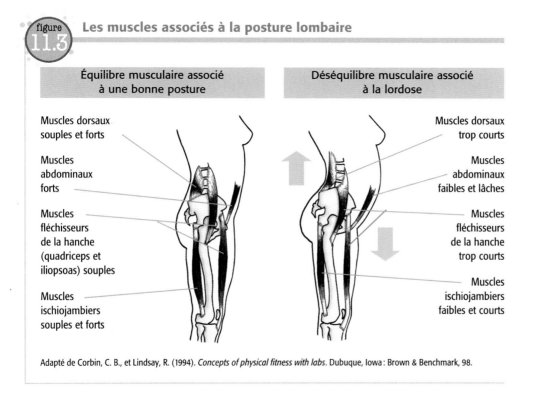

| Équilibre musculaire associé à une bonne posture | Déséquilibre musculaire associé à la lordose |
|---|---|

Muscles dorsaux souples et forts

Muscles abdominaux forts

Muscles fléchisseurs de la hanche (quadriceps et iliopsoas) souples

Muscles ischiojambiers souples et forts

Muscles dorsaux trop courts

Muscles abdominaux faibles et lâches

Muscles fléchisseurs de la hanche trop courts

Muscles ischiojambiers faibles et courts

Adapté de Corbin, C. B., et Lindsay, R. (1994). *Concepts of physical fitness with labs*. Dubuque, Iowa : Brown & Benchmark, 98.

En fait, selon les experts, environ 80 % des maux de dos sont causés par des déséquilibres entre divers groupes musculaires. Parmi ces maux, les douleurs lombaires sont de loin les plus répandues. Il faut dire que **la région lombaire est la région la plus mobile de la colonne vertébrale et qu'elle supporte les deux tiers du poids corporel. De plus, 75 % des mouvements du tronc proviennent de cette région**. Or, les abdominaux, en formant une sangle naturelle qui maintient une pression à l'intérieur de l'abdomen, aident justement à soutenir en particulier le bas du dos. Si ces muscles sont faibles, les muscles du dos seront sollicités davantage lors d'efforts physiques. Fatigue ou douleur lombaire en vue ! Les muscles arrière de la cuisse (ischiojambiers) sont également associés à la douleur ou à la fatigue lombaire. S'ils sont trop raides, donc trop courts, ils s'étirent peu lorsqu'on se penche en avant. Résultat : le bassin, sur lequel les ischiojambiers sont fixés, obéit moins bien. La partie basse du dos doit donc prendre la relève et se courber davantage. Encore fatigue ou douleur lombaire à l'horizon !

exercices bas du dos

Heureusement, des exercices efficaces peuvent prévenir ou atténuer la douleur lombaire. En voici quelques-uns. Ils vous aideront à renforcer et assouplir les muscles associés à la posture lombaire. Faites-les régulièrement, trois ou quatre fois par semaine, pendant au moins deux mois. Vous serez étonné de la régression de votre lordose. Vous pouvez visionner certains de ces exercices dans le Compagnon Web.

## 1. La boule sur le dos

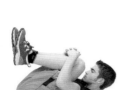

*Pour détendre et assouplir le bas du dos.*

Sur le dos, les mains jointes au-dessus des genoux, amenez ces derniers vers la poitrine à l'aide des mains. Tout en expirant doucement, lèvres serrées, restez dans cette position six secondes. Revenez à la position de départ et détendez-vous. Refaites l'exercice trois fois.

## 2. La bascule du bassin

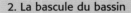

**A**

**B**

*Pour effacer le creux lombaire et renforcer les abdominaux.*

Sur le dos, les genoux fléchis, les bras croisés sur la poitrine, creusez le bas du dos (A). Contractez ensuite les abdominaux afin de plaquer le bas du dos au sol (B). Restez dans cette position six secondes en expirant lentement, lèvres serrées. Refaites l'exercice trois fois. Cet exercice tout simple est l'un des meilleurs pour combattre la douleur lombaire.

## 3. La traction de la jambe

**A**      **B**

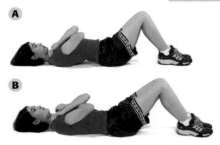

*Pour étirer les muscles du bas du dos et de l'arrière des cuisses (ischiojambiers).*

Sur le dos, les genoux fléchis, les pieds posés à plat sur le sol, joignez les mains derrière la cuisse droite et tirez lentement le genou droit vers la poitrine (A), puis étendez la jambe vers le plafond (B). Tirez à nouveau le genou vers la poitrine : vous devez ressentir un réel étirement derrière la cuisse, mais jamais de douleur. Si vous le pouvez, restez dans cette position environ 25 secondes. Respirez normalement pendant la durée de l'étirement. Revenez lentement à la position de départ. Refaites l'exercice avec l'autre jambe.

## 4. La génuflexion

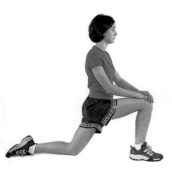

*Pour allonger les fléchisseurs de la hanche (quadriceps et iliopsoas).*

En position de génuflexion, le genou droit posé sur le sol, amenez le bassin vers l'avant jusqu'au seuil maximal d'étirement du devant de la cuisse et de la région de l'aine. Si vous le pouvez, restez dans cette position environ 25 secondes. Respirez normalement pendant la durée de l'étirement. Revenez lentement à la position de départ. Refaites l'exercice avec l'autre jambe.

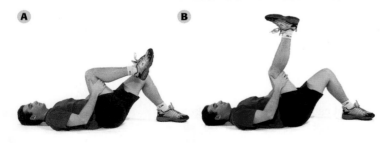

### 5. La planche faciale (exercice de gainage[1])

*Pour renforcer les muscles stabilisateurs du tronc.*

En appui sur les coudes et les pieds, les abdominaux et les fessiers contractés, le dos droit et la tête en ligne avec le tronc, tenez la position horizontale au moins 10 secondes, sans jamais cambrer le dos. Répétez au moins une autre fois.

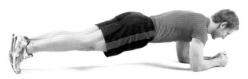

### 6. Le chat au dos plat

*Pour renforcer le muscle transverse.*

À quatre pattes, le dos plat, inspirez en gonflant le ventre et en maintenant le dos plat (A). Puis expirez, toujours en maintenant le dos plat (B). Refaites l'exercice trois fois.

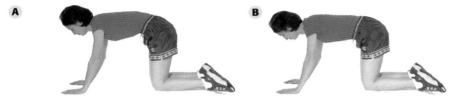

### 7. Le cobra

*Pour rééquilibrer les tensions au niveau des disques intervertébraux et allonger les muscles de l'abdomen.*

Sur le ventre, en appui sur les coudes, redressez lentement le tronc tout en restant le plus détendu possible. Si vous en êtes capable, tenez la position d'étirement environ 25 secondes. Respirez normalement pendant la durée de l'étirement. Revenez lentement à la position de départ. Recommencez l'exercice une fois. Cet exercice peut ne pas convenir aux personnes ayant des troubles de la colonne vertébrale. Si c'est votre cas, parlez-en avec votre thérapeute avant de faire cet exercice.

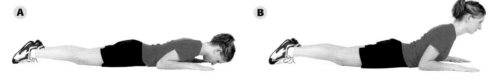

figure
**11.4**    La scoliose

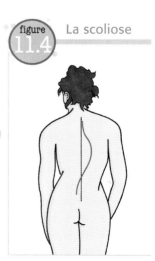

## La scoliose

La scoliose est une déviation latérale de la colonne (figure 11.4) qui se caractérise par une asymétrie plus ou moins marquée, provoquée par l'affaissement d'une seule épaule ou d'une seule hanche. Dans certains cas, la déviation est telle qu'elle cause des malaises ou des douleurs au dos, aux épaules et aux hanches. Les scolioses prononcées (déviations latérales de plus de 30°) sont plutôt rares et touchent surtout les personnes ayant une prédisposition héréditaire ou une anomalie congénitale. Le traitement de ce type de scoliose est médical. Certaines habitudes posturales, par exemple porter un objet lourd toujours du même côté ou se tenir régulièrement assis le tronc incliné d'un côté, peuvent à la longue provoquer une légère scoliose.

---

1. Les exercices de gainage sont des exercices statiques (ou isométriques) qui renforcent principalement les muscles stabilisateurs du tronc.

# En action!

Marie-Laurence Paré
**Collège de Maisonneuve**

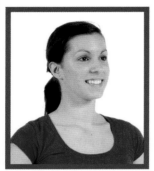

Marie-Laurence a 18 ans et étudie en sciences humaines. Son ambition : devenir psychologue sportive. Alors qu'elle rêvait de danser, une scoliose lui a fait découvrir… le volleyball ! Le sport comble sa vie.

Le sport n'a pas toujours été central dans ma vie. Au primaire, j'étais du genre à faire du théâtre, du chant et de la danse plutôt qu'à jouer au soccer ! Puis, en sixième année, on m'a diagnostiqué une scoliose prononcée. J'ai dû porter un corset orthopédique 18 heures par jour. Il fallait empêcher la scoliose de s'aggraver et de provoquer, en plus de problèmes dorsaux et posturaux, des problèmes esthétiques. À l'adolescence, c'est difficile d'accepter d'être différent… Le corset (qui me couvrait des fesses jusqu'à la poitrine) ne me simplifiait pas non plus la pratique du sport.

Au secondaire, beaucoup de choses ont changé. J'avais entendu parler de l'excellence du programme de danse du collège Jean-Eudes. Je me suis donc présentée aux auditions. Mais avant même que je commence, la professeure qui m'évaluait s'est mise à soulever beaucoup de points négatifs par rapport à mon dos. J'ai trouvé cela à la limite du dégradant. Je me suis sentie dénigrée.

Aujourd'hui, je comprends qu'elle voulait m'éviter les graves problèmes de dos que les pointes de danse auraient pu m'occasionner. Mais la vie est bien faite. Ne pas avoir été choisie pour le ballet m'a permis de faire partie de l'équipe de volleyball du collège. Au début, c'était un peu difficile à cause du corset, mais je l'enlevais pour jouer. Puis, en deuxième secondaire, le port de mon appareil orthopédique à été réduit à 8 heures, donc la nuit seulement.

Maintenant, je m'entraîne au volleyball 6 heures par semaine pour l'équipe du Collège de Maisonneuve en Collégial AA. J'ai même été nommée dans l'équipe d'étoiles de la ligue sud-ouest. De plus, j'entraîne une équipe à Jean-Eudes (on retourne souvent à ses premières amours !), je travaille chez un traiteur une dizaine d'heures par semaine, je fais du piano et j'étudie à temps plein au cégep. Bref, je n'ai jamais été aussi active ! Il faut être réaliste, parfois je trouve que c'est beaucoup. Mais, en même temps, cela m'oblige à une rigueur que je n'aurais sûrement pas si je ne pratiquais pas de sport.

Au bout du compte, mon problème de scoliose m'aura, paradoxalement, permis d'être en meilleure santé et plus active que je ne l'aurais probablement été. En outre, je me suis découvert une réelle passion. Ma vie est remplie de volleyball et de sport et je la vis à 100 % !

## La cyphose

La cyphose (voir la figure 11.2) est une déviation qui voûte, c'est-à-dire qui fait courber le haut du dos, et qui projette la tête vers l'avant. La cyphose peut causer des maux de tête et des douleurs dans la région cervicale (cervicalgie). Dans les cas d'hypercyphose, une bosse apparaît dans le haut du dos ; on l'appelle communément la « bosse du lecteur », à cause de la position particulière qu'adopte souvent la personne qui lit assise. Non seulement la cyphose est inesthétique, mais elle provoque une usure précoce des vertèbres susceptible de causer de l'arthrose cervicale. Les clavicules et les omoplates étant rattachées à cette partie de la colonne, le dos rond entraîne aussi des douleurs dans les épaules et au milieu du dos. Les causes de la cyphose sont très variées : une table de travail trop basse, un oreiller trop gros, une mauvaise position assise, la pratique de certains instruments de musique (en particulier le violon et le piano) et même certains troubles émotionnels (peur des autres, anxiété chronique ou dépression).

# La hernie discale

Les contraintes mécaniques imposées à la colonne par les mauvaises postures malmènent aussi les **disques intervertébraux**. Normalement, ces coussinets élastiques situés entre les vertèbres se compressent quand on soulève un objet lourd et se détendent aussitôt qu'on relâche la charge, un peu comme les amortisseurs d'une automobile (figure 11.5 A). Mais si on soulève ce même objet posé sur le sol sans plier les jambes, les vertèbres tendent à se rapprocher par-devant et à s'éloigner par-derrière (figure 11.5 B), comprimant de façon inégale les disques intervertébraux. La pression vers l'arrière qui s'exerce alors sur le noyau des disques est considérable : elle atteint 500 kg, au lieu de 50 kg quand on est debout (figure 11.6) ! Sous une telle pression, le disque peut se fissurer au moment où

**figure 11.5** Quand nos disques intervertébraux sont victimes de mauvais traitements

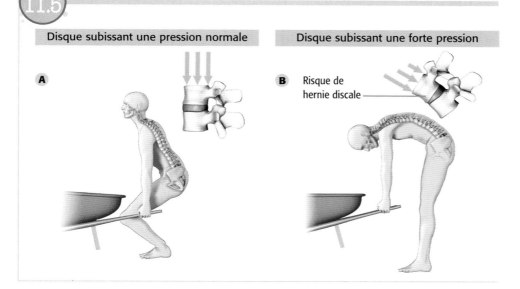

Disque subissant une pression normale

**A**

Disque subissant une forte pression

**B** Risque de hernie discale

**figure 11.6** Les différentes postures et la pression sur les disques intervertébraux

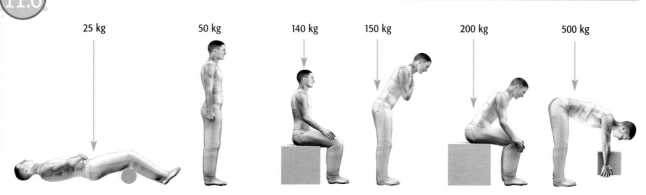

25 kg    50 kg    140 kg    150 kg    200 kg    500 kg

La pression indiquée correspond à celle qui est exercée sur les disques intervertébraux du bas du dos.
L'illustration de droite montre la pression exercée quand on soulève un poids de 10 kg sans plier les genoux.

on redresse le tronc. Une partie du noyau gélatineux, situé au centre du disque, peut alors s'échapper par la fissure et comprimer la racine d'un nerf : c'est la **hernie discale**. À son tour, la hernie peut causer des douleurs intenses et des engourdissements le long du nerf touché, et ce, jusqu'au bout des orteils s'il s'agit du nerf sciatique.

Les disques de la région lombaire sont les plus sujets à la hernie, car ils subissent une plus grande compression que les disques de la partie supérieure de la colonne.

La section suivante propose des conseils, pratiques et faciles à suivre, pour éviter les postures qui malmènent les disques intervertébraux, mais aussi le dos en général.

# Évaluez
## votre posture

Vous vous demandez peut-être à présent si votre colonne est droite ou déviante, ou encore si vous avez des faiblesses musculaires qui pourraient fragiliser la santé de votre dos. Plusieurs tests permettent de répondre à ces questions. Nous vous en présentons quatre. Les deux premiers tests visent à identifier les déviations vertébrales, soit la lordose, la cyphose et la scoliose. Les deux autres s'intéressent à la vigueur des abdominaux et à la souplesse des fléchisseurs de la hanche. Ces deux groupes de muscles jouent un rôle important dans le maintien du bassin (voir la figure 11.3).

## 1. Le test dos au mur

Le dos appuyé contre un mur, demandez à quelqu'un de mesurer, à l'aide d'une règle graduée en centimètres, votre creux lombaire (espace entre le mur et la partie la plus creuse de votre dos) et votre creux cervical (espace entre le mur et la partie la plus creuse de votre cou). Notez que l'arrière du crâne, la région des omoplates, les fesses et les talons doivent être en contact avec le mur (figure 11.7). Une **bonne posture** est associée à des creux lombaire et cervical de 3 à 5 cm de profondeur chacun. Consultez le tableau 11.1 pour noter et interpréter vos résultats.

figure
11.7　Le test dos au mur

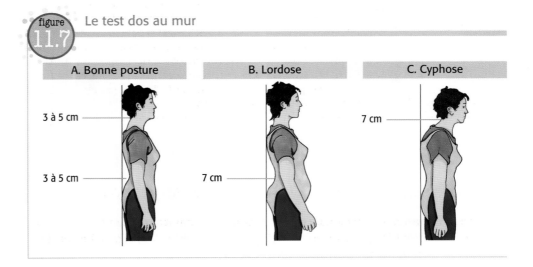

A. Bonne posture　　B. Lordose　　C. Cyphose

3 à 5 cm

3 à 5 cm

7 cm

7 cm

### tableau 11.1 — Résultats du test dos au mur

| Résultat | Interprétation |
|---|---|
| Creux cervical : _____ cm | Si la profondeur de votre creux cervical est de 7 cm ou plus, vous souffrez d'une **cyphose**. Vos épaules sont probablement tombantes, votre tête projetée vers l'avant, et votre dos, voûté. Un thérapeute spécialisé en soins du dos (physiothérapeute, chiropraticien, ostéopathe, physiatre, orthopédiste, praticien d'une méthode posturale) pourra vous suggérer une gymnastique corrective qui réduira la cyphose. Cette gymnastique pourrait même vous faire grandir de 1 à 3 cm en quelques mois. |
| Creux lombaire : _____ cm | Si la profondeur de votre creux lombaire est de 7 cm ou plus, vous souffrez d'une **lordose**. Plus le creux est prononcé, plus la lordose est forte. Dans ce cas, en plus d'appliquer les mesures préventives suggérées plus loin dans ce chapitre, vous devriez faire régulièrement des exercices destinés à réduire la lordose. |

## 2. Le test du miroir

En tenue légère, debout devant un miroir (figure 11.8), vérifiez si vos épaules et vos hanches sont au même niveau. Consultez ensuite le tableau 11.2 pour noter et interpréter vos résultats.

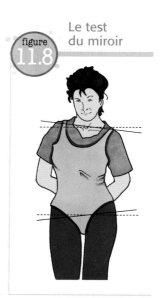

figure 11.8 — Le test du miroir

### tableau 11.2 — Les résultats du test du miroir

| Résultats | Interprétation |
|---|---|
| Vos épaules sont au même niveau : ◯ oui ◯ non<br><br>Vos hanches sont au même niveau : ◯ oui ◯ non | Si vous avez répondu oui deux fois, vous n'avez pas de scoliose, même légère. Si vous avez répondu non deux fois et que les différences de hauteur sont minimes, la scoliose est légère et ne pose pas de problèmes particuliers. En revanche, si l'inégalité des épaules ou des hanches est frappante, un thérapeute spécialisé en soins du dos pourra vous suggérer des exercices asymétriques (destinés à étirer le côté court et à renforcer le côté long) pour atténuer la déviation latérale. En cas de scoliose importante, consultez un orthopédiste. |

## 3. Le test de l'endurance statique des abdominaux

Sur le dos, contractez les abdominaux afin de plaquer le bas du dos contre le sol, puis levez simultanément les pieds du sol d'environ 25 cm (figure 11.9). Consultez ensuite le tableau 11.3 pour noter et interpréter vos résultats.

**figure 11.9** Le test de l'endurance statique des abdominaux

**A**   **B** et **C**   **D**

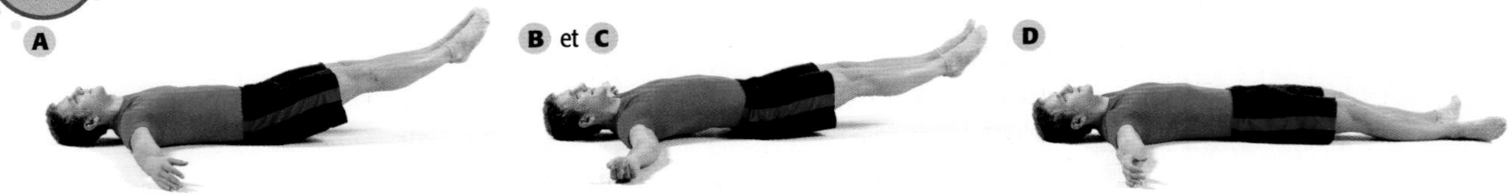

**tableau 11.3** Résultats du test de l'endurance statique des abdominaux

| Degré d'endurance statique | Position |
|---|---|
| Trés élevé | Vous pouvez tenir aisément la position 10 secondes sans creuser le dos. **A** |
| Élevé | Vous pouvez tenir la position, mais le dos se creuse avant la fin des 10 secondes. **B** |
| Moyen | Vous pouvez tenir la position 10 secondes, mais le dos se creuse dès que les jambes lèvent. **C** |
| Faible | Vous êtes incapable de lever les jambes. **D** |

Votre résultat : 1$^{re}$ fois : _____ ; cote : _____ ;   2$^e$ fois : _____ ; cote : _____.

## 4. Le test de la souplesse des fléchisseurs des hanches (psoas)

Sur le dos, les jambes allongées, ramenez à l'aide des mains le genou droit vers la poitrine. Puis vérifiez la position de la jambe allongée (figure 11.10). Répétez le test avec l'autre jambe. Consultez ensuite le tableau 11.4 pour noter et interpréter vos résultats.

**figure 11.10** Le test de la souplesse des fléchisseurs des hanches

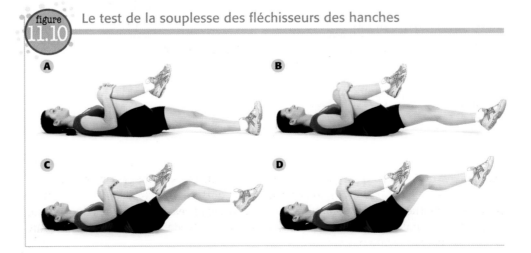

**A**   **B**   **C**   **D**

# Je me demande

Si je porte des souliers à talons hauts de façon très occasionnelle, est-ce que je risque d'avoir des problèmes de posture ? Non. Ce qui peut causer des problèmes de posture, c'est de porter régulièrement ce type de chaussures.

Est-il normal que mes muscles se fatiguent rapidement quand j'essaie de changer ma posture pour l'améliorer ? Oui, c'est tout à fait normal, parce que vous faites travailler vos muscles de manière différente ; alors ils se plaignent un peu.

Que penser des exercices censés allonger nos chaînes musculaires ? Soyez rassuré, ce sont de bons exercices, qui peuvent vous aider à retrouver un meilleur alignement postural. Vous trouverez sur le Compagnon Web quelques exemples d'exercices visant à allonger les chaînes musculaires. On doit le concept de «chaîne musculaire» à la kinésithérapeute française Françoise Mézières, qui la définit ainsi : «un ensemble de muscles reliés à plus d'une articulation et de même direction, qui se succèdent en s'enjambant sans discontinuité, comme les tuiles d'un toit[a]».

a. Mézières, F. (1984). *Originalité de la méthode Mézières.* Paris : Maloine, p. 15.

chaînes musculaires

### tableau 11.4 Résultats du test de la souplesse des fléchisseurs des hanches (psoas)

| Degré de flexibilité | Position |
|---|---|
| Trés élevé | Vous pouvez ramener facilement le genou vers la poitrine, tout en maintenant l'autre jambe au sol. Ⓐ |
| Élevé | Vous pouvez ramener facilement le genou vers la poitrine, mais l'autre jambe lève légèrement. Ⓑ |
| Moyen | Vous pouvez ramener le genou vers la poitrine, mais l'autre jambe lève complètement dès que le genou est ramené. Ⓒ |
| Faible | Vous pouvez ramener le genou vers la poitrine, mais l'autre jambe demeure levée quand vous gardez cette position. Ⓓ |

Votre résultat : 1ʳᵉ fois : _____ ; cote : _____ ;  2ᵉ fois : _____ ; cote : _____.

# Des solutions
## pour prévenir les maux de dos

On peut prévenir la plupart des maux de dos dus à un déséquilibre entre les tensions musculaires qui s'exercent de part et d'autre de la colonne vertébrale. Ce déséquilibre, nous l'avons vu, peut être le résultat de mauvaises postures adoptées dans le train-train quotidien, chez soi, au cégep ou au travail. En corrigeant ces postures, on peut prévenir l'apparition d'un mal de dos. Voici quelques exemples de situations de la vie courante où vous pouvez protéger votre dos.

## Si vous êtes souvent assis

Aussi paradoxal que cela puisse paraître, la position assise, en apparence relaxante, est l'une des plus éprouvantes qui soient pour la colonne vertébrale. Dès qu'on s'assoit, la pression sur les disques intervertébraux du bas du dos augmente de près de 200 %, simplement parce qu'on vient d'éliminer le support des pieds (voir la figure 11.6). En fait, c'est comme si on était assis sur sa colonne ! Des études ont même démontré que les chauffeurs de taxi et les représentants commerciaux qui voyagent beaucoup présentent un risque de hernie discale trois fois plus élevé que le reste de la population en général. Ce risque est encore plus grand chez les personnes qui, en plus de travailler assises, sont exposées à des vibrations, comme les chauffeurs de camion et les pilotes d'avion.

**Comme nous passons de plus en plus de temps assis, notamment devant un écran d'ordinateur, nous avons intérêt à nous asseoir convenablement — et sur une chaise adéquate.** C'est-à-dire une chaise confortable et pourvue d'un bon soutien lombaire. Si le dossier est droit, glissez, entre ce dernier et le creux de votre dos, un coussin, un support lombaire (facile à trouver sur le marché) ou même une simple serviette roulée. Une bonne chaise de travail doit être pivotante et munie de roulettes, ce qui élimine les mouvements de torsion du tronc. De plus, dossier et siège doivent pouvoir s'ajuster à votre taille. Réglez la hauteur du siège de façon que vos pieds reposent bien à plat sur le sol. Enfin, même si votre chaise est parfaitement ergonomique, bougez de temps à autre afin d'atténuer le stress imposé à votre colonne. Par exemple, changez fréquemment de position, croisez et décroisez les jambes, adossez-vous et n'hésitez pas à vous lever toutes les 30 minutes pour vous dégourdir les muscles.

Devant un écran d'ordinateur de bureau, assurez-vous que votre tête est droite et que vos yeux sont au même niveau que le haut de l'écran. La bonne posture à adopter est présentée dans la figure 11.11. Si vous travaillez surtout avec un portable, ce qui est de plus en plus fréquent, consultez le zoom 11.2.

## ZOOM 11.2 L'ordinateur portable : dur dur pour le dos !

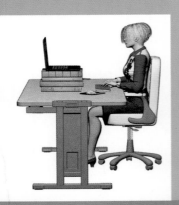

Les ordinateurs portables sont de plus en plus en vogue. Et pour cause, grâce à leur maniabilité et à leur légèreté, on peut travailler à l'écran à peu près n'importe où : à la cafétéria, dans une classe ou une salle d'attente, sur la table de la cuisine, même dans son lit. Le hic, c'est que le portable est un désastre sur le plan ergonomique. Son clavier et son écran encastrés dans le boîtier, donc non ajustables, peuvent vous amener à pianoter le dos courbé et les poignets en flexion. Bref, des positions qui risquent de provoquer des douleurs cervicales ou une tendinite. Que faire pour prévenir ces problèmes ? Évitez d'abord de travailler au lit ou de mettre le portable sur vos genoux sauf pour de courtes périodes. En position assise, surélever le portable en le plaçant, par exemple, sur un ou deux annuaires téléphoniques (voir l'illustration). De cette façon, vous redresserez le tronc et vos yeux seront mieux alignés sur l'écran. Si c'est possible, utilisez un clavier mobile plutôt que celui du portable. Si vous ne pouvez effectuer ces modifications, faites des pauses de 2 ou 3 minutes tous les quarts d'heure.

figure
11.11
La bonne posture de travail devant son ordinateur

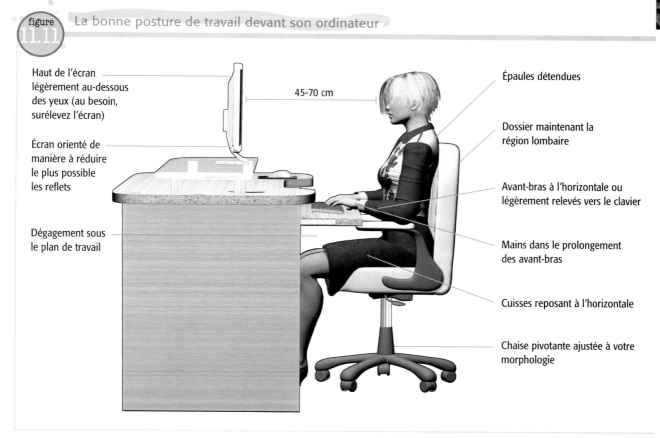

Haut de l'écran légèrement au-dessous des yeux (au besoin, surélevez l'écran)

Écran orienté de manière à réduire le plus possible les reflets

Dégagement sous le plan de travail

45-70 cm

Épaules détendues

Dossier maintenant la région lombaire

Avant-bras à l'horizontale ou légèrement relevés vers le clavier

Mains dans le prolongement des avant-bras

Cuisses reposant à l'horizontale

Chaise pivotante ajustée à votre morphologie

## Si vous êtes souvent debout

Si la nature de votre travail vous oblige à rester debout et immobile pendant de longues périodes, évitez de toujours garder les pieds sur un même plan. Cette posture favorise en effet le pivotement du bassin vers l'avant et, donc, une attitude lordosique. Posez plutôt les pieds, en alternance, sur un repose-pied de 15 à 20 cm de hauteur (figure 11.12 A) ; faute de repose-pied, utilisez de gros livres, tels que des annuaires téléphoniques. Par ailleurs, dans une file d'attente, appuyez-vous sur une jambe, puis sur l'autre.

## Si vous soulevez des objets lourds

Soulever un objet lourd exige un effort beaucoup plus grand que le pousser ou le traîner sur le sol. Si vous devez soulever un objet lourd, penchez-vous en pliant les genoux et relevez-vous en gardant le dos droit (figure 11.12 B). Cette façon de faire met à contribution les quadriceps (les muscles puissants du devant de la cuisse) plutôt que les muscles du bas du dos. Une fois l'objet soulevé, transportez-le en le gardant le plus près possible du corps (figure 11.12 C). Quand vous sortez un objet lourd du coffre d'une automobile, commencez par l'approcher en le faisant glisser, puis procédez de la même façon que pour un objet posé sur le sol. Vous pouvez visionner certaines de ces situations dans le Compagnon Web.

vidéos
objets lourds

**figure 11.12** Bonnes et mauvaises positions

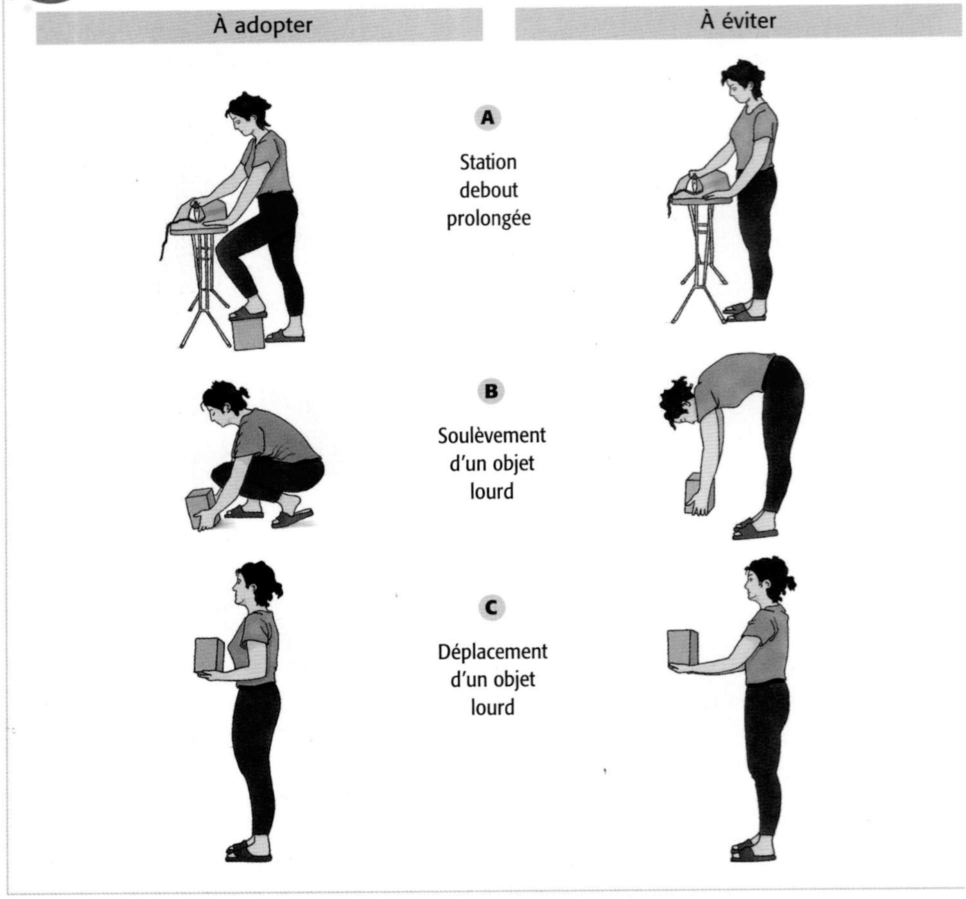

| À adopter | | À éviter |
|---|---|---|
| | **A** Station debout prolongée | |
| | **B** Soulèvement d'un objet lourd | |
| | **C** Déplacement d'un objet lourd | |

## Si vous portez un sac à dos

Évitez d'abord de surcharger votre sac à dos, à moins que vous ne vouliez vous entraîner pour le trekking ! La règle est la suivante : le poids maximal du sac à dos ne devrait pas dépasser 10 % de votre poids corporel. Ne le portez pas en bandoulière (figure 11.13 A) ; portez-le sur le dos, une bretelle sur chaque épaule (figure 11.13 B). Enfin, servez-vous de la ceinture de taille ; elle réduit la tension sur le dos et transfère une partie du poids sur les hanches.

## Si vous portez des chaussures à talons hauts

Idéalement, c'est la chaussure qui doit s'adapter au pied, et non le pied qui doit s'adapter à la chaussure. Mais il arrive que les critères esthétiques imposés par la mode aillent à l'encontre de cet idéal. C'est précisément le cas des chaussures à talons hauts. Certes très appréciées par les personnes qui veulent se grandir, elles n'en imposent pas moins un stress considérable aux pieds et au dos. Voici pourquoi.

figure
11.13 L'art de porter un sac à dos

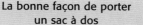

| La mauvaise façon de porter un sac à dos | La bonne façon de porter un sac à dos |
|---|---|

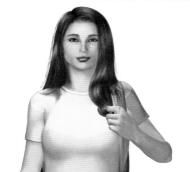

**A**

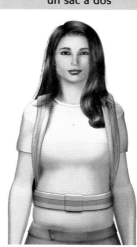

**B**

**Premièrement.** Lorsque les pieds reposent à plat sur le sol, les talons supportent les deux tiers du poids corporel, et l'avant-pied, un tiers (figure 11.14 A). Mais dès qu'on porte des chaussures à talons hauts, cette répartition naturelle du poids est inversée et l'avant-pied supporte une grande partie du poids corporel (figure 11.14 B). Les rares experts qui se sont intéressés aux chaussures à talons hauts, notamment ceux de la Ligue suisse contre la rhumatologie, estiment qu'une élévation de plus de 4 cm du talon par rapport à la semelle entraîne une charge excessive sur les petits os (têtes métatarsiennes) de l'avant-pied, provoquant ainsi des douleurs osseuses et la formation de callosités douloureuses. Or, la hauteur des talons de certains modèles dépasse parfois 15 cm!

**Deuxièmement.** Des chaussures à talons hauts font invariablement glisser le pied vers l'avant, ce qui comprime les orteils (figure 11.14 B), provoque leur déformation en marteau et favorise l'apparition de cors.

**Troisièmement.** Le port de chaussures à talons hauts provoque une inclinaison marquée du bassin vers l'avant, qui compense le déséquilibre postural. Résultat: le dos se cambre, et la pression supportée par certaines parties des disques intervertébraux est nettement exagérée; des douleurs lombaires apparaissent alors (figure 11.14 C).

## Lorsque vous dormez

La meilleure position pour dormir est... celle que vous trouvez confortable! Toutefois, si vous souffrez de douleurs lombaires, il vaut mieux dormir sur le côté, les genoux légèrement fléchis (figure 11.15 A), ou sur le dos, avec un ou plusieurs oreillers placés sous les genoux, ce qu'on appelle la position de Fowler (figure 11.15 B). Lorsque vous lisez au lit, faites-le dans une position presque assise, genoux pliés.

**figure 11.14** Les effets des chaussures à talons hauts sur les pieds et sur le dos

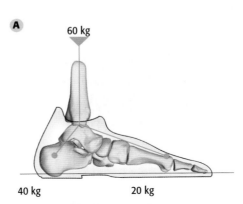

**A**

60 kg

40 kg    20 kg

Quand le pied est à plat sur le sol, le poids du corps se porte davantage sur le talon que sur l'avant-pied.

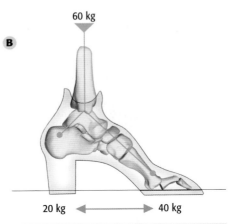

**B**

60 kg

20 kg ⟷ 40 kg

En portant des chaussures à talons hauts, on modifie la répartition du poids du corps sur les différentes parties du pied. L'avant-pied doit alors supporter un poids beaucoup plus grand qu'en temps normal et, à la longue, il devient douloureux.

**C**

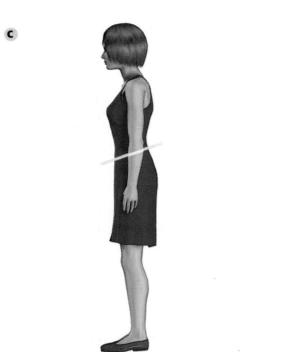
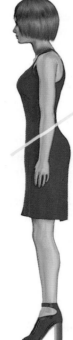

Le port de chaussures à talons hauts modifie la posture en provoquant une hyperlordose.

**Les positions suggérées pour dormir quand on souffre de douleurs lombaires**

figure 11.15

**A** Sur le côté, les genoux légèrement fléchis

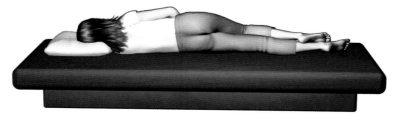

**B** Sur le dos, avec un ou plusieurs oreillers placés sous les genoux (position de Fowler)

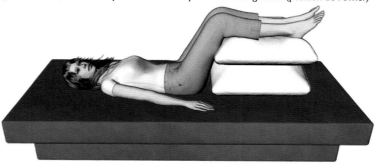

## Dans la pratique d'une activité physique ou d'un sport

L'exercice est bon pour le dos : il renforce les muscles et les tendons, maintient la solidité des vertèbres et accélère la guérison des cartilages et des disques intervertébraux. Toutefois, pratiqué dans de mauvaises conditions, l'exercice peut causer des blessures au dos, comme le constatent souvent les athlètes. Voici quelques précautions à prendre pour réduire les risques de blessures au dos :

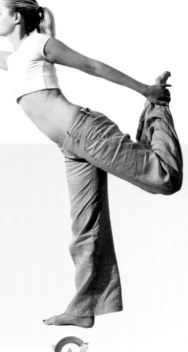

- faites un échauffement avant de commencer une activité physique le moindrement vigoureuse ;
- améliorez votre technique si elle laisse à désirer ;
- évitez les sports de contact ou les activités présentant un risque élevé de chute ou de collision si votre dos est déjà fragile ;
- cessez votre activité physique dès que vous sentez la fatigue vous envahir (lorsqu'on est fatigué, le risque de blessure augmente) ;
- pratiquez des activités compatibles avec l'état de votre dos ;
- enfin, respectez les règles de sécurité et les principes d'entraînement si vous faites de la musculation avec des poids libres (chapitre 9).

Consultez le Compagnon Web à la rubrique « Pour en savoir plus ». Vous y trouverez des suggestions de lecture et des sites Internet à visiter.

Pour en savoir plus

# En action!

### Fanny Ranger et Isabelle St-Germain
**Cégep Marie-Victorin**

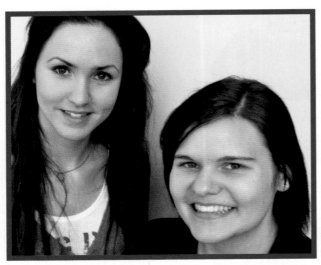

Pour Fanny et Isabelle, la pratique du yoga est
bénéfique sur tous les plans.

## Fanny Ranger

C'est lors de ma première session au cégep que j'ai découvert le yoga.
Certains exercices qui s'y rattachent font maintenant partie de mon quotidien. Par exemple, presque chaque matin, quand je me réveille, je fais
quelques exercices d'étirement et de relaxation comme l'Enfant, le Cobra
(le Mackenzie) et l'étirement de tout le corps.

La santé physique, la santé émotive et la santé sociale, trois dimensions
d'après moi très liées, se rattachent au yoga. Inclure dans ma vie de tous
les jours des exercices comme la torsion de la colonne vertébrale réduit
mes maux de dos et améliore ma posture (j'ai la mauvaise habitude de
ne pas me tenir droite et de courber les épaules). Et puis, de toute évidence, le yoga entretient ma souplesse, me protégeant ainsi contre certaines blessures.

Sur le plan de la santé émotive, le yoga m'aide à gérer mon stress en
me détendant. Je suis une fille qui stresse très facilement à la moindre

occasion. J'apprécie donc particulièrement les exercices respiratoires du
yoga, puisqu'ils m'aident à mieux maîtriser ma respiration lors de mes
« petites crises d'angoisse ».

Enfin, la pratique du yoga m'aide dans mes rapports sociaux. Car
même si cette discipline est une activité surtout individuelle, l'équilibre émotionnel qu'elle me procure me permet d'établir de meilleurs
contacts avec mon entourage. Disons que quand je suis troublée (par
les études, le travail, un imprévu, etc.), mon humeur s'en ressent et
peut affecter négativement l'ambiance dans le groupe où je me trouve.
Mais heureusement l'inverse est également vrai : quand je suis d'humeur
calme et sereine, mes amis se sentent mieux eux aussi !

## Isabelle St-Germain

Le yoga est plus que de la flexibilité, c'est un cadre de pensée. Car s'il
propose des postures, son but final n'est pas de les atteindre, mais
d'évoluer avec elles.

Le yoga étire mes muscles, mes tendons et mes nerfs, faisant circuler
l'énergie dans tout mon corps, tonifiant mon système nerveux, accroissant ma force et mon endurance et permettant d'aligner mon corps.
Grâce au yoga, j'ai l'esprit posé, je m'intéresse plus naturellement à ce
qui m'entoure. Ma curiosité intellectuelle est stimulée, ma mémoire
aussi.

En me relaxant, le travail de respiration dans l'exécution des mouvements
me connecte à mes émotions. Je les perçois mieux. Quand elles sont
dispersées ou envahissantes, je peux choisir de ne pas les garder.

Le yoga permet d'affronter ses limites. Quand on se croit incapable de
quelque chose, c'est souvent notre esprit qui crée la barrière. En guidant
mon attention sur des régions précises de mon corps, le yoga m'apprend
que l'important n'est pas de dépasser mes limites, mais d'évoluer avec
elles quand je sens pouvoir le faire et ne pas forcer si je sens une tension. Je peux faire abstraction de la voix intérieure qui me décourage, et
prendre conscience de ce que je peux ou ne peux pas réellement faire.

Le yoga me donne le goût d'éliminer ce qui nuit à mon bien-être.
Maintenant je range ma chambre, j'ai plus de facilité à m'exprimer et je
fais preuve de plus de présence aux autres. Plus j'approfondis la pratique
du yoga, plus je découvre ma vraie nature.

# À vos méninges 11

Nom : _____ Groupe : _____ Date : _____

**1** La colonne vertébrale de l'être humain n'est pas droite. Quels sont les avantages de sa double courbure ?

☐ **a)** Il y a moins de pression sur chaque vertèbre.

☐ **b)** Cette forme en S diminue les risques de lordose.

☐ **c)** Cette forme en S diminue les risques de scoliose.

☐ **d)** Cette forme en S diminue les risques de maux de dos.

☐ **e)** Aucune des réponses précédentes.

**2** Parmi les groupes musculaires suivants, lesquels sont principalement associés à la lordose ?

☐ **a)** Muscles de la région des épaules.

☐ **b)** Muscles des avant-bras.

☐ **c)** Muscles abdominaux.

☐ **d)** Muscles fléchisseurs des hanches.

☐ **e)** Muscles de la région de la nuque.

**3** Quelle est la principale cause des maux de dos (environ 80 % des cas) ?

☐ **a)** Des malformations congénitales.

☐ **b)** Des accidents du travail ou de la route.

☐ **c)** Des déséquilibres entre groupes musculaires.

☐ **d)** Des muscles trop forts dans le bas du dos.

☐ **e)** Des muscles ischiojambiers trop étirés.

**4** Que peut provoquer la lordose ?

☐ **a)** Une cervicalgie.

☐ **b)** Une lombalgie.

☐ **c)** Un torticolis.

☐ **d)** L'accentuation d'une asymétrie latérale.

☐ **e)** Des maux de tête.

**5** Qu'est-ce qu'une scoliose ?

☐ **a)** Une déviation frontale de la colonne vertébrale.

☐ **b)** Une déviation latérale de la colonne vertébrale.

☐ **c)** Une déviation axiale de la colonne vertébrale.

☐ **d)** Une déviation avant-arrière de la colonne vertébrale.

☐ **e)** Aucune des réponses précédentes.

Nom : _____ Groupe : _____ Date : _____

**6** Quand on soulève du sol un objet de 10 kg sans plier les genoux, la pression qui s'exerce sur les disques intervertébraux du bas du dos peut atteindre jusqu'à :

☐ **a)** 50 kg.

☐ **b)** 100 kg.

☐ **c)** 200 kg.

☐ **d)** 400 kg.

☐ **e)** 500 kg.

**7** Quand une hernie discale survient-elle ?

☐ **a)** Lorsque deux vertèbres se touchent.

☐ **b)** Lorsqu'une vertèbre glisse vers l'avant.

☐ **c)** Lorsqu'un nerf situé le long de la colonne vertébrale se coince.

☐ **d)** Lorsqu'une partie du noyau gélatineux du disque intervertébral s'échappe par une fissure.

☐ **e)** Aucune des réponses précédentes.

**8** Dans quelle position la pression sur les disques intervertébraux est-elle le plus faible ?

☐ **a)** En position assise.

☐ **b)** En position assise et penchée vers l'avant.

☐ **c)** En position couchée sur le ventre.

☐ **d)** En position couchée sur le dos.

☐ **e)** En position debout.

**9** Une bonne chaise doit comporter :

☐ **a)** Des roulettes.

☐ **b)** Un dossier droit.

☐ **c)** Un siège moelleux.

☐ **d)** Un soutien lombaire.

☐ **e)** Tous les éléments précédents.

**10** À quel problème la cyphose est-elle associée ?

☐ **a)** À un creux prononcé dans le bas du dos.

☐ **b)** À une déviation latérale de la colonne vertébrale.

☐ **c)** À une courbure du haut du dos.

☐ **d)** À un déséquilibre entre les muscles abdominaux et les muscles dorsaux.

☐ **e)** Aucun des problèmes précédents.

# À vos méninges 11

Nom : _____ Groupe : _____ Date : _____

**11** Quelle distance entre les yeux et l'écran d'un ordinateur réduit au minimum la fatigue oculaire ?

- [ ] **a)** 10 à 20 cm.
- [ ] **b)** 20 à 35 cm.
- [ ] **c)** 35 à 50 cm.
- [ ] **d)** 45 à 70 cm.
- [ ] **e)** 70 à 95 cm.

**12** Si on travaille debout pendant de longues périodes, qu'est-il souhaitable de faire ?

- [ ] **a)** Exécuter des flexions latérales du tronc.
- [ ] **b)** Effectuer de grands cercles avec les bras.
- [ ] **c)** Dormir plus longtemps.
- [ ] **d)** S'appuyer sur une jambe, puis sur l'autre, en alternance.
- [ ] **e)** Aucune des réponses précédentes.

**13** Quand on soulève un objet lourd posé sur le sol, qu'est-il souhaitable de faire ?

- [ ] **a)** Garder les jambes et le dos bien droits.
- [ ] **b)** Plier les bras.
- [ ] **c)** Garder la tête haute.
- [ ] **d)** Plier d'abord les genoux.
- [ ] **e)** Aucune des réponses précédentes.

**14** Que se passe-t-il lorsqu'on porte des chaussures à talons hauts ?

- [ ] **a)** Le poids du corps est supporté en grande partie par les talons.
- [ ] **b)** Le poids du corps est supporté en grande partie par l'avant-pied.
- [ ] **c)** Le poids du corps est également réparti entre l'avant et l'arrière du pied.
- [ ] **d)** Le poids du corps est réparti de la même façon que si on portait des chaussures normales.
- [ ] **e)** Aucune des réponses précédentes.

Nom : _____ Groupe : _____ Date : _____

**15** Que peut provoquer le port de chaussures à talons hauts ?

☐ **a)** Une cyphose.

☐ **b)** Une scoliose.

☐ **c)** Une hyperlordose.

☐ **d)** Un pivotement du bassin vers l'arrière.

☐ **e)** Toutes les réponses précédentes.

**16** Donnez trois comportements, liés à la pratique d'un sport, que vous pouvez adopter pour prévenir les blessures au dos.

1. _____

2. _____

3. _____

**17** Complétez les phrases suivantes.

**a)** Une bonne posture permet de maintenir un alignement harmonieux du

_____, de la _____ et du _____.

**b)** La lordose est probablement la _____ la plus _____.

**c)** La région lombaire est la région la plus _____ de la colonne vertébrale et elle

supporte les deux tiers du _____ corporel. En fait, _____ % des

mouvements du tronc proviennent de cette région.

# 11.1

## Bilan

Nom : _____ Groupe : _____ Date : _____

# Évaluez votre posture
## dans la vie de tous les jours

Les tests de posture que vous avez passés précédemment visaient à déterminer si vous présentez une déformation de la colonne vertébrale (cyphose, lordose ou scoliose) quand vous êtes debout et immobile et si vous avez des lacunes sur le plan musculaire. Le présent bilan vise maintenant à évaluer les postures que vous adoptez dans la vie quotidienne. Comment vous asseyez-vous pendant vos cours ? Comment vous installez-vous pour étudier, regarder la télé ou jouer sur l'ordinateur ? Comment vous y prenez-vous pour soulever un objet lourd posé sur le sol ? Comment transportez-vous un tel objet ? Comment portez-vous votre sac à dos ou votre serviette ? En faisant l'inventaire des comportements relatifs à vos postures, vous trouverez une réponse à ces questions et à bien d'autres.

Accordez-vous cinq points chaque fois que vous cochez la colonne *Toujours*, trois points pour la colonne *Parfois* et aucun point pour la colonne *Jamais*.

| | Situations | Toujours | Parfois | Jamais |
|---|---|---|---|---|
| 1. | Si j'ai mal dans le bas du dos, je pratique un ou plusieurs des exercices présentés aux pages 376-377. | | | |
| 2. | Quand je soulève un objet lourd posé sur le sol, je plie d'abord les genoux. | | | |
| 3. | Quand j'utilise un sac à dos, je le porte dans le dos, une bretelle sur chaque épaule. | | | |
| 4. | Quand je conduis une voiture, j'ajuste le siège et le volant afin d'être bien assis et d'avoir facilement accès aux pédales. | | | |
| 5. | Pour soulager le bas de mon dos quand je dois me tenir longtemps debout et immobile, je m'appuie sur une jambe, puis sur l'autre, en alternance, ou bien je pose, en alternance aussi, les pieds sur un repose-pieds ou l'équivalent. | | | |
| 6. | Quand je transporte un objet, je le tiens près de moi et non pas éloigné. | | | |
| 7. | J'évite de porter des chaussures à talons très hauts, du moins pendant de longues périodes. | | | |
| 8. | Quand je pratique un sport ou une activité physique, j'essaie de bien me préparer sur le plan physique (chapitre 12). | | | |
| 9. | Si je fais de la musculation, je veille à protéger mon dos. | | | |
| 10. | Quand je travaille à l'ordinateur, je respecte en général la posture assise suggérée dans la figure 11.11 (page 385). | | | |
| 11. | Si j'ai mal au dos, je connais la position qui me convient pour bien dormir. | | | |
| 12. | Si je fais un travail dangereux pour le dos, rémunéré ou non, je prends les mesures nécessaires pour réduire les risques. | | | |
| | **TOTAL** | | | |

**TOTAL GLOBAL** _____

Nom : _____ Groupe : _____ Date : _____

## Ce que votre résultat signifie

○ **45 points et plus.** Le risque de blessures au dos, sauf en cas d'accident, est minime. Vous prenez un soin jaloux de votre dos et vous vous en occupez au moindre signe.

○ **Entre 30 et 44 points.** Le risque de blessures au dos ou de douleurs dorsales est réel. Réviser certaines de vos postures pourrait profiter grandement à votre dos. Pensez, en particulier, aux bonnes postures que vous négligez généralement de prendre.

○ **Moins de 30 points.** Considérez-vous comme une personne à risque en ce qui a trait à la santé de votre dos. Demandez-vous : « Suis-je prêt à adopter de meilleures postures pour protéger mon dos ? » La réponse vous appartient.

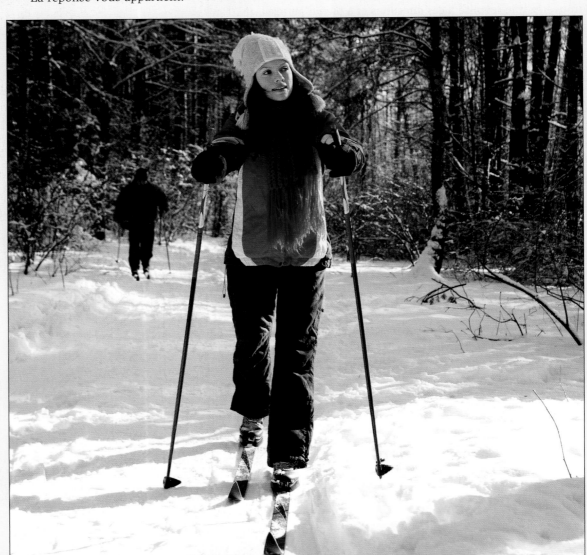

## Chapitre 12

# Choisir
## ses activités physiques
# et bien
## les pratiquer

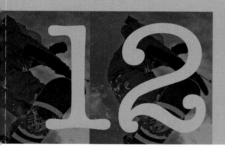

## Objectifs

- Déterminer vos besoins, capacités, goûts et motivations à pratiquer régulièrement une activité physique.

- Reconnaître les principales caractéristiques des activités physiques les plus populaires.

- Justifier vos choix d'activités physiques favorables à une pratique régulière ainsi qu'à votre santé.

- Apprendre à bien préparer votre corps à l'activité physique.

- Connaître les règles d'une pratique agréable et sécuritaire de l'activité physique.

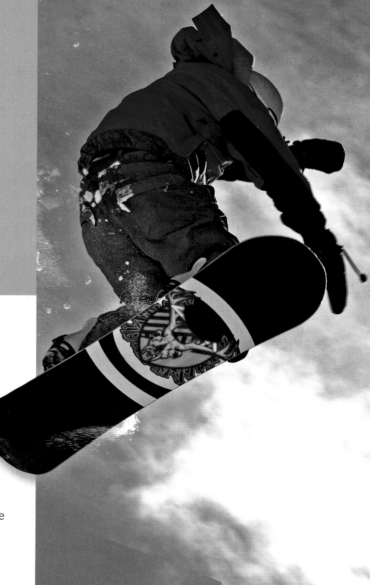

Nous avons vu dans les chapitres 6 à 11 les règles qui rendent la pratique de l'activité physique efficace sur le plan
de la condition physique et de la santé. Abordons à présent
les règles qui la rendront en plus agréable et sécuritaire,
deux conditions essentielles pour que cette bonne habitude de vie traverse l'épreuve du temps.

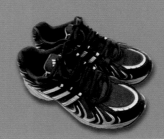

# Choisir d'abord
## la bonne activité physique

La première de toutes les règles, c'est de choisir une activité physique qui vous plaira et que
vous aurez donc le goût de pratiquer souvent. Bref, une activité qui vous «allumera». Si
vous l'avez déjà trouvée, tant mieux! Autrement, votre choix devra reposer sur les critères
suivants: votre degré de motivation (pour favoriser l'assiduité de la pratique), vos goûts
personnels (pour le plaisir), vos besoins (pour l'efficacité), vos capacités physiques (pour
la sécurité) et votre disponibilité (pour… le réalisme). Voyons cela de plus près.

## Votre degré de motivation

Si vous avez fait le bilan 2.2 B du chapitre 2, vous avez déjà amorcé une réflexion sur
votre degré de motivation à pratiquer l'activité physique de manière suffisante et régulière. Poursuivez cette réflexion en vous demandant, cette fois, ce qui vous motive ou
vous motiverait à pratiquer régulièrement une activité physique. Le bilan 12.1 A à la fin
de ce chapitre vous aidera à déterminer vos **facteurs de motivation**.

## Vos goûts

Le plaisir **est intimement associé à la pratique assidue d'une activité physique**. En
effet, si une activité donnée vous procure du plaisir, vous aurez naturellement le goût d'y
revenir régulièrement. Monter et descendre la même marche ou pédaler face à un mur
pendant 20 minutes, 3 fois par semaine, améliorera certes votre endurance cardiovasculaire, mais cela vous amusera-t-il vraiment? Il se pourrait que la danse aérobique, le
spinning (entraînement en groupe sur des vélos stationnaires spécifiques), la natation
ou le ski de fond vous donnent plus de plaisir, tout en vous promettant les mêmes résultats. Si vous aimez les sensations fortes, n'optez pas pour le taï-chi! Vous aurez plus de
frissons à faire de la descente de rivière ou du vélocross. Si, au contraire, vous aimez les
activités calmes, à déroulement lent, le taï-chi ou le yoga vous iront comme un gant. En
somme, **demandez-vous quel type d'activité vous attire**.

Un conseil, cependant : tenez compte de votre tempérament, car il peut être source de motivation aussi bien que d'abandon. Par exemple, si vous êtes du genre impatient, sachez que la maîtrise de la technique au tennis ou au golf exige justement une bonne dose de patience. Mieux vaut sans doute regarder ailleurs. Si vous êtes du type artiste ou créateur, choisissez le ballet jazz plutôt que la corde à sauter ! Et si la compétition ne vous stimule pas du tout, orientez-vous vers des activités où vous ne serez opposé à aucun adversaire, comme la marche sportive, le cyclisme, le yoga ou le patin à roues alignées.

Le bilan 12.1 C vous aidera à cerner vos goûts en matière d'activités physiques.

## Vos besoins

Ce qui est merveilleux, avec l'activité physique, c'est qu'elle permet de joindre l'utile à l'agréable, autrement dit d'améliorer sa santé tout en s'amusant. Il suffit de choisir une activité qui colle à ses goûts tout en satisfaisant ses besoins liés à la santé. Ces derniers, d'*ordre physique, émotionnel et social*, sont variés : besoin de se détendre, d'apprendre à mieux respirer, de corriger sa posture, de rencontrer des gens partageant ses intérêts, d'améliorer sa capacité cardiovasculaire, de maigrir, de surmonter sa déprime ou son anxiété, de récupérer à la suite d'une blessure, de mieux gérer le diabète, de relever un défi personnel, etc. Par exemple, si vous aimez le vélo et que vous voulez aussi améliorer votre cardio et l'endurance de vos mollets, vous avez là l'activité idéale. Si vous aimez l'exercice en groupe et avez besoin d'améliorer votre souffle, l'aéroboxe (un dérivé de la danse aérobique combinant différentes techniques d'entraînement du boxeur), le cyclotourisme ou l'aquaforme seraient sûrement de bons choix. En revanche, si vous souhaitez accroître votre force musculaire et préférez le faire seul, pensez à la musculation. Le bilan 12.1 D vous permettra de faire le lien entre vos besoins et le choix d'une activité physique.

## Vos capacités

Une fois trouvée l'activité qui répond à vos goûts et à vos besoins, assurez-vous que ses exigences correspondent aussi à vos capacités physiques. Une faiblesse à l'épaule, une scoliose prononcée, de l'hypotension, une allergie au chlore, le diabète, l'asthme mal maîtrisé, etc. sont autant de limites à prendre en compte avant d'arrêter son choix. Par exemple, vous pouvez avoir envie et besoin de cardio de type militaire, mais ce n'est sûrement pas une bonne idée si vos chevilles sont sujettes aux entorses. Il existe aussi des contre-indications à la pratique de certains types de sport. Ainsi, les sports de contact, comme le hockey, le football ou le rugby, sont des facteurs de risque si vous souffrez d'hémophilie (incapacité du sang à se coaguler). Consultez le Compagnon Web : vous y trouverez une liste détaillée des contre-indications liées à la pratique de divers sports. Le bilan 12.1 B vous permettra de déterminer vos capacités à pratiquer l'activité physique.

contre-indications

**Quoi qu'il en soit, ces limites d'ordre physique ne doivent pas freiner votre motivation ni vous servir de prétexte pour rester inactif.** Mis à part la phase aiguë d'une maladie ou une blessure sérieuse, les situations qui interdisent toute activité physique sont plutôt rares.

## Votre disponibilité

Ce critère est le dernier de la liste, mais non le moindre car il faut tenir compte du temps nécessaire pour pratiquer l'activité choisie. Si certaines activités comme la marche sportive ou le jogging se pratiquent en peu de temps, d'autres comme l'escalade, le ski alpin ou le vélo sur route exigent, au contraire, deux, trois ou quatre heures de pratique. Vous devez considérer sérieusement votre disponibilité avant de vous lancer dans la pratique d'une activité physique, sinon vous courez vers l'abandon. Le bilan 12.1 E vous permettra d'évaluer votre disponibilité.

Voilà, vous connaissez les critères pour faire le bon choix. Examinez maintenant le tableau 12.1. Vous y trouverez la liste des activités physiques les plus populaires au Québec ainsi que leurs relations avec les principaux déterminants de la condition physique. Cela peut vous donner quelques idées.

# Choisir
## un centre d'activité physique

Choisir une activité, c'est souvent choisir aussi tout un environnement. C'est le cas si on suit un cours ou qu'on pratique une activité dans un centre spécialisé. Ces centres, très populaires, offrent plusieurs avantages par rapport à la pratique autonome : diversité d'activités physiques, d'accessoires et de salles, présence de spécialistes (kinésiologues, éducateurs physiques), service d'évaluation de la condition physique, atmosphère propice, possibilité de rencontres intéressantes — sans compter les petits extras, comme les bains à remous, les saunas, les restos santé ou la massothérapie. Néanmoins, on peut perdre son argent et son temps si on choisit un centre inapproprié. Voici trois critères à prendre en considération avant de débourser le moindre sou.

## Premier critère : la distance

La distance à franchir pour aller s'entraîner nous ramène au facteur temps. En effet, s'il vous faut une heure pour vous rendre à votre club de santé, vous risquez de sauter des séances et, finalement, de tout laisser tomber. **En choisissant un centre situé à moins d'une vingtaine de minutes** de votre point de départ (la maison, le cégep ou le lieu de travail), vous augmentez vos chances de persévérer.

## Deuxième critère : les lieux

Visitez toutes les salles du centre. Si possible, aux mêmes jours et aux mêmes heures où vous comptez aller y faire votre entraînement. Vous aurez ainsi une juste idée de l'atmosphère qui règne à ces moments-là. Portez une attention particulière aux quatre points suivants : les spécialistes, les appareils, la propreté des lieux et l'achalandage.

**Les spécialistes.** Des kinésiologues ou des éducateurs physiques sont-ils sur place pour conseiller et guider les clients concernant leur programme de mise en forme et l'utilisation des divers appareils ? Idéalement, les spécialistes devraient être diplômés en kinésiologie (science de l'être humain en mouvement) ou en éducation physique ; à tout le moins être

**tableau 12.1** Les activités physiques les plus populaires au Québec et les déterminants de la condition physique

| Activité | Endurance cardiovasculaire | Endurance musculaire | Force | Flexibilité | Apprentissage[a] | Dépense énergétique (Cal/h)[b] |
|---|---|---|---|---|---|---|
| Aéroboxe | 1 | 1 | 3 | 2 | Moyen | 400-800 |
| Arts martiaux vigoureux[c] | 2 | 2 | 3 | 1 | Long | 450-700 |
| Badminton | 2 | 2 | 3 | 3 | Moyen | 375-750 |
| Canotage (eaux calmes) | 3 | 2 | 2 | 4 | Court | 300-500 |
| Canotage (eaux vives) | 2 | 2 | 1 | 2 | Long | 450-700 |
| Cours cardio de groupe[d] | 1 | 1 | 2-3 | 2 | Court | 400-900 |
| Escalade | 3 | 1 | 2 | 3 | Moyen | 300-500 |
| Golf (sans voiturette) | 3 | 2 | 4 | 3 | Long | 300-500 |
| Hockey sur glace | 2 | 2 | 1 | 2 | Long | 450-750 |
| Jogging | 1 | 1 | 4 | 4 | Nul | 450-800 + |
| Marche sportive | 2 | 2 | 4 | 4 | Nul | 300-650 |
| Musculation | 4 | 2 | 1 | 2 | Court | 400-600 |
| Natation (longueurs) | 1 | 1 | 3 | 2 | Long | 450-900 |
| Patin à roues alignées | 1 | 1 | 3 | 3 | Moyen | 450-700 + |
| Patin sur glace | 2 | 2 | 3 | 3 | Long | 300-600 |
| Randonnée en raquettes | 2 | 2 | 3 | 3 | Court | 305-850 |
| Saut à la corde | 1 | 1 | 4 | 4 | Moyen | 500-900 + |
| Ski alpin | 4 | 2 | 2 | 3 | Long | 375-600 |
| Ski de fond | 1 | 1 | 3 | 3 | Moyen | 750-1200 |
| Soccer | 2 | 2 | 3 | 2 | Moyen | 450-750 |
| Squash et racquetball | 2 | 2 | 3 | 3 | Moyen | 450-800 + |
| Spinning | 1 | 1 | 2 | 3 | Court | 500-1000 + |
| Surf des neiges (planche à neige) | 4 | 3 | 2 | 3 | Long | 375-600 |
| Taï-chi | 3 | 1 | 3 | 1 | Long | 300-450 |
| Tennis | 2 | 2 | 2 | 2 | Long | 375-750 |
| Vélo sur route | 1 | 1 | 2 | 3 | Court | 500-1000 + |
| Yoga | 4 | 4 | 4 | 1 | Moyen | 150-300 |

Légende : 1 : effet très important ; 2 : effet important ; 3 : effet moyen ; 4 : effet faible.

a. Le temps nécessaire à l'apprentissage d'une activité varie beaucoup (long, moyen, court, nul). Il dépend du degré d'habileté de la personne et de son intérêt à apprendre.

b. La dépense énergétique varie en fonction du degré d'habileté de la personne, de son poids et de l'intensité de l'effort fourni.

c. Les arts martiaux vigoureux sont notamment l'aïkido, le karaté, la boxe chinoise, le jiu-jitsu, le judo et le kung-fu.

d. Il existe plusieurs formules : cardio hip hop, cardio militaire, cardio mania, etc.

étudiants dans l'une de ces disciplines. Ils devraient vous faire remplir un questionnaire au sujet des risques cardiovasculaires et articulaires que vous pourriez courir en vous entraînant. Ils devraient aussi évaluer votre condition physique et vous proposer un programme personnalisé. Si c'est un cours de danse aérobique qui vous intéresse, observez comment une séance se déroule. Les exercices semblent-ils correspondre à vos capacités physiques actuelles ? La personne responsable du cours est-elle attentive à son groupe ou ne fait-elle qu'exhiber sa superforme ? Est-elle stimulante, saura-t-elle vous motiver ? Sachez que la qualité de l'animation est très importante dans ce genre de cours : elle vous aide à persévérer.

**Les appareils de mise en forme.** Si vous souhaitez vous entraîner à l'aide d'appareils, examinez attentivement la salle où ils se trouvent. Elle doit être bien aérée, propre et assez grande pour éviter aux gens de se marcher sur les pieds. Une forte odeur de transpiration indique une mauvaise ventilation. Dites-vous également que plus le choix d'appareils est vaste, plus vos chances de persévérer sont grandes. Si vous avez choisi la musculation pour remodeler votre corps, le centre devrait mettre à votre disposition une gamme complète de poids libres et d'appareils. À proximité, on devrait trouver des directives claires sur leur mode d'utilisation. Le désordre (haltères traînant par terre, collets sans vis, bancs au revêtement déchiré, appareils en mauvais état, etc.) révèle un entretien déficient.

**La propreté des lieux.** Les locaux sont-ils propres ou poussiéreux ? Y a-t-il des consignes exigeant d'essuyer les appareils cardio après une abondante sudation ? La salle des douches est-elle reluisante (sinon, gare aux pieds d'athlète) ?

**L'achalandage.** Les membres doivent-ils faire la queue devant les appareils ou les haltères ? Si oui, tenez compte de ce temps d'attente dans votre décision finale. Allez faire un tour dans les vestiaires. Les gens y sont-ils entassés comme des sardines ? Y a-t-il suffisamment de douches ? S'il y en a peu, cela signifie encore du temps d'attente.

## Troisième critère : les signes suspects

Les indices suivants peuvent vous aider à repérer les centres gérés par des gens qui pensent davantage à amasser de gros profits qu'à offrir de bons services.

- On hésite à vous donner des prix au téléphone, mais on vous incite fortement à venir sur place en discuter.

- On ne vous permet pas d'essayer gratuitement les installations, de visiter les lieux ou de parler avec le personnel.

- On insiste pour vous faire signer rapidement un contrat d'abonnement ou on vous propose une réduction de dernière minute, valable seulement 24 heures.

- On essaie de vous vendre un abonnement à long terme en vous faisant miroiter une économie substantielle. En fait, certains centres comptent sur le fort taux d'abandon (de 30 à 40 % des gens décrochent après quelques semaines) pour pouvoir offrir des places à de nouveaux membres. Consultez le Compagnon Web avant de signer tout contrat d'abonnement.

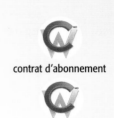

contrat d'abonnement

s'entraîner chez soi

Enfin, si le centre d'activité physique ne vous dit rien, s'entraîner chez soi est une option intéressante. Consultez le Compagnon Web pour en savoir plus.

# Bien pratiquer
## l'activité physique choisie

Une fois choisie l'activité physique qui convient à ses goûts, ses besoins et ses capacités, il faut s'assurer qu'elle sera agréable et sécuritaire. Pourtant, nombreux sont ceux qui se lancent dans la pratique d'une activité physique avec des chaussures qui leur font mal aux pieds et des vêtements qui irritent leur peau ou les font transpirer comme dans un sauna. Pour couronner le tout, ils ne s'échauffent pas avant de commencer et ne s'hydratent pas pendant leur activité.

Vous avez compris : il faut vous préparer avant de commencer. La complexité de votre préparation va varier en fonction de l'activité, de sa durée et du temps qu'il fait. Par exemple, pour une séance de marche ordinaire de 15 minutes par beau temps, la préparation est minimale : il vous suffit de vous lever et de marcher ! En revanche, avant une sortie de plongée sous-marine, une descente de rapides ou une longue randonnée de ski de fond, elle demande un plus grand soin. Cette préparation porte sur l'habillement, les chaussures, l'échauffement, le retour du corps au calme, la protection de la peau, l'alimentation et l'hydratation. Ces deux derniers sujets ont été traités dans le chapitre 3.

## 1. L'habillement : une question de température

Au repos, la température du corps est d'environ 37 °C. La chaleur dégagée par l'organisme provient en grande partie de l'activité des organes vitaux, en particulier le cœur, le foie et le cerveau. Mais les muscles fixés au squelette fournissent tout de même de 20 à 30 % de la chaleur corporelle. Dès qu'on passe du repos à l'effort physique, la situation change radicalement. La quantité de chaleur produite par les muscles en action peut alors devenir de 30 à 40 fois supérieure à celle que produit le reste de l'organisme. De fait, les muscles au travail sont, de loin, les plus gros producteurs de chaleur. Voilà pourquoi on a chaud quand on fait de l'exercice et pourquoi il faut s'habiller en conséquence.

**S'habiller par temps chaud.** Si l'activité physique a lieu par temps chaud ou à l'intérieur, il faut s'habiller légèrement afin de faciliter l'évacuation de la chaleur produite par les muscles. Il est donc tout à fait inadapté de porter un survêtement qui recouvre pratiquement tout le corps, au risque de souffrir d'hyperthermie (élévation anormale de la température du corps). Un t-shirt et un short constituent le meilleur choix. Ces vêtements seront amples, de façon à faciliter la circulation de l'air entre la peau et le tissu. Au soleil, portez des vêtements pâles : en effet, le blanc réfléchit la lumière, alors que le noir l'absorbe, ce qui a pour effet d'augmenter localement la température. Si le temps est très chaud et, surtout, très humide, réduisez l'intensité et la durée de vos efforts pour éviter la déshydratation (page 93). Dans ces conditions, il est parfois préférable de pratiquer une activité physique d'intensité légère et de courte durée ou même d'éviter toute activité physique. Les températures auxquelles il vaut mieux se tenir à l'ombre ou se baigner sont indiquées dans la figure 12.1, et les dangers associés à la chaleur et à l'humidité excessives sont présentés dans le zoom 12.1.

**S'habiller par temps froid.** Quand il fait froid, les muscles produisent autant de chaleur que par temps chaud, mais celle-ci se perd plus facilement. Il faut donc s'habiller chaudement, sans exagération et selon le principe de la pelure d'oignon : plusieurs vêtements

### figure 12.1 — Les températures dangereusement chaudes

**Température ambiante (°C)**

| | 21 | 24 | 26 | 29 | 32 | 35 | 38 | 40 | 43 | 46 | 49 |
|---|---|---|---|---|---|---|---|---|---|---|---|

**Température équivalente (°C)**

| Humidité relative (%) | 21 | 24 | 26 | 29 | 32 | 35 | 38 | 40 | 43 | 46 | 49 |
|---|---|---|---|---|---|---|---|---|---|---|---|
| 0 | 18 | 21 | 23 | 25 | 28 | 30 | 33 | 35 | 37 | 39 | 42 |
| 10 | 18 | 21 | 24 | 26 | 29 | 32 | 35 | 38 | 41 | 44 | 47 |
| 20 | 19 | 23 | 25 | 27 | 30 | 34 | 37 | 41 | 44 | 49 | 54 |
| 30 | 20 | 24 | 26 | 28 | 32 | 36 | 40 | 45 | 51 | 57 | 64 |
| 40 | 20 | 24 | 26 | 29 | 34 | 39 | 43 | 51 | 58 | 66 | |
| 50 | 21 | 24 | 27 | 30 | 36 | 42 | 49 | 57 | 66 | | |
| 60 | 21 | 25 | 28 | 32 | 38 | 45 | 55 | 65 | | | |
| 70 | 22 | 25 | 29 | 34 | 41 | 51 | 62 | | | | |
| 80 | 22 | 26 | 30 | 36 | 45 | 58 | | | | | |
| 90 | 23 | 26 | 30 | 40 | 50 | | | | | | |
| 100 | 23 | 27 | 33 | 42 | | | | | | | |

**Légende**

■ Risque de crampes de chaleur.

■ Risque élevé de crampes de chaleur et d'épuisement par la chaleur.

■ Risque élevé de coup de chaleur.

McArdle, W. D. , Katch, F. I., et Katch, V. L. (2004). *Nutrition et performances sportives* (1re éd.). Bruxelles : De Boeck, p. 247.

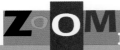

# ZOOM 12.1 Les dangers liés au temps chaud et humide

Une évacuation insuffisante de la chaleur du corps peut provoquer des crampes, de l'épuisement ou un coup de chaleur.

### Les crampes de chaleur

Elles apparaissent habituellement dans les muscles sollicités pendant l'exercice. Le traitement est simple : s'arrêter, étirer le muscle noué par la crampe et boire de l'eau (qui peut être légèrement salée).

### L'épuisement par la chaleur

Il s'agit d'un problème plus sérieux que la crampe. Les symptômes : fatigue extrême, essoufflement, étourdissements, nausée, moiteur fraîche de la peau, pouls faible et rapide. Le traitement consiste à se refroidir en buvant des liquides, froids de préférence. Garder une position allongée, les pieds surélevés, aide aussi à la récupération en facilitant le retour du sang vers le cœur.

### Le coup de chaleur

C'est le plus grave des incidents causés par la chaleur pendant un exercice physique. Le coup de chaleur peut même entraîner la mort ! En fait, c'est une situation d'urgence qui requiert l'intervention immédiate d'un spécialiste de la santé. Il faut donc appeler le 911. Cet état d'urgence se caractérise par une température corporelle élevée (plus de 40 °C), une absence de sudation, une peau souvent sèche et chaude, une hypertension inhabituelle, un comportement bizarre, de la confusion et une perte de conscience. Le traitement immédiat vise à refroidir rapidement la personne dans un bain d'eau froide ou de glace, à l'envelopper dans un drap humide et à la ventiler.

superposés en couches successives, qui enfermeront ainsi l'air et procureront une bonne isolation (figure 12.2). Au fur et à mesure que le corps s'échauffe, on peut enlever les couches extérieures ou en porter seulement deux si la température est tiède ou qu'on dépense beaucoup d'énergie. En fait, il faut éviter d'avoir chaud pour que la pratique de l'activité demeure agréable. À la fin, quand le corps se refroidit, on devrait remettre les vêtements de dessus, afin d'éviter la transpiration excessive et les refroidissements brusques. Le système multicouches en comporte généralement trois : la couche pare-vapeur, la couche isolante et la couche coupe-vent, ou coquille.

**La couche pare-vapeur.** Cette première couche de vêtements absorbe et évacue l'humidité produite par la transpiration et vous garde au sec. C'est l'équivalent du pare-vapeur dans les murs d'une maison. Les sous-vêtements longs, à base de polyester (ou de ses dérivés, comme le polypropylène) et à séchage rapide, répondent parfaitement à cette exigence. La face interne de ces sous-vêtements absorbe l'humidité et l'achemine vers la face externe où elle est transférée à la face interne du vêtement de la deuxième couche, et ainsi de suite jusqu'à l'air ambiant. C'est le principe des vases communicants !

Les vêtements de cette première couche doivent coller au corps, sans toutefois nuire à la liberté de mouvements. Ainsi, la face interne du tissu, plaquée contre la peau, absorbe l'humidité du corps avant même la formation des gouttes de sueur. Au contraire, si vous flottez dans vos sous-vêtements, vous pouvez être sûr que vous flotterez aussi… dans votre sueur ! Selon l'activité que vous pratiquez, vous choisirez des sous-vêtements plus ou moins épais. Par exemple, des sous-vêtements minces et légers pour des activités aérobiques en mode continu (ski de fond, jogging d'hiver ou raquette) ; mais épais ou d'épaisseur

figure
**12.2**  Les couches de vêtements appropriées par temps froid

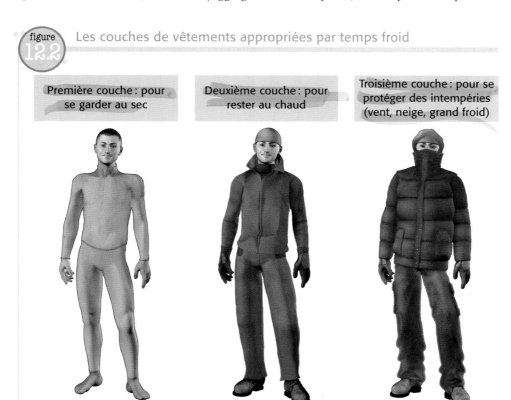

Première couche : pour se garder au sec

Deuxième couche : pour rester au chaud

Troisième couche : pour se protéger des intempéries (vent, neige, grand froid)

moyenne pour des activités de faible intensité ou au cours desquelles vous êtes souvent à l'arrêt (observation d'oiseaux, voile sur glace, parapente d'hiver, patinage extérieur, escalade de glace).

**La deuxième couche de vêtements.** Celle-là, qui comprend parfois deux épaisseurs, doit pouvoir retenir la chaleur du corps tout en poursuivant le transfert d'humidité provenant de la première couche. C'est l'équivalent de la laine minérale dans les murs d'une maison. Le vêtement type contient un savant mélange de fibres isolantes et «respirantes» (laine polaire, polyester, mélange coton et polyester). Certains vêtements disposent d'une ferme-ture-éclair à l'avant ou même sous les aisselles pour faciliter la ventilation. Comme pour la première couche, choisissez l'épaisseur de cette couche isolante en fonction de la dépense énergétique entraînée par l'activité en question.

**La troisième couche de vêtements.** Cette couche vous protège d'abord contre les intem-péries (vent, neige, grand froid). Elle agit comme une coquille imperméable, mais laisse passer l'humidité produite par la transpiration. Elle équivaut au revêtement extérieur de la maison. Les deux-pièces (anorak et pantalon) ou les combinaisons (vêtements d'une seule pièce) contenant une fibre synthétique imperméable à base de nylon ou de polyester offrent une protection maximale contre le vent, l'eau et l'humidité. Envisagez de porter une combinaison si vous pratiquez un sport qui vous expose à la morsure du vent, comme le ski alpin, le parapente ou la voile sur glace. La combinaison crée un effet de «chemi-née», qui force la chaleur produite par les muscles à remonter vers le haut du corps. Selon l'activité, la troisième couche sera plus ou moins épaisse et étanche. Par exemple, très légère en ski de fond, parce qu'on produit beaucoup de chaleur, mais plus chaude et étanche en ski alpin, à cause de l'effet refroidissant du vent. Pour en savoir plus sur les vêtements à porter en fonction de l'activité hivernale, consultez le Compagnon Web.

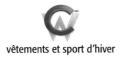

vêtements et sport d'hiver

**Les zones sensibles.** Si le principe de la pelure d'oignon convient parfaitement pour le corps en général, il est inadapté pour les extrémités. On ne peut quand même pas porter trois paires de chaussettes, trois paires de gants et trois tuques! Une protection vestimen-taire différente est nécessaire pour ces parties du corps.

Commençons par les pieds, puisqu'ils sont souvent les premières victimes du froid. Même à –20 °C, les pieds transpirent si on fait un exercice intense. Par conséquent, il faut enfiler des chaussettes qui maintiennent les pieds au sec et au chaud. La chaussette de laine, avec ou sans acrylique (l'acrylique accélère le séchage), et la chaussette composée de fibres synthétiques, comme le polypropylène et le ThermaStat, remplissent cette double fonction. Attention aux bottes : trop petites, elles sont inconfortables et favorisent les engelures. Pour trouver celles qui vous conviennent, essayez-les au magasin avec les chaussettes que vous portez habituellement. Il devrait rester un espace de 1 ou 2 cm entre le bout de l'orteil le plus long et la pointe de la botte. Suivez la même règle lorsque vous choisissez des patins.

Pour protéger vos mains, portez des gants en cuir doublé, ou des mitaines si l'activité n'exige pas de dextérité particulière. On en trouve facilement qui sont imperméables et très bien isolés.

Il faut aussi se protéger la tête et les yeux. Contrairement à celle des pieds et des mains, la circulation sanguine de la tête ne diminue jamais par temps froid. Heureusement, d'ailleurs, sinon on se gèlerait le cerveau! Aussi est-il facile de perdre de la chaleur par la tête quand elle est à découvert. Le port d'une coiffure (tuque, bandeau, passe-montagne, etc.) est donc de rigueur. Par temps très froid, on peut en plus se protéger le visage grâce à une cagoule. Des lunettes solaires polarisées protégeront vos yeux

## figure 12.3 — Les températures dangereusement froides

| Vitesse du vent (km/h) | Température de l'air (°C) | | | | | | | | |
|---|---|---|---|---|---|---|---|---|---|
| | −10 | −15 | −20 | −25 | −30 | −35 | −40 | −45 | −50 |
| 5 | −13 | −19 | −24 | −30 | −36 | −41 | −47 | −53 | −58 |
| 10 | −15 | −21 | −27 | −33 | −39 | −45 | −51 | −57 | −63 |
| 15 | −17 | −23 | −29 | −35 | −41 | −48 | −54 | −60 | −66 |
| 20 | −18 | −24 | −30 | −37 | −43 | −49 | −56 | −62 | −68 |
| 25 | −19 | −25 | −32 | −38 | −44 | −51 | −57 | −64 | −70 |
| 30 | −20 | −26 | −33 | −39 | −46 | −52 | −59 | −65 | −72 |
| 35 | −20 | −27 | −33 | −40 | −47 | −53 | −60 | −66 | −73 |
| 40 | −21 | −27 | −34 | −41 | −48 | −54 | −61 | −68 | −74 |
| 45 | −21 | −28 | −35 | −42 | −48 | −55 | −62 | −69 | −75 |
| 50 | −22 | −29 | −35 | −42 | −49 | −56 | −63 | −69 | −76 |
| 55 | −22 | −29 | −36 | −43 | −50 | −57 | −63 | −70 | −77 |
| 60 | −23 | −30 | −36 | −43 | −50 | −57 | −64 | −71 | −78 |
| 65 | −23 | −30 | −37 | −44 | −51 | −58 | −65 | −72 | −79 |
| 70 | −23 | −30 | −37 | −44 | −51 | −58 | −65 | −72 | −80 |
| 75 | −24 | −31 | −38 | −45 | −52 | −59 | −66 | −73 | −80 |
| 80 | −24 | −31 | −38 | −45 | −52 | −60 | −67 | −74 | −81 |

**Légende**

Engelure possible, mais improbable
Engelure probable > 30 min

Risque d'engelure < 30 min
Risque d'engelure < 10 min
Risque d'engelure < 3 min

Source : Wilmore, J. H., Costill, D. L., et Kenney, W. L. (2009). *Physiologie du sport et de l'exercice* (4ᵉ éd.). Bruxelles : De Boeck, p. 261.

contre la réflexion du soleil sur la neige. Enfin, un bon foulard isolera votre cou. Naturellement, s'il fait un froid sibérien (figure 12.3) et que le risque d'engelures est très élevé, il serait plus sage d'annuler simplement votre sortie.

# 2. La chaussure de sport

On a tendance à l'oublier, mais les pieds encaissent leur lot de coups quand on pratique une activité physique. Par exemple, après 30 minutes de jogging ou de danse aérobique, ils auront frappé le sol plusieurs centaines de fois ! Si vous portez des chaussures de piètre qualité, trop petites ou trop grandes, ou encore trop usées, vous pouvez vous retrouver avec des ampoules, des ongles noirs et des cors. **Une bonne chaussure de sport doit être confortable, durable et bien aérée**. Autrement dit, elle doit offrir suffisamment d'espace pour les orteils, être pourvue d'une languette, d'un col et d'une semelle intérieure généreusement coussinés, d'une semelle extérieure adhérente et résistante à l'abrasion, d'une empeigne qui laisse échapper la chaleur, et être confectionnée de matériaux de qualité (figure 12.4).

**Vous devez choisir aussi vos chaussures en fonction de l'activité pratiquée.** Si vous jouez au squash avec des chaussures de jogging (même d'excellente qualité), vous risquez

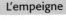

**figure 12.4** L'anatomie d'une chaussure de sport

### Les semelles

Une chaussure comporte trois semelles. La *semelle intérieure* est garante du confort et doit contrer la transpiration. La *semelle intermédiaire* amortit les chocs. Il existe plusieurs systèmes antichocs (coussin d'air ou de silicone, tamis rebondissant, galette de caoutchouc, etc.). La *semelle extérieure* assure l'adhérence au sol. Elle doit être adaptée à l'exercice physique : plate pour le tennis, fortement rainurée pour le jogging, antidérapante pour les sports pratiqués sur plancher de bois, etc.

### L'empeigne

L'empeigne est la partie supérieure de la chaussure de sport ; elle est fixée à la semelle intermédiaire. L'empeigne peut être pourvue de renforts latéraux pour un meilleur maintien du pied.

### La tige

La tige protège la cheville et maintient le talon.

### La languette

La languette doit être abondamment coussinée, sinon elle risque d'irriter le dessus du pied.

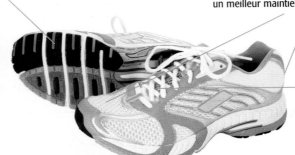

types de pied

l'entorse de la cheville, car ce type de chaussure n'est pas conçu pour les déplacements latéraux et vifs, propres au squash. Si vous pratiquez plusieurs activités, achetez une **chaussure multisport**. Il s'agit d'un modèle passe-partout, conçu pour répondre à plusieurs exigences. Pourvue de coussinets et d'un support latéral plus que convenable, la chaussure multisport encaisse tant les sauts que les déplacements latéraux. Elle constitue donc un bon achat pour les sportifs indécis ou pour ceux qui aiment diversifier leurs activités. Les caractéristiques des principaux types de chaussures de sport sont présentées dans le **tableau 12.2**. Mais attention, il arrive parfois que ce soit le type de pied qui cause des problèmes et non pas la chaussure. Pour savoir quel est votre type de pied et ainsi déterminer quelle chaussure de sport vous conviendra, consultez le Compagnon Web.

**Le magasinage.** Voici quelques conseils pour vous aider à trouver la bonne chaussure, c'est-à-dire celle qui conviendra à votre pied comme à votre budget.

- Magasinez toujours en fin d'après-midi, quand vos pieds sont légèrement enflés. Sinon, vous risquez d'acheter des chaussures qui se révéleront trop serrées.

- Déterminez la pointure en fonction de votre pied le plus large. Sachez que plusieurs fabricants offrent des modèles en différentes largeurs.

- Au moment de l'essayage, portez vos chaussettes d'exercice habituelles.

- Tenez compte des caractéristiques du tableau 12.2 quand vous achetez des chaussures de sport !

- Une fois chaussé, faites quelques pas dans le magasin, sur une surface dure (sans tapis), pour bien apprécier l'épaisseur des coussinets. Imitez vos déplacements au cours de l'activité pour laquelle vous voulez acheter les chaussures. Celles-ci doivent être confortables : des chaussures neuves qui font mal ne laissent rien augurer de bon !

### tableau 12.2 — Les caractéristiques de quelques types de chaussures de sport

| Activité | Caractéristiques de la chaussure appropriée |
|---|---|
| Danse aérobique et step | Ultralégère, bonne stabilité latérale, semelle dotée de bons coussinets au talon et sous la plante du pied, très flexible au niveau des orteils. |
| Golf | Stable, imperméable, semelle munie de crampons fixes ou amovibles. |
| Jogging | Très légère, talon surélevé et doté de bons coussinets, semelle antidérapante à rainures profondes et coupe biseautée du talon. |
| Marche sportive | Talon un peu plus bas que pour la chaussure de jogging, semelle très flexible au niveau des orteils. |
| Randonnée pédestre | De type bottine, hydrofuge, semelle antidérapante à rainures profondes, bien rigide, intérieur très confortable. |
| Sports sur plancher de bois verni (badminton, squash, racquetball, volleyball, etc.) | Semelle antidérapante, très adhérente sur le bois verni. |
| Tennis | Grande stabilité latérale, variété de semelles conçues pour différents types de court (terre battue, asphalte, béton, matière synthétique, etc.). |
| Tous les sports | De type multisport, stable, semelle antidérapante et bons coussinets au talon. |

- Si vous portez habituellement des orthèses plantaires, apportez-les au magasin. Choisissez des chaussures dont les semelles intérieures sont amovibles (c'est très courant). Remplacez-les par vos orthèses et marchez : vous devez vous sentir à l'aise. On trouve aussi, sur le marché, des bottines (parfois appelées « trois-quarts »), qui couvrent tout le tendon d'Achille. On peut y ajouter une orthèse de bonne épaisseur, sans risquer que le talon sorte de la chaussure lors d'un déplacement brusque.

- Fixez-vous un prix limite. Pourquoi acheter des chaussures haut de gamme si un modèle économique fait très bien l'affaire ?

## 3. L'échauffement et le retour au calme

Bien habillé et bien chaussé, vous êtes prêt à passer à l'action. Ne le faites surtout pas sans vous être échauffé au préalable ! Voici pourquoi.

1. L'échauffement élève la température du corps, ce qui accroît l'efficacité des réactions chimiques dans les cellules musculaires. En quelque sorte, c'est un « préchauffage » de l'activité métabolique. La hausse de température provoque aussi une dilatation des vaisseaux sanguins, ce qui amène plus de sang, donc plus d'oxygène, dans les muscles. Sans compter que l'hémoglobine, le pigment transporteur de l'oxygène, libère celui-ci plus facilement lorsque le sang est plus chaud. Résultat : la cellule musculaire fabrique de l'ATP sans production d'acide lactique.

2. Les influx nerveux se propagent plus rapidement quand la température du tissu musculaire s'élève, ce qui accroît la coordination et la vitesse des mouvements.

3. La chaleur musculaire éclaircit le lubrifiant naturel (la synovie) qui circule dans les articulations.

4. La chaleur diminue aussi la résistance du tissu conjonctif et musculaire, ce qui favorise l'amplitude articulaire et l'élongation du muscle, deux facteurs qui contribuent à réduire le risque de blessure lors d'un mouvement brusque. En fait, la flexibilité peut fortement augmenter, parfois même de 20 %, quand le muscle est échauffé.

5. L'augmentation graduelle du rythme cardiaque au cours de l'échauffement prépare le cœur à faire face à des efforts plus soutenus.

6. L'échauffement permet aux vaisseaux sanguins du cœur de se constituer une bonne réserve d'oxygène avant un effort plus intense. On peut donc dire que l'échauffement a un effet protecteur chez les personnes souffrant de problèmes cardiaques.

7. L'échauffement aide à prévenir les crises d'asthme en améliorant la réponse respiratoire à l'exercice[1].

8. Enfin, l'échauffement améliore l'attitude mentale, puisqu'on se sent mieux dans un corps chaud que dans un corps froid.

En somme, l'échauffement ménage le cœur et les muscles, améliore la performance et peut aider à réduire les courbatures et la raideur musculaire du lendemain. Il serait fou de se passer de tant d'avantages !

**L'échauffement type.** La meilleure formule pour vous échauffer consiste à commencer par des exercices aérobiques légers (marche rapide, jogging léger, sautillements sur place, vélo à faible vitesse, etc.). Ces exercices élèvent légèrement le pouls, tout en provoquant une légère sensation de chaleur. À ces exercices, vous pouvez ajouter quelques étirements dynamiques qui imitent les gestes que vous effectuez dans votre entraînement ou votre pratique sportive. Par exemple, pour vous échauffer avant un match de badminton ou de tennis, vous pouvez exécuter quelques coups à vide (dégagés, smashes, coups droits ou revers). Avant un match de soccer, vous pouvez exécuter des exercices légers de contrôle du ballon avec les pieds, ainsi que quelques coups de pied de faible intensité. Ces étirements préparent les articulations et les tendons à des mouvements beaucoup plus amples que ceux de la vie de tous les jours.

De façon générale, la *durée de l'échauffement* dépend de la durée et de l'intensité de l'activité physique qui va suivre. Ainsi, pour 20 minutes de jogging, il n'est pas nécessaire de s'échauffer pendant 15 minutes : ce serait du zèle. En revanche, avant de courir un marathon, vous auriez parfaitement raison d'allonger votre séance d'échauffement et d'aller au-delà de 15 minutes. Précisons enfin qu'une activité intense et vigoureuse, même de courte durée (par exemple courir le 100 m), nécessite un échauffement qui peut dépasser 15 minutes. La durée de l'échauffement dépend également de la température ambiante : s'il fait très chaud et humide, l'échauffement sera plus court que d'habitude ; si le temps est frais, il sera plus long, et on portera un survêtement pour conserver sa chaleur.

**Le retour au calme.** Une fois l'activité terminée, prenez quatre ou cinq minutes pour ralentir votre métabolisme. Pour cela, il suffit de marcher. En effet, la marche accélère l'évacuation de l'acide lactique accumulé dans les muscles. Puis, par des étirements statiques (figure 12.5) ou des étirements dynamiques, étirez vos muscles (chapitre 10). Se ménager cette courte détente après une activité physique se traduit généralement par un corps plus frais, un système cardiovasculaire apaisé et des muscles détendus.

1. Mickleborough, T. D., Lindley, M. R., et Turner, L. A. (2007). Comparative effects of a high-intensity interval warm-up and salbutamol on the bronchoconstrictor response to exercise in asthmatic athletes. *International Journal of Sports Medicine, 28*: 456-462.

figure
12.5 Exemples d'étirements statiques à effectuer pendant la période de retour au calme

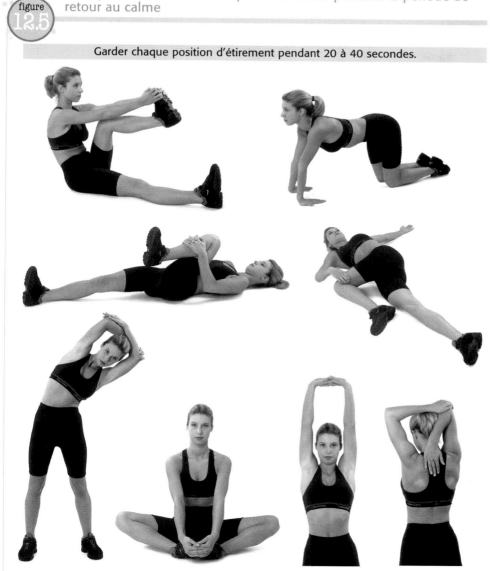

Garder chaque position d'étirement pendant 20 à 40 secondes.

## 4. Les blessures les plus fréquentes : prévention et traitements

Si elle est bénéfique pour notre santé, l'activité physique entraîne cependant un risque accru de blessures. Heureusement, la plupart du temps, il s'agit de blessures sans gravité, qu'on peut bien souvent prévenir ou soigner efficacement soi-même (tableau 12.3). Cependant, si jamais vous devez subir une opération à la suite d'une blessure, assurez-vous que cette option constitue vraiment votre dernier recours. Consultez le Compagnon Web à ce sujet. La plupart des blessures associées à la pratique d'une activité physique appartiennent à deux grandes catégories : **les blessures aiguës** et **les blessures chroniques**.

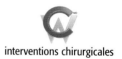

interventions chirurgicales

**tableau 12.3** Un mini-guide de dépannage en cas de blessures et de douleurs

| Blessures | Apparence et symptômes | Premiers soins |
|---|---|---|
| Courbatures | Douleur et raideur musculaires apparaissant entre 12 et 36 heures après l'exercice. | Étirement léger, exercice de faible intensité et bain chaud. |
| Crampes musculaires | Douleur, spasme, durcissement du muscle. | Étirement, massage doux de la zone douloureuse pour dénouer le muscle et hydratation. |
| Entorses et claquages | Douleur, sensibilité au toucher, inflammation, perte d'usage du membre. | Méthode GREC (voir ci-dessous), consultation d'un médecin ou d'un physiothérapeute. |
| Fractures et luxations | Douleur, inflammation, perte d'usage du membre, déformation. | Attelle, application de froid (glace), consultation d'un médecin. |
| Point de côté | Douleur aiguë sur le côté du thorax. | Diminution de l'intensité ou arrêt complet de l'exercice, respiration abdominale (chapitre 4) et massage léger de la zone sensible. |

Adapté de Vickerey, D. M., et Fries, J. F. (1999). *Soignez-vous bien!* Montréal : ERPI ; documents divers de la Corporation professionnelle des physiothérapeutes du Québec.

**Les blessures aiguës.** La blessure aiguë survient brusquement à la suite d'une chute, d'une collision ou d'un faux mouvement. **Hélas! elle survient aussi fréquemment vers la fin d'une séance d'activité physique, au moment où on commence à être trop fatigué et à manquer de réflexes.** Elle peut prendre la forme d'une entorse (ligament endommagé), d'un claquage musculaire (déchirure d'un muscle), d'une rupture de tendon, d'une luxation articulaire (déplacement d'un os hors de son articulation) ou encore d'une fracture (bris d'un os).

En cas de blessure aiguë, cessez **immédiatement** toute activité physique. Si vous les connaissez, appliquez les mesures de premiers soins afin de réduire le plus possible les dommages musculosquelettiques ainsi que la douleur. Sinon, ou si vous n'êtes pas sûr de vous, demandez l'aide d'un secouriste ou appelez le 911. Si la blessure provoque une forte enflure (par exemple une entorse sévère de la cheville), il vaut mieux se rendre à la clinique médicale ou à l'hôpital. Autrement, il faut appliquer sans tarder la **méthode GREC** (Glace, Repos, Élévation et Compression). Commencez par le repos : cessez immédiatement toute activité physique et évitez de bouger le membre blessé. Puis, tout doucement, élevez le membre blessé au-dessus du niveau du cœur. Si c'est la jambe qui est atteinte, étendez-vous sur le sol et surélevez-la à l'aide de vêtements enroulés ou de serviettes. Si c'est le bras, appuyez-le sur une table. Cette manœuvre ralentira l'hémorragie interne. Ensuite, appliquez le plus tôt possible sur la blessure de la glace enveloppée dans une serviette (évitez le contact direct de la glace avec la peau). Ne laissez pas la glace plus de 20 minutes d'affilée sur la blessure, et appliquez-la toutes les 2 heures pendant au moins 24 heures, parfois plus longtemps. Le froid réduira l'inflammation. Bandez enfin le membre blessé en exerçant une certaine pression sur la blessure, mais sans empêcher le sang de circuler. **Une fois que l'enflure a diminué (le gonflement est bien moindre),**

**habituellement après 24 heures, appliquez des compresses chaudes afin de favoriser l'irrigation sanguine et la guérison**. Si vous croyez que la blessure est une fracture, immobilisez le membre blessé à l'aide d'une attelle. Celle-ci peut être confectionnée à l'aide de journaux, de magazines ou de carton roulés, mais pas trop serrés.

**Les blessures chroniques.** La blessure chronique, ou blessure d'usure, est une blessure qui se développe petit à petit. Elle est causée par une accumulation de microtraumatismes et souvent associée au **surentraînement** (pour en savoir plus à ce sujet, consultez le Compagnon Web). Le principal symptôme est une douleur persistante, qui apparaît

surentraînement

## Mythe ou Réalité?

### Si on fait de l'exercice quand il fait très froid, on peut se geler les poumons. **Faux**

Même si la température extérieure est de –24 °C, l'air qui pénètre dans les voies respiratoires est réchauffé à une température variant entre 26,5 et 32,2 °C avant d'atteindre les bronches. Il n'y a pas de quoi se geler une bronchiole ! En revanche, et certains en ont fait l'expérience, respirer de l'air très froid peut irriter la gorge et provoquer la toux. Chez les asthmatiques et les angineux, l'exercice par temps froid peut déclencher une crise. Il suffira souvent d'un foulard devant la bouche et le nez ou d'une cagoule pour régler le problème.

### Il vaut mieux ne pas faire d'exercice si on est malade.

Vous avez un rhume ou un mal de gorge, et vous vous demandez si vous devriez aller à votre cours de danse aérobique ce soir ? Certains vous conseilleront de vous reposer et d'éviter tout exercice. D'autres vous diront au contraire que rien ne vaut une bonne suée pour faire sortir le mal. Encore des avis contradictoires, dites-vous ? Une règle toute simple permet pourtant de prendre la bonne décision : la « règle du cou ». Si vos symptômes sont localisés au-dessus du cou (nez congestionné ou qui coule, éternuements, mal de gorge, sensation de tête lourde), l'exercice est habituellement sans danger. Mais réduisez de moitié la durée et l'intensité de la séance et, si vous vous sentez mal, arrêtez-vous. En revanche, si vos symptômes sont localisés au-dessous du cou (muscles endoloris, toux, fièvre, frissons, diarrhée, envie de vomir, etc.), ne pratiquez aucun exercice tant que ces symptômes persisteront. Autrement, vous vous déshydrateriez et vous affaibliriez davantage.

### Faire de l'activité physique coûte cher. **Faux**

On peut faire de l'exercice physique presque partout et sans équipement. Monter un escalier, porter un panier à provisions, du bois, des livres ou un enfant sont autant d'excellentes activités physiques d'appoint. La marche, sans doute l'exercice physique le plus pratiqué et le plus vivement recommandé, ne coûte absolument rien. On trouve dans la plupart des villes des parcs, des zones riveraines ou des allées piétonnières idéales pour marcher, courir ou jouer. Le jogging, activité cardio par excellence, ne vous coûtera qu'une bonne paire de chaussures. On peut aussi nager ou faire de l'aquaforme pour quelques dollars dans les piscines publiques, hiver comme été. En fait, ni le gymnase ni des installations sportives particulières ne sont nécessaires pour faire de l'exercice.

# Je me demande

**Si la semelle de mes chaussures est encore belle, est-ce que mes chaussures sont encore bonnes ?** C'est comme pour un pneu : si les rainures sont encore profondes et bien visibles, et si le reste est en bon état, oui, vos chaussures sont encore bonnes. Mais si vos semelles sont devenues lisses comme une pelure de banane et que vous ne sentez plus l'adhérence avec le sol (vous patinez quasiment !), changez de chaussures.

**Mon professeur d'éducation physique dit que mes chaussures de ville qui ont un look sport ne sont pas adaptées à la pratique de l'activité physique. Est-ce vrai ?** Il a raison. Une chaussure de ville, même avec un look sport et un talon plat, n'est pas conçue pour la pratique sportive, surtout si cette dernière est le moindrement vigoureuse. La pratique sportive exige souvent de pivoter, de changer brusquement de direction, de se déplacer rapidement et même de sauter. Or, une chaussure de ville n'offre pas la stabilité latérale, l'adhérence ou la capacité nécessaires pour absorber les chocs, parfois brutaux, du talon avec le sol.

**Je finis toujours par avoir froid en ski de fond, pourquoi ? Pourtant, j'applique le principe de la pelure d'oignon !** Il est probable que c'est parce que vous vous arrêtez souvent. Lors de ces arrêts, le corps se refroidit, et rapidement. Il se peut aussi que votre première couche de vêtements ne bloque pas efficacement votre transpiration. Résultat : vos vêtements sont humides. Vous pouvez aussi ajouter une quatrième couche ou vous procurer une tenue qui combine deux couches amovibles. Enfin, si vous avez tendance à vous arrêter souvent, faites-en moins en conservant un rythme plus lent, mais plus constant.

habituellement pendant ou après l'effort. Si vous croyez souffrir d'une blessure chronique, cessez de pratiquer l'activité en cause aussi longtemps que la douleur n'aura pas totalement disparu. Les blessures chroniques les plus fréquentes sont la tendinite, la bursite et la fasciite plantaire (**figure 12.6**).

figure **12.6** Tendinite, bursite et fasciite plantaire

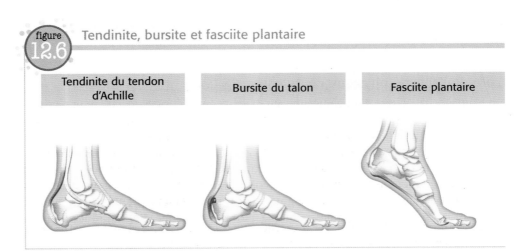

| Tendinite du tendon d'Achille | Bursite du talon | Fasciite plantaire |

**La blessure la plus courante : la tendinite.** Jouer au tennis sans prendre le temps de s'échauffer, abuser des sports de raquette, avoir un mauvais élan tout au long d'un parcours de golf de 18 trous, démarrer un programme de jogging sur les chapeaux de roue... Autant de comportements qui font de vous, sans que vous le sachiez, un candidat idéal à la tendinite.

La tendinite est l'inflammation d'un tendon, c'est-à-dire la bande fibreuse qui prolonge le muscle et le fixe à l'os. Même lorsqu'elle est sans gravité, la tendinite n'en est pas moins douloureuse. Et si elle est grave, elle peut vous faire perdre toute envie de bouger l'articulation touchée. Comment savoir qu'on en est atteint ? Une tendinite se manifeste bien souvent par une douleur qui est localisée aux extrémités d'un muscle et qui apparaît pendant et après un effort physique.

Les facteurs déclenchants sont en général l'utilisation intensive d'une articulation ou la répétition d'une technique sportive inadéquate. Les cas les plus classiques sont les tendinites du joggeur (tendinite du tendon d'Achille), du joueur de tennis (épicondylite du coude, ou « tennis elbow ») et du golfeur (épicondylite du coude, ou « golf elbow »).

Les premiers soins visent d'abord à réduire l'inflammation. On applique donc de la glace sur la région atteinte dès l'apparition de la douleur. Si elle persiste après 24 heures, il faut mettre l'articulation au repos complet pendant quelques jours. N'oubliez pas qu'une tendinite avancée peut vous empêcher de pratiquer votre sport favori pendant des mois.

Quelques précautions simples permettent de prévenir la tendinite. Si elle est causée par l'emploi d'une mauvaise technique, corrigez le geste fautif. S'il s'agit d'une tendinite d'usure, diversifiez vos activités en faisant par exemple alterner le jogging avec la bicyclette ou le patin à roulettes. Échauffez-vous toujours pendant 5 à 10 minutes avant de lancer votre « moteur » musculaire à plein régime. Et n'oubliez pas d'assouplir vos muscles, car des muscles raides malmènent à coup sûr les tendons qui les soutiennent.

**La blessure la moins connue : la bursite.** Imaginez un petit coussin gélatineux situé entre un tendon et un os ou entre deux tendons, et vous aurez une bonne idée de ce qu'est une bourse séreuse. Ce petit coussin facilite le glissement du tendon sur l'os ou entre deux tendons. Nous en avons plusieurs, au niveau de la hanche, du genou, du pied, du coude, du poignet et de l'épaule. Lorsqu'une bourse enfle et devient douloureuse, on est en présence d'une bursite. La bourse séreuse se trouvant derrière un tendon, on prend souvent la bursite pour une tendinite car leurs symptômes se ressemblent beaucoup. Il est parfois nécessaire de passer une radiographie pour confirmer le diagnostic.

Les bursites les plus fréquentes touchent le tendon d'Achille, le coude et l'épaule. Une bursite apparaît en général après une série de mouvements brusques et intenses ou à la suite du frottement prolongé d'un tendon sur un os (par exemple lorsqu'on porte une chaussure trop serrée). Le meilleur traitement consiste à mettre l'articulation atteinte au repos jusqu'à la disparition de la douleur et de l'œdème. Un traitement local par application de chaleur ou aux ultrasons accélère la guérison. Si la guérison tarde et vous inquiète, un médecin habitué à traiter les blessures causées par le sport pourra ponctionner la bourse afin d'en éliminer l'excès de liquide. Enfin, dans le cas de certains types de bursites à répétition, il faut consulter un chirurgien qui excisera la bourse endommagée.

**La blessure la plus invalidante : la fasciite plantaire.** Le fascia plantaire est la large bande fibreuse qui s'étire sous le pied, du talon jusqu'à la base des orteils, et qui recouvre tendons et ligaments. Diverses causes peuvent être à l'origine de son inflammation : des souliers trop rigides, le début trop brutal d'une séance d'exercice, une surdose de sports sollicitant les pieds (jogging, danse aérobique, squash, tennis, badminton, etc.) ou encore une voûte plantaire très prononcée ou des pieds plats. La fasciite plantaire est probablement la plus incommodante des blessures dues au sport, le dessous du pied étant toujours très sollicité ! Repos, analgésique (en cas de douleurs aiguës) et glace suffisent habituellement pour réduire l'inflammation et la douleur. Pour éviter une rechute, étirez souvent vos mollets, votre tendon d'Achille et le dessous de votre pied.

## 5. Protéger sa peau contre les rayons solaires

Impossible de pratiquer des activités de plein air sans exposer une partie de son épiderme aux rayons ultraviolets, même l'hiver. Par exemple, un parcours de 18 trous au golf ou bien une sortie de ski alpin, de surf des neiges ou de planche à voile peuvent facilement durer une demi-journée. Tout ce temps, une partie de votre corps est exposée au soleil. Or, le soleil accélère le vieillissement de l'épiderme et augmente le risque de cancer de la peau. Vous prendrez donc quelques précautions pour réduire votre exposition aux rayons ultraviolets.

- De 20 à 30 minutes avant l'activité physique, appliquez sur les parties exposées de votre corps une crème solaire dont le FPS (facteur de protection solaire) est de 15 ou plus et qui protège contre les ultraviolets de type A et de type B (ces indications doivent figurer sur le contenant). Si votre peau est très sensible, choisissez une crème solaire hypoallergique. Attention, l'effet de la crème solaire est limité dans la durée. Il faut donc en renouveler l'application, à intervalles réguliers, aussi longtemps qu'on s'attarde sous le soleil.

- Pour protéger votre visage et vos oreilles, portez un chapeau à large bord. Appliquez un écran solaire sur les parties du corps dont la peau est particulièrement sensible aux ultraviolets, comme le nez, les paupières, les lèvres, les épaules et la partie supérieure de la poitrine. L'écran solaire réfléchit les ultraviolets à 100 %. Les écrans les plus efficaces sont la pâte d'oxyde de zinc, le dioxyde de titane et la gelée de pétrole rouge. Il ne faut surtout pas oublier les yeux, que les radiations solaires peuvent endommager de façon permanente. Assurez-vous donc que vos lunettes de soleil portent la mention UV-400, 100 % UV ou 400 nm (nanomètres). Maintenant, profitez du soleil, car il vous apporte de la vitamine D.

- Skieurs, randonneurs et alpinistes devraient savoir que le danger est encore plus présent en hauteur, puisque les rayons ultraviolets augmentent de 10 % tous les 1000 m d'altitude et que la neige fraîche réfléchit jusqu'à 85 % des rayons UV.

- Sachez qu'il existe des vêtements spécialement traités pour résister aux rayons UV. Leur étiquette, à l'instar de celle des écrans solaires, affiche un facteur de protection contre les rayons ultraviolets (FPRUV).

Enfin, vous trouverez sur le Compagnon Web d'autres conseils pour protéger sa peau lorsqu'on est physiquement actif.

**peau et sports**

**Pour en savoir plus**

Consultez le Compagnon Web à la rubrique « Pour en savoir plus ». Vous y trouverez des suggestions de lecture et des sites Internet à visiter.

# Bilan

Nom : _____ Groupe : _____ Date : _____

# Choisissez
## vos activités physiques

Imagine-t-on qu'un individu désireux d'améliorer son alimentation se mette à manger des aliments santé dont il n'aimerait pas le goût ? L'activité physique ne doit pas, elle non plus, être seulement bénéfique pour la santé : elle doit être source de motivation et de plaisir. *On doit avoir envie de pratiquer l'activité physique qu'on a choisie une deuxième fois, puis une troisième, et encore, jusqu'à ce qu'elle devienne une habitude de vie.*

Avant de choisir l'activité qui devrait vous plaire, vous établirez d'abord, à l'aide du bilan 12.1 A, votre degré de motivation envers l'activité physique en général. Ce premier bilan est à mettre en parallèle avec le bilan 2.2 B du chapitre 2, qui concernait votre niveau d'activité physique ; il vise à tester votre motivation réelle à bouger. Ensuite, vous analyserez vos capacités, vos intérêts, vos besoins, ainsi que le temps que vous pourrez consacrer à cette activité. Les bilans 12.1 B, C, D et E vous aideront dans cette démarche.

En parcourant les tableaux des bilans 12.1 C et 12.1 D, notez les activités associées à chacune des affirmations que vous aurez cochées. **Le recoupement de vos choix devrait vous permettre de repérer une ou plusieurs activités qui vous conviennent particulièrement.** Afin de parfaire vos choix, consultez à nouveau le tableau 12.1 (page 401), qui résume les caractéristiques des activités les plus populaires au Québec.

## Étape A  Votre degré de motivation

Cochez la colonne appropriée. Accordez-vous deux points chaque fois que vous cochez *Vrai*, un point pour *Partiellement vrai* et aucun point pour *Faux*.

| | Facteurs de motivation | Vrai | Partiellement vrai | Faux |
|---|---|---|---|---|
| 1. | L'exercice m'aide à me sentir mieux dans ma peau. | | | |
| 2. | L'exercice m'aide à contrôler mon poids. | | | |
| 3. | Pratiquer une activité physique me procure du plaisir. | | | |
| 4. | L'exercice améliore ma confiance en moi. | | | |
| 5. | Je suis motivé à faire de l'exercice sans avoir besoin d'être encouragé ou récompensé. | | | |
| 6. | Je suis habile dans les sports en général et j'apprends facilement. | | | |
| 7. | Je me sens plein d'énergie quand je suis physiquement actif. | | | |
| 8. | J'ai accès à l'équipement nécessaire pour faire de l'exercice chez moi ou près de chez moi. | | | |

Nom : _____ Groupe : _____ Date : _____

| Facteurs de motivation | Vrai | Partiellement vrai | Faux |
|---|---|---|---|
| 9. Je suis capable de me fixer des objectifs de mise en forme et de suivre mes progrès. | | | |
| 10. J'ai des amis qui apprécient les mêmes activités physiques que moi. | | | |
| 11. Mes proches m'encouragent à faire de l'exercice. | | | |
| 12. L'exercice me détend. | | | |
| 13. J'ai la ferme intention de demeurer le plus longtemps possible physiquement actif. | | | |
| 14. J'ai la détermination et la patience nécessaires pour maîtriser un exercice complexe. | | | |
| 15. Si je passe plusieurs jours sans faire d'exercice, je ressens une envie grandissante de me dépenser physiquement. | | | |
| TOTAL | | | |

TOTAL GLOBAL _____

## Ce que votre résultat signifie…

○ **Entre 25 et 30 points.** Votre degré de motivation à pratiquer une activité physique est très élevé. Vous êtes, sans l'ombre d'un doute, une personne physiquement très active.

○ **Entre 19 et 24 points.** Votre degré de motivation est élevé, même si vous n'êtes pas toujours physiquement actif. À long terme, il est probable qu'on vous verra plus dans des chaussures de sport que dans des pantoufles.

○ **Entre 14 et 18 points.** Votre degré de motivation est moyen. Vous chausserez peut-être plus volontiers des pantoufles.

○ **Entre 9 et 13 points.** Votre degré de motivation est faible, et vous menez probablement une vie sédentaire. Vous manquez de conviction pour passer dans le clan des personnes physiquement actives.

○ **Moins de 8 points.** Votre degré de motivation est très faible. Lisez et relisez le chapitre 2 !

Nom : _____ Groupe : _____ Date : _____

## Étape B  Vos capacités

| Je suis... | Quelques suggestions |
|---|---|
| ⭘ **1.** en bonne santé et en forme. | Tant mieux pour vous ! Choisissez votre activité selon vos goûts, vos besoins, votre budget et votre disponibilité. |
| ⭘ **2.** en bonne santé, mais pas en forme. | Choisissez votre activité en fonction de vos goûts, de vos besoins, de votre budget et de votre disponibilité, mais *commencez doucement*. Attention : si l'activité choisie est d'intensité élevée, *mettez-vous en forme avant de commencer*. |
| ⭘ **3.** handicapé par une blessure ou une maladie (asthme, arthrite, diabète, maladie cardiovasculaire, etc.). | Consultez votre médecin, votre physiothérapeute, votre éducateur physique ou le Compagnon Web avant de vous lancer dans la pratique d'une nouvelle activité physique, surtout si elle est d'une intensité moyenne à élevée. |

contre-
indications

## Étape C  Vos goûts

| Je préfère... | Quelques suggestions |
|---|---|
| ⭘ **4.** les activités individuelles. | Marche, jogging, ski de fond, ski alpin, surf des neiges, raquette, vélo, golf, musculation, patin à roues alignées, patin sur glace, méthodes de relaxation, cardio sur appareils, etc. |
| ⭘ **5.** les activités qui favorisent les contacts sociaux. | Sports d'équipe (volleyball, basketball, soccer, hockey, ringuette, handball, balle molle, etc.), événements grand public (marathon, triathlon, etc.) ou de groupe (randonnée cycliste, cardio-vélo, danse aérobique, aéroboxe, arts martiaux, etc.). |
| ⭘ **6.** les activités à forte dépense énergétique (plus de 600 Cal/h). | Squash, racquetball, badminton, tennis, vélocross, ski de fond en montagne, danse, jogging rapide, soccer, hockey, ringuette, etc. |
| ⭘ **7.** les sports de combat. | Arts martiaux, escrime, boxe, lutte gréco-romaine, etc. |
| ⭘ **8.** les gymnastiques douces. | Méthodes de relaxation, taï-chi, yoga, méthode Alexander, méthode Feldenkrais, Pilates, gymnastique sur table, etc. |
| ⭘ **9.** les activités où il y a de la compétition. | Tous les sports dans lesquels on affronte un ou plusieurs adversaires, en équipe ou en solo. |
| ⭘ **10.** les activités où je peux exprimer ma créativité à l'aide de mon corps. | Danse classique, danse moderne, ballet jazz, danse aérobique, patinage artistique, etc. |
| ⭘ **11.** les activités procurant des sensations fortes. | Deltaplane, descente de rapides en canot, escalade de glace, parachutisme, ski à voile sur un lac, planche à voile en mer, parapente, etc. |

Nom : _____ Groupe : _____ Date : _____

| Je préfère... | Quelques suggestions |
|---|---|
| ○ **12.** l'activité physique non structurée. | Toute activité physique à la maison, au travail ou dans ses loisirs. |
| ○ **13.** les activités qui se pratiquent dans la nature. | Escalade, randonnée pédestre, descente de rapides en canot, ski de fond, raquette, vélo de montagne, voile, planche à voile, ski nautique, plongée sous-marine, équitation, golf, etc. |
| ○ **14.** l'entraînement à la maison. | Exerciseurs cardiovasculaires, DVD d'exercice, émissions de mise en forme à la télévision, corde à sauter, etc. |

## Étape D  Vos besoins

| J'ai besoin... | Quelques suggestions |
|---|---|
| ○ **15.** d'améliorer mon endurance cardiovasculaire et musculaire. | Marche sportive, jogging, ski de fond, vélo, patin à roues alignées, exerciseurs cardiovasculaires, DVD d'exercice, spinning, natation, soccer, water-polo, etc. |
| ○ **16.** d'améliorer ma force musculaire. | Musculation, escalade, canot, vélo de montagne, arts martiaux, hockey, etc. |
| ○ **17.** d'améliorer ma souplesse. | Yoga, méthode Feldenkrais, ballet jazz, danse moderne, exercices d'étirement, Pilates, gymnastique sur table, etc. |
| ○ **18.** de diminuer mes réserves de graisse. | Marche rapide, jogging, vélo à vitesse modérée, ski de fond, natation, raquette, combinaison d'activités cardiovasculaires et musculation, etc. |
| ○ **19.** d'améliorer ma posture. | Danse classique ou moderne, ballet jazz, danse populaire, méthodes posturales (méthode Mézières, *rolfing*), etc. |
| ○ **20.** d'améliorer ma capacité à me détendre. | Méthodes de relaxation (relaxation progressive de Jacobson, training autogène, massothérapie, etc.), activité physique en général. |
| ○ **21.** d'avoir des contacts sociaux. | Voir le point 5 ci-dessus. |
| ○ **22.** de me retrouver seul. | Voir le point 4 ci-dessus. |
| ○ **23.** de me retrouver dans la nature. | Voir le point 13 ci-dessus. |
| ○ **24.** d'éprouver des sensations fortes. | Voir le point 11 ci-dessus. |
| ○ **25.** d'échapper à une structure trop rigide. | Voir le point 12 ci-dessus. |

Nom : _____ Groupe : _____ Date : _____

## Étape E  Le temps dont vous disposez

| Je peux consacrer à une séance d'activité physique... | Quelques suggestions |
|---|---|
| ○ **26.** moins de 30 minutes. | Marche rapide, jogging, exerciseurs cardiovasculaires, corde à sauter, etc. |
| ○ **27.** entre 30 et 60 minutes. | Outre les activités mentionnées au point 26 : squash, racquetball, badminton, danse aérobique, danse de société, volleyball, patin à roues alignées, patin sur glace, tennis de table, vélo, gymnastique douce, escrime, tir à l'arc. |
| ○ **28.** de 1 heure à 2 heures. | Outre les activités mentionnées aux points 26 et 27 : tennis, hockey, arts martiaux, sports d'équipe en général. |
| ○ **29.** plus de 2 heures. | Outre les activités mentionnées aux points 26 à 28 : golf, ski de fond, ski alpin, surf des neiges, activités de plein air (planche à voile, escalade, canot, équitation, etc.). |

## En conclusion,

mes trois premiers choix sont...

**1.** _____

**2.** _____

**3.** _____

## Réflexion personnelle

Justifiez, à présent, votre choix d'activité(s) physiques(s) en fonction de :

Vos goûts ou intérêts _____

Vos besoins _____

Vos capacités _____

Votre disponibilité : _____

# Bilan

## 12.2

Nom : _____  Groupe : _____  Date : _____

# Préparez-vous
## sur les plans physique et mental

Le chapitre que vous venez de terminer portait sur les règles à suivre pour pratiquer une activité physique de manière agréable et sécuritaire. Appliquez-vous ces règles ? Le bilan qui suit vous aidera à répondre à cette question. Pour évaluer votre niveau de préparation physique, lisez d'abord chaque situation et cochez pour chaque règle la situation qui vous correspond le mieux. Accordez-vous des points comme suit : deux points chaque fois que vous cochez la case *Toujours* ; un point, la case *Parfois* ; aucun point, la case *Jamais*. Ensuite, comptez vos points et interprétez vos résultats.

| | J'observe la règle suivante : | Toujours | Parfois | Jamais |
|---|---|---|---|---|
| 1. | Pour vérifier si je suis apte à pratiquer l'activité physique, je réponds aux questions du Q-AAP (page 178) et je consulte un médecin si j'ai des doutes sur mon état de santé. | | | |
| 2. | Avant de commencer à pratiquer une activité physique le moindrement vigoureuse, je fais le point sur ma condition physique. | | | |
| 3. | Par temps chaud, je m'habille légèrement. | | | |
| 4. | Par temps froid, j'applique le principe de la pelure d'oignon. | | | |
| 5. | S'il fait très chaud ou très froid, je prends les précautions qui s'imposent pour me protéger contre la déshydratation ou les engelures. | | | |
| 6. | Je prends le temps de bien choisir mes chaussures de sport. | | | |
| 7. | Si je m'entraîne 30 minutes ou plus, je bois de l'eau régulièrement et en quantité suffisante (chapitre 3, page 93). | | | |
| 8. | Quand je pratique une activité physique au soleil, je me protège la peau et les yeux contre les rayons ultraviolets. | | | |
| 9. | En cas de blessure ou de douleur, je connais et prends les mesures qui s'imposent. | | | |
| 10. | Je m'échauffe avant de pratiquer une activité physique. | | | |
| 11. | Après une activité physique, je me préoccupe du retour au calme. | | | |
| 12. | Si je suis physiquement très actif, j'ajuste mon régime alimentaire pour manger un peu plus de glucides (chapitre 3, page 86). | | | |
| 13. | J'évite de prendre un gros repas juste avant une activité physique. | | | |
| 14. | Si j'ai tendance aux allergies cutanées, je connais et prends les précautions qui s'imposent pour diminuer le risque de réaction allergique. | | | |
| 15. | Lorsque la fatigue musculaire m'envahit, je réduis l'intensité et la durée de mon activité ou encore j'arrête afin de récupérer et d'éviter ainsi une blessure due à la fatigue. | | | |
| | **TOTAL** | | | |

**TOTAL GLOBAL** _____

Nom : _____ Groupe : _____ Date : _____

## Ce que votre résultat signifie…

**25 points et plus.** Votre niveau de préparation physique et mentale est plus que suffisant.

**De 19 à 24 points.** Vous faites preuve d'un certain degré de préparation physique et mentale, mais celle-ci est insuffisante. Un peu de discipline pourrait toutefois renverser la vapeur. Il n'en tient qu'à vous !

**De 13 à 18 points.** Votre préparation physique et mentale est très incomplète, ce qui pourrait nuire à votre bien-être et augmenter votre risque de blessures quand vous pratiquez une activité physique. Vous n'êtes pourtant pas loin de la catégorie précédente. Allez, faites un petit effort pour améliorer votre préparation !

**12 points et moins.** Votre préparation physique et mentale est déficiente, pour ne pas dire inexistante. Si vous êtes physiquement actif et si, en plus, vous pratiquez des activités vigoureuses, le risque de nuire à votre bien-être et de vous blesser est très élevé. Mais ne désespérez pas. Demandez-vous plutôt ce que vous pouvez faire pour améliorer votre niveau de préparation. Cet exercice de réflexion en vaut la peine, si vous aimez l'activité physique vigoureuse. Après tout, un bon niveau de préparation physique et mentale n'est pas difficile à atteindre.

Si le bilan de votre préparation physique révèle une préparation incomplète ou insuffisante, quelles règles comptez-vous mettre en pratique pour améliorer votre niveau de préparation ?

_____

_____

_____

_____

_____

_____

_____

_____

_____

_____

_____

_____

_____

_____

_____

# La dépense énergétique
## des activités physiques

La dépense énergétique est exprimée en équivalents métaboliques (METS). Un MET équivaut à une dépense énergétique au repos de 1 Cal.kg.heure. Par exemple, si vous pesez 70 kg, que vous jouez au badminton et que vous êtes un joueur de niveau intermédiaire, votre dépense énergétique est de 7 METS (ligne 4 dans le tableau 1). Dans ce cas, pour connaître votre dépense énergétique à la minute, il suffit de faire le calcul suivant : [votre poids (70 kg)] × [valeur en METS du badminton (7 METS)] = 490. Divisez ensuite ce résultat par 60 minutes pour ramener le tout en calories dépensées par minute (Cal/min). Ce qui donne : 490/60 = 8,2 Cal/min. Si vous avez joué pendant 30 minutes, vous avez donc dépensé 246 calories (30 × 8,2 Cal/min). Pour effectuer vos calculs, vous pouvez utiliser le calculateur sur le Compagnon Web.

calculateur
énergétique

## Dépense énergétique engendrée par l'activité physique

Tableau 1

| | Activités physiques | Dépense en METS/min | Dépense en Cal/kg/min |
|---|---|---|---|
| 1 | Aviron, effort modéré | 7,0 | 0,117 |
| 2 | Aviron, effort intense | 11,0 | 0,184 |
| 3 | Badminton, niveau débutant | 4,5 | 0,075 |
| 4 | Badminton, niveau intermédiaire | 7,0 | 0,117 |
| 5 | Badminton, niveau avancé | 10,0 | 0,167 |
| 6 | Ballet, classique ou moderne | 6,0 | 0,100 |
| 7 | Basketball, niveau récréatif | 6,0 | 0,100 |
| 8 | Basketball, partie officielle | 8,0 | 0,133 |
| 9 | Basketball en chaise roulante | 6,5 | 0,108 |
| 10 | Bicyclette, promenade ou déplacement, effort léger (6 km/h) | 4,0 | 0,067 |
| 11 | Bicyclette, promenade ou déplacement, effort modéré (19 à 22 km/h) | 7,0 | 0,117 |
| 12 | Bicyclette, effort intense (de 22 km/h à 26 km/h) | 10,0 | 0,183 |
| 13 | Bicyclette, effort très intense (plus de 30 km/h) | 14,0 | 0,233 |
| 14 | Bicyclette stationnaire, effort très léger (50 watts) | 3,0 | 0,050 |
| 15 | Bicyclette stationnaire, effort léger à modéré (100 watts) | 5,5 | 0,092 |
| 16 | Bicyclette stationnaire, effort modéré à intense (150 watts) | 7,0 | 0,117 |
| 17 | Bicyclette stationnaire, effort intense à très intense (plus de 200 watts) | 11,0 | 0,183 |
| 18 | Canotage, niveau récréatif | 4,0 | 0,067 |
| 19 | Corde à sauter, rythme modéré | 8,5 | 0,142 |

| | Activités physiques | Dépense en METS/min | Dépense en Cal/kg/min |
|---|---|---|---|
| 20 | Corde à sauter, rythme rapide à très rapide | 11,5 | 0,192 |
| 21 | Crosse | 8,0 | 0,133 |
| 22 | Danse aérobique en général | 5,5 | 0,092 |
| 23 | Danse aérobique avec impact | 7,5 | 0,125 |
| 24 | Danse folklorique | 5,5 | 0,092 |
| 25 | Escalade, pendant la montée | 11,0 | 0,184 |
| 26 | Équitation en général | 4,0 | 0,067 |
| 27 | Équitation en général, trot et galop | 6,0 | 0,100 |
| 28 | Escrime, niveau récréatif | 6,0 | 0,100 |
| 29 | Escrime, niveau avancé | 8,0 | 0,133 |
| 30 | Football, partie officielle | 9,0 | 0,150 |
| 31 | Football (football-toucher) | 8,0 | 0,133 |
| 32 | Golf en transportant ses bâtons | 5,5 | 0,092 |
| 33 | Golf en voiturette électrique | 3,5 | 0,058 |
| 34 | Handball européen en général | 8,0 | 0,133 |
| 35 | Hockey sur glace en général | 9,0 | 0,150 |
| 36 | Jogging léger combiné avec marche | 6,0 | 0,100 |
| 37 | Jogging léger | 7,0 | 0,117 |
| 38 | Jogging à 8 km/h (7 min/km) | 8,0 | 0,133 |
| 39 | Jogging à 9,5 km/h (6 min/km) | 10,0 | 0,167 |
| 40 | Jogging à 13 km/h (4,5 min/km) | 13,5 | 0,225 |
| 41 | Jogging, genre cross-country | 9,0 | 0,150 |
| 42 | Jogging sur place | 8,0 | 0,133 |
| 43 | Judo, jiu-jitsu, karaté, aéroboxe, taekwando | 10,0 | 0,167 |
| 44 | Kayak en eaux calmes, niveau récréatif | 5,0 | 0,083 |
| 45 | Kayak en eaux vives, niveau avancé | 8,5 | 0,142 |
| 46 | Marche ordinaire (5,0 km/h) | 3,0 | 0,050 |
| 47 | Marche rapide (5,5 km/h) | 4,0 | 0,067 |
| 48 | Marche très rapide (7 km/h et plus) | 6,5 | 0,108 |
| 49 | Musculation | 3,0 | 0,050 |
| 50 | Nage synchronisée | 8,0 | 0,133 |

| | Activités physiques | Dépense en METS/min | Dépense en Cal/kg/min |
|---|---|---|---|
| 51 | Natation, niveau récréatif | 6,0 | 0,100 |
| 52 | Natation, longueurs en style libre, intensité modérée | 7,0 | 0,117 |
| 53 | Natation, longueurs en style libre, intensité élevée | 11,0 | 0,183 |
| 54 | Patinage, niveau récréatif | 5,5 | 0,092 |
| 55 | Patinage, vitesse élevée | 9,0 | 0,150 |
| 56 | Patinage de vitesse, niveau compétitif | 15,0 | 0,250 |
| 57 | Patinage à roues alignées, niveau récréatif | 7,0 | 0,117 |
| 58 | Planche à roulettes | 5,0 | 0,083 |
| 59 | Racquetball, niveau récréatif | 7,0 | 0,117 |
| 60 | Racquetball, niveau compétitif | 10,0 | 0,183 |
| 61 | Raquette à neige | 8,0 | 0,133 |
| 62 | Simulateur d'escalier | 6,0 | 0,100 |
| 63 | Ski alpin, effort léger | 5,0 | 0,083 |
| 64 | Ski alpin, effort modéré | 6,0 | 0,100 |
| 65 | Ski alpin, niveau compétitif, effort intense | 8,0 | 0,133 |
| 66 | Ski de randonnée sur le plat, effort léger (4,0 km/h) | 7,0 | 0,117 |
| 67 | Ski de randonnée, effort modéré (7,0 km/h) | 8,0 | 0,133 |
| 68 | Ski de randonnée, effort intense (10,5 km/h) | 9,0 | 0,150 |
| 69 | Soccer en général | 7,0 | 0,117 |
| 70 | Soccer, partie officielle | 10,0 | 0,183 |
| 71 | Squash, niveau récréatif | 7,0 | 0,117 |
| 72 | Squash, niveau avancé | 11,0 | 0,184 |
| 73 | Taïchi | 4,0 | 0,067 |
| 74 | Tennis de table, niveau avancé | 7,0 | 0,117 |
| 75 | Tennis en simple en général, sauf niveau débutant | 7,5 | 0,125 |
| 76 | Tennis en double en général, sauf niveau débutant | 6,0 | 0,100 |
| 77 | Volleyball, niveau récréatif | 3,0 | 0,050 |
| 78 | Volleyball, niveau compétitif | 4,5 | 0,075 |
| 79 | Water-polo | 10,0 | 0,183 |
| 80 | Yoga | 3,0 | 0,050 |

# Profil détaillé de ma pratique
## de l'activité physique et de ma condition physique

Nom : _____ Groupe : _____ Date : _____

| Mes capacités physiques et mes besoins |
|---|

| Mon niveau d'activité physique |
|---|

Selon le bilan 2.2 A (p. 56), mon niveau d'activité physique est:

◯ Faible   ◯ Moyen   ◯ Élevé   ◯ Très élevé

Besoin d'améliorer
◯ Oui   ◯ Non

| Ma condition physique | | | | |
|---|---|---|---|---|
| Déterminant | Test | Résultats | Cote (encerclez la cote) | Besoin d'améliorer (encerclez) |
| Endurance Cardiovasculaire | Marche et course 12 min Date _____ | _____ m; VO$_2$ max _____ | TE  E  M  F  TF | Oui  Non |
| | Natation 12 min Date _____ | _____ m | TE  E  M  F  TF | Oui  Non |
| | Physitest (PACm) Date _____ | Dernier palier _____ FC _____ VO$_2$ max _____ | TE  E  M  F  TF | Oui  Non |
| | Step-test 3 min Date _____ | FC (30) _____ | TE  E  M  F  TF | Oui  Non |
| | Test navette Date _____ | Dernier palier _____ VO$_2$ max _____ | TE  E  M  F  TF | Oui  Non |
| | Autre _____ Date _____ | _____ | TE  E  M  F  TF | Oui  Non |
| Force musculaire | Dynamomètre Date _____ | Main droite _____ Main gauche _____ Combinée _____ | TE  E  M  F  TF | Oui  Non |
| Puissance musculaire | Saut vertical Date _____ | _____ cm | TE  E  M  F  TF | Oui  Non |
| Endurance musculaire | Demi-redressements Date _____ | _____ rép. | TE  E  M  F  TF | Oui  Non |
| | Pompes Date _____ | _____ rép. | TE  E  M  F  TF | Oui  Non |

Nom: _____ Groupe: _____ Date: _____

| Ma condition physique | | | | |
|---|---|---|---|---|
| **Déterminant** | **Test** | **Résultats** | **Cote** <br> (encerclez la cote) | **Besoin d'améliorer** <br> (encerclez) |
| **Flexibilité** | Lever du bâton en position couchée <br> Date _____ | | TE   E   M   F   TF | Oui    Non |
| | Mains dans le dos en position debout <br> Date _____ | | TE   E   M   F   TF | Oui    Non |
| | Flexion du tronc en position assise <br> Date _____ | | TE   E   M   F   TF | Oui    Non |
| | Flexion du tronc en position assise avec flexomètre <br> Date _____ | _____ cm | TE   E   M   F   TF | Oui    Non |
| | Rotation du tronc en position debout <br> Date _____ | _____ cm | TE   E   M   F   TF | Oui    Non |
| | Test de l'aine <br> Date _____ | _____ cm | TE   E   M   F   TF | Oui    Non |
| **Équilibre énergétique et composition corporelle** | Bilan énergétique | AEQ (bilan 3.1) ____ Cal <br> DEQ (bilan 8.1) ____ Cal | En équilibre _____ <br> En déséquilibre + _____ <br> En déséquilibre – _____ | Oui    Non |
| | IMC | _____ | Catégorie _____ | Oui    Non |
| | Tour de taille | _____ cm | | Oui    Non |
| **Posture** | Test dos au mur | _____ cm <br> _____ cm | Lordose _____ <br> Cyphose _____ | Oui    Non <br> Oui    Non |
| | Test du miroir | Épaules au même niveau: oui ___ ; non ___ <br> Hanches au même niveau: oui ___ ; non ___ | Scoliose ___ | Oui    Non |
| | Test de l'endurance statique des abdominaux | | TE   E   M   F   TF | Oui    Non |
| | Test de la flexibilité des fléchisseurs de la hanche | | TE   E   M   F   TF | Oui    Non |
| **Capacité à se relaxer** | Voir les bilans du chapitre 4 | | | |

# Fiches complémentaires

Nom : _____ Groupe : _____ Date : _____

## Fiche 1 Votre constance dans votre programme personnel

Au fur et à mesure du déroulement de votre programme, cochez la case appropriée chaque fois que vous effectuez une séance d'activité physique qui correspond à ce que vous avez planifié dans le bilan 7.1 ou le bilan 8.2.

| Semaine 1 | | | | | | | Commentaires |
|---|---|---|---|---|---|---|---|
| L | M | M | J | V | S | D | |
| | | | | | | | |

| Semaine 2 | | | | | | | Commentaires |
|---|---|---|---|---|---|---|---|
| L | M | M | J | V | S | D | |
| | | | | | | | |

| Semaine 3 | | | | | | | Commentaires |
|---|---|---|---|---|---|---|---|
| L | M | M | J | V | S | D | |
| | | | | | | | |

Nom : _____ Groupe : _____ Date : _____

| Semaine 4 | | | | | | | Commentaires |
|---|---|---|---|---|---|---|---|
| **L** | **M** | **M** | **J** | **V** | **S** | **D** | |
| | | | | | | | |
| | | | | | | | |
| | | | | | | | |
| | | | | | | | |

| Semaine 5 | | | | | | | Commentaires |
|---|---|---|---|---|---|---|---|
| **L** | **M** | **M** | **J** | **V** | **S** | **D** | |
| | | | | | | | |
| | | | | | | | |
| | | | | | | | |
| | | | | | | | |

| Semaine 6 | | | | | | | Commentaires |
|---|---|---|---|---|---|---|---|
| **L** | **M** | **M** | **J** | **V** | **S** | **D** | |
| | | | | | | | |
| | | | | | | | |
| | | | | | | | |
| | | | | | | | |

**Réflexion personnelle**

Que concluez-vous à propos de votre persévérance dans l'effort ?

_____

_____

_____

_____

Nom : _____ Groupe : _____ Date : _____

## Fiche 2 Votre programme d'amélioration de l'endurance cardiovasculaire

Fréquence cardiaque cible : minimale : _____ /15 s ; maximale : _____ /15 s

| | Date | Programme cardiovasculaire | Durée | FC1[a] | FC2[a] | Commentaires | Contrôle |
|---|---|---|---|---|---|---|---|
| 1 | | | | | | | |
| 2 | | | | | | | |
| 3 | | | | | | | |
| 4 | | | | | | | |
| 5 | | | | | | | |
| 6 | | | | | | | |
| 7 | | | | | | | |
| 8 | | | | | | | |
| 9 | | | | | | | |
| 10 | | | | | | | |
| 11 | | | | | | | |
| 12 | | | | | | | |
| 13 | | | | | | | |

a. FC1 : fréquence cardiaque immédiatement après l'effort ;
   FC2 : fréquence cardiaque une minute après l'effort.

Nom : _____ Groupe : _____ Date : _____

| | Date | Programme cardiovasculaire | Durée | FC1[a] | FC2[a] | Commentaires | Contrôle |
|---|---|---|---|---|---|---|---|
| 14 | | | | | | | |
| 15 | | | | | | | |
| 16 | | | | | | | |
| 17 | | | | | | | |
| 18 | | | | | | | |
| 19 | | | | | | | |
| 20 | | | | | | | |
| 21 | | | | | | | |
| 22 | | | | | | | |
| 23 | | | | | | | |
| 24 | | | | | | | |
| 25 | | | | | | | |
| 26 | | | | | | | |
| 27 | | | | | | | |
| 28 | | | | | | | |
| 29 | | | | | | | |
| 30 | | | | | | | |

a. FC1 : fréquence cardiaque immédiatement après l'effort ;
FC2 : fréquence cardiaque une minute après l'effort.

Nom : _____ Groupe : _____ Date : _____

## Fiche 3    Musculation : exercices choisis

| | Exercices retenus[a] | Muscles sollicités[a] | Type d'exercices (cochez) | | |
|---|---|---|---|---|---|
| | | | À l'aide de charge à déplacer (haltères ou appareil de musculation) | À l'aide de bandes élastiques ou gros ballon | À mains libres |
| 1 | | | | | |
| 2 | | | | | |
| 3 | | | | | |
| 4 | | | | | |
| 5 | | | | | |
| 6 | | | | | |
| 7 | | | | | |
| 8 | | | | | |
| 9 | | | | | |
| 10 | | | | | |
| 11 | | | | | |
| 12 | | | | | |
| 13 | | | | | |
| 14 | | | | | |
| 15 | | | | | |
| 16 | | | | | |
| 17 | | | | | |
| 18 | | | | | |
| 19 | | | | | |
| 20 | | | | | |

a. Si vous choisissez vos exercices dans le répertoire (pages 313 à 325), copiez le nom de l'exercice et celui des muscles sollicités.

Nom: _____ Groupe: _____ Date: _____

## Fiche 4  Votre fiche de musculation

| Exercices (n°)[a] | Date | | | | | | | | | | | Contrôle/ remarques |
|---|---|---|---|---|---|---|---|---|---|---|---|---|
| | 1 | 2 | 3 | 4 | 5 | 6 | 7 | 8 | 9 | 10 | 11 | |
| Poids | | | | | | | | | | | | |
| RM/S[b] | | | | | | | | | | | | |
| Poids | | | | | | | | | | | | |
| RM/S | | | | | | | | | | | | |
| Poids | | | | | | | | | | | | |
| RM/S | | | | | | | | | | | | |
| Poids | | | | | | | | | | | | |
| RM/S | | | | | | | | | | | | |
| Poids | | | | | | | | | | | | |
| RM/S | | | | | | | | | | | | |
| Poids | | | | | | | | | | | | |
| RM/S | | | | | | | | | | | | |
| Poids | | | | | | | | | | | | |
| RM/S | | | | | | | | | | | | |
| Poids | | | | | | | | | | | | |
| RM/S | | | | | | | | | | | | |
| Poids | | | | | | | | | | | | |
| RM/S | | | | | | | | | | | | |
| Poids | | | | | | | | | | | | |
| RM/S | | | | | | | | | | | | |
| Poids | | | | | | | | | | | | |
| RM/S | | | | | | | | | | | | |
| Poids | | | | | | | | | | | | |
| RM/S | | | | | | | | | | | | |

a. Pour trouver le numéro de votre exercice, référez-vous au répertoire des exercices de musculation du chapitre 9.

b. RM = répétitions maximales ;  S = série.

Nom : _____ Groupe : _____ Date : _____

| Exercices (n°)[a] | | Date | | | | | | | | | | | Contrôle/ remarques |
|---|---|---|---|---|---|---|---|---|---|---|---|---|---|
| | | 12 | 13 | 14 | 15 | 16 | 17 | 18 | 19 | 20 | 21 | 22 | |
| | Poids | | | | | | | | | | | | |
| | RM/S[b] | | | | | | | | | | | | |
| | Poids | | | | | | | | | | | | |
| | RM/S | | | | | | | | | | | | |
| | Poids | | | | | | | | | | | | |
| | RM/S | | | | | | | | | | | | |
| | Poids | | | | | | | | | | | | |
| | RM/S | | | | | | | | | | | | |
| | Poids | | | | | | | | | | | | |
| | RM/S | | | | | | | | | | | | |
| | Poids | | | | | | | | | | | | |
| | RM/S | | | | | | | | | | | | |
| | Poids | | | | | | | | | | | | |
| | RM/S | | | | | | | | | | | | |
| | Poids | | | | | | | | | | | | |
| | RM/S | | | | | | | | | | | | |
| | Poids | | | | | | | | | | | | |
| | RM/S | | | | | | | | | | | | |
| | Poids | | | | | | | | | | | | |
| | RM/S | | | | | | | | | | | | |
| | Poids | | | | | | | | | | | | |
| | RM/S | | | | | | | | | | | | |
| | Poids | | | | | | | | | | | | |
| | RM/S | | | | | | | | | | | | |

a. Pour trouver le numéro de votre exercice, référez-vous au répertoire des exercices de musculation du chapitre 9.

b. RM = répétitions maximales ; S = série.

Nom : _____ Groupe : _____ Date : _____

## Fiche 5  L'évaluation de votre programme personnel

Avez-vous atteint votre(vos) objectif(s) ?

◯ Oui          ◯ Non

Si oui, quels changements sur le plan physique et mental avez-vous observés entre le début et la fin de votre programme personnel ?

**Sur le plan physique :**

_____

_____

_____

_____

_____

_____

_____

**Sur le plan mental :**

_____

_____

_____

_____

_____

_____

_____

Si vous n'avez pas atteint votre(vos) objectif(s), peut-être avez-vous éprouvé des problèmes particuliers, à moins que vous n'ayez perdu votre motivation en cours de route. Précisez votre réponse.

_____

_____

_____

_____

_____

_____

# Photographies

Shutterstock : Val Thoermer : page couverture, page 238 (en bas) ; Stephen Mcsweeny : page 1 (joueur) ; Ronald Sumners : page 1 (ballon) ; OxfordSquare : page 2 ; Dani Vincek : page 8 ; Rafael Ramirez Lee : page 13 (en haut) ; Gilles Lougassi : page 13 (au centre) ; Morgan Lane Photography : page 13 (en bas) ; Tiplyashin Anatoly : page 19 ; Vadim Ponomarenko : page 20 ; Lasse Kristensen : page 31 ; Wildarrow : page 33 ; tan4ikk : page 63 ; Antonio Jorge Nunes : page 64 ; Elena Kharichkina : page 69 ; Sven Hoppe : page 70 ; Edyta Pawlowska : page 81 ; Phil Date : pages 107, 177, 237 (en bas) ; Ljupco Smokovski : page 108 ; Artix Studio : page 135 ; WilleeCole : page 136 ; 6493866629 : page 164 ; Yuliyan Velchev : page 172 (à gauche) ; Bbostjan : page 173 ; AYAKOVLEVdotCOM : pages 176, 357 ; Cloki : page 202 ; Gabi Moisa : page 213 ; Ulrich Willmünder : page 237 (en haut) ; ericlefrancais : page 252 ; GGS : page 257 (en haut) ; Herbert Kratky : page 257 (au centre et en bas) ; Simone van den Berg : page 267 ; Reflekta : page 273 ; Andresr : page 284 ; Vitalii Nesterchuk : page 287 ; Ronen : page 288 ; Jocicalek : page 338 ; Jose Gil : page 340 ; Alex Valent : page 371 ; Dmitry Melnikov : page 372 ; Christopher Futcher : page 374 ; Dmitriy Shironosov : page 389 ; Fotum : page 396 ; Ervin Monn : page 397 ; Ultimathule : page 398 ; Wolfgang Amri : page 408.

iStockphoto.com : Skip ODonnell : page 26 ; Kapu : page 45 ; Ilja Maski : page 48 ; Rich Legg : page 163 ; Hubert Grüner : page 201 ; Jennifer Picquet-Reyes : page 236 ; Mark Harris : page 248 ; Lars Christensen : page 251 ; Xidong Luo : page 337.

Guy Arsenault, Tango Photographie : pages 95, 293, 348, 349, 350, 359 (2), 361 (13), 362 (15 et 16), 363 (18, 19 et 20), 377 (5), 382.

Dreamstime.com : Maja Schon : page 105 ; Riekefoto : page 116 ; Futuredigitaldesign : page 130 ; Kurhan : page 206 ; Greenstockcreative : page 235 ; Christian Ammann : page 313 ; Godfer : page 416 ; Martinmark : page 420.

Denis Gendron : pages 114, 260, 359 (1), 360 (4 et 5), 411.

Jac Mat : pages 115, 216, 316 (en haut et 1), 317 (6), 318 (9), 319 (12 et 14), 320 (19), 321 (21), 322 (24 à 27), 323 (28 et 29), 324 (30, 31 et 32), 325 (33 à 37), 346, 359 (3), 360 (6, 7 et 8), 361 (9, 10 et 11), 362 (14), 362 (17), 376 (1).

CP Images : Jamie Smith/Thunder Bay Chronicle Journal : page 117 ; Matt Dunham : page 289 a ; Rick Stevens/AP Photo : page 289 b.

Rolland Renaud : pages 111, 180, 219, 264, 316 (2 à 5), 317 (7), 318 (8), 318 (10 et 11), 319 (13 et 15), 320 (16, 17 et 18), 321 (20, 22 et 23), 344, 361 (12), 376 (2, 3, et 4), 377 (6).

Émilie Summermatter, Cégep Marie-Victorin : pages 144, 390.

Eyewire : pages 172 (les 3 photos de droite), 238 (en haut).

Normand Faucher : pages 194, 215, 296, 298, 377 (7).

Digital Vision : page 208.

Normand Montagne : page 209.

Yoav Levy/Phototake/Alamy : page 259 a.

Life Measurement Inc. : page 259 b.

Tanita Corporation : page 259 c.

Fitness Institute of Texas : page 259 d.

Yves Desbiens : page 289 c.

Courtoisie *Le Lac St-Jean.com* : page 289 d.

David Young-Wolff/PhotoEdit : page 300.

Dan Galic/Alamy/GetStock.com : page 311.

## Illustrations

2NSB Communication visuelle : pages 4, 6, 8, 24, 25, 36, 68, 71, 72, 73, 74, 78, 93, 100, 101, 102, 109, 137, 165, 168, 170, 187, 203, 255, 291, 339 (en bas), 352, 372, 373, 377, 379, 380, 381, 384, 385, 386, 387, 388, 389, 405.

Wood, Wood, Boyd et Hétu, *L'univers de la psychologie*, ERPI, 2009, fig. 2.5, p. 50 : page 44.

Marc Chalvin : page 110.

James Yang/Images.com/Corbis : page 148.

Laurence Dean/iStockphoto.com : page 181.

Bertrand Lachance : pages 252, 312, 341, 414.